Lebensqualität pflegebedürftiger älterer Menschen

Romana Winkler

Lebensqualität pflegebedürftiger älterer Menschen

Eine Längsschnittstudie unter Berücksichtigung des Pflegeheimeinzugs

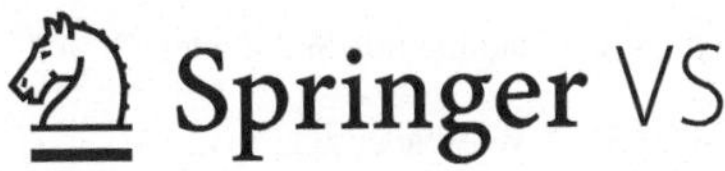
Springer VS

Romana Winkler
Grafendorf, Österreich

Der Inhalt dieses Buches wurde an der Karl-Franzens-Universität Graz als Dissertation mit dem Titel „Soziale Ungleichheit und Lebensqualität pflege- und betreuungsbedürftiger älterer Menschen in Österreich – ein Längsschnitt unter besonderer Berücksichtigung des Pflegeheimeinzugs" im Jahr 2019 eingereicht.

ISBN 978-3-658-31885-7   ISBN 978-3-658-31886-4   (eBook)
https://doi.org/10.1007/978-3-658-31886-4

Die Deutsche Nationalbibliothek verzeichnet diese Publikation in der Deutschen Nationalbibliografie; detaillierte bibliografische Daten sind im Internet über http://dnb.d-nb.de abrufbar.

Planung/Lektorat: Stefanie Eggert
Springer VS ist ein Imprint der eingetragenen Gesellschaft Springer Fachmedien Wiesbaden GmbH und ist ein Teil von Springer Nature.
Die Anschrift der Gesellschaft ist: Abraham-Lincoln-Str. 46, 65189 Wiesbaden, Germany

Vorwort

„Wissen ist ein Schatz, den man nicht verliert"
chinesisches Sprichwort

Ein Gelingen dieser Forschungsarbeit wäre ohne Unterstützung nicht möglich gewesen. Auf diesem Weg möchte ich mich bei den Menschen bedanken, die mich begleitet, motiviert und unterstützt haben.

Herzlichen Dank an alle Teilnehmerinnen und Teilnehmer meiner Studie, die mir ihre Zeit zur Verfügung gestellt und durch die Beantwortung meiner Fragen besonders aufschlussreiche, wertvolle Beiträge zur Forschungsarbeit geliefert haben. Ein herzliches Dankeschön richte ich an die Leiterinnen und Leiter der teilnehmenden Pflegeheime, die mir mit Ihrer Teilnahme- und Kooperationsbereitschaft die Befragungen ermöglicht haben.

Nicht zuletzt gilt mein innigster und wesentlichster Dank meiner Familie. Sie haben mich immer unterstützt, mir emotionalen Rückhalt und Kraft gegeben, an mich geglaubt. Vielen Dank für die Geduld, das Verständnis, die aufmunternden Worte.

Der wesentlichsten Quelle meiner Kraft und Energie, meinen Töchtern, Paula Sophie und Theresa Luise, widme ich dieses Buch.

„Alles Wissen und alles Vermehren unseres Wissens
endet nicht mit einem Schlusspunkt,
sondern mit einem Fragezeichen."
Hermann Hesse

Romana Winkler

Kurzfassung

Problemstellung: Mit dem wachsenden Anteil an älteren, betreuungs- und pflegebedürftigen Menschen kommt Pflegeheimen eine wesentliche Bedeutung in der Betreuung und Pflege zu. Die Lebensqualität dieser Personengruppe aufrechtzuerhalten und zu fördern, wird ein wesentliches gesellschaftliches Ziel. Ob dieser Forderung in Pflegeheimen nachgegangen werden kann, blieb bis dato in der Forschung offen.

Ziel und Methode: Ziel war, den Einfluss des Pflegeheimeinzugs sowie ausgewählter Aspekte sozialer Ungleichheit auf die Lebensqualität von pflege- und betreuungsbedürftigen älteren Menschen zu beforschen. Dazu erfolgte basierend auf einem Mixed-Methods-Ansatz eine quantitative Beforschung im Längsschnitt beim Einzug in das Pflegeheim sowie eine und zwölf Wochen danach, und zwar durch eine Mehrebenenanalyse, die die Gruppenebene der Heime mitberücksichtigte. Ergänzend wurden einzelne Aspekte unter Einsatz von Leitfadeninterviews vertieft beforscht.

Ergebnisse: Die Ergebnisse zeigen eine Verbesserung der Lebensqualität bereits eine Woche nach dem Pflegeheimeinzug. Von den ausgewählten Merkmalen sozialer Ungleichheit ergibt sich ein anderen Indikatoren untergeordneter Einfluss, wobei das Geschlecht und die Bildung den wesentlicheren Einfluss haben. Von den berücksichtigten strukturellen Merkmalen beeinflussen die Lage sowie die Trägerschaft des Pflegeheims die Lebensqualität wesentlich, während die Ebene der Organisation, operationalisiert als das Funktionieren der Organisation aus Sicht der Mitarbeiter/innen, nur einen sehr geringen Einfluss hatte.

Diskussion: Das verfolgte quantitative Design mit anschließender qualitativer Vertiefung stellt eine Besonderheit in der vorhandenen Forschung zur

Lebensqualität der Zielgruppe dar. Die Arbeit liefert Anregungen für weitere Forschungsaktivitäten sowie Handlungsempfehlungen für die Praxis.

Schlüsselbegriffe: Lebensqualität, pflege- und betreuungsbedürftige ältere Menschen, Pflegeheimeinzug, soziale Ungleichheit, Längsschnitt

Abstract

Problem: Due to the growing number of old people in need of care, promoting and maintaining their quality of life becomes an essential outcome parameter and an important goal in healthcare. In the existing care system nursing homes play an important role. However, the question of whether these facilities achieve their goal of improving the elderly's quality of life has so far remained unanswered in science.

Objectives and Methods: The objective of this study was to investigate the influence of moving into a nursing home and selected aspects of social inequality on the quality of life of older people in need of care. Following a mixed-methods-approach, a quantitative longitudinal, multilevel analysis was conducted, measuring quality of life at the time of moving into a nursing home as well as one and twelve weeks after. Additional qualitative structured interviews considered individual aspects of quality of life.

Results: One week after moving into a nursing home quality of life has already improved. The selected indicators of social inequality have a minor influence on quality of life, with gender and education ranking highest. Nursing home characteristics, the area (rural/urban) and the home's owner were also found to have a strong effect. In contrast, the level of organization (operationalized as the functioning of the organization) has only little impact.

Discussion: Compared to the current state of research on the target group's quality of life, this study is distinctive in that it employs a quantitative design with additional qualitative analyses. It offers recommendations for further research and practical work with older people in need of care.

Keywords: quality of life, old people in need of care, move into nursing home, social inequality, longitudinal analysis

Inhaltsverzeichnis

Abkürzungsverzeichnis

BMASK	Bundesministerium für Arbeit, Soziales und Konsumentenschutz
BMFSFJ	Bundesministerium für Familie, Senioren, Frauen und Jugend
CI	Konfidenzintervall
DGKP	Diplomierte/r Gesundheits- und Krankenpfleger/in
FLQM	Fragenbogen zur Lebensqualität multimorbider älterer Menschen
FML	Full Maximum Likelihood
ICC	Intraklassen-Korrelationskoeffizient
IP	Interviewpartner/in
LQ	Lebensqualität
ML	Maximum Likelihood
OASIS	Old Age and Autonomy: The Role of Service Systems and Intergenerational Family Solidarity
ÖKSA	Österreichisches Komitee für soziale Arbeit
PGS	Pflegegeldstufe
PWH	Pflege(-wohn)heim
REML	Restricted Maximum Likelihood
RML	Restricted Maximum Likelihood
s.	siehe
SD	Standardabweichung
SEIQoL	Schedule for the Evaluation of Individual Quality of Life
SEIQoL-DW	Schedule for the Evaluation of Individual Quality of Life – direct weighting
v. a.	vor allem
WHO	World Health Organisation

WHOQOL	World Health Organisation Quality of Life
WIFO	Österreichisches Institut für Wirtschaftsforschung
z. B.	zum Beispiel

Abbildungsverzeichnis

Einleitung

1

Vorliegendes Kapitel beschreibt die der Thematik zugrunde liegende Problemstellung. Zudem werden die Zielsetzung und Forschungsfragen, die es in der Arbeit zu beantworten gilt, erläutert. Das Kapitel geht auch auf die Methodik sowie den Aufbau der Arbeit ein und schließt mit der Darstellung der wissenschaftlichen Relevanz.

1.1   Problemstellung

Als eine der großen Herausforderungen der heutigen Gesellschaft wird der demografische Wandel und damit einhergehend die Alterung der Gesellschaft tituliert. In Österreich gab es im Jahr 2017 8,8 Millionen Einwohner/innen, davon waren 18,6 Prozent älter als 65 Jahre. Halten die aktuellen demografischen Entwicklungen an, werden Prognosen von Statistik Austria zufolge bereits in zehn Jahren 9,2 Millionen Menschen in Österreich leben und davon 21,7 Prozent über 65 Jahre alt sein. (Statistik Austria, 2018a). Nachfolgende Grafik veranschaulicht diese Entwicklung (s. Abbildung 1.1).

Die Lebenserwartung bei Geburt ist seit 1990 um sechs Jahre gestiegen und wird laut Prognosen von Statistik Austria auch weiter steigen: die ferne Lebenserwartung von weiblichen Personen im Alter von 65 Jahren von 2012 bis 2075 um fünf Jahre, bei den Männern um mehr als sechs Jahre (Statistik Austria, 2018c).

Den Prognosen zufolge wird der Anteil der über 80-Jährigen von rund fünf Prozent im Jahr 2013 auf rund elf Prozent der Gesamtbevölkerung bis 2050 anwachsen (Österreichische Plattform für Interdisziplinäre Alternsfragen, 2013). In weiterer Folge – unter Annahme annähernd gleicher Entwicklungen – wird auch die Anzahl der Pflegebedürftigen in Relation dazu steigen (Schneider,

© Der/die Autor(en), exklusiv lizenziert durch Springer Fachmedien Wiesbaden GmbH, ein Teil von Springer Nature 2020
R. Winkler, *Lebensqualität pflegebedürftiger älterer Menschen*,
https://doi.org/10.1007/978-3-658-31886-4_1

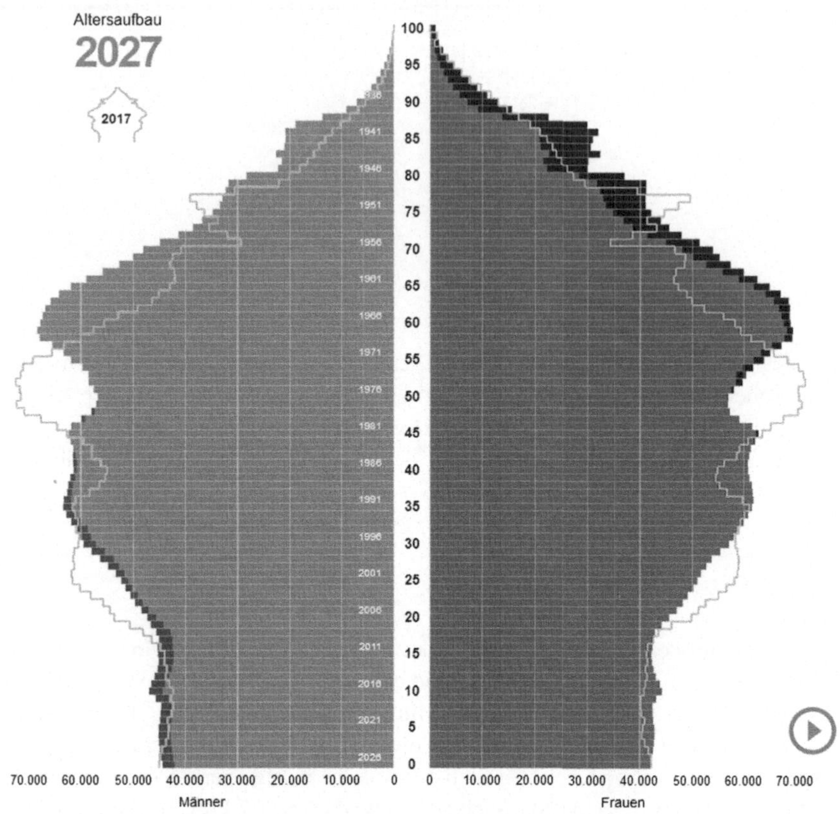

Abbildung 1.1 Bevölkerungspyramide Österreich: Vergleich 2017 und 2027. (Quelle: Statistik Austria, 2018b)

Österle, Schober & Schober, 2006, S. 15) – laut einer Prognose von Schneider et al. (2006, S. 26) von 600.000 (2010) auf 800.000 (2030).

Von den im Jahr 2017 rund 456.000 Pflegegeldbeziehern/bezieherinnen, erhalten rund 145.800 Personen Pflegegeld der Stufen vier bis sieben und erfüllen damit die „Aufnahmekriterien" für ein Pflegeheim (in den meisten Bundesländern, darunter auch die Steiermark) (Statistik Austria, 2018d).

Unter ähnlich bleibender Versorgungslandschaft für Pflege- und Betreuungsbedürftige in Österreich lässt sich weiter ableiten, dass auch die Zahl der in

Pflegeheimen lebenden Menschen steigen wird. Derzeit leben rund 74.700 Menschen in den österreichischen Pflegeheimen (Statistik Austria, 2018e), 80 Prozent der pflege- und betreuungsbedürftigen Menschen werden zu Hause gepflegt. Den rasch anwachsenden Bedarf an Betreuung und Pflege schätzen Badelt et al. (2000, zitiert nach Bundesministerium für Arbeit, Soziales und Konsumentenschutz BMASK, 2009, S. 16) mit Quoten von 20 Prozent bei den 80- bis 85-Jährigen und bei den 85-Jährigen bereits mit 43 Prozent. Bei gleichbleibender Versorgung wird davon ausgegangen, dass bis 2040 die Zahl der zu Hause gepflegten Pflegebedürftigen um 40 Prozent und der im Heim Versorgten um 80 Prozent ansteigen wird. Mit zunehmendem Alter steigt auch die Wahrscheinlichkeit, in ein Pflegeheim einzuziehen – ab einem Alter von 80 Jahren um 3,5 Prozent pro Jahr (Österreichisches Institut für Wirtschaftsforschung WIFO, 2014, S. 40).

Es zeigt sich anschaulich, dass die Bevölkerung den erwarteten Entwicklungen zufolge in Zukunft von einem hohen Anteil an alten, pflegebedürftigen Menschen gekennzeichnet sein wird. Einhergehend mit dem dargestellten wachsenden Anteil alter Menschen, der zunehmenden Anzahl der Pflegebedürftigen, und den Auswirkungen des sozialen Wandels bzw. der Veränderungen in den Familienstrukturen – vorwiegend Kleinfamilien, „Single-Haushalte", abnehmende Verfügbarkeit und Pflegebereitschaft der Angehörigen, Anstieg der Berufstätigkeit der Frauen, Anstieg des Pensionsantrittsalters, die auch zukünftig anhalten werden (Hasseler & Görres, 2005, S. 25–26; Blinkert, 2005, S. 142; Österreichisches Institut für Wirtschaftsforschung WIFO, 2014, S. 87–88) – steigt die Bedeutung diverser Einrichtungen zur Betreuung und Pflege dieser Personengruppe und unter ähnlich bleibender (Pflege-)Versorgungslandschaft somit jene der Alten- und Pflegeheime, die die stationäre Langzeitversorgung unserer älteren Mitmenschen sicherstellen.

1.2   Zielsetzung und Forschungsfrage

Durch die im vorhergehenden Kapitel (s. Abschnitt 1.1) erläuterte demografische Entwicklung, mit der größer werdenden Zahl an betreuungs- und pflegebedürftigen älteren Personen wird es zu einem zentralen Ziel in der Versorgung pflege- und betreuungsbedürftiger Menschen, deren Lebensqualität aufrecht zu erhalten und zu fördern. Die Aufrechterhaltung und Förderung der Lebensqualität stellt auch einen wesentlichen Outcomeparameter v. a. in der Evaluation der Gesundheits- und Sozialversorgung dar. Das heute große Interesse an einer möglichst guten Lebensqualität älterer Menschen kann durch die höheren Erwartungen der Gesellschaft an die (Pflege-)Versorgung im Vergleich zu früher sowie durch das politische Interesse an einer Eindämmung der öffentlichen Ausgaben begründet werden (Bowling, Gabriel, Dykes, Dowing, Evans, Fleissig, Banister & Sutton, 2003, S. 270; Bowling & Gabriel, 2007, S. 827; Bowling, Banister, Sutton, Evans & Windsor, 2002, S. 355).

Nicht nur die Politik und die Gesellschaft postulieren Lebensqualität als wesentlicher Outcome in Zusammenhang mit der Versorgung Pflege- und Betreuungsbedürftiger, sondern auch die Anbieter von Pflegeheimen bzw. Einrichtungen stationärer Langzeitpflege, die das Schlagwort „Lebensqualität" für diversen PR-Maßnahmen verwenden. Wie die stationären Langzeitpflegeeinrichtungen jedoch das Schlagwort „Lebensqualität" tatsächlich definieren und ob sie die Lebensqualität der Betroffenen aufrechterhalten und fördern können, bleibt offen.

Pflegeheime stehen durch die beschriebene demografische Entwicklung der Gesellschaft und durch die Tatsache, dass Menschen meist mit sehr hohem Pflege- und Betreuungsbedarf in das Pflegeheim kommen (z. B. hat der Großteil der österreichischen Bundesländer als Aufnahmekriterium eine Mindestpflegegeldstufe von Stufe vier nach Bundespflegegeldgesetz definiert) ebenfalls vor neuen Herausforderungen. Durch ihre Pflege und Betreuung können sie wesentlich zur Lebensqualität der ihnen anvertrauten Menschen beitragen. Zur Planung und Umsetzung von Maßnahmen bedarf es jedoch detaillierteren Wissens über die Lebensqualität der Personen sowie einer Erhebung dieser unter besonderer Berücksichtigung des Einflusses des Einzugs in ein Pflegeheim bzw. der Versorgung im Pflegeheim sowie der Erforschung von Indikatoren, die die Lebensqualität der Zielgruppe zusätzlich beeinflussen – darunter Aspekte sozialer Ungleichheit im Alter.

Ziel der Arbeit ist, den Einfluss des Pflegeheimeinzugs, der Versorgung im Pflegeheim und sozialer Ungleichheit auf die Lebensqualität von pflege- und betreuungsbedürftigen älteren Menschen durch Erhebungen der Lebensqualität zu drei definierten Zeitpunkten zu erforschen. Damit soll ein Beitrag zu einer zielgerichteteren Versorgung der Pflege- und Betreuungsbedürftigen geleistet und empirische Ergebnisse zur Lebensqualität in den Pflegeheimen zur Verfügung gestellt werden.

Aus soziologischer Sicht erscheint die Thematik in Bezug auf soziale Ungleichheit im Alter von Interesse, nämlich inwiefern sich soziale Ungleichheit auf die Lebensqualität Pflege- und Betreuungsbedürftiger im Pflegeheim auswirkt.

Auf Basis der beschriebenen Problemstellung lassen sich folgende **zentrale Forschungsfragen** formulieren:

Wie hängen der Einzug in ein Pflegeheim bzw. die dort stattfindende Versorgung und die Lebensqualität pflege- und betreuungsbedürftiger älterer Menschen zusammen?

Wie beeinflussen soziale Ungleichheiten im Pflegeheim die Lebensqualität pflege- und betreuungsbedürftiger älterer Menschen?

1.3 Methodik und Aufbau der Arbeit

Vorliegendes Kapitel beschreibt kurz die Methodik der Arbeit, wobei hier in späteren Kapiteln (Kapitel 8 und 9) nochmals detailliert darauf eingegangen wird, sowie den Aufbau der Arbeit.

1.3.1 Methodik

Die Arbeit folgt einem Mixed-Methods-Ansatz, wobei die vertiefte qualitative Beforschung überraschender Ergebnisse aus der quantitativen Erhebung als Ergänzung zu sehen ist.

Basierend auf dem quantitativen Ansatz wurde vorerst Literatur zum Thema Lebensqualität Pflegebedürftiger recherchiert sowie einer kritischen Analyse unterzogen. Eine fokussierte Auseinandersetzung erfolgte mit Lawtons Modell zur Lebensqualität multimorbider Menschen und Theorien sozialer Ungleichheit. Darauf aufbauend wurden Hypothesen formuliert, die wesentlichen theoretischen Begriffe definiert und operationalisiert.

Für die quantitative Erhebung der Lebensqualität wurden die Instrumente WHOQOL BREF und WHOQOL OLD in deutscher Version eingesetzt. Diese beiden verwendeten Instrumente wurden durch Fragen zu Aspekten sozialer Ungleichheit (Bildung, Einkommen, Alter, Geschlecht) ergänzt. Befragt wurden jeweils die gleichen Personen zu drei Zeitpunkten über ihre Lebensqualität – beim Einzug in das Pflegeheim, eine Woche und drei Monate danach. Ergänzend wurde ein Fragebogen zur Erhebung der Strukturmerkmale der teilnehmenden Pflegeheime an die teilnehmenden Heime gesendet. Der selbst konstruierte Online-Fragebogen zur organisationalen Ebene wurde an die Mitarbeiter/innen der Pflege in den teilnehmenden Pflegeheimen, die auch Bewohner/innen befragen konnten, gesendet.

Die Auswertung der quantitativen Erhebung sowie die Testung der Hypothesen erfolgte nach Abschluss der Datenerhebung unter Anwendung multivariater statistischer Methoden und einer Mehrebenenanalyse, da die Gruppenebene (Heime) mitberücksichtigt werden sollte. Detailliert widmet sich Kapitel 8 der quantitativen Erhebung zur Lebensqualität und sozialen Ungleichheit.

Da die Ergebnisse der quantitativen Erhebung zum Teil überraschend waren, wurde eine vertiefte Erforschung einzelner offener Aspekte durch eine qualitative Erhebung in Form von Interviews unter Zuhilfenahme eines Interviewleitfadens mit Bewohnerinnen/Bewohnern, Mitarbeitern/Mitarbeiterinnen und Angehörigen durchgeführt. Die Auswertung der qualitativen Leitfadeninterviews erfolgte nach dem beschriebenen Ablauf von Lamnek (2010, S. 366–370). Detailliert widmet sich Kapitel 9 der qualitativen Erhebung zur Lebensqualität und sozialen Ungleichheit.

1.3.2 Aufbau der Arbeit

Die vorliegende Arbeit gliedert sich in drei Blöcke. Der erste Block bildet die theoretischen Grundlagen der Arbeit ab und umfasst vier Kapitel. In Kapitel 2 werden einerseits die für das Verständnis relevanten Rahmenbedingungen im Pflegebereich dargestellt und die Besonderheiten der Versorgungsform Pflegeheim erörtert und andererseits wird näher auf die Zielgruppe der Arbeit, pflege- und betreuungsbedürftige ältere Menschen, eingegangen. Kapitel 3 und 4 verfolgen den Zweck den theoretischen Bezugsrahmen zur Lebensqualität (Kapitel 3) und sozialen Ungleichheit (Kapitel 4) aufzubauen und diese in weiterer Folge in einen Zusammenhang zu bringen (Kapitel 5).

Kapitel 6 widmet sich der Operationalisierung der für die Arbeit relevanten theoretischen Begriffe, stellt die Hypothesen und weiteren Forschungsfragen vor und bildet die Brücke zum empirischen Teil der Arbeit, dem sich Block 2 widmet.

Es werden in diesem Block 2 anfangs die methodischen und methodologischen Grundlagen der eigenen empirischen Erhebung vorgestellt (Kapitel 7) und in weiterer Folge wird auf die quantitative (Kapitel 8) und qualitative (Kapitel 9) Erhebung und Analyse eingegangen. Hier werden jeweils die Datenerhebung, -analyse und -auswertung beschrieben und die Ergebnisse dargestellt sowie die Hypothesen überprüft (Kapitel 8).

In Block 3 werden die Ergebnisse der empirischen Erhebungen in die Theorie übergeführt, die Forschungsfragen beantwortet (Kapitel 10), bevor schließlich eine Zusammenfassung und Diskussion erfolgt und Schlussfolgerungen für die Forschung und Praxis ausgeführt werden.

1.4 Wissenschaftliche und praktische Relevanz

Seit den Anfängen der Lebensqualitätsforschung haben sich zahlreiche Forscher in verschiedensten Studien mit der Thematik „Lebensqualität" auseinandergesetzt.

Die Bedeutung und Aktualität des Themas zeigen sich durch die große Anzahl an wissenschaftlichen Studien zum Thema „Lebensqualität" sowie auch „Lebensqualität im Alter" aus unterschiedlichen Forschungsdisziplinen (z. B. Psychologie, Gerontologie, Medizin, Gesundheitswissenschaften, Soziologie). So finden sich unter dem Suchbegriff „quality of life" beispielsweise in der Datenbank pubmed im Zeitraum zwischen 1966 und 2019 366.748 Artikel bzw. Publikationen, Google Scholar findet mit dem Suchbegriff „Lebensqualität im Alter" 53.000 Ergebnisse (Stand: Juli 2019).

Als eine groß angelegte Beforschung der Lebensqualität ist die Europäische Lebensqualitätserhebung zu nennen. Dabei werden alle vier Jahre in ganz Europa die Lebensumstände, die Lebensbedingungen, die Lebenszufriedenheit, die Qualität der Gesellschaft und der öffentlichen Leistungen beforscht. Hierbei erfolgt keine Fokussierung auf ältere Menschen oder eine spezielle Wohn- oder Versorgungsform. (Eurofound, 2017)

In der bestehenden Forschung zur Lebensqualität im Alter finden sich hauptsächlich Studien zu einzelnen Aspekten der Lebensqualität (z. B. gesundheitsbezogene Lebensqualität/„health related quality of life") (z. B. Steinbüchel-Rheinwall & Backhaus, 2015; Hodek, Ruhe & Greiner, 2009) bzw. zur Lebensqualität von Personen mit speziellen Krankheitsbildern (z. B. Krebserkrankungen, Herzkreislauferkrankungen, dementiell erkrankte Personen). In Bezug auf die Erhebung von Lebensqualität bei älteren Menschen existieren Studien, die die Lebensqualität älterer Menschen in separaten Settings fokussieren: Zu Hause (z. B. Hellström, Andersson & Hallberg, 2004), in betreuten Wohneinheiten oder Wohngemeinschaften (z. B. Martinez-Martin et al., 2012), in Pflegeheimen (z. B. Maun, 2010; Rooij, Luijkx, Declercq, & Schols, 2011) oder die Lebensqualität gesunder alter Menschen erheben (z. B. Meier, 1995). Einzelne Studien beschäftigen sich mit Methodenproblemen bzw. -effekten in der Befragung zur Lebensqualität älterer Menschen bzw. richten dabei das Augenmerk auf Einflüsse von kognitiven Beeinträchtigungen (z. B. Mozley, Huxley, Sutcliffe, Bagley, Burns, Challis & Cordingley, 1999). Es fehlt jedoch an Studien, die die Lebensqualität pflege- und betreuungsbedürftiger Personen in mehreren Versorgungsformen erheben und vor allem Aussagen über den Einfluss eines „Versorgungswechsels" und der sozialen Ungleichheit auf die Lebensqualität der Pflege- und Betreuungsbedürftigen treffen. Zu berücksichtigen ist, dass ein derartiger Versorgungswechsel eine schwerwiegende Veränderung für die Betroffenen bedeutet und einen deutlichen Bruch in ihrem bisherigen Lebenslauf darstellt, zumal der Umzug in das Pflegeheim meist ungeplant erfolgt (Voges & Borchert, 2008, S. 203). Eine von Kratzer (2011) durchgeführte Studie beinhaltet zwar eine Querschnittserhebung zur Lebensqualität im hohen und höchsten Alter in Privathaushalten und Altersheimen, widmet jedoch eine vertiefte Betrachtung dem häuslichen Bereich. Marventano, Prieto-Flores, Sanz-Barbero, Martín-García, Fernandez-Mayoralas, Rojo-Perez, Martinez-Martin und Forjaż (2015) untersuchen den Einfluss struktureller Merkmale von Pflegeheimen auf die Lebensqualität der Bewohner/innen im Rahmen einer Querschnitterhebung. Sie fokussieren jedoch Bewohner/innen, die bereits im Pflegeheim leben und speziell jene mit dementiellen Erkrankungen.

Eine weitere Studie von Sonntag, Meyer, Drewniak und Schenk (2015) untersucht Einflussfaktoren auf die subjektive Lebensqualität von Pflegeheimbewohner/innen in Bayern und bindet dabei auch Kontextfaktoren auf der Ebene der Pflegeheime ein. Jedoch widmet sich diese Studie nicht der Beforschung des Einflusses sozialer Ungleichheiten auf die Lebensqualität, auch wird der Fokus nicht auf den Einfluss des Pflegeheimeinzugs gelenkt. Zudem handelt es sich um eine Querschnittstudie.

Des Weiteren finden sich kaum Studien mit der Zielgruppe (pflege- und betreuungsbedürftige Menschen), die ihre Erhebung auf den integrativen Ansatz aufbauen, sondern lediglich objektive oder subjektive Indikatoren berücksichtigen (z. B. Noll & Weick, 2004). Erhebungen mit mehreren Messzeitpunkten zur Überprüfung der Lebensqualität von Pflege- und Betreuungsbedürftigen sowie dem Einfluss sozialer Ungleichheit sind ebenfalls bis dato von der Wissenschaft vernachlässigt worden.

Zudem beziehen sich bestehende Studien entweder auf Bewohner/innen ohne kognitive Beeinträchtigungen (wie z. B. Demenz) (z. B. Kratzer,2011) oder lediglich auf jene, die an einer dementiellen Erkrankung (z. B. Menzi-Kuhn, 2006; Rooij et al., 2011) leiden. Dies spiegelt allerdings nicht die Realität in den österreichischen Alten- und Pflegeheimen wider, in denen sowohl dementiell erkrankte als auch Personen ohne eine derartige Erkrankung gemeinsam leben. Laut einer Schweizer Studie sind rund 65 Prozent der im Pflegeheim lebenden Personen in der Schweiz an Demenz erkrankt, bei 47 Prozent liegt eine ärztliche Diagnose auf (Bartel, 2012, zitiert nach Höfler, Bengough, Winkler & Griebler, 2015, S. 106). Von ähnlichen Zahlen kann auch in Österreich ausgegangen werden (Höfler et al., 2015, S. 106).

Die Thematik „soziale Ungleichheit im Alter" zeigt sich ebenfalls als ein viel beforschtes Thema. Forschungsergebnisse, die sich des Einflusses sozialer

Ungleichheit auf die Lebensqualität Pflege- und Betreuungsbedürftiger im Pflegeheim annehmen, sind jedoch kaum vorhanden. Voges und Borchert (2008) beforschen den Einfluss sozialer Ungleichheit auf die Heimkarriere (Faktoren, die den Verlauf im Pflegeheim bestimmen bzw. die Verweildauer), lassen aber den Einfluss auf die Lebensqualität ausgespart. Im Rahmen der Berliner Altersstudie (Mayer & Baltes, 1996) wurde soziale Ungleichheit im hohen Alter zwar beforscht und gezeigt, dass bis zum Übergang ins Heim an sich Aspekte sozialer Ungleichheit (wie z. B. Einkommen, Wohnsituation) relativ stabil sind, jedoch sind kaum Aussagen über die Zeit nach dem Einzug ins Heim getroffen. Die Berliner Altersstudie (Mayer & Baltes, 1996) hat auch gezeigt, dass Personen aus höheren Sozialschichten seltener im Heim gepflegt werden. Motel-Klingebiel (2001) analysiert die Verteilung der Lebensqualität bei älteren Menschen und die Wichtigkeit der einzelnen Lebensbereiche für die Gesamt-Lebensqualität. Inwiefern in die Untersuchung auch Pflegeheimbewohner/innen eingeschlossen sind, kann nicht beantwortet werden und somit können auch keine expliziten Aussagen zu dieser Personengruppe gemacht werden. Im Rahmen des Deutschen Alterssurveys, der eine Quer- und Längsschnittbefragung von Menschen ab 40 Jahren in Deutschland in bis dato sechs Erhebungswellen seit 1996 beinhaltet, werden umfangreiche Daten zu Menschen in der „zweiten Lebenshälfte" erhoben – darunter auch Aspekte sozialer Ungleichheit oder des Wohlbefindens. Jedoch sind Personen, die in Pflegeheimen leben, von dieser Erhebung ausgeschlossen (Mahne, Tesch-Römer, Wolff & Simonson, 2017).

Die demografische Entwicklung, die Veränderungen der Familienstrukturen, die Erwartungen der Gesellschaft und das Ziel einer qualitativ hochwertigen Pflege und Betreuung zur Förderung sowie Erhaltung der Lebensqualität berücksichtigend, zeigt sich die Relevanz einer intensiveren Erforschung der gewählten Thematik.

Die Frage nach dem Einfluss des Pflegeheimeintritts, der Versorgung im Heim und sozialer Ungleichheit auf die Lebensqualität pflege- und betreuungsbedürftiger älterer Menschen erscheint nicht nur für die Sozialpolitik von Relevanz, sondern stellt auch in der Wissenschaft ein bislang wenig beforschtes Thema dar. Wenngleich sich bereits eine große Zahl an Forschungstätigkeiten mit der Thematik der Lebensqualität älterer Menschen sowie auch dem Themenbereich der sozialen Ungleichheit im Alter beschäftigt hat, mangelt es bis dato an wissenschaftlichen Erkenntnissen, die vor allem auch auf Längsschnitterhebungen basieren. Zudem greift die Beforschung, inwieweit einerseits Lawtons multidimensionales Modell der Lebensqualität älterer Menschen zur Erklärung des Einflusses des Pflegeheimeinzugs, andererseits Bourdieus Modell des sozialen

Raums zur Erklärung des Einflusses sozialer Ungleichheit auf die Lebensqualität der Zielgruppe beitragen können, eine bis dato ungeklärte Frage in der Lebensqualitätsforschung wie auch in der Ungleichheitsforschung auf.

Die Ergebnisse können nicht nur zu einer breiteren Wissensbasis über die Lebensqualität der Zielgruppe und die Ungleichheitsforschung mit Fokus auf das Setting Pflegeheim für die Wissenschaft, sondern auch aus gesellschaftlicher Sicht, zu einer Verbesserung der Versorgung der Zielgruppe beitragen.

Aktuelle Entwicklungen in der Pflege und Betreuung älterer pflege- und betreuungsbedürftiger Menschen aus soziologischer Sicht

Vorliegendes Kapitel widmet sich den aktuellen Besonderheiten und Entwicklungen in der Versorgung älterer pflege- und betreuungsbedürftiger Menschen aus soziologischer Sicht. Dabei wird zu Beginn auf die Rahmenbedingungen im Pflegeheimbereich eingegangen, nachfolgendes Unterkapitel setzt sich mit der Zielgruppe der Arbeit auseinander. Abschließend werden die Besonderheiten des Systems Pflegeheim erörtert.

2.1 Rahmenbedingungen im Pflegebereich

Beginnend werden in diesem Unterkapitel die verschiedenen Versorgungsangebote für ältere pflege- und betreuungsbedürftige Menschen beschrieben und die Gründe für die Wahl der Versorgung erläutert. Es folgt eine Skizzierung der Pflege(-heim)finanzierung sowie der Trägerstruktur und eine quantitative Darstellung der Pflegeheime. Das Kapitel schließt mit einer Beleuchtung der gesetzlichen Rahmenbedingungen für Pflegeheime.

2.1.1 Darstellung der verschiedenen Pflege- und Betreuungsangebote für ältere Menschen

Dieses Kapitel gibt einen Überblick über verschiedene Pflege- und Betreuungsangebote für die Zielgruppe der vorliegenden Arbeit, um diese klar von Pflegeheimen abzugrenzen.

Wie bereits einleitend erwähnt, werden 80 Prozent der pflege- und betreuungsbedürftigen Menschen zu Hause gepflegt. Die im Pflegevorsorgebericht (BMASK,

© Der/die Autor(en), exklusiv lizenziert durch Springer Fachmedien Wiesbaden GmbH, ein Teil von Springer Nature 2020
R. Winkler, *Lebensqualität pflegebedürftiger älterer Menschen*,
https://doi.org/10.1007/978-3-658-31886-4_2

2017, S. 193) veröffentlichten Zahlen zeigen, dass 2016 insgesamt 147.037 Personen durch das Angebot der mobilen Dienste, 74.710 Personen stationär also in Pflegeheimen sowie 7.486 Personen durch das Angebot teilstationärer Dienste versorgt wurden. Rund 23.837 Personen erhielten eine Förderung zur 24-Stunden-Betreuung durch das Bundessozialamt (BMASK, 2017, S. 32).

Unter **mobilen Diensten** werden laut Pflegefondsgesetz (Österreichischer Nationalrat, 2013) jene Angebote der sozialen Betreuung, der Pflege, der Unterstützung in der Haushaltsführung bzw. der Hospiz- und Palliativbetreuung verstanden, die pflege- und betreuungsbedürftige Menschen zu Hause unterstützen. Zudem stellen mobile Dienste eine Unterstützung für pflegende Angehörige dar (Land Steiermark, 2015, S. 9).

Unter **teilstationärer Betreuung** werden laut Pflegefondsgesetz (Österreichischer Nationalrat, 2013) Ganz- oder Halbtagsangebote der Betreuung und Pflege, die nur tagsüber für zu Hause lebende pflege- und betreuungsbedürftige Personen in speziellen Einrichtungen erbracht werden, verstanden.

Das Pflegefondsgesetz (Nationalrat, 2013) definiert stationäre Pflege und Betreuung als Hotelleistungen im Sinne von Wohnung und Verpflegung, wie auch Pflege- sowie Betreuungsleistungen für betreuungs- bzw. pflegebedürftige Personen in speziellen Einrichtungen, in denen Betreuungs- und Pflegepersonal anwesend ist. Dazu zählen Pflegeheime. Von Pflegeheimen zu unterscheiden sind Seniorenheime und Seniorenresidenzen.

Seniorenheime, oft auch als Pensionisten- oder Altenwohnheime bezeichnet, bieten lediglich Hotelleistungen (Wohnung und Verpflegung) an, während Pflegeheime zusätzlich Pflege- und Betreuungsleistungen bieten (Docekal, Mende-Danneberg, Zapletal, Resetarits & Weiser, 2013, S. 57).

Seniorenresidenzen bieten Hotelleistungen und auch Pflege- und Betreuungsleistungen auf höherem Preisniveau an. Dabei sind die Räume luxuriöser und besser ausgestattet sowie die Freizeit-, Kultur- und Betreuungsangebote attraktiver als dies in Pflegeheimen der Fall ist. (Docekal, Mende-Danneberg, Zapletal, Resetarits & Weiser, 2013, S. 57; Andreae, 2008, S. 664)

Neben den bereits genannten Pflege- und Betreuungsangeboten muss zudem die **24-Stunden-Betreuung** angeführt werden. Diese stellt eine Betreuung bzw. Unterstützungsleistung rund um die Uhr von hilfsbedürftigen Menschen zu Hause dar. Dieses Angebot wird zumeist von Personen aus dem Ausland erbracht, wobei diese keine anerkannte Qualifikation zur Pflege oder Betreuung haben müssen. (BMASK, 2014, S. 24; Kretschmann, 2010, S. 204).

Die Wahl der Versorgungsform hängt von vielfältigen Gründen ab (Ackermann, 2005, S. 24). Es sind dies neben dem Gesundheitszustand und dem Ausmaß der Pflege- und Betreuungsbedürftigkeit, dem Alter und dem Geschlecht auch das

Umfeld der Betroffenen, die Familien- und Haushaltsstrukturen, Wohnverhältnisse, Lebensstile, aber auch finanzielle Möglichkeiten (Mager, 1999, S. 38; Ackermann, 2005, S. 24; Hasseler & Görres, 2005, S. 26; Voges & Borchert, 2008, S. 197). Mager (1999, S. 38) erwähnt des Weiteren auch die Bildung sowie den Beruf als mögliche Einflussfaktoren auf die Wahl der Versorgung. Ackermann (2005, S. 24) zitiert eine Studie von Schneekloth (1998), die als Gründe für den Einzug in ein Pflegeheim neben den bereits genannten auch mehr soziale Kontakte, bessere häusliche Bedingungen sowie eine adäquate Pflege und Betreuung anführt.

In Bezug auf die Familien- und Haushaltsstrukturen wird angemerkt, dass sie sich positiv auf den Verbleib der Pflege- und Betreuungsbedürftigen im häuslichen Umfeld auswirken, sie jedoch auch nur bis zu einem gewissen Ausmaß aufgrund der hohen Anforderungen an Pflegende zur Verfügung stehen (Büscher & Dorin, 2014, S. 25). Die sozialen Ressourcen der Familie und des Umfeldes beeinflussen nicht nur die Versorgungswahl in Bezug auf professionelle Angebote, sondern auch, ob überhaupt professionelle bzw. formelle Versorgung in Anspruch genommen wird (Hasseler & Görres, 2005, S. 26).

2.1.2 Finanzierung

Eingangs sei erwähnt, dass Pflegebedürftige in Österreich durch die öffentliche Hand einerseits durch das Zurverfügungstellen von Pflege- und Betreuungsplätzen sowie weiteren sozialen Diensten (Sachleistungen) und andererseits durch die Auszahlung des Pflegegeldes (steuerfinanzierte Geldleistung seit 1993) Unterstützung erhalten (Mühlberger, Knittler & Guger, 2008, S. 4). Nachfolgende Tabelle listet die sieben Pflegegeldstufen inklusive des dafür notwendigen Pflegebedarfs, den monatlichen Betrag, der in Form des Pflegegeldes von der öffentlichen Hand ausbezahlt wird sowie die Pflegegeldbezieher/innen je Pflegestufe auf (s. Tabelle 2.1).

Von den Personen, die in Österreich Pflegegeld beziehen, leben rund 16,5 Prozent in den österreichischen Pflegeheimen (Bundesministerium für Gesundheit & Sozialministerium, 2015, S. 106).

In Österreich liegen die Geldleistungen (das Pflegegeld) im Verantwortungsbereich des Bundes, für die Sachleistungen sind die Länder zuständig. Das System ist steuerfinanziert, Träger sind Bund, Länder und Gemeinden (Wild, 2010, S. 14, 24 f.).

Die Finanzierung der Pflegeheime in Österreich kann zum Zeitpunkt der Studie vereinfacht folgendermaßen beschrieben werden: Die Kosten eines Pflegeheimplatzes werden durch das Einkommen der Pflegebedürftigen (Pension, Pflegegeld)

Tabelle 2.1 Pflegegeldstufen, Pflegebedarf, Betrag je Pflegestufe und Bezieher/innen. (Quelle: Statistik Austria, 2018f; Bundesministerium für Digitalisierung und Wirtschaftsstandort, 2018a)

Pflegegeldstufe	Pflegebedarf in Stunden/Monat	Betrag 2018 (Bundespflegegeld in €)	Bezieher/innen Bundespflegegeld (2016)
1	65	157,30	118.662
2	95	290,00	110.859
3	120	451,80	81.591
4	160	677,60	65.495
5	über 180 und außergewöhnlicher Pflegeaufwand	920,30	49.496
6	über 180, wenn zeitlich unkoordinierbare Betreuungsmaßnahmen und diese regelmäßig während des Tages und der Nacht zu erbringen sind	1.285,20	19.894
7	über 180, wenn keine zielgerichteten Bewegungen der vier Extremitäten mit funktioneller Umsetzung möglich sind	1.688,90	9.357
Summe			**455.354**

und ihr vorhandenes Vermögen (Geld- und Sachvermögen) gedeckt. Reicht das Einkommen und Vermögen nicht zur Deckung der Kosten aus, übernimmt die Sozialhilfe (und somit die öffentliche Hand) die Restbeträge. Die Personen sind dann Sozialhilfeempfänger/innen. (Schneider, Österle, Schober & Schober, 2006, S. 9; Österreichisches Komitee für soziale Arbeit ÖKSA, 2008, S. 40; Wild, 2010, S. 24)

Ergänzend sei an dieser Stelle erwähnt, dass der Zugriff auf das Vermögen der Pflegebedürftigen mit 01.01.2018 gesetzlich verboten wurde (Österreichischer Nationalrat, 2017). Der Wegfall des Vermögensregresses stellt eine grundsätzliche Änderung der gesetzlichen Regelung in Bezug auf die Finanzierung der Pflegeheime dar.

Zudem soll an dieser Stelle ergänzt werden, dass die Kosten für ein Einzelzimmer von den Bewohner/innen selbst zu zahlen sind – unabhängig von der Tatsache, ob jemand Sozialhilfe empfängt oder nicht. (Bundesministerium Digitalisierung und Wirtschaftsstandort, 2018b).

2.1.3 Strukturelle Merkmale der Pflegeheime

Unter Strukturmerkmalen bzw. strukturellen Merkmalen werden in der vorliegenden Arbeit Merkmale, die die Struktur eines Pflegeheimes beschreiben, verstanden. Sie werden dazu genutzt, um Gemeinsamkeiten und Unterschiede der Pflegeheime zu erfassen und zu analysieren. Für die im Rahmen dieser Arbeit beschriebene Studie zur Lebensqualität sind vorrangig die Strukturmerkmale Träger, Lage und Größe des Pflegeheims von Interesse. Ein Überblick über die österreichischen Pflegeheime in Bezug auf diese genannten Merkmale wird im vorliegenden Kapitel gegeben.

Die Träger der Sozialhilfe sind kraft Gesetzes zur Sicherung des Lebensbedarfs, somit zur Sicherung der notwendigen Pflege und Betreuung, verpflichtet (z. B.: Steiermärkischer Landtag 1998: Steiermärkisches Sozialhilfegesetz – SHG §1). Der Betrieb der dafür notwendigen Einrichtungen wird von den Sozialhilfeträgern (die Gebietskörperschaften) selbst, als öffentlich-rechtliche Träger oder durch private Träger, gemeinnützig oder gewinnorientiert, übernommen – dies wird durch einen Vertragsabschluss geregelt (Steiner, 2011, S. 28).

Die Pflegeheimlandschaft in Österreich ist demnach gekennzeichnet durch unterschiedliche Trägerstrukturen – öffentlich-rechtliche (wie beispielsweise Sozialhilfeverbände, Länder, Gemeinden), privat-gemeinnützige (wie beispielsweise Volkshilfe, Caritas, Diakoniewerk) und privat-gewerbliche Träger (wie beispielsweise Senecura). Nachfolgende Grafik veranschaulicht den jeweiligen Anteil der genannten drei Trägergruppen an den gesamten Pflegeheimen (s. Abbildung 2.1) in Österreich.

Insgesamt werden in Österreich rund 850 Pflegeheime[1] mit rund 75.000 Pflegebetten betrieben (BMASGK, 2018). Auch die Heimdichte variiert von Bundesland zu Bundesland – so war 2011 eine Schwankungsbreite von 73,3 Pflegeheimplätzen pro 1000 Einwohner ab 75 Jahren im Burgenland und 131,3 in Salzburg ersichtlich (Statistik Austria, 2013, S. 78).

---

[1]Es wird von rund 850 Pflegeheimen und rund 75.000 Pflegeplätzen gesprochen, da die Anzahl je nach Quelle etwas variiert und es wie bereits erläutert, keine öffentlich zugängliche aktuelle österreichweite Auflistung aller österreichischen Pflegeheime und der Anzahl der Plätze gibt. Die Auflistung wurde aus unterschiedlichen Quellen zusammengestellt.

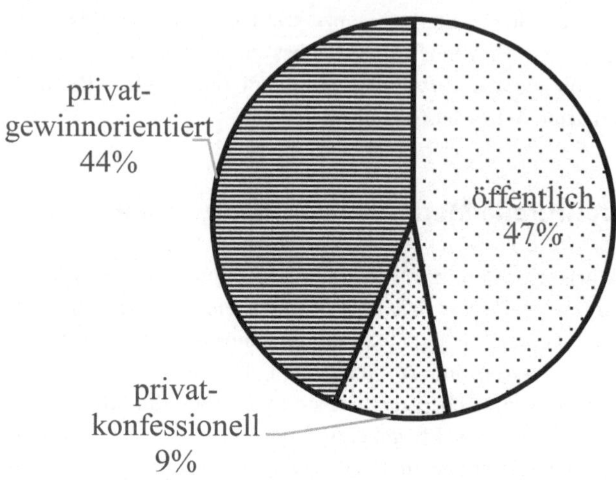

Abbildung 2.1 Anteil an Pflegeheimen nach Art der Träger in Prozent an den gesamten Pflegeheimen in Österreich. (Quelle:BMASK, 2016)

Nachfolgende Tabelle listet die Anzahl an Pflegeheimen je Bundesland (s. Tabelle 2.2). Die Steiermark weist dabei die deutlich größte Anzahl an Heimen auf. An dieser Stelle muss auf die Schwierigkeit aktuelle Daten aus den Bundesländern zu bekommen, hingewiesen werden. Zudem ist eine gewisse Unschärfe der Angaben anzunehmen, da die jeweiligen Quellen keinen Hinweis darauf geben, ob es sich um bewilligte oder belegte Betten handelt und es keine öffentlich zugängliche aktuelle österreichweite Auflistung aller österreichischen Pflegeheime und der Anzahl der Plätze gibt. Dennoch gibt nachfolgende Tabelle eine Übersicht über die Quantität an Pflegeheimen in den einzelnen Bundesländern.

Die Größe der Pflegeheime, dargestellt durch die Anzahl der Pflegeplätze, ist in den österreichischen Bundesländern sehr unterschiedlich (WIFO, 2014, S. 43), wie nachfolgende Abbildung (s. Abbildung 2.2) zeigt. Ein relativ ausgewogenes Verhältnis ergibt sich lediglich in einer Gesamtdarstellung für Österreich.

Ausgehend von der durchschnittlichen Anzahl an Plätzen in der Grundgesamtheit (74 Plätze) wurden von der Autorin drei Größenkategorien (<50 Plätze, 50–90 Plätze, >90 Plätze) gebildet. Die Verteilung der Pflegeheime auf diese Größenkategorien zeigt nachfolgende Abbildung (s. Abbildung 2.3).

Tabelle 2.2 Anzahl der Pflegeheime, Pflegeplätze je Bundesland. (Quelle: Eigene Erstellung unter Nutzung von Informationen von: Amt der Burgenländischen Landesregierung (2016); Amt der Niederösterreichischen Landesregierung (2016); Magistrat der Stadt Wien (2015, S. 1); Land Oberösterreich (2016); Amt der Steiermärkischen Landesregierung (2015, S. 29); Amt der Kärntner Landesregierung (2014, S. 33); Land Salzburg (2017, S. 53); Land Tirol (2016); Landesverband Heim- und Pflegedienstleitungen Vorarlbergs (2016))

Bundesland	Anzahl Pflegeheime gesamt	Anzahl Pflegeplätze
Burgenland	45	2045
Niederösterreich	91	11000
Wien	91	10110
Oberösterreich	134	12590
Steiermark	217	13499
Kärnten	100	5543
Salzburg	73	5131
Tirol	90	5900
Vorarlberg	51	2414

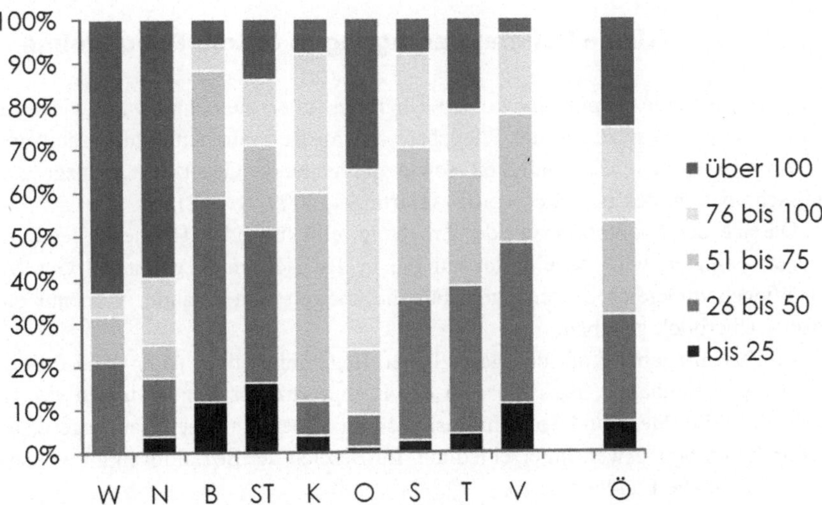

Abbildung 2.2 Anzahl der Pflegeplätze je Pflegeheim. (Quelle: WIFO, 2014, S. 43)

Pflegeheime je Größenkategorie

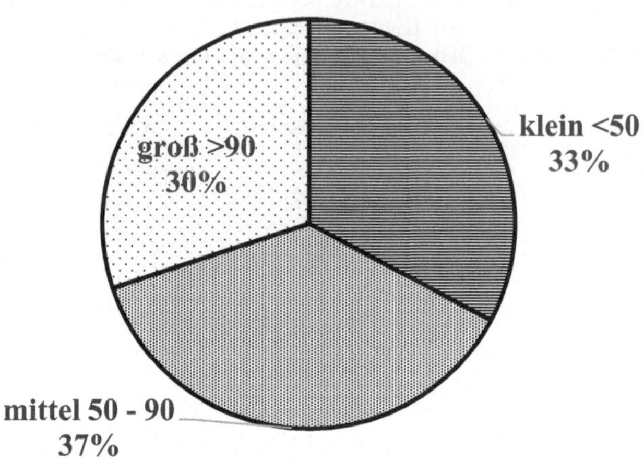

Abbildung 2.3 Pflegeheime je Größenkategorie. (Quelle: Eigene Erstellung)

2.1.4 Gesetzliche Rahmenbedingungen für die Pflegeheime

Das nachfolgende Kapitel gibt einen Überblick über themenrelevante Gesetze. Dabei werden Gesetze, die im Pflegebereich von Relevanz sind, aufgezählt und kurz umrissen. Die Zuständigkeit sowie die geltende Gesetzeslage insgesamt müssen als komplex bewertet werden (Hartinger, 2009, S. 118).

Da sich der Großteil der an der Erhebung teilnehmenden Heime in der Steiermark befindet, wird detaillierter auf die in der Steiermark geltenden Gesetze im Pflegeheimbereich eingegangen. Für die übrigen Bundesländer wird nur ein grober Überblick gegeben.

Im Zusammenhang mit den gesetzlichen Regelungen über Alten- und Pflegeheime ist festzuhalten, dass diese in der Kompetenz der Länder liegen (Mayr, 2010, S. 155). Pflege und Sozialhilfe sind somit in den einzelnen Landesgesetzen geregelt und bundesweit unterschiedlich. Im Bereich der Sozialhilfe gibt es neun unterschiedliche Landesgesetze.

Lediglich die Bundesländer Kärnten, Salzburg, Steiermark, Burgenland und Vorarlberg haben Gesetze, die den Pflegeheimbereich regeln, erlassen. In Oberösterreich finden sich die Regelungen zum Pflegeheimbereich in einer Verordnung zum Sozialhilfegesetz, in Wien und Niederösterreich in den Sozialhilfegesetzen, Tirol hat kein eigenes Heimrecht (Schopper, 2003, 6 ff.; Ganner, 2000, 4 ff.).

In der Steiermark wurden sowohl ein Sozialhilfe- als auch ein Pflegeheimgesetz, des Weiteren eine Personalausstattungsverordnung sowie eine Pflegeheimverordnung erlassen. Die Personalausstattungsverordnung regelt die Mindestpflegepersonalzahl (Verhältnis der Pflegepersonen zu den Bewohner/innen in Abhängigkeit von der Pflegegeldstufe) in quantitativer Hinsicht als auch in qualitativer Hinsicht – die Qualifikationen des Personals betreffend (Steiermärkischer Landtag 2009). Das Pflegeheimgesetz beinhaltet Regelungen über die Bewilligung und den Betrieb der Pflegeheime (Steiermärkischer Landtag 2003: Steiermärkisches Pflegeheimgesetz), die Pflegeheimverordnung regelt bauliche Vorgaben (Steiermärkischer Landtag 2004: Steiermärkische Pflegeheimverordnung). Zudem ist der von den Pflegeheimen geforderte Leistungsumfang in Form eines Leistungskatalogs in Anlage eins zum Sozialhilfegesetz (Steiermärkischer Landtag 2009) geregelt, der Entgeltkatalog in Anlage zwei gesetzlich festgelegt (Steiermärkischer Landtag 2013).

Je nach Standort des Pflegeheims sind jedoch die einzelnen landesrechtlichen Bestimmungen zu berücksichtigen. Die unterschiedlichen gesetzlichen Regelungen und Vorschriften machen deutlich, dass ein Vergleich der Pflegeheime zwischen den Bundesländern nur bedingt möglich ist.

2.2   Zielgruppe der älteren pflege- und betreuungsbedürftigen Menschen

Als Zielgruppe der vorliegenden Arbeit lassen sich betreuungs- und pflegebedürftige ältere Personen nennen. Für die Begrifflichkeit „Pflegebedürftigkeit" herrscht keine einheitliche Definition, sondern unterschiedliche Definitionsversuche aus verschiedenen wissenschaftlichen Disziplinen vor. (Mager, 1999, S. 30; Chassioti, 2014, S. 68)

Pflegebedürftigkeit charakterisiert allgemein gesprochen einen Zustand *„individueller Abhängigkeit von persönlichen Hilfe- und Pflegeleistungen Dritter zur Aufrechterhaltung elementarer Lebensfunktionen aufgrund eines zumindest zeitweisen, vielfach aber dauerhaften Verlustes der Möglichkeiten zur selbstständigen Lebensführung."* (Mager, 1999, S. 31)

Pflegebedürftigkeit steht also in engem Zusammenhang zu individueller Abhängigkeit, dem Verlust von Selbstständigkeit, Hilfs- und Pflegebedarf bei Verrichtungen des alltäglichen Lebens (z. B. An- und Auskleiden, Körperpflege, Versorgung). Das Phänomen enthält eine Vielzahl von Dimensionen, die je nach Forschungsdisziplin unterschiedlich sind: beispielsweise in der Medizin und Pflegewissenschaft die Demenz, Multimorbidität und Qualität der Pflege oder in der Soziologie die Stigmatisierung oder gesellschaftliche Deklassierung (Mager, 19991, S. 31).

Definitionen von „Pflegebedürftigkeit" beziehen sich vorwiegend auf körperliche Defizite, eingeschränkte Selbstständigkeit und Einschränkungen in Alltagskompetenzen älterer Menschen (z. B. Bartholomeyczik, 2002). Die ganzheitliche Sichtweise auf das Phänomen wird vielfach vernachlässigt (Chassioti, 2014, S. 68).

Bartholomeyczik (2002, zitiert nach Hasseler & Görres, 2005, S. 17) definiert Pflegebedürftigkeit vereinfacht als „ein Produkt aus Defiziten und Ressourcen". Sind Menschen nicht mehr in der Lage die Defizite auszugleichen, kommt es zur Pflegebedürftigkeit. Neben Defiziten gilt es aus Sicht der Pflegewissenschaft auch immer die Ressourcen zu berücksichtigen (Bundesministerium für Familie, Senioren, Frauen und Jugend BMFSFJ, 2002, S. 272–273).

Einige Begriffsdefinitionen aus dem pflegewissenschaftlichen Kontext beziehen sich zudem auf die Maslow'sche Bedürfnispyramide. So liegt Pflegebedürftigkeit dann vor, wenn der betreffenden Person eine Befriedigung ihrer Grundbedürfnisse (eines oder mehrere) nicht oder nur teilweise möglich ist. (Werner, 2004, S. 64)

Die verschiedenen Definitionen zeigen deutlich einen Zusammenhang zwischen Pflegebedürftigkeit und Krankheit. So ist diesen beiden Phänomenen die Abhängigkeit von Hilfs- und Pflegeleistungen durch Dritte sowie die eingeschränkte Selbstständigkeit in der Lebensführung gemeinsam. Ein Abgrenzungsmerkmal ist die Reversibilität: Eine Krankheit ist reversibel, Pflegebedürftigkeit aufgrund ihrer Chronizität jedoch nicht. (Mager, 1999, S. 31) Pflegebedürftigkeit kann im Gegensatz zu einer Krankheit auch nicht in einer Diagnose ausgedrückt werden (Büscher & Dorin, 2014, S. 13).

Eine ausschließliche Reduktion von Pflegebedürftigkeit auf medizinische Dimensionen scheint jedoch zu kurz gegriffen. Pflegebedürftigkeit sollte als *„komplexer interdependenter Prozess, als Resultat von Schädigungen, Fähigkeitsstörungen und Beeinträchtigungen"* verstanden werden. Zusätzlich werden das Ausmaß und die Art der Pflegebedürftigkeit dadurch beeinflusst, wie die pflegebedürftige Person diese erlebt, bewertet und sich aufgrund dessen verhält sowie auch durch das Verhalten des sozialen Umfelds. (Mager, 1999, S. 32–34)

Das Entstehen von Pflegebedürftigkeit hängt von vielen Faktoren ab (Hasseler & Görres, 2005, S. 17). Alter, das Vorliegen von Multimorbidität sowie ein Fehlen an ausreichender Hilfestellung aus dem sozialen Umfeld (abhängig von der Familiengröße, Familienstruktur, Haushaltsgröße) können als die drei wesentlichen Faktoren mit Einfluss auf die Wahrscheinlichkeit des Eintretens sowie das Ausmaß und die Bewältigung von Pflegebedürftigkeit genannt werden (Mager, 1999, S. 36–37).

Dies zeigt deutlich die Bedeutung der sozialen Netzwerke und ihrer Unterstützungs-
potenziale in Bezug auf die Pflegebedürftigkeit (Werner, 2004, S. 67). Dennoch
gilt es auch zu beachten, dass die einzelnen Faktoren nicht unabhängig voneinander sind und sich gegenseitig beeinflussen (Wunner, 1994, S. 31). Das Vorliegen
und Ausmaß der Pflegebedürftigkeit ist also immer durch mehrere Faktoren und
deren Interaktionen bedingt. Auch sind soziologische, rechtliche und institutionelle
Rahmenbedingungen in diesem Zusammenhang zu berücksichtigen (Wunner, 1994,
S. 32).

Anzumerken ist zudem, dass der Begriff „Pflegebedarf" oft synonym verwen-
det wird (z. B. Chassioti, 2014, S. 69; BMFSFJ, 2002, S. 272), wobei sich der
Pflegebedarf aus dem Zustand der Pflegebedürftigkeit ergibt (BMFSFJ, 2002,
S. 272).

Neben den bereits genannten und reflektierten Definitionen und Ansätzen aus
der Literatur herrschen zahlreiche gesetzliche Definitionen des Begriffs Pflegebedürftigkeit, die von einer starken Heterogenität geprägt sind, vor (Büscher &
Dorin, 2014, S. 26). Die gesetzlichen Definitionen dienen einer quantitativen
Schätzung der pflegebedürftigen Personen (Büscher & Dorin, 2014, S. 13) und
nutzen zur Bestimmung von Pflegebedürftigkeit das Ausmaß von funktionellen
Einschränkungen bzw. körperlichen Defiziten. Somit ist die Betrachtung des Phä-
nomens Pflegebedürftigkeit als sehr einseitig zu beurteilen (Hasseler & Görres,
2005, S. 17). Der zeitliche Aufwand und die Häufigkeit der Unterstützungs-
leistungen, die die Pflegebedürftigen brauchen, bestimmen zudem das Ausmaß
der Pflegebedürftigkeit. Die Quantifizierung von Pflegebedürftigkeit anhand des
zeitlichen Aufwands wird jedoch vielfach kritisch gesehen, da dieser individuell variieren kann. Einfluss haben hierbei die Beziehungsqualität zwischen der
pflegebedürftigen Person und jener, die die Unterstützungsleistung erbringt, die
Bedürfnisse der pflegebedürftigen Person, Pflegeziele, die Qualität der Unterstützung sowie auch Rahmenbedingungen in Bezug auf zur Verfügung gestellte
Hilfsmittel. (Büscher & Dorin, 2014, S. 13–15; Hasseler & Görres, 2005, S. 18)

So hat auch der österreichische Nationalrat eine Definition im österreichischen
Bundespflegegeldgesetz bereitgestellt. Laut österreichischem Bundespflegegeldgesetz ist bei Vorliegen eines Pflegebedarfs Pflegebedürftigkeit gegeben:

§4. (1)*„Das Pflegegeld gebührt bei Zutreffen der übrigen Anspruchsvor-
aussetzungen, wenn auf Grund einer körperlichen, geistigen oder psychischen
Behinderung oder einer Sinnesbehinderung der ständige Betreuungs- und Hilfsbe-
darf (Pflegebedarf) voraussichtlich mindestens sechs Monate andauern wird oder
würde."* (Österreichischer Nationalrat, 1993).

Die erwähnte Definition laut Bundespflegegeldgesetz liegt den Begrifflichkeiten „Betreuungs- und Pflegebedürftigkeit" zugrunde. Demnach zählen in der

vorliegenden Arbeit all jene Personen zur Zielgruppe der Arbeit, die grundsätzlich Anspruch auf Pflegegeld lt. Bundespflegegeldgesetz haben und somit die Aufnahmekriterien für ein Pflegeheim erfüllen.

Das gesetzlich definierte Ausmaß an Pflegebedürftigkeit je Pflegegeldstufe ist Tabelle 2.1 zu entnehmen.

Unter die Gruppe der Pflegebedürftigen fallen auch geriatrische, multimorbide sowie hochaltrige Personen. Es soll an dieser Stelle erwähnt werden, dass es auch dem Begriff „Hochaltrigkeit" an einer einheitlichen Definition fehlt. Häufig wird darunter die Altersgruppe der über 80-Jährigen verstanden (Österreichische Plattform für Interdisziplinäre Alternsfragen, 2013) – diese Definition liegt auch der vorliegenden Arbeit zugrunde. Demografisch gesehen, ist darunter jenes *„Lebensalter definiert, zu dem 50 Prozent der Angehörigen eines Geburtsjahrgangs verstorben sind."* (Schroeter, 2008, S. 621). Ein enger Zusammenhang zwischen Pflegebedürftigkeit und Hochaltrigkeit ist daher festzustellen (BMFSFJ, 2002, S. 376). Wird in der vorliegenden Arbeit von „älteren Personen" gesprochen, sind jene ab 75 Jahren gemeint, wodurch auch die Gruppe der Hochaltrigen eingeschlossen ist.

Unter *„Multimorbidität"* wird *„das gleichzeitige Vorhandensein von zwei oder mehreren Krankheiten bei einer Person"* verstanden. Multimorbidität ist als Merkmal älterer pflege- und betreuungsbedürftiger Menschen zu sehen. (Weyerer, Ding-Greiner, Marwedel & Kaufeler, 2008, S. 111) Alter und Multimorbidität hängen somit ebenfalls eng zusammen (Hasseler & Görres, 2005, S. 24; BMFSFJ, 2002, S. 376).

Als *„geriatrisch"* wird eine Person dann bezeichnet, wenn sie *„biologisch älter"*, *„durch alternsbedingte Funktionseinschränkungen bei Erkrankungen akut gefährdet ist, zur Multimorbidität neigt"* und *„ein besonderer Handlungsbedarf in rehabilitativer, somato-psychischer und psycho-sozialer Hinsicht besteht"* (Frühwald, 2004, S. 4).

In Zusammenhang mit den Besonderheiten der Zielgruppe der vorliegenden Arbeit soll auch auf das Krankheitsbild „Demenz" eingegangen werden, zumal eine Zunahme der Prävalenz und Inzidenz von Demenz ab einem Alter von 60 Jahren aus verschiedenen Studienergebnissen hervorgeht (Bundesministerium für Gesundheit & Sozialministerium, 2015, S. 15) und somit dementielle Erkrankungen häufig in der Zielgruppe älterer pflege- und betreuungsbedürftiger Menschen vorkommen. Bei den 60 bis 64-Jährigen liegt die durchschnittliche Prävalenzrate bei einem Prozent, bei 70 bis 74-Jährigen bei 4,1 Prozent, bei 80 bis 84-Jährigen bereits bei 13,0 Prozent und bei den 90 bis 94-Jährigen sogar bei 32,2 Prozent. (Bundesministerium für Gesundheit & Sozialministerium, 2015, S. 15) Momentan leiden zirka 100.000 Menschen in Österreich an Demenz, wobei diese Zahl aufgrund der steigenden Anzahl älterer Menschen in Verbindung mit erhöhter Prävalenz und Inzidenz im Alter ebenfalls ansteigen wird. Prognosen zufolge auf 230.000 Menschen im Jahr 2050. (Österreichische Alzheimer Gesellschaft, 2018)

Laut einer Schweizer Studie sind rund 65 Prozent der im Pflegeheim lebenden Personen in der Schweiz an Demenz erkrankt, bei 47 Prozent liegt eine ärztliche Diagnose auf (Bartel, 2012, zitiert nach Höfler et al. 2015, S. 106). Von ähnlichen Zahlen kann auch in Österreich ausgegangen werden (Höfler et al., 2015, S. 106), was einer Anzahl von 47.000 Personen entspricht. (European Community Concerted Action on the Epidemiology and Prevention of Dementia group zitiert nach Bundesministerium für Gesundheit & Sozialministerium, 2015, S. 12) Alzheimer-Demenz, vaskuläre Demenz und Demenz mit Lewy-Bodies lassen sich als die wesentlichen Demenzformen nennen. (Bundesministerium für Gesundheit & Sozialministerium, 2015, S. 5) Nach der internationale statistischen Klassifikation der Krankheiten und verwandter Gesundheitsprobleme (ICD-10), die von der WHO herausgegeben wird, ist Demenz (F00–F03) *„ein Syndrom als Folge einer meist chronischen oder fortschreitenden Krankheit des Gehirns mit Störung vieler höherer kortikaler Funktionen, einschließlich Gedächtnis, Denken, Orientierung, Auffassung, Rechnen, Lernfähigkeit, Sprache und Urteilsvermögen. Das Bewusstsein ist nicht getrübt. Die kognitiven Beeinträchtigungen werden gewöhnlich von Veränderungen der emotionalen Kontrolle, des Sozialverhaltens oder der Motivation begleitet, gelegentlich treten diese auch eher auf.“* (Deutsches Institut für Medizinische Dokumentation und Information, 2016) Üblich ist eine Einteilung von Demenz in drei Schweregrade: leichte, mittlere und schwere Demenz. Bei der Einteilung werden die Schwere der kognitiven Beeinträchtigungen sowie Aspekte der Lebensführung berücksichtigt. (Competence Center Integrierte Versorgung & Wiener Gebietskrankenkasse, 2011, S. 28; Bundesministerium für Gesundheit & Sozialministerium, 2015, S. 6) Demenz geht der Definition der ICD-10 zufolge je nach Schweregrad beispielsweise mit Einschränkungen wie einer Minderung der Gedächtnisleistung, Vergesslichkeit, Orientierungsproblemen, Verhaltensstörungen und -veränderungen, einer Verminderung bzw. einem Verlust der Sprachfähigkeit und Persönlichkeitsveränderungen einher. (Bundesministerium für Gesundheit & Sozialministerium, 2015, S. 6–7)

Soziales Altern bedeutet, dass Menschen einen von der Gesellschaft konstruierten institutionellen Ablauf, der je Individuum anders gestaltet werden kann, durchmachen – dieser Ablauf beinhaltet Ausbildung, Familie, Beruf, Erwerbsleben und Ruhestand. Ältere Menschen werden in diesem Ablauf der Phase „Ruhestand“ zugeordnet. Der Zeitpunkt, zu dem eine Person geboren wird, hat dabei Einfluss auf das soziale Altern, die gesellschaftliche Teilhabe sowie die

Lebensqualität. Dies ist durch Unterschiede in den einzelnen historischen Perioden zu begründen. Soziales Altern ist zudem nicht unabhängig von der Biografie und den gesammelten Erfahrungen einer Person, da diese zu einer unterschiedlichen Inanspruchnahme und Nutzung von bestehenden Möglichkeiten führen. (Voges, 2008, S. 70, 72)

In Bezug auf die Lebensphase Alter ist festzuhalten, dass sich diese nicht mehr eindeutig von anderen Lebensphasen abgrenzen lässt (Backes, Clemens & Schroeter, 2001, S. 7), zudem ist eine Differenzierung in ein drittes und viertes Lebensalter feststellbar. Es wird von „jungen Alten" und „alten Alten" bzw. Hochaltrigen gesprochen (Van Dyk, 2015, S. 22; Backes & Clemens, 2013, S. 108). Dabei ist das dritte Lebensalter positiv mit Fitness, vielen Chancen und Möglichkeiten der Angehörigen dieses Alters behaftet. Wohingegen mit dem vierten Lebensalter Einschränkungen in Bezug auf die körperlichen bzw. geistigen Fähigkeiten, Unselbstständigkeit und Pflegebedürftigkeit in Verbindung gebracht werden. (Rosenmayr, 1996, S. 35) Der Beginn des dritten Lebensalters wird zumeist mit dem 60. oder 65. Lebensjahr, der Beginn des vierten mit dem 75. oder 80. Lebensjahr terminisiert (Backes & Clemens, 2013, S. 22–23).

Die Differenzierung des Alters führt in weiterer Folge dazu, dass die Phase der „Hochaltrigkeit" vorwiegend negativ behaftet ist – vergleicht man diese mit der positiven Sichtweise der „jungen Alten". Dies wirkt sich auch auf die Wahrnehmung der Pflegeheime in der Gesellschaft aus, mit denen Hochaltrigkeit verbunden wird. Auch die Bewohner/innen der Pflegeheime lassen sich mittlerweile vorwiegend der Gruppe der Hochaltrigen zuordnen. (Heinzelmann, 2004, S. 50)

2.3   Besonderheiten des Systems „Pflegeheim"

Neben den in Abschnitt 2.1.1 angeführten, zählen Pflegeheime zuden wesentlichen Versorgungsangeboten für ältere pflege- und betreuungsbedürftige Menschen.

Nach Schroeter und Prahl (1999) ist *„ein [...] Pflegeheim [...] ein festes Sozialgebilde, das – ähnlich wie andere stationäre, aber auch teilstationäre und offene Formen der Altenhilfe – zu den Formen der institutionalisierten Altenhilfe gehört"* (S. 130). Primäre Ziele in einer derartigen Einrichtung sind die Betreuung, Pflege und Versorgung alter Menschen (Mistlbacher, 2008, S. 349).

Pflegeheime bieten in Abgrenzung zu Alten- oder Seniorenheimen neben Hotelleistungen auch Pflege- und Betreuungsleistungen für pflege- und betreuungsbedürftige Menschen an (Andreae, 2008, S. 664) und zählen zur institutionalisierten Altenpflege (Prahl & Schroeter, 1996, S. 164).

In der Literatur werden Pflegeheime als Systeme, Organisationen oder Institutionen betrachtet, dies spiegelt zum Teil auch die erwähnte Definition von Schroeter und Prahl wider.

Mit „Organisation" werden in der soziologischen Auseinandersetzung verschiedene Bedeutungen in Verbindung gebracht. Im Zusammenhang mit Pflegeheimen, die wie erwähnt von Schroeter und Prahl als „feste Sozialgebilde" bezeichnet werden (1999, S. 130), erscheint nachfolgende Definition als sehr treffend: Danach sind Organisationen *„soziale Gebilde, in denen eine Mehrzahl von Menschen zu einem spezifischen Zweck bewusst zusammenwirken"* (Mayntz, 1969, S. 762). Nach Mayntz (1969, S. 762) ist nur dann von einer Organisation zu sprechen, wenn die drei Charakteristika einer bewussten Zwecksetzung, der Charakter eines Gebildes sowie „das Organisiert-Sein", vorhanden sind. Dabei sind Pflegeheime als Organisationen bestrebt, ihren Auftrag *„in einem strukturierten Zeitbudget [...] und in einem funktional strukturierten Rollen- und Kompetenzset organisatorisch zu bewältigen."* (Prahl & Schroeter, 1996, S. 166)

Pflegeheime können zudem als soziale Systeme gesehen werden. In diesen Gebilden herrschen klare Strukturen, Regeln und Vorgaben sowie „Arbeitsteilung" vor. In ihnen leben und arbeiten Menschen mit verschiedenen Rollen abhängig von ihrer Position, die sich aufeinander beziehen (Stracke-Mertes, 2003, S. 205–206; Koch-Straube, 1997, S. 339). Stracke-Mertes (2003, S. 205–206) fasst die bereits genannten Merkmale von sozialen Organisationen wie folgt zusammen:

– Strukturen, Regeln
– Arbeitsteilung
– Soziale Kontrolle
– Vorgegebene Kommunikationsstruktur
– Zweckrationales Handeln
– Benennbare Mitgliedschaft
– Vorgegebene Positionen, Rollenerwartungen
– Zielvorgabe

Behr (2014, S. 39) betrachtet Pflegeheime als autonome Systeme innerhalb des Systems eines Trägers, das sich wiederum im System der Altenhilfe, das Teil des übergeordneten Systems der Sozialwirtschaft ist, verorten lässt. Im System Pflegeheim bestehen für ihn weitere Teilsysteme wie beispielsweise die Pflege, die Betreuung oder die Hauswirtschaft. Auch die Teilsysteme im System agieren weitgehend autonom und beeinflussen sich andererseits gegenseitig, wodurch im System Pflegeheim eine große Komplexität vorherrscht. Das System wird zudem von seiner Umwelt beeinflusst. Hinter den einzelnen Systemen steht jeweils ein bestimmter Sinn – wie beispielsweise die Pflege von hilfsbedürftigen Menschen im Teilsystem der Pflege.

Das Vorhandensein unterschiedlicher Teilsysteme führt zu Widersprüchen durch verschiedene Kommunikationsstrukturen, Zielsetzungen und Regeln in diesen Teilsystemen. Zudem entstehen Widersprüche aber auch durch die Spannung zwischen Individuen – den Bedürfnissen der Mitarbeiter/innen, Bewohner/innen sowie Angehörigen – und der Organisation Pflegeheim. Diese Organisation wird mit ihren Regeln, geordneten Abläufen, ihrer Aufgabenteilung sowie ihrem Zusammenhang mit anderen Organisationen als hinderlich von den Individuen angesehen. (Heimerl, 2016, S. 281–282) Die starke Aufgabenteilung, die hierarchische Gliederung sowie das Vorhandensein der unterschiedlichen Teilsysteme – mit abgegrenzten Kompetenzen und unterschiedlichen Rollen – bedarf einem hohen Maß an Professionalität (Prahl & Schroeter, 1996, S. 168).

Versteht man Pflegeheime als Institutionen so sind sie *„soziale Einrichtungen, die darauf ausgerichtet sind, soziale Bedürfnisse zu befriedigen"* (Malinowski, 1975, zitiert nach Prahl & Schroeter, 1996, S. 164). Institutionen erfüllen die Funktion von *„Schutz, Ordnung, Orientierung und Stabilität"*. Handlungen und Erwartungshaltungen werden dadurch leichter vorhersehbar, was auch den Bewohnern/innen in Pflegeheimen das Leben dort erleichtert. Institutionen bringen jedoch auch Einschränkungen mit sich. (Prahl & Schroeter, 1996, S. 165)

2.3.1 Pflegeheime als „Totale Institution"

Einen Bezugsrahmen in der Auseinandersetzung mit Alten- und Pflegeheimen aus soziologischer Sicht bietet das Modell der „Totalen Institution", das der amerikanische Soziologe Erving Goffman in seinem Werk „Asyle. Über die soziale Situation psychiatrischer Patienten und anderer Insassen" 1961 (1973 in deutscher Sprache) veröffentlichte. (Heinzelmann, 2004, S. 53–54) Im Rahmen der Beantwortung der Forschungsfragen (s. Kapitel 10) wird die Anwendbarkeit des Modells der „Totalen Institution" auf die heutigen Pflegeheime aufgrund der Ergebnisse der vorliegenden Studie diskutiert. Das von Goffman entwickelte Modell ist eines von wenigen soziologischen Modellen, das für eine theoretische Auseinandersetzung mit Pflegeheimen herangezogen werden kann (Hanisch-Berndt & Göritz, 2005, Abschnitt 2.3.3) und eignet sich als Rahmen für die Beleuchtung komplexer sozialer Gebilde (Heinzelmann, 2004, S. 54). „Totale Institutionen" sind als Idealtypen für eine deskriptive Beschreibung derartiger Institutionen zu verstehen (Goffman, 1973, S. 17). Goffman (1973, S. 22) bezeichnet „Totale Institutionen" als „*soziale Zwitter*", die zum einen „*Wohn- und Lebensgemeinschaft*" und zum anderen „*formale Organisation*" sind. Von soziologischem Interesse sind sie aufgrund der Tatsache, da sie die Persönlichkeit der in ihnen lebenden Individuen zu verändern vermögen. (Goffman, 1973, S. 23)

Goffman bezeichnet jene Orte des Lebens bzw. Arbeitens, in denen sich eine relativ homogene Gruppe von Menschen mit nur eingeschränktem Kontakt zur Außenwelt über einen längeren Zeitraum aufhält, als „Totale Institution". An diesen Orten herrschen klare Regeln und eine autoritäre Führung vor. (Goffman, 1973, S. 11)

Goffman nennt fünf Gruppen von „Totalen Institutionen": Neben geschlossenen psychiatrischen Anstalten, Gefängnissen, Konzentrationslagern, Kasernen oder Internaten auch jene Gruppe der Pflegeheime. „*Da sind einmal jene Anstalten, die zur Fürsorge für Menschen eingerichtet wurden, die als unselbständig und harmlos gelten; hierzu gehören die Blinden- und Altersheime, die Waisenhäuser und die Armenasyle.*" (Goffman, 1973, S. 16) Vorwiegend handelt es sich bei „Totalen Institutionen" also um Einrichtungen, in denen Personen unfreiwillig bzw. aufgrund von Zwangsmaßnahmen untergebracht sind (Koch-Straube, 1997, S. 343).

Die genannten Eigenschaften von „Totalen Institutionen" finden sich laut Goffman nicht ausschließlich in „Totalen Institutionen" und nicht in allen genannten Institutionen wider. „*Bezeichnend für totale Institutionen ist, dass sie alle einen beträchtlichen Anteil dieser Gruppe von Attributen aufweisen.*" (Goffman, 1973, S. 17) Als wesentliches Differenzierungskriterium ist zudem die „*Verfügbarkeit über die Zeit der Betroffenen*" zu nennen (Heinzelmann, 2004, S. 55).

Zusammengefasst lassen sich folgende zentrale Merkmale „Totaler Institutionen" aufzählen:

– Leben, Arbeit und Freizeit finden im Gegensatz zur in der Gesellschaft vorfindbaren örtlichen Trennung diese Bereiche an ein- und demselben Ort und unter einer Autorität statt.
– Die Durchführung der täglichen Arbeit erfolgt in direkter „*Gesellschaft einer großen Gruppe von Schicksalsgenossen*". Die Mitglieder der „Totalen Institution" werden dabei gleichbehandelt. Sie verrichten die gleichen Tätigkeiten gemeinsam.

– Für alle Phasen des Arbeitstages herrscht eine genaue Planung vor, von der obersten hierarchischen Ebene „*durch einen Stab von Funktionären*" sind klare Regeln vorgegeben.
– Diese Planung, Regeln und Tätigkeiten dienen der Institution, ihre offiziellen Ziele zu erreichen.
– Die beiden Gruppen der „*Insassen*" und des „*Personals*" sind klar voneinander getrennt. Die Gruppe der „*Insassen*" ist deutlich größer, lebt in der Einrichtung und hat eingeschränkt Kontakt zur Außenwelt. Die Gruppe des „*Personals*" ist hingegen kleiner, arbeitet in der Einrichtung und ist durch ihren nur begrenzten Aufenthalt in der „Totalen Institution" in Kontakt zur Außenwelt bzw. auch Teil von ihr. (Goffman, 1973, S. 17–19)

Die Anwendbarkeit des Modells der „Totalen Institution" auf heutige Pflegeheime wird von verschiedenen Autoren diskutiert (z. B. Heinzelmann, 2004; Ackermann, 2005; Koch-Straube, 1997; Prahl & Schroeter, 1996) und soll in Kapitel 10 auf Basis der Ergebnisse der im Rahmen der vorliegenden Arbeit durchgeführten Studie erörtert werden.

2.3.2 Die Organisation als Ebene der Betrachtung

In Bezug auf die Lebensqualität pflege- und betreuungsbedürftiger älterer Menschen in Pflegeheimen stellt sich auch die Frage des Einflusses „der Organisation/des Unternehmens Pflegeheim" auf die Lebensqualität. Die theoretischen Überlegungen dazu sollen an dieser Stelle kurz erläutert werden.

Das Funktionieren und die Qualität einer Organisation bzw. eines Unternehmens zeigt sich an den Merkmalen Methode, Maschine, Material, Kapital, Mensch und Information (Griggel, Grimmeißen, Hänsel, Hummel, Käß & Kottmann, 1993, S. 27) und somit letztendlich an Faktoren wie dem finanziellen Erfolg, der Qualität der Leistungen, der Zufriedenheit der Kund/innen sowie der Mitarbeiter/innen. Die Pflege und Betreuung älterer Menschen in Pflegeheimen stellt eine Dienstleistung dar, die mit einem hohen Einsatz an Personalressourcen einhergeht (Schneider et al., 2006, S. 2). Der Anteil der Personalkosten an den Gesamtkosten liegt im Bereich von 60 bis 75 Prozent (Land Oberösterreich, 2015, S. 5; Wieden, 2008, S. 38). Aufgrund der Personalintensität im Rahmen der Pflege und Betreuung älterer Menschen in Pflegeheimen soll den Mitarbeiter/innen in der vorliegenden Arbeit eine besondere Bedeutung in Bezug auf das Funktionieren einer Organisation sowie auf die Unternehmensqualität zukommen.

Die Zufriedenheit der Mitarbeiter/innen wirkt sich neben ihrer Motivation, ihrer Arbeitsleistung und Bindung an ein Unternehmen, schließlich auf den finanziellen Erfolg, die Qualität der Leistungen und die Zufriedenheit der Kund/innen aus. (Pfenning, 2009, S. 57–59) Wie in Abschnitt 3.1 noch ausführlich erörtert wird, steht Zufriedenheit in engem Zusammenhang mit der Lebensqualität einer Person. Dies betrifft im Rahmen der Pflege und Betreuung in Pflegeheimen die Zufriedenheit der Mitarbeiter/innen wie auch die der Bewohner/innen, die Kund/innen eines Pflegeheimes. Eine Studie von Leiter et al., in der die Arbeitszufriedenheit von Pflegepersonen und die Zufriedenheit von Patient/innen in Krankenhäusern untersucht wurden, zeigt, dass die Zufriedenheit der Mitarbeiter/innen der Pflege mit der Zufriedenheit der Patient/innen positiv zusammenhängt. (Leiter, Harvie & Frizzell, 1998, S. 1615)

Instrumente zur Messung der Zufriedenheit der Mitarbeiter/innen beinhalten häufig unter anderen die Dimensionen der Arbeitsbedingungen und -tätigkeit, das Unternehmensklima, Information und Kommunikation, Kolleg/innen sowie Vorgesetzte. Einzelne umfassen zudem die Wahrnehmung der Zufriedenheit der Kund/innen sowie die Kundenorientierung – wie beispielsweise Winter (2005) und Schwetje (1999) (Pfenning, 2009, S. 43, 51–53).

2.4 Der Einzug in das Pflegeheim – Auswirkungen und Erklärungsansätze

Der Einzug in ein Pflegeheim bedeutet eine große Veränderung im Leben älterer Menschen, die mit Ängsten und Unsicherheiten einher geht. Die Situation wird dadurch verschärft, dass der Umzug größtenteils relativ kurzfristig (Ackermann, 2005, S. 24) und ungeplant vor sich geht, da der Einzug in ein Pflegeheim häufig aus finanziellen, aber auch ethischen Gründen möglichst lange hintenangestellt wird (Baumann, Mittmannsgruber, Thiele & Feichtinger, 2002, S. 289). Die häufig negative Darstellung der Pflegeheime in der Öffentlichkeit hat ebenfalls Einfluss darauf. Der Einzug in ein Pflegeheim ist ein kritisches Lebensereignis für ältere Menschen. Der alte Mensch verliert seine gewohnte Umgebung und oft durch die örtliche Trennung auch sein soziales Netzwerk. (Saup, 1993, S. 141; Ackermann, 2005, S. 24) Der Umzug in das Pflegeheim ist zumeist durch eine deutliche Verschlechterung des Gesundheitszustands, zunehmende Pflegebedürftigkeit, inadäquate Versorgung oder inadäquate Wohnverhältnisse begründet. (Backes & Clemens, 2013, S. 263–264) Laut dem österreichischen Demenzbericht 2009 sind dementielle Erkrankungen mit 43 Prozent der häufigste Grund für den Einzug in das Pflegeheim. (Gleichweit & Rossa, 2009, S. 12)

Die psychologischen Modelle nach Lazarus („Stressmodell nach Lazarus") sowie nach Prochaska („Transtheoretisches Modell nach Prochaska") ebenso wie das Modell nach Saup können zur Erklärung des Einzugs in das Pflegeheim aus psychologischer Sicht herangezogen werden. In weiterer Folge wird im Rahmen der Interpretation der Ergebnisse (s. Kapitel 10) auf die Modelle verwiesen. Mit den nachfolgenen Ausführungen sollen die Modelle kurz beschrieben werden.

Das **Stressmodell nach Lazarus** geht davon aus, dass Personen unterschiedlich mit Situationen umgehen – dies ist abhängig von der subjektiven Bewertung der jeweiligen Situation durch die betroffene Person. So kann die Übersiedlung in das Pflegeheim – diese wäre laut Lazarus Modell der „Stressor" – durch eine Person als Belastung bewertet werden und durch die andere nicht. Somit wird dem Prozess der Bewertung in Lazarus Modell ein hoher Stellenwert eingeräumt. Aufgrund der Tatsache, dass der Einzug in ein Pflegeheim ein kritisches Lebensereignis für ältere Menschen darstellt, sind bewährte Copingstrategien oft unzulänglich, um mit der neuen Situation zu Recht zu kommen. Der Einzug in das Pflegeheim erzeugt dabei sowohl körperlich als auch emotional Stress. In Bezug auf die Bewertung der Situation des Pflegeheimeinzuges stehen eine positive Einstellung sowie die Bewertung des Einzugs als Herausforderung mit höherem Wohlbefinden und einer besseren Adaption an die neuen Gegebenheiten im Zusammenhang. Die positive Bewertung hängt wiederum mit der „*wahrgenommenen Wahlmöglichkeit*" in Bezug auf die Entscheidung in ein Pflegeheim zu ziehen bzw. dieses auch selbst auszuwählen sowie einem Gefühl von Kontrolle zusammen. In weiterer Folge hängt die „*Akzeptanz der Entscheidung*" signifikant mit dem subjektiven Gesundheitszustand vier Monate nach dem Einzug zusammen. Auch zeigen sich positive Zusammenhänge mit der Lebenszufriedenheit. Somit kann dem Faktor „*Akzeptanz der Entscheidung*" ein positiver Effekt auf die langfristige Anpassung an die Situation „*Wohnen im Pflegeheim*" zugesprochen werden. Um mit der neuen Situation umzugehen, erfolgt eine Adaption des Verhaltens sowie eine kognitive Adaption. Ebenfalls werden die Vor- bzw. Nachteile in Bezug auf die Lebenssituation außerhalb des Pflegeheimes verglichen sowie mögliche Verluste verglichen mit der Situation vor dem Pflegeheimeinzug, schließlich akzeptiert. (Baumann et al., 2002, S. 291–293) Auch spielen die Charakteristika einer Person, ihre Biografie sowie ihr soziales Umfeld eine entscheidende Rolle. (Saup, 1993, S. 141)

Das **transtheoretische Modell der Verhaltensänderung nach Prochaska** versucht den Einzug in das Pflegeheim bzw. den stattfindenden Anpassungsprozess in fünf Phasen zu erklären: Die Präkontemplationsphase, die Kontemplationsphase, die Vorbereitungsphase, die Handlungsphase und die Aufrechterhaltungsphase.

Die Präkontemplationsphase ist dadurch gekennzeichnet, dass die Betroffenen nicht über einen möglichen Einzug in ein Pflegeheim nachdenken und keine Beschäftigung mit der Thematik stattfindet. (Baumann et al., 2002, S. 295–296)

In der Kontemplationsphase erfolgt eine erste Beschäftigung mit dem Umzug in das Pflegeheim vor allem mit den damit verbundenen Vor- bzw. Nachteilen – häufig bedingt durch Ereignisse wie der Verlust des/der Partners/Partnerin oder gesundheitliche Beeinträchtigungen. Es erfolgt die Entscheidung für den Pflegeheimeinzug. Der Gesundheitszustand, soziale Kontakte, Entlastung der Angehörigen bzw. das Wohnumfeld sind häufige Gründe für die Übersiedlung in ein Pflegeheim. Dagegensprechen der oft negative Ruf bzw. das negative Bild der Pflegeheime in der Gesellschaft, Angst vor Veränderungen, ökonomische Gründe oder die Tatsache, dass die Übersiedlung in das Pflegeheim häufig endgültig ist, da die bisherige Wohnung zumeist aus finanziellen Gründen aufgegeben werden muss. (Baumann et al., 2002, S. 296–297)

In der Vorbereitungsphase erfolgt die Anmeldung im Pflegeheim sowie im Fall, dass nicht sofort ein Pflegeheimplatz zur Verfügung steht, die „Wartelistenphase". Häufig kommt es direkt nach einem Krankenhausaufenthalt zum Übergang in das Pflegeheim. In Bezug auf die Wartezeit auf einen Pflegeheimplatz können zwei unterschiedliche Sichtweisen eingenommen werden: Zum einen bietet die Wartezeit sich dafür an, weitere Informationen über das Pflegeheim einzuholen bzw. sich auf den Umzug vorzubereiten. Zum anderen wird von den negativen Auswirkungen der „Wartezeiteffekte" in der Literatur berichtet: Demnach kommt es in dieser Zeit zum Abbau kognitiver und körperlicher Fähigkeiten, zu vermehrten Angstzuständen oder gar Depressionen. Diese negativen Effekte sind bei Personen auf Wartelisten zu beobachten und ähneln jenen von Personen, die sich bereits in Pflegeheimen befinden. (Baumann, et al., 2002, S. 298–300; Saup, 1993, S. 144–145)

In der Handlungsphase erfolgt der Einzug in das Pflegeheim und damit einhergehend zumeist auch die Aufgabe der bisherigen Wohnung. Die Entscheidung ist somit endgültig. Neben Veränderungen des Wohnumfeldes und der persönlichen Aufenthaltsbereiche kommt es zumeist auch zu Veränderungen der sozialen Kontakte sowie der bisherigen Rollen. (Baumann et al., 2002, S. 300–302)

Die Aufrechterhaltungsphase lässt sich in die kurz- sowie langfristige Adaption unterteilen. Die kurzfristige Adaption dauert zwischen vier Wochen und einem halben Jahr, danach kommt es zur langfristigen Adaption. Im Fall einer positiven Bewältigung der ersten Phase wird auch von einem positiven Ausgang der langfristigen Adaption ausgegangen. (Baumann et al., 2002, S. 302–304) Aufgrund dessen, kommt der ersten Zeit im Pflegeheim eine große Bedeutung zu, da sie einen positiven oder negativen Verlauf der weiteren Zeit im Pflegeheim maßgeblich ist. (Ackermann, 2005, S. 25)

Saup (1993) beschreibt den Pflegeheimeinzug ebenfalls in fünf Phasen: Die Phase des bestehenden bzw. antizipierten Unterstützungsbedarfs, die Entscheidungs- und Wartephase, die Umsiedlungsphase und wie auch in Prochaskas Modell die Phase der kurz- bzw. langfristigen Adaption. Er erwähnt ausdrücklich, dass der Einzug nicht als einzelner Zeitpunkt betrachtet werden kann.

In der Phase des bestehenden bzw. antizipierten Unterstützungsbedarfs wird der Einzug in das Pflegeheim vorerst nicht thematisiert. Dies geschieht erst aufgrund eines sich verschlechternden Gesundheitszustands oder zunehmender Pflegebedürftigkeit. Jedenfalls dann, wenn die bisherige Versorgung z. B. durch mobile Pflegedienste oder informelle Pflege nicht mehr gewährleistet werden kann. (Saup, 1993, S. 142)

In der Entscheidungs- und Wartephase – mit der Vorbereitungsphase in Prochaskas Modell vergleichbar – erfolgt die Anmeldung in einem Pflegeheim – häufig noch während eines Krankenhausaufenthaltes und ohne Zutun bzw. Mitentscheidung der Betroffenen. Auch Saup weist auf die positiven Effekte der Wahlmöglichkeit, Mitentscheidung bzw. die Information über Pflegeheime hin. Ebenfalls erwähnt er die möglicherweise auftretenden Wartezeiteffekte. (Saup, 1993, S. 143–145) Auf die positive Auswirkung der bereits angeführten eigenmächtigen Entscheidung weisen auch weitere Autoren/innen hin (Ackermann, 2005, S. 24).

In der Umsiedlungsphase – diese ist mit der Handlungsphase in Prochaskas Modell vergleichbar – wird die Wohnung aufgegeben, der Einzug in das Pflegeheim erfolgt. (Saup, 1993, S. 145)

Wie auch in Prochaskas Modell folgt die Phase der kurz- bzw. langfristigen Adaption. Die kurzfristige Anpassung und Eingewöhnung werden dabei auf eine Dauer von einem Monat geschätzt, in der sich eine Verminderung der Zufriedenheit mit dem Leben feststellen lässt. Personen, die sich nach einem Monat an die neue Situation angepasst hatten bzw. ein für ihre Situation adäquates Copingverhalten hatten, zeigten eine höhere Überlebenswahrscheinlichkeit nach einem Jahr. (Saup, 1993, S. 147–148)

Insgesamt zeigt sich ein Zusammenhang zwischen der subjektiven positiven Einschätzung des Einzuges in ein Pflegeheim und einem Gefühl der Kontrolle beim Umzug einer Person im Pflegeheim, zu der ein gutes bzw. nahes Verhältnis vorherrscht sowie dem Erleben positiver Gefühle. Der Zusammenhang mit dem

Gesundheitszustand, der Zufriedenheit mit dem Pflegeheim, genereller Zufriedenheit mit dem Leben sowie der Partizipation an Aktivitäten im Pflegeheim konnten nicht bestätigt werden. (Baumann et al., 2002, S. 307)

Das Risiko in ein Pflegeheim einzuziehen, steigt mit dem Alter. Klein zeigt in seiner Untersuchung zum Heimeintritt, dass sich mit jedem zusätzlichen Lebensjahr über 60 die Rate um 41 Prozent erhöht. Zudem ist die Wahrscheinlichkeit für Frauen aufgrund ihrer oft früheren Verwitwung größer in ein Pflegeheim einzuziehen als für Männer. Auch der Einfluss des Familienstands auf die Wahrscheinlichkeit in ein Heim zu ziehen sowie zusätzlicher Personen im Haushalt auf die Heimeintrittsrate, werden bestätigt. Je älter die Personen sind, umso eher wird die Entscheidung des Einzugs in ein Pflegeheim nicht mehr autonom getroffen. (Klein, 1998, S. 411–414)

Theoretischer Bezugsrahmen: Lebensqualität 3

Die Begrifflichkeit „Lebensqualität" ist sehr unterschiedlich definiert, sowie das Konstrukt „Lebensqualität" sehr unterschiedlich operationalisiert ist. Ebenso herrschen eine Vielzahl unterschiedlicher Konzepte, Modelle und Theorien zur Erklärung des Konstrukts Lebensqualität sowie zu den die Lebensqualität beeinflussenden Indikatoren vor. Gleiches lässt sich für die Messung der Lebensqualität feststellen. (Brown, Bowling & Flynn, 2004, S. 6; Taillefer, Dupuis, Roberger& Le May, 2003, S. 293 f.)

Vorliegendes Kapitel fasst den theoretischen Bezugsrahmen zur Thematik Lebensqualität zusammen und beschäftigt sich mit der Definition, mit Konzepten, Ansätzen und Modellen, Indikatoren sowie der Messung der Lebensqualität. Jeweils ein eigenes Kapitel widmet sich der Thematik Lebensqualität älterer Menschen sowie Lebensqualität im Pflegeheim.

Historischer Abriss über die Forschung zur Lebensqualität
Der Begriff „Lebensqualität" geht auf Arthur Cecil Piguo zurück. Er verwies 1920 mit „Quality of life" auf „nicht ökonomische Wohlfahrtsaspekte". (Proske, 2004, S. 237; Huschka & Wagner, 2010, S. 2)

Erste Diskussionen zur Thematik Lebensqualität fanden in den 60-er und 70-er Jahren des vorigen Jahrhunderts in den USA statt. Dies erfolgte in engem Zusammenhang mit der Erforschung von Wohlfahrtskonzepten und -theorien sowie in weiterer Folge mit der Erforschung von sozialen Indikatoren. Im Bereich der Sozialindikatorenforschung gilt Bauer als einer der Begründer. (Schulz, 2008, S. 121 ff.) In den Anfängen der Lebensqualitätsforschung wurde das Ausmaß der Deckung von objektiven Lebensbedingungen und deren subjektive Bewertung als Lebensqualität bezeichnet. (Schumacher, Klaiberg & Brähler, 2003, S. 1) Es

© Der/die Autor(en), exklusiv lizenziert durch Springer Fachmedien Wiesbaden GmbH, ein Teil von Springer Nature 2020
R. Winkler, *Lebensqualität pflegebedürftiger älterer Menschen*,
https://doi.org/10.1007/978-3-658-31886-4_3

stand vor allem die Erforschung ökonomischer Indikatoren wie Einkommen oder materieller Wohlstand im Vordergrund. (Kirchler, 2011, S. 781)

Betrachtet man die Bandbreite der Auseinandersetzung mit Lebensqualität in den Anfängen der Forschung zur Thematik kann zwischen den beiden Polen des subjektiven Ansatzes in den USA und des objektiven Ansatzes in Skandinavien unterschieden werden. (Noll, 1999, S. 9)

In den USA fanden Auseinandersetzungen mit subjektivem Wohlbefinden und Happiness Eingang in die Forschung. Im Fokus stand hier die subjektive Lebensqualität. Forscher wie beispielsweise Campell, Converse und Rodgers sowie Andrews und Withney lassen sich dieser Forschungsrichtung zuordnen. (Schulz, 2008, S. 121 ff.)

Parallel dazu etablierte sich der „Level of Living-Ansatz" unter Drewnowski, Johansson und Erikson im skandinavischen Raum als eine weitere Richtung, deren Fokus auf den objektiven Lebensbedingungen liegt. (Bulmahn, 2002, S. 22)

Seit den 80-er Jahren des vorigen Jahrhunderts findet auch im deutschsprachigen Raum eine Auseinandersetzung mit dem Thema Lebensqualität im Rahmen der Sozialindikatorenforschung insbesondere durch Krupp, Zapf und Glatzer statt (Schupp, 2014, S. 1 & 5). Mit Lebensqualität bezeichnete Zapf *„gute Lebensbedingungen, die mit einem positiven subjektiven Wohlbefinden einhergehen"* (1984, S. 23). Die im deutschsprachigen Raum stattfindende Auseinandersetzung mit Lebensqualität kann zwischen den beiden genannten Polen angesiedelt werden. (Noll, 1999, S. 8)

Ein weiterer wesentlich zu nennender, ebenfalls zwischen den beiden Polen anzusiedelnder Ansatz in Anlehnung an die Maslow'sche Bedürfnispyramide führt auf Allardt zurück. Er unterscheidet zwischen drei Gruppen von Grundbedürfnissen „Having – Loving – Being", wobei Lebensqualität durch die Befriedigung der Bedürfnisse in diesen drei Gruppen sowohl durch subjektive als auch durch objektive Indikatoren erreicht wird. (Noll, 1999, S. 9–10)

3.1 Definition, Konzepte, Ansätze

Für die Begrifflichkeiten „Lebensqualität" und „Lebensqualität im Alter" herrschen keine einheitlichen Definitionen, Konzepteund Operationalisierungen vor (z. B. Brown, Bowling & Flynn, 2004, S. 6; Holzhausen, 2009, S. 20 f.). Es existieren zahlreiche und oft wenig konsistente Definitionen (Farquhar, 1995,

S. 1440). Dies hat zum Teil damit zu tun, dass sich viele verschiedene Wissenschaftsdisziplinen mit der Thematik beschäftigen – beispielweise die Sozialwissenschaften, die Medizin, die Psychologie oder die Ökonomie. (Eicher, 2014, S. 5)

Verschiedene Wissenschaftsdisziplinen spezifizieren die Begrifflichkeit Lebensqualität unterschiedlich, es werden jeweils unterschiedliche Facetten des Konstrukts betrachtet – dadurch sind die Definitionen sehr breit. Das unterschiedliche Verständnis von Lebensqualität macht eine Vergleichbarkeit von Forschungsergebnissen nur begrenzt möglich. Zudem gilt es, diese Tatsache berücksichtigend, die jeweils dahinterliegenden Dimensionen und Facetten des Konstrukts zu klären. (Holzhausen, 2009, S. 24)

Neben den unterschiedlichen Definitionen und Operationalisierungen erfolgt vielfach eine Vermischung mit ähnlichen, verwandten Konzepten wie beispielsweise „subjektives Wohlbefinden", „Lebenszufriedenheit" oder „Glück". (Eicher, 2014, S. 5) Auf die Abgrenzung dieser Konzepte von jenem der „Lebensqualität" wird in diesem Kapitel noch eingegangen.

Definitionen von Lebensqualität

Nachfolgend werden beispielhaft einige ausgewählte Definitionen von Lebensqualität angeführt, um dem/der Leser/in einen Einblick in die in der Literatur vorhandenen Definitionen zu geben. Lebensqualität kann auf verschiedenen Ebenen betrachtet werden, auf die später noch eingegangen werden soll. Aufgrund des Fokus in der vorliegenden Arbeit auf die Lebensqualität von einzelnen Individuen, sind auch die Definitionen auf dieser Ebene angesiedelt. Es zeigt sich dennoch, dass die Definitionen in ihrem Präzisierungs- und Abstraktionsgrad sehr unterschiedlich sind, die ausgewählten Definitionen großteils eine Beurteilung der Individuen ihres Lebens einschließen und zudem das Umfeld mitberücksichtigen. Zu bedenken ist auch, dass es sich bei den angeführten Definitionen um wissenschaftliche handelt und diese somit kaum der alltäglichen Sprache bzw. von Laien genannten Definitionen entsprechen. (Veenhoven, 1999, S. 2)

Lawton (1991) liefert folgende Definition: *"Quality of life is the multidimensional evaluation, by both intrapersonal and socialnormative criteria, of the person-environment system of an individual in time past, current, and anticipated."* (S. 6) Lawton spricht mit seiner Definition bereits die Multidimensionalität von Lebensqualität an und fasst unter dem Begriff eine Bewertung des Individuums auf Basis von personellen und sozionormativen Kriterien zusammen und berücksichtigt dabei auch das Umfeld einer Person.

Browne, O'Boyle, Mc Gee, Joyce, Mc Donald, O'Malley & Hiltbrunner (1994) definieren Lebensqualität wie folgt: *"Quality of life [...] is a dynamic interaction between the external conditions of anindividual's life and the internal perceptions of those conditions.*" (S. 235) Auch in dieser Definition wird auf eine Bewertung verwiesen. Das Umfeld wird ebenfalls berücksichtigt. Lebensqualität wird als etwas Dynamisches bezeichnet.

Auch die nachfolgende Definition von Svensson (1991, zitiert nach Svensson, 1996) beinhaltet eine Bewertung durch das Individuum: "*[...] the global evaluation of the fulfilment of what is by the individual considered to be meaningful contents in life in light of former, present and future experiences and expectations of life.*" (S. 112)

Eine ausführlichere Definition liefern Bowling, Banister, Sutton, Evans & Windsor (2002): "*Quality of life theoretically encompasses the individual's physical health, psychosocial well-being and functioning, independence, control over life, material circumstances and the external environment. It is a concept that is dependent on the perceptions of individuals, and is likely to be mediated by cognitive factors.*" (S. 355) Auch diese Definition berücksichtigt die Umwelt eines Individuums ebenso wie die Wahrnehmung des Individuums, aber auch objektive Faktoren wie körperliche Gesundheit. Sie ist im Vergleich zu den zuvor genannten Definitionen präziser in Bezug auf die Facetten bzw. Dimensionen, die die Lebensqualität ausmachen.

Nachfolgende Definition (Farquhar, 1995, zitiert nach George & Bearon, 1980) macht die breite Palette an Facetten, die unter der Begrifflichkeit "Lebensqualität" subsummiert wird, deutlich, sie ist in Bezug auf die Nennung der Facetten aber eher abstrakt und wenig präzise: "*[the concept of quality of life has] four underlying dimensions [...], two of which are objective and two of which reflect the personal judgement of the individual: general health and functional status; socioeconomic status; life satisfaction; and self-esteem.*" (S. 1440)

Die individuelle Zufriedenheit wird in nachfolgender, eher unspezifischen Definition (Farquhar, 1995, zitiert nach Abrams, 1973) angesprochen: "*[quality of life is] the degree of satisfaction or dissatisfaction felt by people with various aspects of their lives.*" (S. 1440)

Die WHO definiert Lebensqualität wie folgt: "*[quality of life is the] individuals' perceptions of their position in life in the context of the culture and value systems in which they live and in relation to their goals, expectations, standards and concerns. It is a broad ranging concept affected in a complex way by the person's physical health, psychological state, level of independence, social relationships, personal beliefs and their relationship to salient features of their environment.*" (WHO, 1997, S. 1) Die sehr breite und umfassende Definition der WHO wird aufgrund der Berücksichtigung subjektiver und objektiver Indikatoren für die vorliegende Arbeit herangezogen. Im Fokus der Betrachtung steht jedoch die subjektive Lebensqualität.

Abgrenzung zu verwandten Konzepten

Die Notwendigkeit der Abgrenzung zu verwandten Konzepten (Lebenszufriedenheit, Wohlbefinden etc.) ist vor allem in Bezug auf die Interpretation von Forschungsergebnissen und Daten unerlässlich (Brown, Bowling & Flynn, 2004, S. 21), zumal sich diese teilweise überlappenden Konzepte/Begrifflichkeiten häufig synonym bzw. als ein übergeordneter, zusammenfassender Begriff für alles Gute – lt. Veenhoven (1999, S. 1) *„an umbrella for all that is good"* – verwendet werden. In diesem Zusammenhang soll nachfolgend kurz auf die Konzepte „subjektives Wohlbefinden", „Glück/Happiness" sowie „Lebenszufriedenheit" eingegangen werden. Die begriffliche Trennung dieser Konzepte ist oft nur sehr unscharf oder nicht vorhanden (Mayring, 1991, S. 51). Eine Abgrenzung ist jedenfalls nur bedingt möglich (Schumacher, Klaiberg & Brähler, 2003, S. 11).

Nachfolgende Abbildung soll den Zusammenhang zwischen den erwähnten Konzepten veranschaulichen (s. Abbildung 3.1).

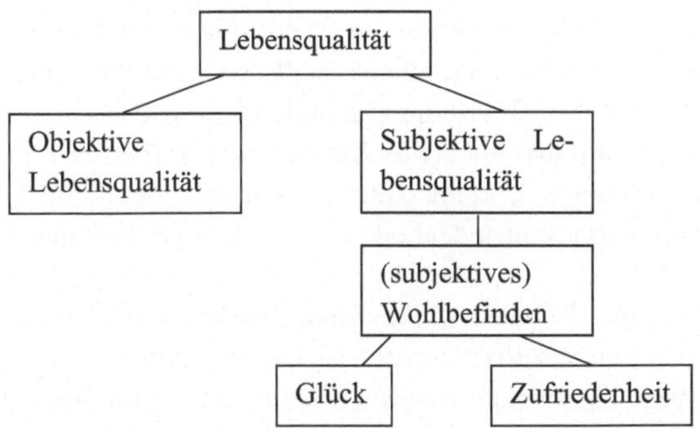

Abbildung 3.1 Abgrenzung Lebensqualität von verwandten Konzepten/Begrifflichkeiten. (Quelle: Eigene Erstellung)

Lebensqualität beinhaltet eine subjektive und objektive Lebensqualität. Dabei sind das subjektive Wohlbefinden, das Glück und die Zufriedenheit subsummiert, als Teil der subjektiven Lebensqualität zu verstehen. (Brunnhuber, 2010, S. 3; Sirgy, 2001, S. 32)

Unter „**subjektivem Wohlbefinden**" ist die subjektive Bewertung des eigenen Lebens zu verstehen, wobei angemerkt werden muss, dass diese Begrifflichkeit ebenfalls schwer in ein Konzept zu fassen ist bzw. nur selten definiert ist (Brown, Bowling & Flynn, 2004, S. 21). Diener, Lucas und Oishi (2002, S. 63) definieren subjektives Wohlbefinden als *"a person's cognitive and affective evaluations* *of his or her life. These evaluations include emotional reactions to events as well as cognitive judgements of satisfaction and fulfilment.*" Dies macht die Überschneidungen und Gemeinsamkeiten mit der Begrifflichkeit „Lebensqualität" und hierbei vor allem mit der „subjektiven Lebensqualität" deutlich, da bei beiden Begrifflichkeiten die individuelle Beurteilung ausgewählter Lebensbereiche im Fokus ist.

Vertreter/innen von psychologischen und Persönlichkeitsmodellen sehen Lebensqualität in entwickelten Gesellschaften, in denen die Grundbedürfnisse der Menschen erfüllt sind, in engem Zusammenhang mit dem **wahrgenommenen Wohlbefinden** („perceived well-being"). Andrews (1974, zitiert nach Brown, Bowling & Flynn, 2004, S. 20) definiert Wohlbefinden als Ausmaß zu dem Vergnügen, Glück und letztlich Lebenszufriedenheit erreicht werden.

Als weitere Begrifflichkeit gilt es „**Glück/Happiness**" von „Lebensqualität" zu unterscheiden und kann als Teil des „Wohlbefindens" angesehen werden (Glatzer, 2012, S. 125). Nach Blanchflower und Oswald (2001, zitiert nach Brown, Bowling & Flynn, 2004, S. 22) ist *„happiness the degree to which the individual judges the overall quality of his or her life to be favourable or unfavourable"*. Und auch diese Definition lässt deutliche Parallelen zu "Lebensqualität" erkennen – es handelt sich abermals um eine Beurteilung, nämlich jene der Gesamt-Lebensqualität. „Glück/Happiness" ist dabei als etwas Kurzfristiges zu betrachten, das innerhalb kurzer Intervalle schwanken kann. Auch lassen sich deutliche Überschneidungen zum Konzept „Lebenszufriedenheit" finden. (Brown, Bowling & Flynn, 2004, S. 22)

Auch das Konzept „**Lebenszufriedenheit**" ist eng mit dem von „Lebensqualität" verbunden. „Lebenszufriedenheit" ist die Bewertung des eigenen Lebens. Diener et al. (1985, zitiert nach Brown, Bowling & Flynn, 2004, S. 23) definieren Lebenszufriedenheit als *„a cognitive judgemental process dependent upon a comparison of one's circumstances with what is thought to be appropriate standard"*. Das heißt, dass beim Konzept der Lebenszufriedenheit ebenso wie bei dem der Lebensqualität eine Bewertung eine Rolle spielt sowie der Vergleich der eigenen Situation mit jener von anderen. Des Weiteren kann nochmals zwischen allgemeiner und bereichsspezifischer Lebenszufriedenheit unterschieden werden (Schumacher, Klaiberg & Brähler, 2003, S. 12).

Trotz der unterschiedlichen Definitionen und Konzepte sowie der teilweise schwierig abzugrenzenden verwandten Konzepte, beinhaltet die Begrifflichkeit Lebensqualität größtenteils die nachfolgenden Bereiche:

- objektive bzw. subjektive Gesundheit
- subjektives Wohlbefinden/Zufriedenheit

- Quantität bzw. Qualität sozialer Beziehungen
- Alltagsbewältigung
  (Stosberg, 1994, S. 109)

Lebensqualität in verschiedenen Wissenschaftsdisziplinen
Wie bereits erwähnt, beschäftigen sich verschiedene Wissenschaftsdisziplinen mit der Thematik Lebensqualität. Die Entwicklung des Konzepts Lebensqualität erfolgt vorwiegend in den Sozialwissenschaften bzw. der Medizin. (Kirchler, 2001, S. 781)

Die Schwerpunkte der einzelnen Wissenschaften sind laut einem Modell nach Lindström (Stosberg, 1994, S. 110) unterschiedlich. Dieses Modell besagt, dass sich die Soziologie und Ökonomie mit externem Bedarf und externen Ressourcen beschäftigt. Sozioökonomisch betrachtet wird die Lebensqualität durch Umwelteinflüsse sowie durch materielle und ökonomische Aspekte bestimmt. Es werden Aspekte wie beispielsweise Alter, Familienstand, Einkommen oder Wohnsituation betrachtet. (Holzhausen, 2009, S. 25; Benko, 2009, S. 21).

Die Soziologie beschäftigt sich ebenfalls gemeinsam mit der Psychologie mit der Wahrnehmung von Lebensqualität. Dabei werden individuelle Bedürfnisse und Ressourcen fokussiert. (Benko, 2009, S. 21) Forschungsbereich der Psychologie ist dabei vorwiegend das subjektive Wohlbefinden. (Holzhausen, 2009, S. 25). In der Soziologie gilt das Forschungsinteresse häufig dem Einfluss von sozialem Kapital, sozialen Kontakten und Netzwerken sowie gesellschaftlicher Partizipation auf die Lebensqualität. (Smith, Fleeson, Geiselmann, Settersten & Kunzmann, 1996, S. 503)

Forschungsbereich der Psychologie und Philosophie sind nach Lindström die persönlichen Ziele. Wobei angenommen wird, dass die Zielerreichung einen wesentlichen Einfluss auf die subjektive Bewertung der Lebensqualität hat. In den Gesundheits- bzw. Verhaltenswissenschaften geht es um das Erreichen bzw. Beibehalten von Zielen. (Benko, 2009, S. 21)

Neben den genannten Wissenschaftsdisziplinen ist auch die Medizin als eine weitere große Forschungsdisziplin, die sich mit dem Thema Lebensqualität beschäftigt, zu nennen. Es stehen dabei physiologische und funktionelle Aspekte in der Beurteilung der Lebensqualität im Vordergrund. Am Rande wird eine subjektive Bewertung des Gesundheitszustandes in die Bewertung der Lebensqualität aus medizinischer Sicht miteingeschlossen. Dies wird auch häufig als gesundheitsbezogene Lebensqualität bezeichnet. (Holzhausen, 2009, S. 26–27) Darunter wird laut Bullinger und Kirchberger (1998, S. 7, zitiert nach Bullinger, 1994) *„ein multidimensionales psychologisches Konstrukt [verstanden], das durch mindestens vier Komponenten zu operationalisieren ist: das psychische Befinden, die* *körperliche Verfassung, die sozialen Beziehungen und die funktionale Kompetenz der Befragten.*"

Diese Erläuterungen machen den interdisziplinären Charakter des Forschungsgebietes der Lebensqualität nochmals deutlich.

Betrachtungsebenen der Lebensqualität

Die Lebensqualität kann aus verschiedenen Ebenen betrachtet werden: Aus der Mikro-, Meso- und Makroebene. Die Makroebene betrachtet die Lebensqualität von Gesellschaften als Ganzes, die Mesoebene jene von Personen in einem bestimmten Kontext, die Mikroebene bezieht sich auf die Lebensqualität Einzelner (Meier, 1995, S. 44) – die Betrachtung aus Mikroebene trifft für die vorliegende Arbeit zu.

Lindström (1992) differenziert drei Betrachtungsebenen in Bezug auf die Analyse der Lebensqualität einer Bevölkerung: Allgemeine, individualisierte und krankheitsspezifische Modelle. Im Interesse allgemeiner Modelle sind die Ressourcen der Bevölkerung, individualisierte Modelle setzen bei Einzelpersonen oder kleinen Gruppen an und krankheitsspezifische Modelle legen ihren Fokus auf die Erforschung der Lebensqualität bei speziellen Erkrankungen. (Stosberg, 1994, S. 110)

Objektivierter, subjektivierter und integrativer Ansatz

Wie bereits kurz erwähnt, kann grob zwischen zwei Denkweisen in Bezug auf die Beurteilung der Lebensqualität differenziert werden: Der Ansatz der objektiven Lebensqualität sowie jener der subjektiven Lebensqualität (BMFSFJ, 2002, S. 71).

Die **objektive** Betrachtung der Lebensqualität geht davon aus, dass objektive Indikatoren wie Einkommen, Gesundheit, Wohnen, soziale Netzwerke und Bildung die Lebensqualität ausmachen. Es geht somit um das Ausmaß der Erfüllung der von außen vorgegebenen Standards, die auch von Außenstehenden bewertet werden können. Lebensqualität hängt somit vom *„Ausmaß der zur Verfügung stehenden Ressourcen"* ab (BMFSFJ, 2002, S. 71). Wohingegen die **subjektive** Betrachtung der Lebensqualität die individuelle, subjektive Sichtweise auf die Lebensqualität umfasst bzw. die Selbsteinschätzung der Lebensqualität, eine Beurteilung aus der Selbst-/Eigenperspektive. Die subjektive Bewertung der Lebensqualität hängt somit eng mit dem subjektiven Wohlbefinden zusammen und beinhaltet auch Facetten der Konzepte Glück/happiness bzw. Lebenszufriedenheit (Brown, Bowling & Flynn, 2004, S. 6 f., 13; Veenhoven, 1999, S. 2; BMFSFJ, 2002, S. 71–72)

Das subjektive Wohlbefinden betreffend soll auf die in der Literatur vorzufindenden Ansätze hingewiesen werden: Die „bottom up"-Theorien und die „top down"-Theorien, welche auch den beiden bereits beschriebenen Polen der Ansätze der Lebensqualität, der objektive und der subjektive Pol, zugeordnet werden können.

„Bottom up" Theorien gehen davon aus, dass sich Lebensqualität, Wohlbefinden und Lebenszufriedenheit aus positiven bzw. negativen Erfahrungen zusammensetzen und somit in engem Zusammenhang mit objektiven, externen Faktoren aus dem Umfeld stehen.

Im Gegensatz dazu gehen „Top down"-Theorien davon aus, dass Lebensqualität, Wohlbefinden und Lebenszufriedenheit vorwiegend von der Persönlichkeit bzw. den Grundeinstellungen eines Menschen beeinflusst werden, und somit im Inneren eines Menschen entstehen. (BMFSFJ, 2002, S. 72; Holzhausen, 2009, S. 36)

Als dritter Ansatz der Lebensqualität gilt der „**integrative Ansatz**". Demnach macht das subjektive Wohlbefinden unter Berücksichtigung von Rahmenbedingungen die Lebensqualität aus. In die Lebensqualität fließen objektive und subjektive Indikatoren ein. Lebensqualität ist somit als ein multidimensionales Konstrukt zu sehen und kann nicht auf einzelne Komponenten begrenzt werden. (WHO, 1998, S. 3; Holzhausen, 2009, S. 29.)

Die vorliegende Arbeit orientiert sich am integrativen Ansatz. Ein „Input-/Output-Modell" charakterisiert den erwähnten integrativen Ansatz, in dem die objektiven Faktoren den Input und das „Subjektive", die Lebensqualität, den Output darstellen. Zudem wirken intervenierende Größen auf den Zusammenhang ein, wodurch nur selten ein direkter Zusammenhang zwischen Input und Output nachgewiesen werden kann. (Amman, 2009, S. 202) Die Autorin nimmt dies berücksichtigend im Forschungsprozess eine intersektionale Perspektive ein und ist sich dieser bewusst.

An dieser Stelle muss des Weiteren auf die Differenzierung zwischen allgemeinen und bereichsspezifischen Bewertungen des Lebens (in Bezug auf einzelne Bereiche des Lebens) hingewiesen werden. Hierbei ist es aufgrund des multidimensionalen Charakters der Lebensqualität wichtig, mehrere Bereiche in die Bewertung miteinzubeziehen. (BMFSFJ, 2002, S. 72)

Durch die Nutzung subjektiver Indikatoren kann direkt gemessen werden, wie die Betroffenen ihre eigene Lebensqualität evaluieren (Andrews, 1974, S. 283). Auch zeigen Studien (z. B. Bowling et al., 2002), dass subjektive Variablen direkten und stärkeren Einfluss auf die Lebensqualität aus Sicht der Betroffenen haben, als objektive. Aufgrund dessen wird der Fokus auf die subjektive Lebensqualität gelegt.

Die objektive und subjektive Einschätzung muss nicht immer gleich sein. Glatzers und Zapfs Wohlfahrtspositionen (1984, zitiert nach BMFSFJ, 2002, S. 73;

Veenhoven, 2000, S. 4) zeigen dies auf und sprechen beim Zusammentreffen von schlechten objektiven Lebensbedingungen und subjektiv gutem Wohlbefinden vom „Zufriedenheitsparadoxon" (s. Tabelle 3.1). Dieses Phänomen lässt sich besonders bei älteren Menschen häufig feststellen (Lehr, 1997, zitiert nach BMFSFJ, 2002, S. 73). Dies kann durch eine Veränderung des Anspruchsniveaus älterer Menschen sowie das Heranziehen von Vergleichsgruppen, denen es noch schlechter geht, erklärt werden (Voges, 2009, S. 77).

Tabelle 3.1 Wohlfahrtspositionen. (Quelle: Glatzer & Zapf, 1984, zitiert nach BMFSFJ, 2002, S. 73)

Objektive Lebensbedingungen	Subjektives Wohlbefinden	
	Gut	Schlecht
Gut	Well-being	Dissonanz Unzufriedenheitsdilemma
Schlecht	Adaption/Zufriedenheitsparadoxon	Deprivation

Staudinger (2000, zitiert nach BMFSFJ, 2002, S. 73) führt den Begriff „Paradoxes der Lebenszufriedenheit im hohen Alter" ein. Er bezeichnet damit die Tatsache einer relativ stabilen Lebenszufriedenheit im hohen Alter, obwohl man aufgrund von Multimorbidität und Funktionseinschränkungen eine Abnahme derselben vermuten würde.

Es gilt zudem zu beachten, dass auch die Persönlichkeit und die gewählte Vergleichsperson die Lebensqualität und Lebenszufriedenheit wesentlich beeinflussen. (vgl. z. B.: Brown et al., 2004, S. 9; Klimes, 2013, S. 95). *„Empirical evidence does [...] show that personality traits are important predictors of subjective well-being."* (Tesch-Römer, Motel-Klingebiel & von Kondratowitz, 2003, S. 258–259).

Selbst- und Fremdperspektive

In Bezug auf die Perspektive, aus der die Bewertung der Lebensqualität erfolgt, kann zwischen einer Fremd- und Selbstperspektive unterschieden werden. Aus Fremdperspektive wird die Lebensqualität durch Dritte beurteilt, die Selbstperspektive meint eine Beurteilung der Lebensqualität durch den/die Betroffene/n. Die Bewertungen aus diesen beiden Perspektiven müssen nicht notwendigerweise übereinstimmen (z. B. im Fall des Zufriedenheitsparadoxons). Bedingt durch die Multidimensionalität des Konstrukts Lebensqualität liefern beide Perspektiven Informationen zu unterschiedlichen Bereichen und Dimensionen, wodurch die Wahl der Perspektive letztlich von der jeweiligen Fragestellung abhängt. (Holzhausen, 2009, S. 35)

Die Bewertung aus Selbstperspektive darf jedoch nicht außer Acht gelassen werden, da *„die Definition eines „guten Lebens" durch die betroffenen Personen selbst – und weniger durch Außenstehende – vorgenommen werden [sollte]."* (Diener, 2000, zitiert nach BMFSFJ, 2002, S. 72) Beispielsweise zeigt eine Studie von Cohn und Sugar aus dem Jahr 1991, dass sich die Wahrnehmung, was die Lebensqualität von Pflegeheimbewohner/innen tatsächlich ausmacht, zwischen Bewohner/innen, Angehörigen und dem Personal des Pflegeheims in Bezug auf die genannten Indikatoren und Dimensionen sowie die Wichtigkeit dieser, unterscheidet.

3.2 Indikatoren der Lebensqualität

Auch über Indikatoren, die die Lebensqualität beeinflussen, herrscht bis dato keine Einigung vor. Es handelt sich wohl um eine Vielzahl objektiver und subjektiver Faktoren und Dimensionen, die einander beeinflussen (Lawton, 1991, S. 6 f.). Arnold (1991, zitiert nach Brown, Bowling & Flynn, 2004, S. 8) nennt folgende: Körperliche, emotionale, kognitive, intellektuelle und soziale Funktionsfähigkeit, soziale Unterstützung, Lebenszufriedenheit, Wahrnehmung der Gesundheit, Gesundheitszustand, ökonomischer Status, die Fähigkeit die Interessen zu verfolgen, sexuelle Funktionsfähigkeit sowie Lebensfreude und Energie.

Neben den genannten finden sich unter anderem folgende Indikatoren in der Literatur wieder: Soziale Partizipation, das Gefühl gebraucht zu werden, soziale Rollen und Aktivitäten, Unabhängigkeit, Familie, soziale Beziehungen, soziale Netzwerke und Sozialkapital (Bowling, Gabriel, Dykes, Dowding, Evans, Fleissig, Banister & Sutton, 2003, S. 272; Brown, Bowling & Flynn, 2004, S. 8) Vergleichbare Indikatoren ergeben sich auch aus weiteren Studien, die die Zielgruppe älterer Menschen (65+) fokussieren (z. B. Farquhar, 1995; Bowling et al., 2002).

Studien zeigen deutliche Ähnlichkeiten der von Betroffenen genannten Indikatoren, die die Lebensqualität beeinflussen (Andrews, 1974, S. 289). Bowling et al. (2002, S. 273, 301) weisen auch darauf hin, dass vergangene Erfahrungen, die Gesellschaft, in der die Menschen leben, ihre Geschichte sowie die Persönlichkeit Einfluss auf die Einschätzung der Lebensqualität aus Sicht der Betroffenen haben.

Eine bedeutende Zahl an Untersuchungen (z. B.: Bowling, Farquhar & Browne, 1991) zeigt, dass trotz Unterschieden im Gesundheitszustand und den Rahmenbedingungen, sowie vorgefertigten Altersbildern ältere Menschen mit zunehmender Abhängigkeit und damit impliziert mit einer schlechteren Lebensqualität dennoch eine hohe Lebenszufriedenheit aufweisen (Bowling et al., 2003, S. 270). Dies lässt vermuten, dass lediglich ein schwacher Zusammenhang zwischen den objektiven Rahmenbedingungen, unter denen Menschen leben und der wahrgenommenen (subjektiven) Lebensqualität existiert (Andrews, 1974, S. 283). Amman bringt im österreichischen Hochaltrigenbericht (2009, S. 202) das Beispiel, dass die subjektiv wahrgenommene Gesundheit die subjektiv wahrgenommene Lebensqualität deutlich stärker beeinflusst als beispielsweise die „objektiv diagnostizierte Gesundheit". Wohingegen soziale Kontakte eine deutliche Korrelation mit subjektiv wahrgenommener Lebensqualität zeigen. Der positive Einfluss der subjektiv wahrgenommenen Gesundheit sowie des sozialen Kapitals geht aus einer Reihe weiterer Studien hervor (z. B. Even-Zohar, 2014, S. 741; Kratzer, 2011, S. 167; Bowling, Farquhar & Grundy, 1996, S. 1078). Im Gegensatz dazu zeigen die Ergebnisse verschiedener Studien nur einen sehr geringen Einfluss von objektiven Indikatoren wie Geschlecht oder Alter auf die Lebensqualität (z. B. Bowling & Windsor, 2001, S. 72; Kneubühler & Estermann, 2008, S. 205; Gonzalez-Salvador, Lyketsos, Baker, Hovanec, Roques, Branth & Steele, 2002, S. 185) – lt. Bowling und Windsor (2001, S. 72) sogar weniger als ein Prozent der Unterschiede in der Gesamt-Lebensqualität. Dies lässt am Einfluss objektiver Indikatoren auf die Bewertung der Lebensqualität zweifeln (Brown, Bowling & Flynn, 2004, S. 16). Die höchsten Korrelationen zwischen objektiven Indikatoren und Wohlbefinden bzw. Lebensqualität zeigen sich in Bezug auf die Indikatoren Gesundheit, körperliche Funktionsfähigkeit und Einkommen. In Bezug auf das Einkommen sowie die Bildung liegen allerdings auch konträre Forschungsergebnisse vor, die von gegenteiligen Effekten dieser Indikatoren auf die Zufriedenheit bzw. die subjektive Lebensqualität berichten. (Brown, Bowling & Flynn, 2004, S. 15–16).

3.3 Ausgewählte Modelle

Modelle von Lebensqualität erstrecken sich über eine große Reichweite. Sie reichen von bedarfsorientieren Modellen nach Maslow's Bedürfnispyramide (z. B.: Schulz), Modellen zu „well-being", „happiness", „life satisfaction" („klassische social science Modelle"), Wohlfahrtsmodellen bis hin zur Sozialindikatorenforschung (Glatzer, Zapf, Noll). (Bowling et al., 2003, S. 271; Brown, Bowling & Flynn, 2004, S. 7; Kratzer, 2011, S. 27 ff.) Dies macht abermals deutlich, dass die Lebensqualitätsforschung ein interdisziplinäres Forschungsfeld ist.

Brown, Bowling und Flynn (2004, S. 12–46) fassen in einem systematischen Review bestehender Literatur die vorherrschenden Modelle rund um das Thema Lebensqualität älterer Menschen in einer Taxonomie zusammen. Dabei unterscheiden sie zwischen dem bereits beschriebenen objektiven bzw. subjektiven Ansatz, Modelle in Bezug auf die Erfüllung menschlicher Bedürfnisse (angelehnt an Maslow's Theorie menschlicher Bedürfnisse), psychologische Modelle, die ihre Forschung auf subjektives Wohlbefinden, Glück, Lebenszufriedenheit, soziale Kompetenz, Autonomie, Persönlichkeit bzw. sozialen Vergleich richten. Des Weiteren nennen die Autoren gesundheitsbezogene Modelle, die den Fokus auf den Gesundheitszustand und die Funktionalität legen, Modelle sozialer Gesundheit, in denen Lebensqualität durch Indikatoren wie soziale Netzwerke oder soziale Unterstützung bewertet wird, Modelle sozialer Kohäsion und sozialen Kapitals, umweltbezogene Modelle, in denen es um eine die Selbstständigkeit älterer Menschen unterstützende Gestaltung des Umfeldes geht, multidimensionale und globale Modelle sowie idiopathische, individualisierte Modelle. Letztere gehen davon aus, dass Lebensqualität subjektiv und somit letztlich von der Interpretation bzw. der Wahrnehmung des Individuums abhängt und somit nicht auf irgendeine standardisierte Weise gemessen werden kann.

Wie bereits erwähnt, wird Lebensqualität in der vorliegenden Arbeit als ein multidimensionales Konzept – wie auch von der WHO definiert – aufgefasst.

Ähnlich wie Holzhausen (2009) in der Entwicklung seines Fragebogens zur Lebensqualität multimorbider älterer Menschen (FLQM) sollen auch an dieser Stelle nachfolgend zwei Modelle der Lebensqualität vorgestellt werden, die die Multidimensionalität des Konstrukts berücksichtigen und sich dem erwähnten integrativen Ansatz aufgrund der Berücksichtigung subjektiver und objektiver Indikatoren der Lebensqualität zuordnen lassen.

Veenhovens Modell der vier Qualitäten des Lebens (2000)
Veenhoven unterscheidet in seiner Klassifikation zwischen den Dimensionen Möglichkeiten (chances) und Ergebnissen (outcomes) einerseits und jener der

inneren und äußeren Qualitäten (inner and outer qualities). Daraus ergibt sich eine Vier-Felder-Matrix mit den vier Qualitäten des Lebens (s. Tabelle 3.2):

Tabelle 3.2 Die vier Qualitäten des Lebens. (Quelle: Veenhoven, 2002, S. 1–39; deutsche Übersetzung: Holzhausen, 2009, S. 32 f.; © 2009 by Verlag Hans Huber, Hogrefe AG, Bern)

	Äußere Qualitäten (outer qualities)	**Innere Qualitäten** (inner qualities)
Möglichkeiten des Lebens (life-chances)	Lebbarkeit der Umwelt (liveability of the environment)	Lebensfähigkeit der Person (life-abilitiy of the individual)
Ergebnisse des Lebens (life-results)	Nützlichkeit des Lebens (external utility of life)	Beurteilung des Lebens (inner appriciation of life)

Die Lebbarkeit der Umwelt meint gute Lebensbedingungen (z. B. ökologisch, sozial, ökonomisch und kulturell), die Lebensfähigkeit der Person wie gut jemand ausgestattet ist (z. B. psychische Gesundheit, Fähigkeiten), um mit Problemen umzugehen, die Nützlichkeit des Lebens meint die Bedeutung des Lebens an sich (z. B. moralische Perfektion) und die Beurteilung des Lebens bezieht sich auf die subjektive Evaluation des Lebens des/der Betroffenen (vgl. Veenhoven 2002, S. 6 f.). Die Bereiche beeinflussen sich dabei gegenseitig (Brown, Bowling & Flynn, 2004, S. 7).

Drei der genannten Qualitäten sind objektiv, nur eine subjektiv. Diese hat in Veenhovens Modell die größte Bedeutung (Holzhausen 2009, S. 33). Das zeigt wiederum die Notwendigkeit, den subjektiven Faktoren eine gewichtige Rolle einzuräumen.

Lawtons multidimensionales Modell der LQ älterer Menschen (1991)
Lawton unterteilt die Lebensqualität in vier Bereiche: Verhaltenskompetenz, wahrgenommene Lebensqualität, objektive Umweltbedingungen und psychisches Wohlbefinden (Lawton, 1983, zitiert nach Lawton, 1991, S. 8). Die *Verhaltenskompetenz* umfasst die sozio-normative Evaluation der Funktionsfähigkeit einer Person in gesundheitlichen, kognitiven und sozialen Dimensionen (Lawton, 1991, S. 8). Dieser Bereich umfasst demnach die Fremdeinschätzung der körperlichen Funktionsfähigkeit wie beispielsweise die ADLs (Activities of daily living, mit denen sich der Pflege- und Betreuungsbedarf einer Person beurteilen lässt) und auch der kognitiven Einschränkungen wie beispielsweise der Mini-Mental State Test (ein Instrument zur Diagnose von Demenz).

Die wahrgenommene Lebensqualität umfasst die subjektive Evaluation der Verhaltenskompetenz und beinhaltet zum Beispiel die Selbsteinschätzung der Gesundheit oder das Schmerzempfinden. Die Verhaltenskompetenz und die wahrgenommene Lebensqualität bilden die wesentlichen Bereiche der Lebensqualität nach Lawton ab.

Der Bereich der *objektiven Umweltbedingungen* umfasst die Fremdeinschätzung von Faktoren wie beispielsweise die Wohnumgebung.

Der vierte Bereich, jener des *psychischen Wohlbefindens*, nimmt ebenfalls eine bedeutende Rolle in Lawtons Modell ein und wird als „weighted evaluated level of the person's competence and perceived quality in all domains of contemporary life" (Lawton, 1991, S. 11) definiert. Der Bereich des psychischen Wohlbefindens umfasst die subjektive Bewertung, die psychische Gesundheit und das kognitive Urteilsvermögen der Gesamt-Lebenszufriedenheit. (Lawton, 1991, S. 8–11)

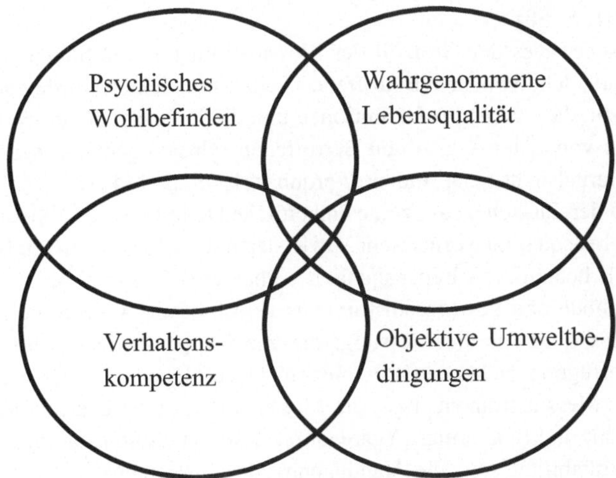

Abbildung 3.2 Lawtons multidimensionales Modell der LQ älterer Menschen. (Quelle: eigene Erstellung in Anlehnung an Lawton (1991, S. 8))

Das Modell nach Lawton (s. Abbildung 3.2) postuliert die Verbindung von subjektiven und objektiven Indikatoren der Lebensqualität und wird daher als theoretischer Rahmen genutzt. Dies ebenso aufgrund seiner Fokussierung auf ältere Menschen. Der Frage, inwiefern das Modell zur Erklärung der Lebensqualität pflege- und betreuungsbedürftiger älterer Menschen beitragen kann, wird in Abschnitt 10.2 nachgegangen.

3.4   Messung der Lebensqualität

Eine weitere Herausforderung stellt die Messung von Lebensqualität, für die ebenfalls eine große Zahl an Instrumenten und Skalen existieren, dar. Diese unterscheiden sich in den dahinterliegenden Konzepten und den beinhaltenden Faktoren. Aufgrund dessen können diese oftmals kaum miteinander verglichen werden. In weiterer Folge stellt die Validität der Messinstrumente eine Herausforderung für Forscher dar. (Farquhar, 1995, S. 1440; Beckie & Hayduk, 1997, S. 22)

Trotz der genannten Herausforderungen sprechen einige Gründe für die Messung der Lebensqualität von gebrechlichen älteren Menschen („frail elderly"): Evaluation, Effektivität und Effizienz von Interventionen, Beurteilung der Qualität der Versorgung, Einschätzung der Bedürfnisse der Bevölkerung, Beurteilung des Umfelds auf die Lebensqualität, Verbesserung klinischer Diskussionen und Verständnis der Ursachen und Folgen von Unterschieden in der Lebensqualität. (Arnold, 1991, S. 50)

Die Tatsache, dass der Großteil der Messinstrumente und Skalen von Experten/innen und nicht von den Betroffenen selbst entwickelt wurde, birgt Kritik und führt dazu, dass vermehrt Definitionen und die Lebensqualität beeinflussende Faktoren, die von Laien – also den Betroffenen selbst – genannt werden, in der Forschung Berücksichtigung finden. (Farquhar, 1995, S. 1441)

Aufgrund der Tatsache, dass keine einheitliche Definition bzw. Operationalisierung von Lebensqualität vorherrscht sowie der unterschiedlichen Zielsetzungen, die mit der Erhebung von Lebensqualität einhergehen, müssen bei der Auswahl der Messmethode und des Messinstruments verschiedene Aspekte berücksichtigt werden: Der Grund für die Messung, die Zielgruppe sowie die für die Erhebung zur Verfügung stehenden Ressourcen. Nachfolgende Kriterien gilt es bei der Wahl des Messinstruments bzw. der Messmethode zu berücksichtigen: Praktikabilität, Inhalt und Skalierung, Aggregation, Reliabilität und Validität. In Bezug auf die Praktikabilität sind die Handhabung des Instruments für die Befragten sowie mögliche Hürden zu bedenken. Hürden können auf physischer oder emotionaler Ebene entstehen. Physische Hürden meinen die Zeit, die der/die Befragte für die Teilnahme an der Erhebung benötigt, die Länge und auch die Komplexität. Emotionale Hürden betreffen negative Gefühle oder Emotionen in Bezug auf die Inhalte. Die Handhabbarkeit betreffend kann zwischen selbst-verwalteten oder durch andere Personen verwaltete Instrumente unterschieden werden. Während selbst-verwaltete Instrumente den Nachteil von fehlenden Daten mit sich bringen, haben sie die Vorteile niedriger Kosten sowie einer höheren Erfolgsquote in Bezug auf die Beantwortung sehr persönlicher Fragen. Instrumente, die durch eine andere Person verwaltet werden, sind zwar teurer, haben aber die Vorteile, dass auch ein Nachfragen möglich und dadurch auch der Anteil der fehlenden Daten geringer ist. Der Inhalt sowie die Skalierung sollten so gestaltet sein, dass sie Unterschiede zwischen Erhebungsteilnehmer/innen widerspiegeln. Auch die Frage, wie sehr das Ergebnis aggregiert ist, gilt es in Bezug auf die gewünschten Informationen zu berücksichtigen. Neben den genannten Kriterien gilt es auch die Gütekriterien Reliabilität und Validität zu erfüllen. (Arnold, 1991, S. 53–56) Reliabilität meint *„die Zuverlässigkeit einer Messung"*, also *„das Ausmaß, in dem wiederholte Messungen [...] zu gleichen Werten führen"* (Krebs & Menold, 2014, S. 427). Das Gütekriterium der Validität bezeichnet *„das Ausmaß, in dem ein Messinstrument das Phänomen misst, das gemessen werden soll"* (Bühner, 2004, S. 36).

Die Lebensqualität von älteren Menschen wird häufig durch Instrumente, die für jüngere Personen erarbeitet und getestet wurden, gemessen bzw. erfolgt eine Erweiterung um die Dimension körperlicher Funktionalitäten. Dabei werden jedoch die Besonderheiten dieser Altersgruppe außer Acht gelassen – z. B. eingeschränkte Mobilität etc. (Brown, Bowling & Flynn, 2004, S. 10) Dadurch wird häufig Kritik an der Inhaltsvalidität geübt (Holzhausen, 2009, S. 59). Es muss zudem berücksichtigt werden, dass die Altersgruppe der „älteren Menschen" sehr heterogen ist, was zur Forderung eines multidimensionalen Ansatzes in der Messung der Lebensqualität dieser Personengruppe führt. Diese Heterogenität lässt auch daran zweifeln, ob eine standardisierte Messmethode überhaupt in der Lage ist, diese individuellen Unterschiede adäquat abzubilden. Jedenfalls wird eine einseitige Messung den Gegebenheiten in unterschiedlichen Situationen und Settings nicht gerecht (Brown, Bowling & Flynn, 2004, S. 10). Eine bereits im Voraus festgelegte Bestimmung von „Bewertungsdimensionen" sowie der Gewichtung wird daher ebenfalls kritisiert und deshalb wird individualisierten Instrumenten gegenüber standardisierten der Vorzug gegeben. Trotz der Vorteile die für die Befragungsteilnehmer/innen wesentlichen Lebensqualitätsbereiche in die Messung miteinzuschließen, haben Instrumente, die die individuelle Lebensqualität erheben, Nachteile in Längsschnittbetrachtungen. Eine Beurteilung, ob eine Veränderung der Lebensqualität eine tatsächliche Verbesserung oder Verschlechterung oder aber eine Veränderung der persönlichen Prioritäten darstellt, ist kaum möglich. (Holzhausen, 2009, S. 60, 63)

Persönliche Einzelinterviews sind bei Pflegeheimbewohner/innen im Vergleich zu anderen Erhebungsmethoden zu bevorzugen. Die Bewohner/innen können, auch wenn sie kognitiv beeinträchtigt sind, durch geeignete Fragestellungen – Reduktion von Komplexität und Länge, mündliche Befragungen – großteils angemessene Antworten geben. Von der Auswahl der an der Erhebung teilnehmenden

Personen durch das Personal wird abgeraten. Des Weiteren sollten die Bewohner/innen ihre Lebensqualität selbst beurteilen – Selbsturteile sind im Vergleich zu Fremdurteilen zu bevorzugen. (Estermann & Kneubühler, 2008, S. 207) Dies entspricht auch dem erwähnten Vorzug der Selbst- gegenüber der Fremdperspektive in der Bewertung der Lebensqualität. Eine detaillierte Auseinandersetzung mit den Besonderheiten in der Befragbarkeit älterer Menschen findet sich in Abschnitt 7.5.

Allein in der Medizin sind über 300 Instrumente zur Erfassung der Lebensqualität vorhanden. Bei den Instrumenten kann zwischen krankheitsübergreifenden sogenannten generischen also allgemeinen und krankheitsspezifischen unterschieden werden. Krankheitsübergreifende Instrumente sind zur Anwendung bei unterschiedlichen Zielgruppen geeignet und häufig für verschiedene Bevölkerungsgruppen valide (Meier, 1995, S. 52). Zu den krankheitsübergreifenden Instrumenten zählen beispielsweise der SF-36 (Short Form 36) oder der WHOQoL (World Health Organisation Quality of Life), auf die nachfolgend noch näher eingegangen werden soll. Krankheitsspezifische Instrumente existieren zu einer Vielzahl von Krankheiten wie z. B. Asthma oder Osteoporose. (Proske, 2004, S. 257–258) Diese können aber auch für eine spezielle Bevölkerungsgruppe wie z. B. ältere Menschen oder für spezielle Problembereiche wie z. B. Schmerzen entwickelt sein (Meier, 1995, S. 53). Zusätzlich kann zwischen Profil- und Indexinstrumenten differenziert werden. Während es bei Profilinstrumenten zur Erfassung mehrerer „Eingangsgrößen" kommt, werden bei Indexinstrumenten diese Eingangsgrößen zu einem Gesamtwert aggregiert. (Proske, 2004, S. 257–258)

Großteils werden bei Forschungen zur Lebensqualität älterer Menschen generische Instrumente genutzt. Die Eignung dieser zur Erfassung der Lebensqualität bei älteren und vor allem multimorbiden Menschen wird jedoch häufig bezweifelt. Zudem zeigten sich in mehreren Studien Bodeneffekte beim Einsatz generischer Instrumente bei älteren Menschen. (Holzhausen, 2009, S. 59) Diese Tatsache beschreiben auch Kuhlmey, Brennecke und Naegler:*„…das Angebot an Instrumenten [ist] zwar reichlich, deren Spezifität für die Lebenssituation mehrfach erkrankter alter Menschen allerdings gering."* (2005, S. 46)

Eine weitere zu berücksichtigende Differenzierung ist jene zwischen Messmethoden zur Erfassung objektiver bzw. subjektiver Indikatoren der Lebensqualität. Objektive Indikatoren werden häufig durch sozioökonomische Daten wie die Lebenserwartung, objektiven Gesundheitsdaten, das Bruttoinlandsprodukt oder Lebenserhaltungskosten erhoben. Subjektive Indikatoren betreffen das Wohlbefinden oder die Lebenszufriedenheit. (Klimes, 2013, S. 33)

Nachfolgend werden vier ausgewählte Instrumente zur Messung von Lebensqualität der in der vorliegenden Arbeit definierten Zielgruppe exemplarisch näher beschrieben. Es wurden zwei sehr verbreitete standardisierte Instrumente, der SF-36 und die WHOQOL-Instrumente, sowie zwei Instrumente zur Messung der individuellen Lebensqualität, der SEIQoL sowie der FLQM, ausgewählt. Die Instrumente variieren dabei in ihrer Länge, Komplexität, sowie der Zielgruppe, für die sie erstellt wurden. Alle vier Instrumente sind in einer deutschen Version vorhanden. Es handelt sich um krankheitsübergreifende Instrumente, die die subjektive Lebensqualität der Befragten erheben.

Nachfolgende Tabelle (s. Tabelle 3.3) fasst die wesentlichen Eigenschaften der Instrumente zusammen.

Der **SF-36** (Short-Form 36) ist ein generisches Instrument, das die gesundheitsbezogene Lebensqualität erfasst. Es wurde für die Zielgruppe gesunder und kranker Menschen „mittleren Lebensalters" entwickelt. Der SF-36 hat insgesamt 36 Fragen, die acht Bereiche der Lebensqualität umfassen: körperliche Funktionsfähigkeit, körperliche Rollenfunktion, Schmerz, allgemeine Gesundheitswahrnehmung, Vitalität, soziale Funktionsfähigkeit, emotionale Rollenfunktion, psychisches Wohlbefinden. Es kann je Bereich ein Gesamtwert berechnet werden. Darüber hinaus kann für die psychische und körperliche Gesundheit ein weiterer Wert errechnet werden – es sind jeweils Werte zwischen 0 (niedrige Lebensqualität) bis 100 (hohe Lebensqualität) möglich. (Bullinger & Kirchberger, 1998, S. 8–10; Morfeld & Bullinger, 2008, S. 56–60) Die Nachteile, dass der SF-36 für Menschen „mittleren Lebensalters" konzipiert wurde sowie die Tatsache, dass stark auf die körperliche Funktionsfähigkeit fokussiert wird, überwiegen den Vorteil, dass bereits viele Vergleichsergebnisse, die unter Anwendung dieses Instruments erzielt wurden, vorliegen.

Die von der WHO Quality of Life Group entwickelten Instrumente zur Erhebung der subjektiven Lebensqualität sind ebenfalls generische Instrumente.

Der **WHOQOL 100** besteht aus 100 Items in den sechs Dimensionen physische Lebensqualität, psychische Lebensqualität, Unabhängigkeit, soziale Beziehungen, Umwelt und Spiritualität. Die dahinterliegenden 24 Facetten umfassen jeweils vier Items. Zusätzlich beinhaltet der WHOQOL 100 vier Items zur Beurteilung der Gesamt-Lebensqualität.

Ausgewertet werden je Bereich ein Wert sowie ein Gesamtwert zwischen 0 (niedrige Lebensqualität) bis 100 (hohe Lebensqualität). (Kilian, 2008, S. 64–67; Angermeyer, Kilian & Matschinger, 2000, S. 25)

Der **WHOQOL BREF** besteht aus 26 Items in vier Dimensionen (physische Lebensqualität, psychische Lebensqualität, soziale Beziehungen, Umwelt) sowie einer Beurteilung der Gesamt-Lebensqualität in zwei Items. (Kilian, 2008, S. 64–67; Angermeyer, Kilian & Matschinger, 2000, S. 25)

Tabelle 3.3 Ausgewählte Instrumente zur Erfassung der Lebensqualität; Quelle[a]

Instrument	Zielgruppe	Administration	Reliabilität	Validität	Besonderheit
SF-36	gesunde und kranke Menschen „mittleren Lebensalters"	Paper & Pencil	gegeben	gegeben	Erfassung der gesundheitsbezogenen Lebensqualität
WHOQOL Instrumente – WHOQOL 100 – WHOQOL BREF – WHOQOL OLD	WHOQOL 100 und BREF: Gesunde und kranke Menschen im Erwachsenenalter in verschiedensten Settings WHOQOL OLD: ältere Menschen (60+)	Paper & Pencil	gegeben	gegeben	Erfassung der „Gesamt-Lebens-qualität" und „Spezial-Modul" für ältere Menschen
SEIQoL-DW	Gebrauch im klinischen Alltag; Einschränkungen bei älteren Personen und bei kognitiven Defiziten	halb-strukturiertes Interview	mittelmäßig	gegeben	Erfassung der individuellen Lebensqualität
FLQM	multimorbide ältere Menschen	Interview	aufgrund der Systematik nicht möglich	gegeben	relativ junges Instrument zur Erfassung der individuellen Lebensqualität für die spezielle Zielgruppe multimorbider älterer Menschen

[a]**SF-36**: Bullinger & Kirchberger, 1998, S. 8–10; Morfeld & Bullinger, 2008, S. 56–60
WHOQOL Instrumente: Angermeyer, Kilian & Matschinger, 2000, S. 25, 43, 48, 56, 66; WHO, 2006, S. 6, 14
SEIQol: O'Boyle, Browne, Hickey, Mc Gee & Joyce, 1993, S. 3; Wettergren, Kettis-Lindblad, Sprangers & Ring, 2009, S. 739–740; Wettergren, Björkholm & Langius-Eklof, 2005, S. 2332
FLQM: Holzhausen, 2009, S. 63–67, 136–137; Holzhausen, Gaernter, Martus, Fuchs, Busch & Scheidt-Nave, 2013 S. 30

Der **WHOQOL OLD** umfasst 24 Items, die sechs Facetten zugeordnet sind: Sinnesfunktionen, Autonomie, Aktivitäten in Vergangenheit, Gegenwart und Zukunft, soziale Partizipation, Tod und Sterben sowie Intimität. Aus den Werten der Items oder der Facetten kann ein Gesamtwert, der die Gesamt-Lebensqualität angibt, errechnet werden. Der WHOQOL OLD kann zusammen mit dem WHO-QOL 100 oder WHOQOL BREF genutzt werden (WHO, 2006, S. 13–14) Als wesentlicher Vorteil der WHOQOL-Instrumente lässt sich die breite Anwendbarkeit für verschiedene Bevölkerungs- und Altersgruppen sowie die Verfügbarkeit eines Instruments, das speziell für die ältere Bevölkerung konzipiert und getestet wurde, nennen.

Der **SEIQoL** (Schedule for the Evaluation of Individual Quality of Life) bzw. der SEIQoL-DW (Schedule for the Evaluation of Individual Quality of Life – direct weighting) ist ein Instrument zur Erfassung der individuellen Lebensqualität. Die Erhebung der Lebensqualität erfolgt dabei in einem halb-strukturierten Interview. Die Befragten benennen die für ihre derzeitige Lebensqualität fünf wesentlichsten Bereiche, bewerten diese nach ihrer momentanen Zufriedenheit (0 – schlecht bis 100 – sehr gut) und gewichten die Bereiche nach ihrer Wichtigkeit für sie. Das Ergebnis dieser Bewertung ist ein Index, der die individuelle Lebensqualität zwischen 0 (schlechtestes Ergebnis) und 100 (bestes Ergebnis) angibt. (O'Boyle, Browne, Hickey, MC Gee & Joyce, 1993, S. 3–6; Browne, O'Boyle, McGee, McDonald & Joyce, 1997, S. 301–303) Problematisch in der Anwendung bei älteren Menschen erscheinen der komplexe Vorgang der Gewichtung sowie die Nennung der fünf wichtigsten Bereiche für die Lebensqualität. (Holzhausen, 2009, S. 62; Merk, 2011, S. 9–12) Der SEIQoL-DW stellt ein vereinfachtes und kürzeres Instrument des SEIQoL dar (Merk, 2011, S. 5). Als wesentlicher Vorteil des SEIQoL bzw. SEIQoL-DW lässt sich zusammenfassend die Möglichkeit der Erfassung der individuellen Lebensqualität der Befragten nennen.

Ein weiteres Instrument zur Erfassung der individuellen Lebensqualität stellt der **FLQM** (Fragenbogen zur Lebensqualität multimorbider älterer Menschen) dar. Dieser wurde speziell für die Zielgruppe älterer, mehrfach erkrankter Menschen ohne kognitive Defizite konzipiert. Es handelt sich um ein noch recht junges Instrument, das 2009 entwickelt wurde. Untersuchungsteilnehmer/innen benennen fünf Bereiche, die für ihre momentane Lebensqualität wichtig sind, führen anschließend eine Bewertung und Gewichtung durch. Für die Benennung der Bereiche existiert eine Liste mit vorgeschlagenen Bereichen, die qualitativ erhoben wurden. Abschließend wird ein Gesamtindex zur Lebensqualität berechnet (1 niedrige bis 6 hohe Lebensqualität). (Holzhausen, 2009, S. 63, 65, 67; Holzhausen et al. 2013, S. 30) Als wesentliche Vorteile des FLQM sind die Möglichkeiten, die individuelle Lebensqualität zu erheben, sowie seine Konzeption speziell für die Zielgruppe älterer multimorbider Menschen, zu nennen. Die Tatsache, dass das Instrument im Vergleich zu den anderen beschriebenen noch relativ wenig getestet wurde, stellt einen Nachteil dar.

Auf die in der vorliegenden Arbeit verwendeten Instrumente, der WHO-QOLBREF sowie der WHOQOLOLD wird in Abschnitt 8.1.1 nochmals eingegangen.

3.5   Lebensqualität bei älteren Menschen

In der Literatur findet sich kein explizit als altersbezogen bezeichneter Ansatz zur Lebensqualität (Klimes, 2013, S. 29) und wie bereits erwähnt keine einheitliche Definition von „Lebensqualität im Alter" (Brown, Bowling & Flynn, 2004, S. 8). Verschiedene Ansätze und Modelle, die die Beurteilung der Lebensqualität zu erklären versuchen, wurden bereits unter Abschnitt 3.3 erläutert. Dabei geben verschiedene Studien – teilweise bereits unter Abschnitt 3.2 angeführt – einen Überblick über Indikatoren und Bereiche, die für ältere Menschen in Bezug auf ihre Lebensqualität von Bedeutung sind. Im Vergleich zu jüngeren Menschen verschieben sich die Prioritäten in Bezug auf einzelne Bereiche. Beispielsweise haben für jüngere Menschen Arbeit und finanzielle Ressourcen meist hohe Priorität, wohingegen für ältere Menschen Gesundheit und Funktionsfähigkeit prioritär sind (Bowling et al., 2002, S. 273). Dies hat häufig mit einer altersbedingten Veränderung des Lebensstils sowie der Lebensweise zu tun (BMFSFJ, 2002, S. 75).

Bowling und Gabriel (2007) erforschen in einer Studie die Definition von Lebensqualität von Personen über 65 Jahren. Ergebnis dieser Studie sind folgende Indikatoren – in den Klammern ist der jeweilige Prozentsatz der Teilnehmer/innen angeführt, die diesen Indikator genannt haben: Soziale Beziehungen (81 %), soziale Rollen und Aktivitäten (60 %), Gesundheit (44 %), Wohlbefinden (38 %), Wohnen und Nachbarschaft (37 %), finanzielle Ressourcen (33 %) und Unabhängigkeit (27 %). Als Gründe für die Nennung dieser Indikatoren geben die Teilnehmer/innen der Studie die Freiheit, das zu tun, was sie wollen, Vergnügen, Zufriedenheit mit dem eigenen Leben, soziale Bindungen sowie ein Sicherheitsgefühl an. (Bowling & Gabriel, 2007, S. 833–834)

Holzhausen (2009, S. 51) fasst die genannten Bereiche und Indikatoren aus neun Studien zur Lebensqualität im Alter zusammen. Demnach lassen sich die

Qualität sozialer Kontakte, soziale Rollen und Partizipation, Autonomie, Unabhängigkeit, Gesundheit, Mobilität, der Zugang zu Gesundheitsdiensten sowie Wohnen als wesentliche Indikatoren nennen.

Diese erwähnten Indikatoren und Bereiche decken sich auch mit den bereits unter Abschnitt 3.2 angeführten sowie mit den Ergebnissen einer Studie von Bowling et al. (2003), an der über 900 Menschen im Alter von 65 Jahren und mehr zu ihrem Verständnis von guter Lebensqualität befragt wurden.

In einem systematischen Literatur Review zu Studien über Lebensqualität älterer Menschen von Brown, Bowling und Flynn (2004, S. 79–85) werden ebenfalls bereits genannte Bereiche als wesentlich für die Lebensqualität älterer Menschen identifiziert: Die Beziehung zur Familie, soziale Kontakte, Wohlbefinden, Religion und Spiritualität, Unabhängigkeit, Mobilität, Autonomie, soziale Aktivitäten, Lebensstandard sowie Gesundheit.

In Bezug auf die Lebensqualität im Alter müssen ebenso Aspekte wie Pflegebedürftigkeit, Morbidität bzw. Multimorbidität, eingeschränkte Mobilität, die körperliche und geistige Leistungsfähigkeit, das Auftreten von dementiellen Erkrankungen sowie im Alter häufig eintretende Ereignisse wie der Verlust von Verwandten, Bekannten und Freunden oder der Einzug in ein Pflegeheim berücksichtigt werden (BMFSFJ, 2002, S. 75)

Vor allem das Vorhandensein von Pflegebedürftigkeit und Krankheit geht oft mit einer verringerten Lebensqualität einher (z. B. Hellström, Persson & Hallberg, 2004; Saks, Tiit, Muurinen, Mukkila, Formmelt & Hammond, 2008). Klimes (2013, S. 53–54) nennt einige Studien, aus denen ein negativer Effekt der Zahl der Krankheiten auf die Lebensqualität hervor geht. Dadurch würde das Alter die Lebensqualität indirekt beeinflussen, da mit zunehmendem Alter auch von einer Zunahme an Krankheiten auszugehen ist. Zudem zeigt sich ein negativer Effekt auf die Lebensqualität beim Vorhandensein von Schmerz (z. B. Cipher & Clifford, 2004). Estermann und Kneubühler (2008, S. 203) können in ihrer Studie den Zusammenhang zwischen der subjektiven Lebensqualität und dem Ausmaß der Pflegestufe bei im Pflegeheim lebenden Menschen bestätigen.

Ein weiterer Aspekt, der im engen Zusammenhang mit Pflegebedürftigkeit steht und der ebenfalls einen wesentlichen Einfluss auf die Lebensqualität hat, ist jener der Abhängigkeit von anderen Personen. Abhängigkeit geht ebenfalls mit einer geringen Lebensqualität einher (Hellström, Persson & Hallberg, 2004, S. 589, 592) – dabei lässt sich kein Unterschied feststellen, ob die Hilfeleistungen von informellen oder professionellen Pflegekräften verrichtet wird. Somit herrscht diesbezüglich kein Unterschied zwischen älteren Pflege- und Betreuungsbedürftigen, die zu Hause bzw. die in einer spezialisierten Einrichtung wie einem Pflegeheim leben (Hellström, Andersson & Hallberg, 2004, S. 512).

In Bezug auf die subjektive Lebensqualität liegen sehr unterschiedliche Forschungsergebnisse vor: Einerseits zeigen Studienergebnisse eine Abnahme der subjektiven Lebensqualität mit dem Alter (z. B. Estermann & Kneubühler, 2008), anderseits finden sich auch konträre Ergebnisse, die von einer Zunahme sprechen – andere Ergebnisse zeigen keine Veränderung. Das unterstreicht wiederum die Annahme, dass sich auch die Lebensqualität im Alter je nach Individuum unterscheidet. (BMFSFJ, 2002, S. 77)

Während eine Studie von Motel-Klingebiel (2001) einen signifikanten Zusammenhang zwischen dem Alter und der Lebensqualität zeigt. Dieser Zusammenhang wird vor allem in Bezug auf die körperliche und psychische Gesundheit deutlich. Mit zunehmendem Alter zeigt sich eine zunehmend ungleiche Verteilung der Lebensqualität.

Die Forschung nach Gründen für die relativ stabile subjektive Lebensqualität bzw. das subjektive Wohlbefinden im Alter nennt u. a. die Verfügbarkeit von protektiven Ressourcen wie soziale Netzwerke oder ein hohes Selbstwertgefühl älterer Menschen. Zudem wird auf die Copingstile verwiesen, die bei älteren Menschen einen wesentlichen Beitrag zu Erhaltung der subjektiven Lebensqualität leisten. Dennoch können diese durch das gleichzeitige Auftreten zahlreicher „irreversibler Belastungen" auch nur bis zu einem gewissen Umfang unterstützen. (BMFSFJ, 2002, S. 77–78)

Mit steigendem Alter werden soziale Kontakte in unmittelbarer Nähe bedeutender und wirken sich positiv auf die Lebensqualität, die ein Resultat aus der Lebenslage und dem Lebensstil ist, aus. Wobei in die individuelle Bewertung der Lebensqualität auch immer eigene Erwartungen sowie das Ergebnis eines Vergleichs mit bedeutenden anderen Gruppen einfließen.

Die Lebensqualität kann somit zur Beurteilung für erfolgreiches Altern eingesetzt werden. Es gilt zudem festzuhalten, dass das Alter und auch die jeweilige Phase im Lebenslauf, in der sich eine Person befindet, Auswirkungen auf die Bewertung der Lebensqualität haben. Beispielsweise gehen Ältere im Vergleich zu Jüngeren häufig von einer geringen Möglichkeit, ihre Lebenslage zu ändern aus und sehen dadurch die Notwendigkeit ihren Lebensstil entsprechend zu adaptieren. (Voges, 2008, S. 76–77)

3.6 Lebensqualität im Pflegeheim

Pflegeheime können nicht nur einen Beitrag zur Befriedigung der Grundbedürfnisse der dort lebenden Menschen leisten, sondern auch darüber hinaus– wie beispielsweise eine sichere Umgebung, Pflege- und Betreuungsleistungen oder

Unterstützung in diversen Aktivitäten (Saks et al., 2008, S. 196). Es gilt zu berücksichtigen, dass vor allem der Umzug in ein Pflegeheim ein einschneidendes Erlebnis darstellt, mit dem die Betroffenen umgehen müssen. (Cohn & Sugar, 1991, S. 29) Für einen überwiegenden Teil älterer Menschen stellt eine Versorgung zu Hause im Fall von Pflegebedürftigkeit die bevorzugte Wohn- bzw. Versorgungsform dar – Pflegeheime werden häufig als am wenigsten wünschenswerte Möglichkeit beurteilt (z. B. BMASK, 2010, S. 49). Auch Angehörige teilen diese Auffassung (Voges, 2009, S. 284).

Literatur und Forschungsergebnisse zur Lebensqualität im Pflegeheim sind nur begrenzt vorhanden. Vorwiegend wird der Fokus auf negative Effekte auf die Lebensqualität gelegt sowie auf Teilbereiche wie therapeutische Interventionen, soziale Interaktion der Bewohner/innen, Autonomie sowie die Qualität der Pflege. Vor allem die Frage, wie die Bewohner/innen ihre Lebensqualität wahrnehmen bzw. was für sie Lebensqualität ausmacht, ist kaum erforscht. (Cohn & Sugar, 1991, S. 29–30; Brown, Bowling & Flynn, 2004, S. 86)

Cohen und Sugar (1991, S. 30) führen lediglich eine Studie von Spalding und Frank aus dem Jahr 1985 an, die sich mit der Wahrnehmung der Bewohner/innen ihrer eigenen Lebensqualität beschäftigt. Diese Studie zeigt, dass für Bewohner/innen eine positive Einstellung sowie ein positiver Umgang des Personals mit den Bewohner/innen, eine wohnliche Atmosphäre, Essen, ein breites Angebot an Aktivitäten, qualitativ hochwertige Pflege, Behandlung und Betreuung sowie Sauberkeit Lebensqualität ausmachen. Auch über 15 Jahre später sind Forschungsergebnisse rar.

Eine von Cohn und Sugar 1991 durchgeführte Studie definiert Pflege, die Umgebung, Fähigkeiten und Autonomie als für die Lebensqualität von Pflegeheimbewohner/innen wesentlich, obwohl auch darauf hingewiesen wird, dass die genannten Bereiche je Individuum sehr unterschiedlich sein können (Cohen & Sugar, 1991, S. 46).

Bereits in Abschnitt 3.2 werden weitere Indikatoren, die Lebensqualität im Pflegeheim ausmachen, angeführt. Im Vergleich zu älteren Menschen, die zu Hause leben, nimmt für jene im Pflegeheim, die Möglichkeit, Kontrolle über das eigene Leben zu behalten sowie den Tagesablauf selbst zu strukturieren, eine wesentliche Rolle ein (Brown, Bowling & Flynn, 2004, S. 10).

Eine Studie von Saks et al. (2008), in der die Lebensqualität von 435 im Pflegeheim lebenden Personen in fünf Ländern (Estland, Schweden, Großbritannien, Finnland, Deutschland) quantitativ erhoben wurde, ergibt, dass die Lebenserfahrung der Betroffenen, das physische Umfeld, die subjektive Pflege- und Betreuungsqualität, die professionelle Pflege sowie die Kommunikation Einfluss auf die Lebensqualität haben. Die subjektive Pflege- und Betreuungsqualität machte in verschiedenen Modellen mit sechs bis 26 Prozent der erklärten Varianz der Lebensqualität einen der wesentlichen Einflussfaktoren aus: Zufriedenheit mit der Pflege, Ruf der Einrichtung sowie eine gute Beziehung zu den Pflege- und Betreuungspersonen. Die professionelle Pflege erklärt nur fünf Prozent der Varianz. In Bezug auf die Lebenserfahrung machen eine Krankheit eines Familienmitgliedes, finanzielle Probleme oder ein Todesfall drei bis vier Prozent der Varianz in der Lebensqualität aus. Vier Prozent der Varianz werden durch Aspekte des physischen Umfeldes erklärt: In einem Einzelzimmer lebend sowie die Möglichkeit, ins Freie zu kommen. Einen ebenfalls eher geringen Einfluss zeigen Aspekte der Kommunikation. Zusammengefasst spielen vor allem subjektive Faktoren eine wesentliche Rolle: Zufriedenheit mit der Gesundheit, Zufriedenheit mit der Unterstützung durch Freunde, Zufriedenheit mit dem Zugang zu Gesundheitsdienstleistungen, Beziehung zum Personal, Zufriedenheit mit den Möglichkeiten an Freizeitaktivitäten teilzunehmen sowie die wahrgenommene Autonomie sowie ein Gefühl von Kontrolle über sein Leben. Im Vergleich zu anderen Studien wird das Ausmaß der Pflegebedürftigkeit bzw. der Abhängigkeit von anderen Personen nicht als Schlüsseleinflussfaktor für die Lebensqualität genannt. (Saks et al., 2008, S. 201–202, 209, 212–213)

In einer von Schenk, Meyer, Behr, Kuhlmey und Holzhausen 2013 durchgeführten qualitativen Studie werden zehn zentrale Dimensionen, die die subjektive Lebensqualität von Personen im Pflegeheim beeinflussen, erhoben: Soziale Kontakte, Selbstbestimmung, Autonomie, Privatsphäre, Ruhe, Vielfalt an Aktivitäten, sinnvolle Aktivitäten, das Gefühl sich zu Hause zu fühlen, Sicherheit, Gesundheit und informiert zu sein. (Schenk et al., 2013, S. 2929) Den positiven Einfluss von sozialer Unterstützung und sozialen Kontakten zeigt auch eine Studie von Oppikofer, Albrecht, Schelling und Wettstein (2002). Es gilt jedoch zu bedenken, dass soziale Netzwerke im Alter aufgrund von zunehmender Krankheit sowie Tod von Freunden oder Verwandten abnehmen und auch schwieriger zu erhalten sind (Bowling, Farquhar & Grundy, 1996, S. 1077).

In einer von Estermann und Kneubühler 2008 durchgeführten Studie in zehn Pflegeheimen mit insgesamt 430 teilnehmenden Personen, die in diesen Pflegeheimen lebten, wird der Einfluss von Essen und Umgebung, Pflege und Betreuung, Empathie, Autonomie, Privatheit, Sicherheit sowie Akzeptanz auf die subjektive Lebensqualität mithilfe eines Fragebogens erforscht. Zudem werden die Faktoren Alter, Aufenthaltsdauer, Geschlecht, kognitiver Status und Pflegestufe in die Erhebung eingeschlossen. Aus der Studie resultiert die Erkenntnis, dass die Faktoren Alter, Geschlecht, kognitiver Status und Aufenthaltsdauer in der Einrichtung nur fünf Prozent der Varianz der subjektiven Lebensqualität ausmachten. Zudem ergibt die Studie, dass die Bewohner/innen von großen Einrichtungen eine schlechtere Lebensqualität haben, als jene in kleineren Einrichtungen. (Estermann & Kneubühler, 2008, S. 204–206)

Im quantitativen Vergleich der Lebensqualität zwischen älteren Personen (durchschnittliches Alter 74,7 Jahre), die zu Hause leben und Personen (durchschnittliches Alter 75,8 Jahre), die im Pflegeheim leben, zeigt eine Studie von Even-Zohar (2014) eine bessere Lebensqualität von zu Hause Lebenden – der Lebensort stellt sich als Haupteinflussfaktor auf die Lebensqualität heraus. Hohe Korrelationen zur Lebensqualität ergeben auch der ökonomische Status, Gesundheit, funktioneller Status und Ausbildung. Kein signifikanter Unterschied in der Lebensqualität zeigt sich zwischen verheirateten Personen und nicht verheirateten sowie zwischen Personen mit Kindern und ohne.

Auch das Ergebnis einer Studie von Kratzer (2011, S. 87–88, 139) zeigt eine geringere Lebenszufriedenheit von im Pflegeheim lebenden älteren Menschen im Vergleich mit zu Hause lebenden. Allerdings waren nur 19 im Pflegeheim Lebende von insgesamt 130 Personen in der Stichprobe inkludiert.

Die Ergebnisse der Berliner Altersstudie zeigen zudem, dass das Risiko eines geringeren Wohlbefindens bei Heimbewohner/innen höher sei als bei gleichaltrigen zu Hause Lebenden. (Smith et al. 1996, S. 511)

Der Pflegeheimeinzug wirkt sich auch laut Cobo (2014, S. 1016) negativ auf die Lebensqualität aus, Maun (2010, S. 54) hingegen zeigt eine positive Auswirkung. Diese konträren Ergebnisse können damit zu tun haben, dass der Einzug in ein Pflegeheim zu Beginn eine schwerwiegende Veränderung für die Betroffenen bedeutet und einen deutlichen Bruch in ihrem bisherigen Lebenslauf darstellt (Voges & Borchert, 2008, S. 203) sowie aufgrund eines Verlustes an Unabhängigkeit und Privatsphäre (Brown, Bowling & Flynn, 2004, S. 86), es nach der Eingewöhnungsphase jedoch zu einer Verbesserung der Lebensqualität kommt (Noro & Aro, 1996, S. 355). So zeigt sich in der Studie von Liu, Wenig und Wu (2014, S. 2624) eine Verbesserung des subjektiven Gesundheitszustandes nach einem Jahr in der Pflegeeinrichtung. Eine bessere Umgebung sowie weniger Einsamkeit sind ebenfalls als positive Aspekte für die Lebensqualität anzuführen (Brown, Bowling & Flynn, 2004, S. 86). Zudem wirkt sich eine positive Grundeinstellung in Bezug auf den Einzug in das Pflegeheim positiv auf die Lebensqualität der dort lebenden Menschen aus (Cooney, Dowling, Gannon, Dempsey & Murphy, 2013, S. 194).

Die von Cobo (2014, S. 1015) durchgeführte Studie zum Einfluss des Pflegeheimeinzuges auf die Wahrnehmung von Autonomie und Lebensqualität bei älteren Menschen zeigt auch, dass im Pflegeheim vorwiegend Menschen mit niedrigerem Bildungsniveau leben. Diese Studie macht zudem den wesentlichen Einfluss von Autonomie, Unabhängigkeit und einem Gefühl von Kontrolle über das eigene Leben, das vor allem in der Einzugsphase gering ist, auf die Lebensqualität deutlich.

Insgesamt darf jedoch nicht außer Acht gelassen werden, dass die subjektive Lebensqualität sowie die subjektiv bewertete Pflegequalität auch von den jeweiligen Vorlieben der Person die Größe, Lage und Ausstattung der Pflegeeinrichtung betreffend abhängen (Liu, Wenig & Wu, 2014, S. 2624).

Unterschiede zwischen den Pflegeheimen wirken sich laut einer 2015 von Marventano et al. durchgeführten Studie in einer unterschiedlichen Lebensqualität der dort lebenden Menschen aus. In der Studie wird die Lebensqualität von 525 Personen über 60 Jahre in insgesamt 14 Pflegeheimen in Spanien erhoben. 16,4 Prozent der Unterschiede in der Lebensqualität sind dabei auf die Ebene der Pflegeheime zurück zu führen. Die strukturellen Merkmale Lage, Trägerschaft, Art der Unterkunft (Anzahl Einzel-/Doppelzimmer), zur Verfügung stehende Räumlichkeiten wie Fernsehräume, Cafés, Bibliothek sowie das Vorhandensein weiterer Berufsgruppen wie zum Beispiel Ärzte/Ärztinnen, Sozialarbeiter/innen etc. werden zur Erklärung der Unterschiede der Lebensqualität der Bewohner/innen zwischen den Pflegeheimen herangezogen. Durch die genannten strukturellen Merkmale können 74,3 Prozent der Varianz auf Ebene der Pflegeheime erklärt werden. Die Ergebnisse zeigen, dass sich vor allem eine öffentliche Trägerschaft eines Pflegeheims sowie ein/ Facharzt/ärztin positiv auf die Lebensqualität der Bewohner/innen auswirken. Keine Aussagen werden in der Ergebnisdarstellung zum Einfluss der Größe des Pflegeheims auf die Lebensqualität gemacht. (Marventano, Prieto-Flores, Sanz-Barbero, Martín-García, Fernandez-Mayoralas, Rojo-Perez, Martinez-Martin & Forjaz, 2015, S. 104–110)

Aus einer von Sonntag, Meyer, Drewniak und Schenk (2015, S. 77) in Bayern durchgeführten Studie zur Lebensqualität von Bewohner/innen in Pflegeheimen geht hervor, dass sowohl die Selbstbestimmung über den Heimeinzug, der Glaube und die Heimaufenthaltsdauer als auch die Größe und Lage des Pflegeheims einen signifikanten Einfluss auf die Lebensqualität haben. Personen, die in Pflegeheimen in ländlichen Gegenden leben, haben eine schlechtere Lebensqualität als jene in städtischen Pflegeheimen. Die Autor/innen weisen auf die bislang geringe Beforschung von Kontextfaktoren auf die Lebensqualität hin.

Die bereits im vorigen Kapitel angesprochenen Coping-Mechanismen einer Person haben des Weiteren Einfluss auf die Lebensqualität der im Pflegeheim lebenden Menschen – sie beeinflussen wie die jeweilige Person mit Veränderungen und somit auch mit dem Einzug ins Heim umgeht (Brown, Bowling & Flynn 2004, S. 7).

Theoretischer Bezugsrahmen: Soziale Ungleichheit 4

Vorliegendes Kapitel behandelt den theoretischen Bezugsrahmen zum Thema sozialer Ungleichheit. Es geht auf Definitionen sozialer Ungleichheit ein, beschäftigt sich mit Modellen und Theorien zur Thematik und widmet eine vertiefte Betrachtung der sozialen Ungleichheit im Alter. Hierzu erfolgt eine Auseinandersetzung mit verschiedenen Erklärungsansätzen und der Frage, wie das Alter in ausgewählten Theorien Berücksichtigung findet.

4.1 Definition und theoretische Herleitung

Für soziale Ungleichheit sind verschiedene Begriffsdefinitionen vorzufinden. Ausgewählte werden nachfolgend exemplarisch angeführt und ihre wesentlichen Aspekte herausgefiltert.

Kreckel (2004) beispielsweise definiert soziale Ungleichheit wie folgt: *„Soziale Ungleichheit liegt überall dort vor, wo die Möglichkeiten des Zugangs zu allgemein verfügbaren und erstrebenswerten sozialen Gütern und/oder zu sozialen Positionen, die mit ungleichen Macht- und/oder Interaktionsmöglichkeiten ausgestattet sind, dauerhafte Einschränkungen erfahren und dadurch die Lebenschancen der betroffenen Individuen, Gruppen oder Gesellschaften beeinträchtigt bzw. begünstigt werden.“* (S. 17) Diese Definition liegt der Arbeit zugrunde. Soziale Ungleichheit ergibt sich aus der Ungleichheit der Verteilung von Ressourcen, materieller und immaterieller Art (Bauer & Büscher, 2008, S. 10). Soziale Ungleichheit entsteht also durch eine ungleiche Verteilung von erstrebenswerten Gütern. Der angeführten Definition von Kreckel zufolge führt soziale Ungleichheit zu eingeschränkten Chancen.

Dies geht auch aus der folgenden Definition von Hradil (2001) hervor, nach der soziale Ungleichheitdann vorliegt, *„wenn Menschen aufgrund ihrer Stellung in sozialen Beziehungsgefügen von den „wertvollen Gütern" einer Gesellschaft regelmäßig mehr als andere erhalten."* (S. 30)

Soziale Ungleichheit ist also von der Gesellschaft konstruiert und an den historischen Kontext gebunden, zumal sich die „wertvollen Güter einer Gesellschaft" ändern können. Soziale Ungleichheit kann daher auch nicht als objektiv bezeichnet werden. Soziale Ungleichheit ist mehrdimensional, relativ und veränderbar. (Burzan, 2011, S. 7–8)

Die Tatsache, dass soziale Ungleichheit gesellschaftlich konstruiert ist, spiegelt auch nachfolgende Definition von Hradil (1987) wider, nach der soziale Ungleichheit als *„gesellschaftlich hervorgebrachte und relativ dauerhafte Lebens- und Handlungsbedingungen, die bestimmten Gesellschaftsmitgliedern die Befriedigung allgemein akzeptierter Lebensziele besser als anderen erlauben."* (S. 144) definiert ist. Die letztgenannte Definition drückt bereits eine Differenzierung im vertikalen Sinn aus.

Soziale Ungleichheit ist grundsätzlich von natürlicher Ungleichheit zu unterscheiden. Natürliche Ungleichheit meint die „Verschiedenartigkeit" – z. B. durch Körpergröße, Aussehen. Natürliche Ungleichheit ist objektiv, sie ist biologisch bedingt. (Huinink & Schröder, 2008, S. 97; Rössel, 2009, S. 38)

Zudem zählen neben natürlichen auch zufällige, individuelle und momentane Unterschiede nicht zur sozialen Ungleichheit (Hradil, 2001, S. 29).

Soziale Ungleichheit ist dahingegen sozial bedingt und ergibt sich aus Unterschieden in Bezug auf die Kultur, Religion, den Beruf oder auch durch *„alters- und geschlechtsspezifische Besonderheiten"*. (Huinink & Schröder, 2008, S. 97; Rössel, 2009, S. 38) Laut Motel-Klingebiel (2001) geht es vor allem um Unterschiede, die zu *„Differenzierungen [führen], die als gesellschaftlich problematisch gelten und als veränderungswürdig betrachtet werden."* (S. 189) Es geht also um Unterschiedlichkeiten, die ein „Besser"/„Schlechter" oder ein „Mehr"/„Weniger" bzw. eine „Besser-"/„Schlechterstellung" verursachen. Zudem können soziale Ungleichheiten zur Bildung von Gruppen führen, wobei die Mitgliedschaft bei diesen Gruppen durch das Vorhandensein bestimmter Merkmale sozialer Ungleichheit bedingt ist und von den Mitgliedern nicht beeinflussbar ist (Hradil, 2001, S. 30).

Unterscheiden lassen sich vertikale Ungleichheit, die durch Merkmale wie z. B. Macht, Bildung und Einkommen ausgedrückt wird und horizontale Ungleichheit, die Merkmale wie z. B. Geschlecht oder Wohnregion betrifft. In Zusammenhang mit vertikaler sozialer Ungleichheit wird von klassischen Merkmalen sozialer Ungleichheit gesprochen. „Neue Ungleichheiten" beziehen sich auf horizontale Ungleichheit. Vertikale Merkmale begründen ein Mehr oder Weniger, das die Gesellschaft in ein Oben und Unten teilt. Horizontale Merkmale führen hingegen zu Unterschieden, obwohl im vertikalen Gefüge die gleiche Position eingenommen wird. (z. B. Huinink & Schröder, 2008, S. 98) Um soziale Ungleichheit empirisch greifbar und erfassbar zu machen, bedarf es Indikatoren. Für einzelne Merkmale lassen sich Indikatoren eher einfach finden (z. B. Bildung, Einkommen), bei anderen ist dies mit größeren Herausforderungen verbunden (z. B. Macht). (Hradil, 2001, S. 32)

In Zusammenhang mit den Merkmalen sozialer Ungleichheit stellt auch der Begriff der „Lebenslage" einen wesentlich zu definierenden dar. Darunter versteht Hradil (2001) die *„Gesamtheit ungleicher Lebensbedingungen eines Menschen, die durch das Zusammenwirken von Vor- und Nachteilen in unterschiedlichen Dimensionen sozialer Ungleichheit zustande kommen."* (S. 44) Die Lebenslage ergibt sich unter anderem aus den verschiedenen Merkmalen sozialer Ungleichheit. Als Dimensionen bzw. Merkmale der Lebenslage lassen sich neben Einkommen, Vermögen oder Bildung auch die gesundheitliche Situation sowie die Pflegebedürftigkeit anführen. (Huinink & Schröder, 2008, S. 105)

4.2 Modelle und Theorien sozialer Ungleichheit

Theorien/Modelle sozialer Ungleichheit herrschen in einer großen Zahl vor und begründen soziale Ungleichheit auf verschiedene Weise. Theorien sozialer Ungleichheit versuchen Fragen rund um das Entstehen sozialer Ungleichheit, die damit einhergehende Besser-/Schlechterstellung von Mitgliedern der Gesellschaft sowie die Gerechtigkeit von sozialer Ungleichheit zu erklären (Hradil, 2001, S. 36).

Burzan (2011) gibt durch Gliederung der Theorien/Modelle in Klassen- und Schichtmodelle (z. B. Marx, Weber, Geiger), Modelle, die soziale Ungleichheit durch Lebensstile, Milieus oder soziale Lagen (z. B. Spellerberg, SINUS-Milieus, Hradil) beschreiben oder Modelle, die sich von Strukturmodellen abwenden und den Fokus auf die Individualisierung des Lebens legen (z. B. Beck), einen Überblick über vorherrschende Theorien. Bourdieu kombiniert in seinem Modell des sozialen Raums Klassen und Lebensstile in einem Modell.

Nachfolgend sollen ausgewählte Modelle, Ansätze bzw. Theorien näher beschrieben werden. Die Ansätze bzw. Modelle wurden aufgrund ihrer großen Bekanntheit bzw. weil in der weiteren Auseinandersetzung mit der Thematik der vorliegenden Arbeit darauf Bezug genommen wird oder sie das Alter berücksichtigen, ausgewählt.

Klassen- und Schichtmodelle

Im „klassischen Klassenmodell" nach **Karl Marx**, das auch spätere Klassenmodelle und Klassentheorien prägt, lässt sich soziale Ungleichheit durch ökonomische Ursachen, durch Eigentums-/Besitzverhältnisse erklären. Eigentumsverhältnisse bzw. Besitz oder Nicht-Besitz von Produktionsmitteln entscheiden über die Zugehörigkeit zu einer Klasse bzw. über die soziale Lage. Mit der Zugehörigkeit zu einer Klasse gehen auch Machtverhältnisse einher, die über den ökonomischen Bereich hinausgehen und auch andere Bereiche wie Kultur oder Recht einschließen. Marx unterscheidet in seiner Theorie zwischen zwei Klassen: Der Bourgeoisie und dem Proletariat. Die Bourgeoisie ist dabei die herrschende Klasse, sie besteht aus den Besitzenden. Das Proletariat wird von den Arbeitern, den Nicht-Besitzenden, gebildet. Weitere Klassen sind in dieser Theorie nicht vorhanden. Da die beiden Klassen unterschiedliche Interessen haben, herrschen Konflikte und ein sogenannter Klassenkonflikt vor. Die Zugehörigkeit zu einer Klasse prägt die Einstellung, das Bewusstsein und das Denken der Mitglieder einer Klasse, sie leben unter gleichen Bedingungen. (Burzan, 2011, S. 15–17; Huinink & Schröder, 2008, S. 161–163; Hradil, 2001, S. 52–56)

Kritik an der Theorie von Karl Marx beinhaltet die nicht eindeutige Definition der zentralen Begrifflichkeit „Klasse", die Tatsache, dass allein ökonomische Verhältnisse die Basis für die Klassenbildung und somit die damit einhergehenden Machtverhältnisse bilden sowie die Frage, ob eine Gesellschaft durch nur zwei Klassen erklärt werden kann. Letzteres mag zwar in der Zeit der Entstehung der Theorie im 19. Jahrhundert möglich gewesen sein, bildet die weitere Entwicklung der Gesellschaft jedoch nicht mehr adäquat ab. (Burzan, 2011, S. 18–19; Huinink & Schröder, 2008, S. 161–163)

Ein weiteres Modell zur Erklärung sozialer Ungleichheit, das als Ausgangspunkt für spätere Klassen- wie auch Schichtmodelle genutzt wird, wurde von **Max Weber** entwickelt. Es handelt sich um ein mehrdimensionales Modell, das neben Klassen auch Stände und Parteien zur Erklärung der Gesellschaftsstruktur sowie ihrer Machtverhältnisse vorsieht. Weber differenziert Besitz-, Erwerbs- und soziale Klassen. Klassenzugehörigkeit beruht vorwiegend auf Eigentumsverhältnissen. Stände beziehen sich auf die soziale Ordnung und bestimmen die Lebensführung. Mit Parteien sind „*institutionalisierte Interessensgruppen*" gemeint. Trotz seines Beitrags für „*spätere mehrdimensionale Analysen sozialer Ungleichheit*" wird kritisiert, dass das Modell wenig dazu beisteuert, soziale Ungleichheit zu erklären und Ursachen für sie zu suchen. (Hradil, 2001, S. 58–60; Burzan, 2011, S. 20–25)

Zentraler Begriff im Schichtmodell nach **Theodor Geiger** ist jener der Schicht, der eine bestimmte soziale Lage ausdrückt. Eine Schicht besteht dabei aus „*vielen*

Personen, die irgendein erkennbares Merkmal gemein haben" (Geiger, 1962, S. 186). Die Gesellschaft wird nach „dem typischen Status" gegliedert (ebd.). In Geigers Modell sind jedoch nicht nur objektive Merkmale wie z. B. das Einkommen für die Einteilung in Schichten wichtig, sondern auch subjektive Aspekte der Schichtzugehörigkeit. Er spricht dabei von der Mentalität, also von typischen Haltungen und Denkweisen. Die Mentalität wird in Geigers Schichtmodell der jeweiligen Schicht zugeordnet. Somit sind die soziale Lage sowie die Mentalität konstituierende Merkmale einer Schicht. Kritisiert an Geigers Modell wird vor allem, wie das wesentliche Schichtungsmerkmal unter den vielen möglichen Merkmalen herausgefiltert werden kann. (Hradil, 2001, S. 70–71; Burzan, 2011, S. 26–31; Groß, 2015, S. 33–36)

Funktionalistische Schichtungsmodelle betrachten soziale Schichtung aus einem anderen Blickwinkel – sie sehen soziale Ungleichheit als Notwendigkeit für die Stabilität sozialer Systeme. Bekannte funktionalistische Theorien stammen von Talcott Parsons, Kingsley Davis und Wilbert Moore. Es wird davon ausgegangen, dass definierte Positionen für das Funktionieren einer Gesellschaft durch Personen eingenommen werden müssen. Zur Motivation dieser Personen werden Belohnungen wie z. B. Einkommen, ausgegeben. Die Positionen sind dabei hierarchisch geordnet – manche sind wichtiger als andere. Je wichtiger eine Position, umso mehr wird der Inhaber dieser Position belohnt. Kritisiert wird, dass Themen wie Macht und Konflikte keine Berücksichtigung in funktionalistischen Schichtmodellen finden – ebenso die Tatsache, dass nach Begründung funktionalistischer Schichtungsmodelle soziale Ungleichheit sogar notwendig ist, damit ein soziales System funktionieren kann. (Burzan, 2011, S. 31–39; Groß, 2015, S. 37–39; Hradil, 2001, S. 61–63; Huinink & Schröder, 2008, S. 163–165)

In weiterer Folge entstehen einige weitere Modelle und Theorien, die versuchen, soziale Ungleichheit zu erklären. An dieser Stelle sei exemplarisch auf jene von Helmut Schelsky, Ralf Dahrendorf und Karl Martin Bolte hingewiesen.

Helmut Schlesky prägte die Bezeichnung „nivellierte Mittelstandsgesellschaft" und lehnt dabei eine vertikale Unterteilung der Gesellschaft sowie die Begrifflichkeiten der Klasse sowie der Schicht ab. Er spricht von einer steigenden Mobilität und dadurch von einem Auflösen der Klassen bzw. Schichten. Auch sein Modell erntet zahlreiche Kritik und schafft es nicht ein bestimmendes Modell in der Forschung zur sozialen Ungleichheit zu werden. (Burzan, 2011, S. 40–41; Groß, 2015, S. 92)

Ralf Dahrendorf entwickelt in den 1970er Jahren das Schichtmodell von Geiger weiter, passt es an die damalige Gesellschaftsstruktur an und veranschaulicht dabei die Sozialstruktur Deutschlands in Form eines Hauses. Er gliedert die Bevölkerung dabei in sieben Schichten (Huinink & Schröder, 2008, S. 188). Dabei werden die einzelnen Schichten horizontal wie auch vertikal angeordnet.

Er beabsichtigt damit eine Ergänzung der Schichtungstheorie. In weiterer Folge wird dieses „Hausmodell" von Dahrendorf dann von Reiner Geißler aktualisiert und angepasst. (Burzan, 2011, S. 45–47; Groß, 2015, S. 49–50)

In dieser Zeit werden auch häufig die Begriffe „Status" und „Prestige" in die Ungleichheitsforschung eingebunden. Damit wird die Wertschätzung, das Ansehen sozialer Positionen ausgedrückt. Skalen, die auf Status und Prestige basieren, werden genutzt, um das vertikale Ungleichheitsgefüge der Gesellschaft abzubilden und finden in verschiedenen Schichtungsmodellen Anwendung. Kritisiert wird dabei vor allem die unscharfe Definition der Begrifflichkeit „Prestige". (Groß, 2015, S. 44–46)

Eines der bekanntesten Schichtungsmodelle dieser Zeit, das sich dieser Begrifflichkeiten bedient, wird von **Karl Martin Bolte** entwickelt. Bolte stellt die Ungleichheit der deutschen Bevölkerung in den 1960er Jahren in Form einer Zwiebel dar. Er teilt die Bevölkerung dabei nach der Bildung, der Höhe des Einkommens sowie der Ähnlichkeit der Berufe in fünf Kategorien und sieben „Statuszonen". Die einzelnen Bereiche überlappen sich dabei teilweise – die Angemessenheit einer ausschließlich vertikalen Unterteilung der Gesellschaft gilt in dieser Zeit als nicht mehr adäquat. (Burzan, 2011, S. 54–55; Esser, 2000, S. 148; Bolte, Kappe & Neidhardt, 1967, S. 313–317)

Nicole Burzan (2011, S. 64–68) fasst die wesentlichen Eigenschaften der beschriebenen Klassen- und Schichtungsmodelle zusammen: Klassenmodelle setzen einen Schwerpunkt auf ökonomische Aspekte, die Zugehörigkeit zu einer Klasse beeinflusst die Einstellungen und Denkweisen sowie alle weiteren Lebensbereiche, Klassenkonflikte werden betont. Klassenmodelle erklären soziale Ungleichheit, während Schichtmodelle sie beschreiben (Huinink & Schröder, 2008, S. 186; Hradil, 1987, S. 7). Schichtmodelle fokussieren die Beschreibung von ungleichen Lebenslagen; Beruf, Bildung und Einkommen dienen der Zuteilung zu Schichten, die eine vertikale Einteilung der Gesellschaft vornehmen. Gemeinsam ist beiden eben diese vertikale Einteilung der Gesellschaft.

Aufgrund der zunehmenden Differenzierung der Gesellschaft sowie Vervielfältigung der Lebensweisen scheinen die beschriebenen Klassen- und Schichtmodelle nicht mehr adäquat. Auch horizontale Ungleichheiten spielen zunehmend eine Rolle und bedürfen Berücksichtigung in Modellen und Theorien sozialer Ungleichheit.

Aus dieser Kritik entwickeln sich weitere Modelle und Ansätze, die die bereits beschriebenen weiterentwickeln bzw. an die Gegebenheiten der modernen Gesellschaft adaptieren. Es soll an dieser Stelle nur beispielhaft und in sehr kurzer, kompakter Form auf einige wesentliche Ansätze eingegangen werden.

Schichtmodelle betreffend adaptiert beispielsweise **Rainer Geißler** das „Hausmodell" von Dahrendorf. Geißler geht dabei ebenfalls von Schichten aus, diese sind aber individualisierter bzw. differenzierter als jene in Dahrendorfs Modell. In Geißlers Modell sind zwar vertikale Merkmale nach wie vor die wesentlichen Differenzierungsmerkmale, es werden aber auch horizontale Merkmale berücksichtigt. (Geißler, 2008, S. 100–102; Groß, 2015, S. 50–53; Burzan, 2011, S. 73–76)

Neuere Klassenmodelle betreffend beschäftigt sich beispielsweise der Amerikaner **Erik Olin Wright** mit einer Weiterentwicklung des Klassenmodells nach Marx. Er geht allerdings von mehreren Klassen (zwölf) aus, auch spielen für ihn neben dem Besitz von Produktionsmitteln weitere Ressourcen eine Rolle. Sein Klassenmodell ist somit deutlich ausdifferenzierter als jenes von Marx. (Burzan, 2011, S. 79–81; Hradil, 2001, S. 65–66)

John H. Goldthorpes orientiert sich in seinem Klassenmodell eher an Max Weber. Für ihn ist der Beruf das entscheidende Kriterium zur Bildung der Klassen, wobei auch andere Kriterien wie beispielsweise das Einkommen eine Rolle spielen. Zentraler Begriff in dem Modell ist die „Dienstklasse", der die einzelnen Klassen bezeichnet. Auch dieses Modell gilt als sehr ausdifferenziert (in der gängigsten Version des Modells sieben Klassen). Kritik erntet das Modell durch seinen Fokus auf die Arbeit/den Beruf, wodurch nicht im Erwerbsleben stehende Personen nicht erfasst sind. (Burzan, 2011, S. 81–83; Groß, 2015, S. 69–70)

Ein weiteres Klassenmodell wird von **Reinhard Kreckel** entwickelt. Es stellt den Anspruch einer Klassenbildung, die sich ausschließlich auf vertikale Merkmale bezieht, zu vermeiden. Kreckel nutzt dafür andere Begrifflichkeiten als in den beschriebenen Klassenmodellen und spricht von Zentrum und Peripherie. Er beschreibt damit eine Spannung, eine Asymmetrie zwischen dem Zentrum, in dem Kräfte konzentriert sind und der Peripherie, in der es zu Benachteiligung gegenüber dem Zentrum kommt. Auch das Modell Kreckels schafft es nicht das bestimmende Modell zur Erklärung sozialer Ungleichheit zu werden. (Hradil, 2001, S. 86–87; Burzan, 2011, S. 85)

Auch die beschriebenen neuen Schicht- und Klassenmodelle stehen in Kritik den ökonomischen Bereich sowie das Erwerbsleben in den Fokus zu rücken (Burzan, 2011, S. 88). Dadurch ergibt sich die Schwierigkeit der Berücksichtigung Nicht-Erwerbstätiger, wie beispielsweise Pensionisten/innen – diese werden häufig nach ihren früheren Berufen den Klassen bzw. Schichten zugeordnet (Rössel, 2009, S. 143).

Lebensstile, Milieus, soziale Lagen

Modelle bzw. Ansätze rund um Lebensstile und Milieus setzen an den Kritikpunkten der Klassen- bzw. Schichtmodelle an und versuchen, soziale Ungleichheit in modernen Gesellschaften angemessener bzw. differenzierter zu erfassen. Handeln,

Entscheiden und die Art der Lebensführung der Individuen werden in Lebensstil- und Milieumodellen als wesentlicher Bestandteil angesehen. Dabei werden *„den Lebensstilen und Milieus bestimmte Personengruppen [zugeordnet] oder zu Typen [zusammengefasst]"* (Burzan, 2011, S. 104).

Band und Müller (1998) liefern folgende Begriffsdefinition: *„Lebensstile' bezeichnen ästhetisch-expressive, relativ ganzheitliche Muster der alltäglichen Lebensführung von Personen und Gruppen, die in einem bestimmten Habitus und einem strukturierten Set von Konsumpräferenzen, Verhaltensweisen und Geschmacksurteilen zum Ausdruckkommen"* (S. 428).

Diese Definition beinhaltet wesentliche Charakteristika von Lebensstilen: Lebensstile sind expressiv – sie sind Ausdruck von etwas bzw. machen etwas sichtbar wie beispielsweise Verhaltensweisen (Konsumverhalten, Freizeitaktivitäten etc.) oder Werte. Lebensstile zeigen Ähnlichkeiten und Unterschiede, sie können Gruppenzugehörigkeit sowie eine Abgrenzung symbolisieren. Lebensstile beziehen sich auf die Mikroebene. Im Fokus der Betrachtung stehen nicht die verfügbaren Ressourcen (wie in Klassen- oder Schichtmodellen), sondern wie diese genutzt werden. (Groß, 2015, S. 102, 105; Rössel, 2009, S. 305; Burzan, 2011, S. 92)

Im Vergleich zu Klassen- oder Schichtmodellen fokussieren Lebensstilansätze nicht nur auf vertikale, objektive Merkmale, sondern vor allem wie sich Menschen und somit Träger von Lebensstilen verhalten. Es werden zudem horizontale Merkmale berücksichtigt, wodurch Lebensstilansätze als differenzierter und ganzheitlicher betrachtet werden können. (Spellerberg, 1996, S. 53; Burzan, 2011, S. 93)

In der Lebensstilforschung lassen sich zwei Ansätze differenzieren: Der „Strukturansatz" und der „Entstrukturierungsansatz" (Konietzka, 1995, S. 20–21) Der Strukturansatz geht davon aus, dass strukturelle Merkmale (z. B. Alter) die Lebensstile prägen. Der Strukturansatz ist als Ergänzung zur Sozialstrukturanalyse zu sehen. Als wesentliches Beispiel für den Strukturansatz lässt sich Bourdieus Modell zur sozialen Ungleichheit anführen. Der Entstrukturierungsansatz sieht Lebensstile unabhängig von strukturellen Kriterien. Dabei gestalten die Personen ihr Leben autonom. Der Lebensstil wird somit zum *„neuen Grundbegriff der Analyse sozialer Ungleichheit"* (Konietzka, 1995, S. 21) und liefert somit Erklärungen *„für Handlungsorientierungen oder für die empfundene Lebensqualität"* (Burzan, 2011, S. 94). Beispielsweise lässt sich Hartmut Lüdke als Vertreter des Entstrukturierungsansatzes nennen. (Burzan, 2011, S. 93–94; Groß, 2015, S. 100–101)

Trotz der Kritik einer zu geringen theoretischen Fundierung, einer unklaren Definition der Begrifflichkeit „Lebensstil", einer unklaren Klärung, was Lebensstile beeinflusst, einer zu geringen Berücksichtigung von Veränderungen im Lebensstil sowie einer sehr starken Fokussierung auf die Wahlfreiheit des Einzelnen können Lebensstilansätze vor allem in der Forschung von Konsum- und Freizeitverhalten ihren Beitrag leisten. (Burzan, 2011, S. 120–121)

Beispielhaft soll an dieser Stelle kurz auf die Lebensstile nach Annette Spellerberg (1996) hingewiesen werden, da sie diese zur Erklärung von Unterschieden in der Lebensqualität als unabhängige Variable berücksichtigt. In ihrer Untersuchung erfolgt jedoch keine spezielle Berücksichtigung älterer Menschen. In ihrem Ansatz werden die Lebensstile nach den kulturellen Vorlieben und dem Aktionsradius gebildet. Dadurch ergeben sich für den Vergleich der Lebensstile in Ost- und Westdeutschland neun Lebensstile. (Spellerberg, 1996, S. 223; Burzan, 2011, S. 98) In einer Studie zur Untersuchung der Lebensqualität in West- und Ostdeutschland, in der Menschen bis 61 Jahre eingeschlossen waren, zeigte sich, dass das Alter, die Bildung und das Geschlecht den höchsten Einfluss auf den Lebensstil hatten. Der Lebensstil hat zudem Einfluss auf die Lebensqualität. Auch ergab die Untersuchung, dass es Unterschiede im Einfluss von Lebensstilen auf die Lebensqualität zwischen unterschiedlichen Lebensstilen gibt. (Spellerberg, 1996, S. 225–226; Burzan, 2011, S. 100–101)

Milieus sind laut Hradil (2001) *„Gruppen Gleichgesinnter, die gemeinsame Werthaltungen und Mentalitäten aufweisen und auch die Art gemeinsam haben, ihre Beziehungen zu Menschen einzurichten und ihre Umwelt in ähnlicher Weise zu sehen und zu gestalten."* (S. 45) Diese Definition spiegelt wesentliche Charakteristika des Milieu-Begriffs wider: Zum einen besteht ein Bezug auf die Umwelt – sowohl die natürliche als auch die soziale – die das Handeln der Personen beeinflusst. Zum anderen beinhalten Milieus auch subjektive Aspekte – im Vergleich zu Lebenslagen, die sich ausschließlich auf objektive Aspekte wie die Umweltbedingungen beziehen. Personen, die einem Milieu angehören, sind sich in gewisser Weise ähnlich, kommunizieren vermehrt miteinander und stehen in einer sozialen Beziehung (Rössel, 2009, S. 149, 336) Ein Unterschied zu Lebensstilen besteht darin, dass sich Milieus auf die Makroebene beziehen, Lebensstile hingegen die Mikroebene der einzelnen Personen betreffen. Vergleichbar mit Lebensstilen sind auch die Grenzen von Milieus fließend. (Groß, 2005, S. 105)

Aufgrund ihrer großen Bekanntheit werden an dieser Stelle die **SINUS-Milieus** kurz angeführt. Diese waren ursprünglich Ergebnis einer Studie von Becker und Nowak im Jahr 1985 im Auftrag des SINUS-Instituts. Es sollten

Lebenswelten im Interesse der Marktforschung in Deutschland untersucht werden – Ausgangspunkt waren dabei die kulturellen Werte der Befragten. So wurden ursprünglich acht soziale Milieus gebildet. Auf der Y-Achse des Koordinatensystems wird die soziale Lage nach Schichten differenziert, auf der X-Achse die Grundhaltungen bzw. Wertehaltungen. Die Sinus-Milieus werden laufend adaptiert und aktualisiert und sind auch schon für weitere Länder wie beispielsweise Österreich oder die Schweiz vorhanden. (Groß, 2015, S. 106; Rössel, 2009, S. 347: Burzan, 2011, S. 106; SINUS-Institut, 2016)

Für Hradil (1987) sind **soziale Lagen** „*typische Kontexte von Handlungsbedingungen, die vergleichsweise gute oder schlechte Chancen zur Befriedigung allgemein anerkannter Bedürfnisse gewähren.*" (S. 153) Dabei ist für soziale Lagen ihr Bezug auf objektive Aspekte charakteristisch. Subjektive Aspekte wie zum Beispiel die Wahrnehmung der Umweltbedingungen oder das darauf aufbauende Verhalten der Individuen berücksichtigen Lebensstil- und Milieuansätze. Zudem sind soziale Lagen nicht gezwungenermaßen vertikal angeordnet. Die Mehrdimensionalität dieser Ansätze ist als wesentlicher Vorteil zu nennen. (Groß, 2015, S. 100; Burzan, 2011, S. 139–140)

Beispielhaft wird an dieser Stelle das Modell sozialer Lagen nach Hradil genannt. Dieses besteht aus 13 sozialen Lagen, die primäre und sekundäre Dimensionen ausmachen. Die Ausprägung der jeweiligen Dimension wird dabei von 1 (sehr gut) bis 6 (sehr schlecht) bewertet.

Als mögliche Dimensionen nennt er (Hradil, 1987, S. 147):

– Ökonomische: Geld, formale Bildung, Berufsprestige, formale Machtstellung
– Wohlfahrtsstaatliche: Arbeitslosigkeits- und Armutsrisiken, soziale Absicherung, Arbeitsbedingungen, Freizeitbedingungen, Wohn (umwelt) bedingungen, demokratische Bedingungen
– Soziale: Soziale Beziehungen, soziale Rollen, Diskriminierung/Privilegien

Für die der Arbeit zugrundeliegende Thematik erscheint es interessant zu erwähnen, dass Hradil in seinem Modell auch ältere Menschen berücksichtigt – in der sozialen Lage „Rentner/innen". Als primäre Dimensionen für ungleiche Lebenslagen nennt er Geld und soziale Rollen, als sekundäre Prestige, soziale Absicherung, Freizeitbedingungen, Wohnbedingungen, demokratische Bedingungen und soziale Beziehungen. Bewertet werden all diese Dimensionen mit mittel bis schlecht. (Hradil, 1987, S. 155)

Das Modell von Hradil wendet Schwenk 1999 in weiterer Folge an. Auch Habich und Noll berücksichtigen in ihren sozialen Lagen Renter/innen – in drei sozialen Lagen differenziert nach ehemaligen Arbeitern/innen, Angestellten und Selbstständigen. (Burzan, 2011, S. 142)

Trotz ihrer besseren Berücksichtigung weiterer Ungleichheitsmerkmale (wie z. B. Alter, Geschlecht etc.) sind auch die beschriebenen Ungleichheitsansätze (Lebensstil, Milieu, soziale Lage) Kritikpunkten unterworfen. So wird ihnen deskriptiv eine größere Genauigkeit zugesprochen, kritisiert wird jedoch, dass sie manche Ungleichheiten *„selbst produzieren"*, *„Schließungs- und Ausbeutungsprozesse"* zu wenig berücksichtigen, theoretisch zu wenig fundiert sind, ihr Beitrag zur Erklärung sozialer Ungleichheit wird zudem angezweifelt. Zusammenfassend kann festgehalten werden, dass das Forschungsinteresse sowie die Forschungsfrage wesentlichen Einfluss auf die Wahl des Ungleichheitsmodells haben. (Groß, 2005, S. 115; Huinink & Schröder, 2008, S. 198)

Modell des sozialen Raums nach Bourdieu
Da Bourdieus Modell des sozialen Raums eine theoretische Basis für die vorliegende Arbeit bildet, widmen sich nachfolgende Ausführungen den Begriffen und Theoriebestandteilen „Raum", „Feld", „Kapital" und „Habitus".

Bourdieu stellt die Sozialstruktur, die Gesellschaft, als sozialen Raum dar. (Rehbein, 2011, S. 160–161) Der soziale Raum besteht dabei aus mehreren Teilbereichen, aus mehreren Feldern. (Rehbein & Saalmann, 2014, S. 99–100) An dieser Stelle gilt es festzuhalten, dass Bourdieu die Begrifflichkeiten „sozialer Raum" und „Feld" zum Teil synonym verwendet (Fuchs-Heinritz, 2014, S. 110). Im sozialen Raum sowie in den Feldern befinden sich die Personen, die darin eine bestimmte Position einnehmen (Bourdieu, 1985, S. 9–11). Kämpfe, die im Raum bzw. in den Feldern laufend stattfinden, dienen den Personen dazu, ihre Position zu verbessern und zu erhalten (Bourdieu, 1998a, S. 49–50).

Der soziale Raum ist mehrdimensional zu sehen: Das Kapitalvolumen, die Kapitalstruktur und die soziale Laufbahn bestimmen die Position im sozialen Raum. (Bourdieu, 1985, S. 11, 32) Wesentlich ist dabei die Relation der Kapitalarten, dies bezeichnet Bourdieu als Kapitalstruktur. Die soziale Laufbahn berücksichtigt die Zusammenstellung der Kapitalarten im Laufe der Zeit. (Bourdieu, 1982, S. 195–196)

Unter Kapital versteht Bourdieu (1997) *„akkumulierte Arbeit, entweder in Form von Material oder in verinnerlichter, „inkorporierter" Form"* (S. 49). Bedeutsam sind die verschiedenen Arten von Kapital – Bourdieu nennt drei bzw. vier grundlegende Arten: Ökonomisches, soziales, kulturelles und symbolisches Kapital. Je nach Verfügbarkeit der einzelnen Kapitalarten wird die Position im sozialen Raum bestimmt bzw. erfolgt eine Zuordnung zu den einzelnen Klassen. (Bourdieu, 1985, S. 11; Hradil, 2001, S. 90; Burzan, 2011, S. 125–131) Der soziale Raum (vereinfachte Darstellung s. Abbildung 4.1) kann als „Achsenkreuz" dargestellt und einem geografischen Raum gleichgestellt werden (Bourdieu, 1997, S. 35, 38). Die vertikale Achse stellt das Gesamtkapitalvolumen dar, das sich durch Addition des gesamten verfügbaren Kapitals einer Person ergibt (Bourdieu, 1982, S. 196). Die horizontale Achse zeigt die Kapitalzusammensetzung, wobei hier lediglich ökonomisches und kulturelles Kapital berücksichtigt werden. Die eine Seite der Achse stellt einen Überhang an ökonomischem, die andere an kulturellem Kapital dar. (Bourdieu, 1998a, S. 19) *„Der soziale Raum ist so konstruiert, daß (sic!) die Verteilung der Akteure oder Gruppen in ihm der Position entspricht, die sich aus ihrer statistischen Verteilung nach zwei Unterscheidungsprinzipien ergibt, (...) nämlich das ökonomische und das kulturelle Kapital."* (Bourdieu, 1998a, S. 18) So beinhaltet das Abbild des sozialen Raums das Kapitalvolumen und die Kapitalstruktur, jedoch nicht die soziale Laufbahn (Rehbein, 2001, S. 164). Das soziale und symbolische Kapital wird in der Darstellung nicht berücksichtigt (Fuchs-Heinritz, 2014, S. 141). Die Entfernung der Positionen von Personen im sozialen Raum, die wesentlicher ist als die „absolute Position", wird so sichtbar (Bourdieu, 1998a, S. 18). Auch kommen durch die Position im sozialen Raum Berufsgruppen zum Vorschein. (Bourdieu, 1982, S. 202–204) Wie im

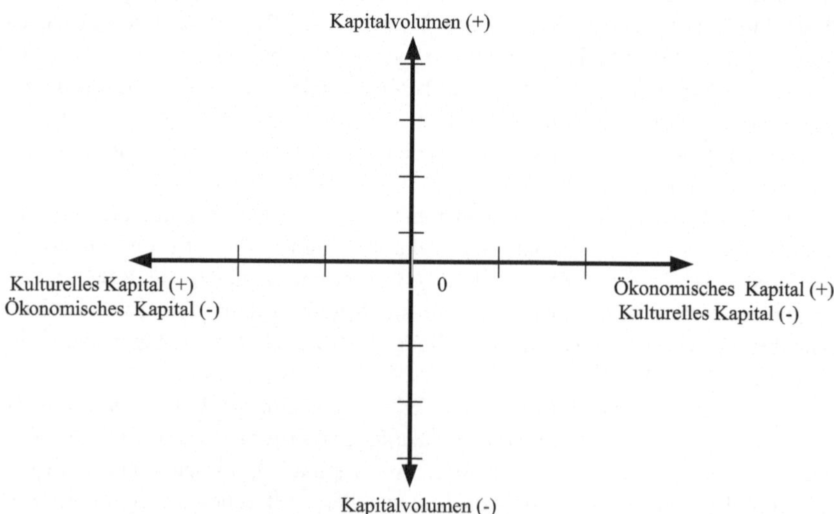

Abbildung 4.1 vereinfachte Darstellung des Modells des sozialen Raumes. (Quelle: Schwingel, 2009, S. 108 (vereinfachte Darstellung aus Bourdieu 1982, S. 212–213))

weiteren Verlauf des Kapitels nochmals erwähnt wird, ist im sozialen Raum neben der sozialen Position (Raum der sozialen Positionen) auch der Lebensstil (Raum der Lebensstile) dargestellt, der über den Raum der sozialen Positionen gelegt wird (Bourdieu, 1982, S. 212–214)

Während der soziale Raum die gesamte Gesellschaft darstellt, stellen Felder Teilbereiche des sozialen Raums dar (Bourdieu, 1985, S. 10–11; Bourdieu & Wacquant, 1996, S. 136–137). Felder sind ein *„Ensemble objektiver historischer Relationen zwischen Positionen, die auf bestimmten Formen von Macht (oder Kapital) beruhen..."* (Bourdieu & Wacquant, 1996, S. 36) Bourdieu (1997, S. 38) stellt das „Feld" mit einem „Spiel" in Vergleich. In den Feldern sind seinen Ausführungen nach „Spielregeln" vorhanden, die den darin Handelnden bekannt sind – sie sind in den Feldern verschieden (Bourdieu, 1997, S. 38). *„Eine Eigenschaft der Felder ist, daß (sic!) die Kräfteverhältnisse in ihnen jeweils besondere Formen annehmen. In jedem Feld ist die Kraft (das Kapital), die im Spiel ist, eine andere."* (Bourdieu, 2001, S. 35) Die *„Existenz des Feldes"* lässt sich als gemeinsames Interesse der Personen in einem Feld nennen. Eine bestimmte Art von Kapital ist erforderlich, um in das Feld einzutreten. Dieses „spezifische Kapital" ist nur innerhalb des Feldes wertvoll. (Bourdieu, 2003, S. 123–124) Auch ist der Wert der Kapitalarten in verschiedenen Feldern unterschiedlich. Die Position sowie die Macht der Individuen im Feld ist von ihrer Ausstattung an dem im Feld wertvollem Kapital abhängig (Bourdieu, 1982, S. 194; Bourdieu, 1985, S. 10–11). *„So wie der Wert der Karten je nach Spiel ein anderer ist, so variiert auch die Hierarchie der verschiedenen Kapitalsorten (ökonomisch, kulturell, sozial, symbolisch) in den verschiedenen Feldern."* (Bourdieu & Wacquant, 1996, S. 128) Die Zugehörigkeit zum Feld ist im Wesentlichen vom Glauben daran bestimmt. (Bourdieu, 1987, S. 124) *„Der Glaube ist daher entscheidend dafür, ob man zu einem Feld gehört."* (Bourdieu, 1987, S. 124) Der von dem zum Feld Gehörenden geteilte Glaube an die Sinnhaftigkeit des Spieles wird von Bourdieu als *„illusio"* bezeichnet. Außenstehende, nicht zum Feld Gehörende, können diesen gemeinsamen Glauben, die *„Selbstverständlichkeit des Spieles"* nicht nachvollziehen. (Bourdieu, 1998a, S. 141–143). Das Feld ist somit auch durch die Wirkung der *„Feldeffekte"* begrenzt (Bourdieu & Wacquant, 1996, S. 266).

Obwohl es laut Bourdieu (1998b, S. 22) so viele verschiedene Kapitalarten wie Felder gibt, definiert er wie bereits erwähnt, drei bzw. vier grundlegende Arten von Kapital, auf die an dieser Stelle näher eingegangen wird. *„Das Kapital kann auf drei grundlegenden Arten auftreten."* (Bourdieu, 1997, S. 52) Dabei nennt Bourdieu (1997, S. 52) das ökonomische, kulturelle und soziale Kapital. *„Zu diesen drei Sorten kommt noch das symbolische Kapital hinzu..."* (Bourdieu, 1992, S. 151)

Unter ökonomischem Kapital sind Ressourcen wie Eigentum, bei denen ein Tausch in Geld möglich ist, zu verstehen. Kulturelles Kapital unterteilt Bourdieu in inkorporiertes, objektiviertes und institutionalisiertes kulturelles Kapital. Unter inkorporiertem kulturellem Kapital werden etwa Bildung und Wissen zusammengefasst, inkorporiertes kulturelles Kapital kann nicht einfach erworben oder getauscht werden. Um es zu erhalten, erfordert es Zeit, die der/die Besitzer/in des Kapitals selbst investieren muss. (Bourdieu, 1997, S. 52–55) Es ist „köpergebunden", „*Besitztum, das zu einem festen Bestandteil der»Person«, zum Habitus geworden ist.*" (Bourdieu, 1997, S. 55, 56) Objektiviertes kulturelles Kapital meint kulturellen Besitz wie beispielsweise Gemälde oder Bücher. Es ist materiell übertragbar, es bedarf aber Fähigkeiten, um es tatsächlich zu nutzen. Dadurch braucht es inkorporiertes kulturelles Kapital. Institutionalisiertes kulturelles Kapital kann beispielsweise in Bildungseinrichtungen erworben werden, es meint beispielsweise Titel. Dadurch, dass es in Institutionen erworben wird, ist es von diesen anerkannt und kann bis zu einem bestimmten Ausmaß auch in ökonomisches Kapital übertragen werden. Unter Sozialkapital sind Ressourcen, die auf der Zugehörigkeit zu Netzwerken oder Gruppen beruhen, zu verstehen. Um soziales Kapital aufzubauen bzw. zu erhalten, muss ebenfalls Zeit investiert werden. Die einzelnen Kapitalarten sind dabei nicht voneinander unabhängig. So können kulturelles und soziales Kapital unter bestimmten Voraussetzungen in ökonomisches Kapital oder auch umgekehrt umgewandelt werden – wie einfach diese Umwandlung möglich ist, ist je nach Kapitalart unterschiedlich (Bourdieu, 1997, S. 53–70) Als vierte zusätzliche Kapitalart nennt Bourdieu das symbolische Kapital. Es ist den drei genannten Kapitalarten – ökonomisches, soziales und kulturelles Kapital – übergeordnet. Symbolisches Kapital ist „*die Form, die jede Kapitalsorte annimmt, wenn sie über Wahrnehmungskategorien wahrgenommen wird...*" (Bourdieu, 1998a, S. 108–109) Es entsteht durch Anerkennung, Prestige und Wertschätzung einer Person in der Gesellschaft. So ist beispielsweise institutionelles kulturelles Kapital auch symbolisches Kapital, da z. B. Titel soziale Anerkennung erzeugen. (Amrhein, 2008, S. 37, Bourdieu, 1987, S. 210–215)

Insgesamt geht Bourdieu von Klassen aus, die sich aus der Position im sozialen Raum ergeben. Eine Klasse wird dabei nicht durch ein einzelnes Merkmal bestimmt. Auf Basis der durch die Kapitalausstattung ergebenden sozialen Position hat Bourdieu (für Frankreich in den 1960ern) drei (Haupt-)Klassen definiert, die sich durch eine grundsätzliche Teilung der Gesellschaft in Herrschende und Beherrschte ergibt: die herrschende Klasse, die über ein hohes Ausmaß an ökonomischem und kulturellem Kapital verfügt, die Mittelklasse, das Bürgertum mit geringem ökonomischem und kulturellem Kapital und die Volksklasse, die Arbeiter/innen (Bourdieu, 1982, S. S. 731; Bourdieu, 1997, S. 35–38; Hradil, 2001,

S. 90). Innerhalb einer Klasse bestehen weitere „Klassenfraktionen", diese ergeben sich durch die unterschiedliche Ausstattung der verschiedenen Kapitalsorten
innerhalb des Gesamtkapitals (Bourdieu, 1982, S. 197).

Im sozialen Raum ist wie bereits erwähnt neben der sozialen Position (Struktur) auch der Lebensstil (Praxis) dargestellt. Die Klasse prägt allerdings den
Lebensstil, er ist in den Klassen unterschiedlich und äußert sich in Ähnlichkeiten
oder Gemeinsamkeiten. Soziale Position und Lebensstil sind durch den Habitus
miteinander verbunden und hängen zusammen. Der Lebensstil entsteht durch den
Habitus.

*„Als Klasse von identischen oder ähnlichen Existenzbedingungen und Kondi-
tionierungen ist die gesellschaftliche Klasse (an sich) untrennbar zugleich eine
Klasse von biologischen Individuen mit demselben Habitus als einem System von
Dispositionen, das alle miteinander gemein haben, die dieselben Erfahrungen
gemacht haben..."* (Bourdieu, 1982, S. 111–112)

Als Habitus wird *„eine allgemeine Grundhaltung"* bezeichnet. Er beruht auf
der Zugehörigkeit zu einer Klasse. (Bourdieu, 1997, S. 31; Schwingel, 2011,
S. 66) Der Habitus ist sozial konstruiert, hat aber Auswirkungen auf die Person
und deren Verhalten, auch seine geschichtliche Entwicklung muss Berücksichtigung finden (Bourdieu & Wacquant, 1996, S. 154, 157, 159). Das bedeutet, dass
die Personen von ihrer persönlichen historischen Entwicklung, der des Feldes, in
dem sie sich befinden, sowie ihren Erfahrungen beeinflusst werden. Der Habitus
zeigt sich in der Art des Handelns, des Sprechens, des Kleidens, des Benehmens
(Bourdieu, 1970, S. 60). Der Habitus besteht wesentlich aus dem Geschmack,
der sich beispielsweise in der Kleidung, Wohnung, kulturellen Vorlieben oder
der Ernährung ausdrückt. Der Geschmack beeinflusst aber auch, wie die Person andere wahrnimmt und bewertet. Für die drei identifizierten (Haupt-)Klassen
nennt Bourdieu drei Ausprägungen des Geschmacks: Luxusgeschmack bzw. legi-
timer Geschmack der herrschenden Klasse, mittlerer bzw. prätinöser Geschmack
der Mittelklasse und populärer bzw. notwendiger Geschmack der Volksklasse.
(Bourdieu, 1982, S. 36–38; Rössel, 2009, S. 311, 313–314)

Bourdieus Modell des sozialen Raums lässt sich somit durch die Lebensstile,
die in einer starken Abhängigkeit der Verteilung der Kapitalarten stehen, charakterisieren. (Rössel, 2009, S. 314) Laut Bourdieu (z. B. 1982 in „Die feinen
Unterschiede") kommt die Zugehörigkeit zu einer Klasse durch den Lebensstil
zum Ausdruck. *„Deshalb auch bietet sich Geschmack als bevorzugtes Merkmal
von ‚Klasse' an."* (Bourdieu, 1982, S. 18) Kritik erntet Bourdieus Modell des
sozialen Raums vor allem durch das Außerachtlassen von nicht Erwerbstätigen,
wie beispielsweise Arbeitslosen oder Menschen im Ruhestand (Burzan, 2011,
S. 136).

Individualisierung

Eine weitere Herangehensweise an die Thematik sozialer Ungleichheit stellt jene dar, die davon ausgeht, dass sich keine ungleichheitsrelevanten Gruppen bilden lassen. Die Individualisierungsthese geht davon aus, dass weder Klassen, Schichten noch Milieus oder Lebensstile oder auch sonstige Begriffe die in der Gesellschaft vorherrschende soziale Ungleichheit angemessen beschreiben können. (Beck, 1986, S. 211, 216; Burzan, 2011, S. 155–156)

Ulrich Beck gilt als bekanntester Vertreter dieser These, die jedoch kein Modell zur Erklärung oder Beschreibung von sozialer Ungleichheit darstellt. Seiner Auffassung nach charakterisieren drei Dimensionen die stattfindende Individualisierung: Freisetzung aus traditionellen Bindungen meint eine Steigerung von Mobilität und Wahlfreiheit und damit auch eine Reduktion an Handlungsorientierungen, Entzauberung meint die mit der Wahlfreiheit verbundenen Risiken und Unsicherheiten und die Reintegration in die Gesellschaft, mit der Beck die Begrenzung der Freiheit und eine Wiedereinbindung in die Gesellschaft meint. (Beck, 1986, S. 206) Diese Wahlfreiheiten und Möglichkeiten führen zur Pluralisierung. Begründet wird die Individualisierung durch den wirtschaftlichen Aufschwung, bezeichnet durch den „Fahrstuhleffekt" (Einkommens- bzw. Vermögensunterschiede bleiben gleich, jedoch steht jeder Gruppe mehr Geld zur Verfügung), die steigende räumliche und zeitliche Mobilität, wohlfahrtsstaatliche Absicherung und die Bildungsexpansion. (Amrhein, 2008, S. 33) Durch das Beibehalten der „Ungleichheitsrelationen" bleiben Ungleichheiten auch nach wie vor bestehen. (Burzan, 2011, S. 158–159)

Kritik erntet die Individualisierungsthese durch zu wenig präzise Formulierungen der verwendeten Begriffe sowie der Tatsache, dass sie mehrdeutig erscheint. (Burzan, 2011, S. 160; Hradil, 2001, S. 93–94)

Einen weiteren Ansatzpunkt stellt die Verzeitlichung sozialer Ungleichheit dar. Demnach kann es im Laufe des Lebens zu einem Wechsel der sozialen Lagen von Personen kommen. (Burzan, 2011, S. 164) Auf mögliche Erklärungsansätze, wie sich soziale Ungleichheit im Laufe des Lebens verändern kann, wird im nachfolgenden Kapitel noch eingegangen werden.

4.3   Soziale Ungleichheit im Alter

Insgesamt gilt es zwischen der Ungleichheit des Alters, das heißt Ungleichheiten zwischen Gruppen unterschiedlichen Lebensalters und der Ungleichheit im Alter, das heißt Ungleichheiten in der Gruppe der älteren Menschen zu unterscheiden.

(Motel-Klingebiel, 2001, S. 190–191) Ungleichheit des Alters entsteht durch das im Vergleich zu jüngeren Menschen mit dem Alter zunehmende Risiko hilfs- und pflegebedürftig zu werden (Bäcker, Naegele, Bispinck, Hofemann & Neubauer, 2010, S. 354).

Ungleichheiten im Alter rücken aufgrund der bereits beschriebenen Differenzierung des Alters zunehmend ins Interesse der Forschung. (Motel-Klingebiel, 2001, S. 190–191) Jedoch gilt zu bedenken, dass das Alter an sich nicht notwendigerweise mit ökonomischen oder sozialen Nachteilen verbunden sein muss. (Bauer & Büscher, 2008, S. 22)

Im Laufe des Lebens übernehmen Menschen verschiedene Positionen, mit denen soziale Funktionen verbunden sind. Je nach erreichter sozialer oder materieller Anerkennung nehmen Personen einen unterschiedlichen sozialen Status ein. Erfolgen eine Bewertung und Reihung der Positionen, resultiert daraus das soziale Prestige. Im Vergleich zu jüngeren Menschen stehen die Positionen für Ältere weniger mit Einkommen oder Beruf in Verbindung. Sie sind zudem weniger sozial anerkannt und somit mit weniger Prestige verbunden. Dies trifft auch auf die verfügbaren sozialen Rollen zu. Der Lebensstil ermöglicht den Ausgleich von Diskrepanzen zwischen dem erwarteten Rollenverhalten und den persönlichen Bedürfnissen – jedoch fällt es mit zunehmendem Alter zunehmend schwieriger, den individuellen Lebensstil auch tatsächlich zu leben. Dadurch wird der Lebensstil symbolisiert: Ältere Menschen versuchen sich von anderen klar abzugrenzen bzw. sich Gruppen zuzuordnen. Dies vor dem Hintergrund, ein Zugehörigkeitsgefühl zu erzeugen und hervorzuheben, was im bisherigen Leben geleistet wurde. Menschen gehören im Laufe ihres Lebens Gruppen oder Netzwerken an. Die Mitglieder der Gruppen weisen dabei häufig Ähnlichkeiten in Bezug auf Einkommen oder Bildung auf, sie identifizieren sich miteinander. (Voges, 2008, S. 74–75)

Die oft sehr unterschiedlichen Lebenslagen im Alter ergeben sich durch Ungleichheiten in Bezug auf zur Verfügung stehende Mittel – sowohl materiell als auch immateriell – wie auch durch die Nutzung und Wahrnehmung der vorhandenen Ressourcen und Spielräume. So muss sich die objektive Lebenslage nicht zwingend mit der subjektiven Wahrnehmung decken. Dies ist vergleichbar mit der subjektiven Wahrnehmung von Lebensqualität und lässt sich durch die Wohlfahrtspositionen nach Glatzer und Zapf (1984, zitiert nach BMFSFJ, 2002, S. 73) (s. Tabelle 3.1) darstellen. Dabei sind das „Zufriedenheitsparadoxon" (positive subjektive Bewertung einer objektiv schlechten Lage) häufiger in gesellschaftlich schlechter gestellten Gruppen und das „Unzufriedenheitsdilemma" (negative subjektive Bewertung einer objektiv guten Lage) häufiger in gesellschaftlich besser gestellten Gruppen zu beobachten. (Amrhein, 2008, S. 96)

Bis dato herrscht keine Klarheit darüber, welche Merkmale für den sozialen Status Älterer ausschlaggebend sind und auch nicht darüber, wo ältere Menschen in der gesellschaftlichen Ungleichheitsstruktur einzuordnen sind. Beruf, Einkommen sowie Bildung zählen jedoch zu den vorwiegend verwendeten Merkmalen. (Von dem Knesebeck & Hüfken, 2001, S. 169; Kohli, Künemund, Motel & Szydlik, 2000, S. 324–325) Daneben sind weitere Merkmale und Dimensionen wie die Einbettung in die Familie oder die Nachbarschaft zu berücksichtigen (Kohli, 1990, S. 400). Soziale Ungleichheit im Alter sowie seine Auswirkungen zeigen sich noch in vielen Bereichen ungeklärt. (Von dem Knesebeck & Hüfken, 2001, S. 169; Kohli, Künemund, Motel & Szydlik, 2000, S. 332–333) Auch das Verhältnis der Ungleichheiten im Alter zu jenen in jungen Lebensphasen lässt viele Fragen offen. Der Rückgriff von Erklärungen, die auf im Erwerbsleben wesentliche Aspekte wie beispielsweise Beruf eingehen, erscheint kaum adäquat. (Motel-Klingebiel, 2001, S. 188, 193) Klar ist, dass soziale Ungleichheiten auch im Alter vorhanden sind – benachteiligt scheinen vor allem hochaltrige Menschen zu sein, darunter besonders jene Gruppe der Frauen sowie Menschen aus niedrigen sozialen Schichten (Backes & Amrhein, 2008, S. 72). Auch stellt sich die Frage, welche Auswirkungen z. B. die Einkommenslage, Bildung oder der soziale Status der Kinder auf das Vorherrschen sozialer Ungleichheiten bei älteren Menschen haben. (Kohli, 1990, S. 400)

Auffallend ist, dass es zu einer zunehmenden Differenzierung der Lebenslagen sowie Pluralisierung der Lebensformen und Lebensverhältnisse im Alter kommt (Backes & Amrhein, 2008, S. 74). Soziale Ungleichheiten lassen sich in diesen Lebenslagen aufzeigen. Differenzierungen wie auch Ungleichheiten ergeben sich durch die *„lebenszeitliche Entwicklung"*, wobei die Stellung in Bezug auf die (vertikale) soziale Ungleichheit vor dem Pensionsantritt die Stellung im Ungleichheitsgefüge im Alter wesentlich beeinflusst. Die soziale Schicht während des Erwerbslebens steht somit eng mit jener im Alter – vor allem in Bezug auf ökonomische Aspekte – in Verbindung und drückt sich über die verfügbaren ökonomischen, sozialen und kulturellen Mittel aus. Soziale Ungleichheiten, die auf ökonomische Aspekte zurückgeführt werden können, können sich im Alter mehren oder verringern. (Backes, Clemens & Schroeter, 2001, S. 8–9; Mayer & Wagner, 1996, S. 253)

Dabei dürfen allerdings nicht weitere von Beruf und Einkommen verschiedene Merkmale sozialer Ungleichheit vergessen werden. Auch müssen in Bezug auf die Lebenslage neben materiellen Aspekten auch jene der gesellschaftlichen Beteiligung, die Lebensformen, die soziale Versorgung sowie die körperliche und seelisch-geistige Gesundheit berücksichtigt werden. Materielle Aspekte beziehen sich dabei auf ökonomische Mittel, gesellschaftliche Beteiligung auf die Nutzung kultureller und politischer Angebote, soziale Beziehungen sind unter der Lebensform und der sozialen Versorgung zu verstehen. (Mayer & Wagner, 1996, S. 253)

Die Schichtzugehörigkeit hat aber auch Auswirkungen auf die Pflegeversorgung. So zeigen die Ergebnisse der Berliner Altersstudie den Einfluss der sozialen Schicht auf die Pflegeversorgung. Informelle Pflege wird häufiger in den unteren Schichten in Anspruch genommen. Ambulante Pflege wird am häufigsten in den oberen Schichten (mittlere, gehobene und obere Mittelschicht) genutzt. Es zeigt sich auch, dass stationäre Pflege deutlich mehr in den unteren Schichten (Unterschicht und untere Mittelschicht) beansprucht wird. (Voges, 2009, S. 283) Ältere Menschen aus höheren sozialen Schichten werden überwiegend im eigenen Zuhause gepflegt und seltener in Pflegeheimen (Mayer & Wagner, 1996, S. 251, 267). Eine ähnliche Situation ist in Bezug auf das Bildungsniveau sichtbar: Heimbewohner/innen haben im Vergleich zu zu Hause Lebenden eine niedrigere Bildung (Backes & Clemens, 2013, S. 262). Unterschiede in Bezug auf die Übernahme von Pflegetätigkeiten ergeben sich auch zwischen städtischen und ländlichen Gegenden. So wird die Pflege von Angehörigen häufiger in städtischen Gegenden übernommen (Scherger, Brauer & Künemund, 2004, S. 181). Auswirkungen auf die Versorgung ergeben sich auch durch die höheren Morbiditätsraten (chronische Erkrankungen, Multimorbidität) in niedrigeren sozialen Schichten. Ebenso ist der Zugang zu Informationen die Kranken- und Pflegeversorgung betreffend vom verfügbaren ökonomischen, kulturellen und sozialen Kapital abhängig, wodurch ressourcenschwache Personen und Gruppen benachteiligt sind (Bauer & Büscher, 2008, S. 24, 27). Das Risiko der Pflegebedürftigkeit ist bei Personen mit weniger Ressourcen als höher einzustufen – die Verfügbarkeit über Ressourcen wirkt sich in weiterer Folge auch auf die Pflegeversorgung aus. Das „Nutzungs- und Inanspruchnahmeverhalten" steht dabei in engem Zusammenhang mit dem verfügbaren ökonomischen, kulturellen und sozialen Kapital (Bauer & Büscher, 2008, S. 29, 31), wobei ausdrücklich auf die Bedeutung von kulturellem und sozialem Kapital hingewiesen werden muss. Es muss neben der Kapitalausstattung der Zielgruppe auch jene ihrer Angehörigen Berücksichtigung finden, zumal eine unterschiedliche Kapitalausstattung der Familien/Angehörigen auch zu einer Ungleichheit der Nutzung und Zugänglichkeit pflegerischer Unterstützung der Zielgruppe führt. (Behrens, 2008, S. 184)

Der soziale Status, sowie der Lebensentwurf, die das Milieu ausmachen, beeinflussen laut Blinkert und Klie (2008, S. 244–246; 2005, S. 145–149) die bevorzugte Versorgungsform. In der in Deutschland durchgeführten Studie wurde der soziale Status durch das Einkommen, die Schul- und Berufsausbildung sowie der Lebensentwurf auf Basis der vorherrschenden Rolle der Frau bestimmt. Dabei zeigten sich Angehörige des Milieus mit hohem sozialen Status und einem modernen Lebensentwurf am wenigsten zur Übernahme der Pflege eines Familienmitgliedes bereit – wohingegen Milieus mit niedrigem Status selbst durchgeführte häusliche Pflege präferierten. Für die Wahl der Pflegeversorgung sind laut den Ergebnissen dieser Studie die Kosten wesentlich entscheidender als moralische Gründe.

Die Bedeutung von kulturellem und sozialem Kapital neben dem ökonomischen für die Wahl der Pflegeversorgung hebt auch Heusinger (2008, S. 302–303) hervor. In Bezug auf das kulturelle Kapital misst sie dem inkorporierten kulturellen Kapital mehr Bedeutung zu als dem institutionalisierten. Für sie sind der Zugang und die Nutzung von Informationen bedeutender als die formale Bildung. Auch sieht sie das Einkommen als Indikator für die Wahl der Pflegeversorgung als zu kurz gegriffen – Einstellungen und Erwartungen seien ebenfalls zu berücksichtigen. Auf Grund dessen sei die Milieuzugehörigkeit als wesentlicher Indikator für die Wahl der Versorgungsform – vor allem die selbstbestimmte Wahl – zu betrachten. Bevorzugt sind dabei gehobene Milieus aufgrund ihrer guten Kapitalausstattung.

Aus den bisherigen Ausführungen kann von Ungleichheiten in der Versorgung sowie in der Pflege gesprochen werden. Diese können dadurch entstehen, dass bestehende soziale Ungleichheiten aus dem Erwerbsleben in die Zeit des Ruhestands und einer eintretenden Pflegebedürftigkeit weiterwirken. Ungleichheiten in der Versorgung treten vor allem im Fall einer privaten Finanzierung von Versorgungsleistungen auf. (Dallinger & Theobald, 2008, S. 78) Da in Österreich jedoch die Pflegeversorgung durch den Staat abgesichert ist (siehe Abschnitt 2.1.2), kann von einer gleichwertigen Pflege und Betreuung ohne Einfluss von Einkommens- bzw. Vermögenssituation sowie Schicht-/Klassenzugehörigkeit ausgegangen werden. Dennoch müssen die Proportionen zwischen privaten und öffentlich finanzierten Anteilen in den einzelnen Versorgungsformen bedacht werden (Dallinger & Theobald, 2008, S. 79).

4.3.1 Ansätze zur Erklärung

Zur Erklärung sozialer Ungleichheit im Alter herrschen verschiedene Ansätze vor: Die Kontinuitätsthese/These der sozioökonomischen Differenzierung, die Kumulations- bzw. Destrukturierungsthese und die These der Altersbedingtheit. (Kohli, Künemund, Motel & Szydlik, 2000, S. 319; Mayer & Wagner, 1996,

S. 254) Diese Ansätze stehen in Verbindung zu Konzepten zu *„Umwelteinflüssen auf das Altern"* (z. B. Dannefer, 1992) sowie zu Überlegungen über *„soziale Strukturierung des Alterns"* (z. B. Woll-Schumacher, 1994; Backes, 2013) (Mayer & Wagner, 1996, S. 254).

Nach der **Kontinuitätsthese bzw. der These der sozioökonomischen Differenzierung** bleiben soziale Ungleichheiten, die in der mittleren Lebensphase begründet liegen, auch im Alter erhalten. Soziale Ungleichheit ist somit mehr im Lebenslauf als im Altersprozess begründet. Bedeutenden Einfluss hat vor allem der soziale Status im Erwerbsleben. (Kohli et al., 2000, S. 319; Mayer & Wagner, 1996, S. 254) Eine eigenständige Betrachtung der Ungleichheiten im Alter ist dieser These nach nicht nötig. Kritisiert wird die Vernachlässigung der Differenzierung des Alters im Rahmen dieser These (Motel-Klingebiel, 2001, S. 192). Betrachtet wird also nur die Ungleichheit im Alter und nicht die Ungleichheit des Alters (Kohli, 1990, S. 393).

Nach der **Kumulations- bzw. Destrukturierungsthese** kommt es im Alter zu einer Verstärkung bzw. Abschwächung der Auswirkungen von sozialer Ungleichheit sowie der sozialen Ungleichheit selbst. (Kohli et al., 2000, S. 319; Mayer & Wagner, 1996, S. 254) Die Destrukturierungsthese (auch Homogenisierungsthese) spricht von einer Abschwächung der Auswirkungen sowie einer Homogenisierung der Ungleichheiten. Dies kann beispielsweise mit höherer Mortalität in niedrigeren Schichten sowie mit gesundheitlichen Einschränkungen unabhängig von der sozialen Schicht begründet werden. (Mayer & Wagner, 1996, S. 255) Während die Kumulationsthese (auch Differenzierungsthese) von einer Verschärfung der Auswirkungen ausgeht. Dies erfolgt aufgrund des Einflusses der sozialen Lage im Erwerbsleben vor allem auf die zur Verfügung stehenden ökonomischen Mittel, aber auch auf das kulturelle und soziale Kapital in der Pensionierungsphase. (Motel-Klingebiel, 2001, S. 192; Clemens, 2008, S. 21)

Nach der **These der Altersbedingtheit** wird das Alter an sich mit seinen physischen und psychischen Veränderungen als vorrangige Ursache für soziale Ungleichheit angesehen. Dieser These nach sind somit altersbedingte Faktoren und weniger sozioökonomische für die soziale Ungleichheit verantwortlich. Ursachen für eine benachteiligte Situation im Alter können im Zusammenhang mit der Alterssicherung, Pensionsregelungen gesetzlich bedingt sein oder beispielsweise mit erhöhten Kosten für gesundheitliche oder pflegerische Versorgung einhergehen. (Kohli et al., 2000, S. 320; Mayer & Wagner, 1996, S. 254)

Kohli (2000, S. 333) betont allerdings, dass alle drei Thesen für das hohe Alter in gleicher Weise bestätigt wie widerlegt werden können.

Von dem Knesebeck und Hüfken (2001, S. 182–183) finden in ihrer Studie zum Einfluss sozialer Ungleichheiten auf soziale Beziehungen im Alter Hinweise zur Bestätigung der Kontinuitätsthese wie auch zur These der Altersbedingtheit. Motel-Klingebiel (2001, S. 216–217) sieht in seiner Studie zum Zusammenhang von Alter, Lebensqualität und sozialer Ungleichheit Anhaltspunkte zur Bestätigung der Differenzierungsthese wie auch zur Kontinuitätsthese. Aus der Berliner Altersstudie resultieren Hinweise auf eine Bestätigung der Kontinuitätsthese. (Mayer & Wagner, 1996, S. 251) Walker (1981, S. 76) definiert den Beruf sowie die soziale Schicht im Laufe des Erwerbslebens als gewichtige Einflussfaktoren für die Lebenslage im Alter, was ebenfalls für eine Bestätigung der Kontinuitätsthese spricht.

Die Gruppe der „alten Menschen" ist durch eine starke Heterogenität geprägt – diese ist nicht nur zwischen den unterschiedlichen Phasen des Alters bemerkbar, sondern auch innerhalb der Phase der Hochaltrigkeit. Auch das Leben älterer Menschen zeigt sich in vielfältigen Facetten, wodurch sich auch unterschiedliche Lebensstile herausprägen und unterschiedliche Lebenslagen beobachtbar sind. Dies spricht für die Tatsache, dass zur Erklärung sozialer Ungleichheit im Alter neben vertikalen Merkmalen (wie z. B. Einkommen und Beruf) auch horizontale Merkmale (wie z. B. Alter, Geschlecht) mitberücksichtigt werden müssen. (Clemens, 2008, S. 21; Bäcker et al., 2010, S. 354–355) Kohli (1992) fordert zudem die Berücksichtigung der Lebenslaufperspektive. Auch gesellschaftliche Entwicklungen wie der demografische Wandel gilt es zudem zu berücksichtigen. (Kottmann, 2008, S. 32) Auch soziale Ungleichheit ist keineswegs statisch zu sehen. Sie kann im Laufe der Zeit Veränderungen unterworfen sein – dies in Bezug auf ihr Ausmaß, ihre Form und Struktur. (Motel-Klingebiel, Wurm, Huxhold & Tesch-Römer, 2010, S. 23)

Das Alter in Form eines höheren Lebensalters sowie Aspekte des Lebenslaufes werden in Theorien bzw. Ansätzen zur sozialen Ungleichheit, wenn überhaupt nur rudimentär berücksichtigt. Der Fokus des großteils der Theorien liegt auf dem mittleren Lebensalter sowie auf der Phase des Erwerbslebens und somit auf bezahlter Arbeit. Unbezahlte Arbeit findet keine Berücksichtigung (Kohli, 1990, S. 389). Dies ist vor allem bei Klassen- und Schichtmodellen, die ökonomische Merkmale zur Differenzierung einsetzen, der Fall.

Auch Bourdieus Modell des sozialen Raums nutzt Berufsgruppen zur Bildung der Lebensstile, wodurch nicht im Erwerbsleben stehende Menschen nur am Rande bzw. nicht adäquat Berücksichtigung finden. (Amrhein, 2008, S. 35)

Aufgrund der Kombination von Klassen und Lebensstilen, seiner sehr guten Etablierung (z. B. Bauer & Büscher, 2008, S. 9) und theoretischen Fundierung, der Integration von Klassen und Lebensstilen sowie der Arbeit mit den beschriebenen Kapitalsorten wird das Modell des sozialen Raums von Bourdieu als primäres Arbeitsmodell herangezogen. Jedoch bedarf es einer Erweiterung/Anpassung die

Besonderheiten der Zielgruppe berücksichtigend. Dies wird in Abschnitt 10.4 erfolgen.

4.3.2 Horizontale und vertikale Merkmale

Zur Erforschung des Einflusses sozialer Ungleichheit auf die Lebensqualität der Zielgruppe werden als Merkmale vertikaler Ungleichheit Bildung und Einkommen sowie als horizontale Merkmale Alter und Geschlecht herangezogen. Um den Einfluss dieser Aspekte auf die Lebensqualität erklären zu können, werden Bourdieus Modell des sozialen Raums und weitere aus empirischen Arbeiten abgeleitete Erklärungsansätze genutzt.

Vorliegendes Kapitel gibt einen Überblick über die erwähnten Merkmale sozialer Ungleichheit sowie ihre Verteilung in der älteren Bevölkerung.

Ökonomische Situation (Einkommen, Vermögen)
Einkommen ist als wesentliches Merkmal vertikaler sozialer Ungleichheit zu sehen. Eine gute bzw. stabile finanzielle Lage steht jedoch auch im Zusammenhang mit Wohlbefinden und ist als Basis für die Teilnahme an sozialen Aktivitäten sowie für eine selbstständige Lebensführung zu sehen. (Voges, 2008, S. 95) Für den Erhalt von Einkommen bedarf es eines Mitteleinsatzes (wie beispielsweise Bildung) am Arbeitsmarkt. Es kann zwischen dem Einkommen einer Person sowie dem Haushaltseinkommen unterschieden werden, wobei Letzteres auch Personen ohne eigenes Einkommen mitberücksichtigt. In Bezug auf die Erwerbstätigkeit sind Geschlechterunterschiede feststellbar – Männer stehen häufiger im Erwerbsleben als Frauen. Zudem haben Männer ein höheres Einkommen als Frauen. Auch spiegeln sich weitere Merkmale sozialer Ungleichheit in der Höhe des Einkommens wider: Personen mit höherer Bildung sowie mit einer höheren beruflichen Stellung, verdienen durchschnittlich besser. Auch haben Mitglieder höherer Klassen ein höheres Einkommen als jene aus unteren Klassen. (Rössel, 2009, S. 218, 227, 242) Im Growing Old Programme, einem groß angelegten, über fünf Jahre dauernden Forschungsprojekt zur Lebensqualität im Alter in Großbritannien, zeigte sich der sozioökonomische Status als wesentliches Ungleichheitsmerkmal, das sich vor allem auf die Gesundheit und funktionale Einschränkungen auswirkte. (Walker, 2006, S. 444) Unterschiede im Einkommen wirken sich zudem auf die Sterblichkeit aus. Je höher das Einkommen einer Person, desto niedriger die Mortalität. (Knecht, 2010, S. 76)

Zur Bewertung der ökonomischen Position ist neben dem Einkommen auch das Vermögen relevant. Es sind dies Rechte oder Güter, die in Geld zu bewerten sind und im Eigentum einer Person stehen. Im Vergleich zum Einkommen sind beim Vermögen deutlichere Unterschiede betreffend Ungleichheit bemerkbar. Wesentliche Ungleichheitsmerkmale in Bezug auf das Vermögen sind wiederum das Geschlecht, Männer haben mehr Vermögen, die Bildung, wobei hier die Unterschiede geringer ausfallen als beim Einkommen, sowie das Alter. Das Vermögen steigt mit dem Alter. (Rössel, 2009, S. 263–271)

Diese Ausführungen zeigen, die Bedeutung vertikaler Merkmale sozialer Ungleichheit – besonders das Bildungsniveau scheint neben dem Geschlecht für die ökonomische Ausstattung einer Person wesentlich zu sein. (Rössel, 2009, S. 275)

In Österreich stellt die Pension, die zu 90 Prozent aus der gesetzlichen Pensionsversicherung kommt, die wesentliche Quelle des Einkommens älterer, nicht mehr im Erwerbsleben stehender Menschen dar. Jedoch werden auch beim Pensionseinkommen die Einkommensungleichheiten während des Erwerbslebens größtenteils fortgeschrieben, zumal sie in engem Zusammenhang mit der Dauer und Art der Erwerbstätigkeit stehen. Auch in Bezug auf die Pensionen sind Frauen im Vergleich zu Männern sowie Personen mit niedrigerem Bildungsniveau benachteiligt. Zudem zeigt sich, dass Personen mit zunehmendem Alter weniger Einkommen bzw. Vermögen als „jüngere Alte" zur Verfügung haben. Männer erhalten zudem öfter eine Pension aus eigener Erwerbstätigkeit (bei den über 60-Jährigen: Männer 92 Prozent; Frauen 68 Prozent). Das durchschnittliche Haushaltseinkommen (Median) von Personen über 60 Jahren lag bei zirka 18.500 Euro pro Jahr, wobei nur zirka zehn Prozent ein hohes Einkommen und zirka 15 Prozent ein Einkommen unter der Armutsgefährdungsgrenze (60 Prozent des Medians) zur Verfügung hatten. (Guger & Mayrhuber, 2009, S. 103–104, 110, 125; BMASK, 2012, S. 63, 69)

Neben Einkommen und Vermögen bestimmen jedoch auch die Ausgaben für die Lebensführung sowie die Verwendung des Einkommens als Ausdruck des Lebensstils sowie des sozialen Status einer Person die finanzielle Situation älterer Menschen. (BMFSFJ, 2002, S. 79) Veränderungen in der Verwendung des Einkommens sind dabei mit zunehmendem Alter feststellbar: So wird im Vergleich zu jüngeren Menschen mehr für Gesundheit, jedoch weniger für Wohnen ausgegeben. (BMASK, 2012, S. 73)

Die Ergebnisse des deutschen Alterssurveys zeigen eine insgesamt positive finanzielle Lage der Bevölkerung in der zweiten Lebenshälfte. Auch die subjektive Einschätzung der Betroffenen bestätigt dies. Dennoch sind Unterschiede zwischen verschiedenen Gruppen feststellbar – diese Unterschiede sind vor allem zwischen Gruppen mit unterschiedlichen Bildungsniveaus bemerkbar. Eine Zunahme der Zufriedenheit mit dem Einkommen ist mit zunehmendem Alter feststellbar. (Tesch-Römer, Motel-Klingebiel & Wurm, 2010, S. 286; BMFSFJ, 2002, S. 104–105)

Auch aus der Berliner Altersstudie resultieren stabile Einkommens- und Wohnsituationen älterer Menschen bis zu ihrem Einzug in ein Pflegeheim. Zudem zeigen sich materielle Nachteile häufiger in den unteren sozialen Schichten, wobei die Erklärungskraft der Schicht in Bezug auf Einkommensunterschiede allein nur elf Prozent beträgt. Die soziale Schicht, die Qualifikation sowie das Geschlecht beeinflussen die ökonomische Lage auch nach dem Erwerbsleben. (Mayer & Wagner, 1996, S. 251, 263)

Insgesamt fehlt es jedoch an Daten zur Einkommens- bzw. Vermögenssituation von Pflegebedürftigen in Pflegeheimen (BMFSFJ, 2002, S. 101; Guger & Mayrhuber, 2009, S. 104).

Bildung

Bildung kann als bedeutendes Merkmal (vertikaler) sozialer Ungleichheiten bezeichnet werden. Bildung ist als Basis für den Erhalt eines qualifizierten Arbeitsplatzes und in weiterer Folge auch in engem Zusammenhang mit der Höhe des Einkommens zu sehen. Über ein hohes Einkommen verfügen nur drei Prozent der Menschen mit Pflichtschulabschluss, jedoch 39 Prozent mit Hochschulabschluss. (BMASK, 2012, S. 69)

Die große Bedeutung von Bildung ist auch durch ihre Berücksichtigung in nahezu allen Klassen- bzw. Schichtmodellen sowie in Skalen zu Statuseinteilungen ersichtlich. Häufig wird Bildung über den höchsten Schulabschluss oder die Jahre im Bildungssystem gemessen. Bildung beinhaltet dabei den „*Erwerb von allgemeinen Fähigkeiten, Wissensgehalten, Faktenwissen und normativen Vorstellungen*". (Rössel, 2009, S. 173, 177)

Es zeigt sich ein wesentlicher Einfluss des Bildungsniveaus auf die berufliche Qualifikation und Stellung. Bildung und Beruf hängen auch eng mit der Morbidität und Sterblichkeit zusammen. (Knecht, 2010, S. 77)

In Bezug auf das Risiko in ein Pflegeheim zu kommen, zeigt sich, dass ehemalige Arbeiter/innen ein geringeres Risiko als ehemalige Angestellte aufweisen. Dies lässt sich jedoch nicht auf die Verweildauer im Pflegeheim übertragen, denn diese ist bei ehemaligen Arbeitern/innen bis zum Tod nur gering höher als bei Angestellten. (Voges & Borchert, 2008, S. 199, 215–216)

Ergebnisse der Berliner Altersstudie gehen von einem geringeren Ausmaß an Hilfsbedürftigkeit mit steigendem Bildungsniveau sowie Sozialprestige aus. (Mayer & Wagner, 1996, S. 269)

Soziale Ungleichheit, die sich durch Bildungschancen ausdrückt, steht laut Bourdieu in engem Zusammenhang mit dem *„im Elternhaushalt erworbenem kulturellen Kapital"*. Dies macht auch die Bedeutung des familiären Umfeldes für die Ausprägung von Merkmalen sozialer Ungleichheit deutlich. (Rössel, 2009, S. 315)

Den höchsten Bildungsabschluss der über 60-Jährigen betreffend, zeigen sich Geschlechts- und Altersunterschiede. Frauen haben ein niedrigeres Bildungsniveau als Männer. Auch zeigt sich ein niedrigeres Bildungsniveau bei älteren Menschen: Beispielsweise haben bei den 60 bis 64-jährigen Frauen höchstens 30 Prozent einen Pflichtschulabschluss (Männer 13 Prozent), bei den über 75-Jährigen sind es 54 Prozent (Männer 24 Prozent). (BMASK, 2012, S. 63)

Geschlecht

Aus den bisherigen Ausführungen ist ersichtlich, dass das Geschlecht als wesentliches Merkmal (horizontaler) sozialer Ungleichheiten z. B. in Bezug auf Einkommen, Vermögen und Bildung zu sehen ist. Frauen sind hier oftmals benachteiligt (Hradil, 1987, S. 40). Höhere Bildung und eine bessere Einkommenssituation sind eher bei Männern vorzufinden, ältere Frauen haben ein höheres Risiko in Armut zu leben. (Backes & Clemens, 2013, S. 91–92)

2015 machten Frauen einen Anteil von 57,2 Prozent der österreichischen Bevölkerung mit über 65 Jahren aus, bei den über 75-Jährigen waren es sogar 61,4 Prozent. (Statistik Austria, 2016a)

Indikatoren wie Alter oder Geschlecht haben vor allem indirekten Einfluss auf die Kapitalausstattung, sowohl das kulturelle als auch das soziale Kapital betreffend. (Smith et al., 1996, S. 503)

Vor allem im Pflegeheim leben überwiegend Frauen – 2015 waren es 73,8 Prozent (Statistik Austria 2016b). Dies hat einerseits mit der höheren Lebenserwartung der Frauen und andererseits damit zu tun, dass Männer häufiger von ihren Partnerinnen zu Hause gepflegt werden. Der Tod des/der Partners/Partnerin ist dabei als kritisches Lebensereignis zu sehen, das nicht nur Auswirkungen auf die Lebensqualität, sondern auch auf zahlreiche weitere Bereiche wie Finanzielles, die sozialen Netzwerke, Gesundheit etc. hat. (Backes & Clemens, 2013, S. 91; Voges, 2008, S. 246, 254) Allein lebende Menschen und Frauen sind somit häufiger von einem Einzug in das Pflegeheim betroffen – dies konnte auch in der erwähnten Studie bestätigt werden: Nicht verheiratete Frauen ziehen durchschnittlich mit 71 Jahren, nicht verheiratete Männer mit durchschnittlich 75 Jahren in das Pflegeheim – verheiratete Frauen erst mit 85 und verheiratete Männer mit 87 Jahren. Auch gehen Männer und Frauen unterschiedlich mit dem Umzug in das Pflegeheim um: Frauen scheinen damit besser zu Recht zu kommen: Sechs

Monate nach dem Einzug sind 25 Prozent der Frauen und 40 Prozent der Männer verstorben. Es zeigt sich somit eine Benachteiligung von alleinlebenden bzw. verwitweten Personen. (Voges & Borchert, 2008, S. 198, 203, 208).

Das Geschlecht sowie der Familienstand (verheiratet oder nicht) wurden auch im Growing Old Programme als wesentliche Ungleichheitsmerkmale nachgewiesen. (Walker, 2006, S. 444) Auch Spellerberg weist auf die Ungleichstellung der Frauen in Bezug auf weitere Ungleichheitsmerkmale wie Einkommen oder berufliche Stellung hin. (Spellerberg, 1996, S. 46–47)

Alter

Auch das Alter gilt es als Merkmal horizontaler Ungleichheit mitzuberücksichtigen. Zusammenfassend bzw. ergänzend zu den bisherigen Ausführungen dieses Kapitels (Abschnitt 4.3) muss darauf hingewiesen werden, dass mit zunehmendem Alter häufig Ungleichheiten in Bezug auf weitere Merkmale sozialer Ungleichheit entstehen. Deshalb drängt Schroeter (2000, zitiert nach Backes, Clemens & Schroeter, 2001) darauf *„die Analyse sozialer Strukturen und sozialer Ungleichheiten in die Alternssoziologie zurückzuholen"* und *„das Alter als Grunddimension sozialer Strukturbildung sowie als Determinante horizontaler sozialer Ungleichheit herauszuarbeiten."* (S. 11)

Neben dem oft negativen Bild des Alters in der Gesellschaft, der oft niedrigeren Beteiligung am öffentlichen Leben (Hradil, 1987, S. 43), der Wahrscheinlichkeit an verschiedenen vor allem altersbedingten Krankheiten zu leiden und pflegebedürftig zu werden, zeigt beispielsweise eine Studie von Voges und Borchert (2008, S. 215), dass die Wahrscheinlichkeit, in ein Pflegeheim einzuziehen, mit dem Alter steigt. Innerhalb der Gruppe der älteren Menschen zeigten die Ergebnisse der Berliner Altersstudie keinen signifikanten Zusammenhang zwischen dem Alter und der finanziellen Situation (Smith et al., 1996, S. 516)

Zusammenhang Lebensqualität und soziale Ungleichheit

Der Zusammenhang zwischen Lebensqualität, Alter und sozialer Ungleichheit wurde bis dato kaum beforscht. Hauptsächlich fokussiert die bestehende Ungleichheitsforschung den Zusammenhang zur Gesundheit/Krankheit bzw. Mortalität (Lampert, 2009). In einem der wenigen Beiträge z. B. von Motel-Klingebiel (2001, S. 206, 213, 217) zeigt sich der Zusammenhang zwischen Lebensqualität und Schichtzugehörigkeit – Menschen in niedrigen Schichten haben diesen Ergebnissen nach eine deutlich schlechtere Lebensqualität und dies in allen Lebensphasen, wobei die ungleiche Verteilung mit hohem Lebensalter stark ansteigt und der Zusammenhang zwischen sozialer Schicht und Lebensqualität je nach Altersgruppe unterschiedlich ist.

Auch im OASIS-Projekt konnte ein Zusammenhang zwischen sozialer Ungleichheit – hier gemessen an Einkommen und Bildung – und (subjektiver) Lebensqualität gezeigt werden (Tesch-Römer, Motel-Klingebiel & von Kondratowitz, 2003, S. 266, 273). Inwiefern hier der Einfluss der Pflegebedürftigkeit Berücksichtigung findet, bleibt offen.

Lebensqualität kann auch als *„Ausdruck realisierter Lebenschancen"* aufgefasst werden. Diese stehen in engem Zusammenhang mit der Bildung und dem Beruf im Erwerbsalter. Sie sind dabei keineswegs statisch, sondern ändern sich über die Zeit betrachtet. (Motel-Klingebiel et al., 2010, S. 20)

Unterschiede im subjektiven Wohlbefinden zeigen sich zwischen ökonomisch besser und schlechter gestellten Menschen. Ebenfalls ist ein wesentlicher Einfluss der Bildung auf die Lebenszufriedenheit feststellbar: In der Gruppe von Menschen mit höherer Bildung sind um sechs Prozent mehr Menschen mit ihrem Leben hoch zufrieden als in jener mit niedriger Bildung. (Tesch-Römer, Wiest & Wurm, 2008, S. 266, 273)

R. Winkler, *Lebensqualität pflegebedürftiger älterer Menschen*,
https://doi.org/10.1007/978-3-658-31886-4_5

Eine Studie von Noro und Aro (1996, S. 355) zeigte einen positiven Einfluss der Bildung auf die gesundheitsbezogene Lebensqualität. In einer Studie von Bowling und Windsor (2001, S. 57, 68) zeigt sich ein gegenteiliger Effekt: Personen mit niedrigerer Bildung schätzten ihre subjektive Lebensqualität besser ein als jene mit höherer Bildung. Höheres Einkommen sowie ein besserer sozioökonomischer Status wirkten sich positiv auf die subjektive Lebensqualität aus. Alle berücksichtigten sozioökonomischen Variablen konnten jedoch insgesamt nur fünf Prozent der Varianz in der subjektiven Lebensqualität erklären – die subjektiven Variablen hingegen 16 Prozent.

Even-Zohar (2014, S. 737, 745, 747) vergleicht in einer Studie die Lebensqualität von älteren zu Hause lebenden Menschen mit guten sozialen Netzwerken und älteren Menschen im Pflegeheim. Neben dem Ergebnis, dass zu Hause Lebende eine bessere Lebensqualität aufwiesen, zeigte sich auch, dass verheiratete Menschen, mit höherer Bildung, guter Gesundheit und in guter ökonomischer Lage eine höhere Lebensqualität hatten. Aus der Studie resultierten der Wohnort (im Sinne von im Pflegeheim oder zu Hause), der Gesundheitsstatus und das Alter als Prädiktorvariablen für die Lebensqualität. Diese drei Variablen erklärten zusammen 59,6 Prozent der Varianz der Lebensqualität. Nur niedriger bzw. gar nicht korrelierender Familienstand (verheiratet oder nicht) sowie die Tatsache, ob die befragten Personen Kinder hatten, mit der Lebensqualität.

In Bezug auf das Alter stellt das Ende der Phase des Erwerbslebens und somit der Übertritt in den Ruhestand allgemein gesehen noch keinen Grund für eine Verschlechterung der Lebensqualität dar, führt aber zu zahlreichen Veränderungen. Erst eine auftretende Pflegebedürftigkeit kann aufgrund ihrer teils umfangreichen Auswirkungen auf die Lebenslage sowohl der Pflegebedürftigen als auch ihrer Angehörigen Einfluss auf die Lebensqualität haben. (Cappell, 2005, S. 197–198)

Aus verschiedenen Studien zeigt sich, dass Indikatoren wie Beruf, Alter, Geschlecht und Bildung eine Erklärung für zehn Prozent der Varianz der Lebensqualität liefern können. Soziale Kontakte sowie gesellschaftliche Partizipation weitere zehn Prozent, 15 Prozent können durch Lebensereignisse und 30 Prozent durch Indikatoren wie Gesundheit bzw. weitere individuelle Charakteristika erklärt werden. (Spellerberg, 1996, S. 43)

Spellerberg weist zudem auf die Bedeutung klassischer Ungleichheitsmerkmale wie Beruf, Bildung, sozialer Status aber auch horizontaler Ungleichheitsmerkmale wie Alter oder Geschlecht zur Erklärung sozialer Ungleichheiten hin. (Spellerberg, 1996, S. 46, 51)

Es gilt jedoch keineswegs als bewiesen, dass eine gute ökonomische Lage mit hoher (v. a. subjektiver) Lebensqualität einhergeht (vgl. dazu das Zufriedenheitsparadoxon). Auch hier hat die subjektive Einschätzung einen größeren Einfluss auf die Lebensqualität als objektive Indikatoren. (Spellerberg, 1996, S. 48) Das Bewusstsein, ein sicheres Einkommen zu haben, sowie die Einkommensquelle beeinflussen des Weiteren die subjektive Lebensqualität. So hat beispielsweise der Bezug von Sozialhilfe und somit die Abhängigkeit vom Staat negative Auswirkungen auf die Lebensqualität. Finanzielle Unabhängigkeit und die Möglichkeit, sein Leben autonom zu gestalten, wirkt sich wiederum positiv auf die Lebensqualität aus. Aber auch Aspekte des Wohnens hängen eng mit der Lebensqualität zusammen. Des Weiteren hat die Verfügbarkeit von ausreichenden finanziellen Ressourcen positiven Einfluss auf das Vorhandensein und die Pflege von sozialen Kontakten sowie die Teilnahme an sozialen Aktivitäten und in weiterer Folge auch auf die Lebensqualität. Die Tatsache, dass der Einfluss der ökonomischen Situation auf die Lebensqualität mit dem Alter abnimmt, kann dadurch erklärt werden, dass Einkommenssicherheit aufgrund einer zumeist stabilen Einkommenslage im Alter vorherrscht. Neben der gesetzlichen Altersvorsorge tragen zudem private Absicherungen zu dieser Situation bei. Hier gilt es jedoch zu berücksichtigen, dass die Leistbarkeit von privaten Altersvorsorgeleistungen wiederum von den finanziellen Mitteln im Laufe der Erwerbstätigkeit abhängen. Als weiterer Grund für den abnehmenden Einfluss können unterschiedliche Prioritäten und Wertvorstellungen sowie geltende Stereotype über alte Menschen angeführt werden. Auch unterschiedliche Lebenserfahrungen spielen dabei eine Rolle. (BMFSFJ, 2002, S. 105–107)

Auch die Ergebnisse der Berliner Altersstudie zeigen den vorrangigen Einfluss subjektiver Bewertungen im Vergleich zu objektiven auf die Lebensqualität. So wurde beispielsweise ein direkter Einfluss der Zufriedenheit mit der finanziellen Situation auf die Lebensqualität festgestellt. In Bezug auf die objektiven Indikatoren (Einkommen, Alter, Geschlecht, Familienstand etc.) hatte lediglich das Geschlecht direkten Einfluss – wobei hier Männer eine bessere Lebensqualität angaben. Die berücksichtigten soziodemografischen Indikatoren (Alter, Geschlecht, Familienstand, Wohnsituation) erklärten nur sechs Prozent der Varianz, während die subjektiven Einschätzungen eine Erklärung für 38 Prozent der Varianz der Lebensqualität liefern konnten. (Smith et al., 1996, S. 513–518).

Die Tatsache, in einem Pflegeheim zu leben oder nicht, hat laut den Ergebnissen der Studie einen direkten Effekt auf die subjektive Gesundheit, die Zufriedenheit mit der finanziellen Situation sowie auf die soziale Partizipation. Das objektive Einkommen allein stand laut diesen Ergebnissen nicht in direktem Zusammenhang mit der Lebensqualität – es beeinflusst aber die Zufriedenheit mit der finanziellen Situation, die eine wesentliche Einflussgröße auf die Lebensqualität darstellt. Neben den bereits genannten hatte auch die Zufriedenheit mit den sozialen Beziehungen sowie mit der sozialen Partizipation direkten Einfluss auf die Lebensqualität. (Smith et al., 1996, S. 513–515)

Als weiterer wesentlicher Indikator für Lebensqualität lässt sich aus den bisherigen Ausführungen abgeleitet das Sozialkapital nennen.

Sozialkapital wird auf unterschiedliche Weise definiert: Von persönlichen, sozialen Ressourcen einer Person (Bowling, 1994; Bowling & Grundy, 1998; Sherbourne & Stewart, 1991, zitiert nach Bowling et al. 2003, S. 272), über externes Sozialkapital, mit Zugang zu sozialen Ressourcen, zur Umwelt und zu Nachbarschaftsressourcen (wie lokale Freizeit und soziale Aktivitäten, die Sicherheit und soziale Teilhabe vereinfachen) (Cooper, Arber, Fee & Ginn, 1999; Putnam, 2000, zitiert nach Bowling et al. 2003, S. 272), über *„Sozialkapital als individuell Ressource mit kollektivem Wert"*/als Kollektivgut (Coleman), bis hin zu *„Sozialkapital als Fundament gesellschaftlichen Zusammenhalts"* (Putnam) (Alle & Kallfaß-de Frênes, 2016, S. 32, 34).

Bourdieu (1983) definiert Sozialkapital als *„Gesamtheit der aktuellen und potentiellen Ressourcen, die mit dem Besitz eines dauerhaften Netzes von mehr oder weniger institutionalisierten Beziehungen gegenseitigen Kennens oder Anerkennens verbunden sind; oder, anders ausgedrückt, es handelt sich dabei um Ressourcen, die auf der Zugehörigkeit zu einer Gruppe beruhen."* (S. 190–191) Das Sozialkapital einer Person besteht dabei aus Aspekten der Mikro- und Makroebene, wobei die Makroebene z. B. den Zugang zu Gesundheitsdienstleistungen und die Mikroebene z. B. die Unterstützung durch Freunde umfasst (Muckenhuber, Burkert, Großschädl & Rasky, 2015, S. 53). Daher unterscheiden Muckenhuber et al. (ebd.) zwischen institutionalisiertem und informellem Sozialkapital.

Bourdieu versteht, wie bereits unter Abschnitt 4.2 erläutert, Ressourcen, die auf der Zugehörigkeit zu Netzwerken oder Gruppen beruhen.

Insgesamt muss festgehalten werden, dass Sozialkapital im Gegensatz zu anderen Kapitalarten, wie ökonomisches Kapital, nicht direkt gemessen werden kann – es bedarf daher einer Operationalisierung. Sozialkapital und somit auch persönliche Beziehungen sowie Netzwerke haben nicht von sich aus eine positive Wirkung – je nach Rahmenbedingung können sie hilfreich sein oder eben nicht. Positiv können die Unterstützung, die von Personen, mit denen eine Beziehung vorherrscht, die Nutzung sowie der Zugang von Ressourcen dieser Personen, aber auch die Qualität dieser Beziehungen angeführt werden. (Diewald & Lüdicke, 2007, S. 12–13)

Die Verfügbarkeit von Sozialkapital kann insofern mit sozialer Ungleichheit in Zusammenhang gesehen werden, als dass es in engem Zusammenhang mit anderen Kapitalarten steht und eine Umwandlung von anderen bzw. in andere

Kapitalarten möglich ist sowie die Verfügbarkeit derer begünstigen kann. Somit hat es auch Einfluss auf die subjektive Lebensqualität. (Diewald & Lüdicke, 2007, S. 15)

In einer Studie von Diewald und Lüdicke (2007, S. 11–51) wurde untersucht, inwiefern Sozialkapital, ökonomisches und kulturelles Kapital zusammenhängen und inwiefern Sozialkapital Auswirkungen auf die subjektive Lebensqualität hat. Es zeigte sich, dass Bildung im Vergleich zu Einkommen und Beruf das Sozialkapital am meisten beeinflusst. Kulturelles Kapital beeinflusst die Bildung von Sozialkapital kaum, dahingegen ist der Einfluss von ökonomischem Kapital durchaus vorhanden. Im Vergleich zwischen den drei genannten Kapitalarten zeigte sich vom Sozialkapital der größte Einfluss auf die subjektive Lebensqualität.

Zudem zeigen Studien, dass Merkmale vertikaler sozialer Ungleichheit wie Bildung, Einkommen und Berufsprestige die soziale Beteiligung im Alter sowie auch die Häufigkeit der Kontakte zu Freunden beeinflussen. Die Häufigkeit der Kontakte zu Kindern wurde von den genannten Merkmalen nur wenig beeinflusst. (Von dem Knesebeck & Hüfken, 2001, S. 170, 183)

Soziale Netzwerke sowie das Vorhandensein sozialen Kapitals wirken sich positiv auf die subjektive Lebensqualität aus. Der Übergang in den Ruhestand geht häufig mit der Veränderung der sozialen Netzwerke einher. Zudem nehmen soziale Kontakte mit dem Alter bedingt durch gesundheitliche Defizite und Pflegebedürftigkeit zumeist ab und beschränken sich auf Familienangehörige und sehr nahestehende Personen. Die im Vergleich zu früher erhöhte Mobilität jüngerer Menschen trägt mit dazu bei, dass ältere Menschen häufiger allein leben. Im Falle von wenig und kaum sonstigen sozialen Kontakten kommt es zu Isolation und Einsamkeit, was sich in weiterer Folge negativ auf die Lebensqualität auswirkt. Dennoch kann nicht von einer auffallenden Abnahme der Kontakte zu den Kindern gesprochen werden. Auch der Einzug in das Pflegeheim hat an sich keine negativen Auswirkungen auf die sozialen Kontakte zwischen Eltern und Kindern. (Voges, 2008, S. 245–247, 259, 263) Trotz der Möglichkeit im Pflegeheim neue soziale Kontakte zu anderen Heimbewohner/innen aufzubauen, wird dies häufig nicht genutzt. Dadurch kann Einsamkeit entstehen, was sich wiederum negativ auf die Lebensqualität auswirkt. (Voges, 2008, S. 272)

Partner/innen sind als wichtigste soziale Kontakte im Alter zu sehen. Es soll an dieser Stelle nochmals auf die positive Wirkung eines/einer Partners/Partnerin auf die Lebensqualität hingewiesen werden. (Voges, 2008, S. 248)

Der Zusammenhang aktiven Alterns mit der Lebensqualität sowie die Einflussfaktoren darauf bei Pflegeheimbewohnern/innen wurden in einer Studie von Fernandes-Mayoralas et al. untersucht. Dabei zeigte sich ein positiver Einfluss der Teilnahme an Aktivitäten auf die Lebensqualität. Das Geschlecht (Vorteile für Männer), ein (niedrigeres) Alter, ein guter ökonomischer Status und hohe Bildung hatten positiven Einfluss auf das Ausmaß an Aktivitäten. (Fernandez-Mayoralas, Rojo-Perez, Martinez-Martin, Prieto-Flores, Rodriguer-Blazquez, Martin-Garcia, Rojo-Abuin & Forjaz, 2015, S. 8–9)

Nachfolgende Grafik soll die beschriebenen Zusammenhänge zwischen Lebensqualität und sozialer Ungleichheit zum Abschluss des vorliegenden Kapitels zusammenfassen (s. Abbildung 5.1):

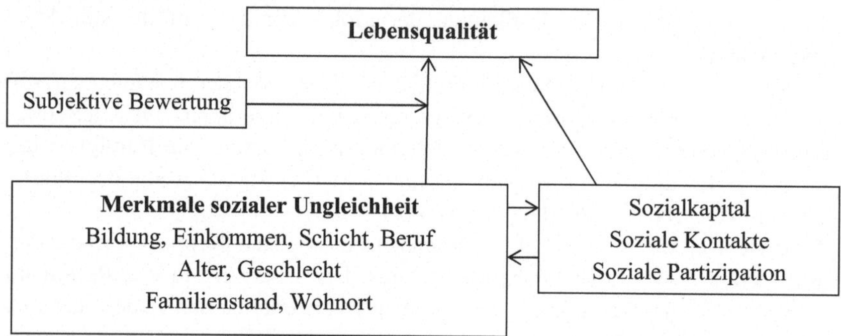

Abbildung 5.1 Zusammenhang zwischen Lebensqualität und sozialer Ungleichheit. (Quelle: Eigene Darstellung)

Operationalisierung relevanter Begriffe, weitere Forschungsfragen und Hypothesen   6

Vorliegendes Kapitel umfasst die Ausführungen zu den Operationalisierungen der relevanten theoretischen Begrifflichkeiten. Das zweite Unterkapitel beinhaltet die auf Basis der Ergebnisse der Literaturrecherche gebildeten Hypothesen sowie die weiteren Forschungsfragen, die es neben den beiden zentralen Forschungsfragen zu beantworten gilt.

6.1 Operationalisierung der relevanten theoretischen Begriffe

Wie in Abschnitt 3.1 näher ausgeführt, liegt dem Verständnis von „**Lebensqualität**" in dieser Arbeit die Definition der WHO zugrunde. "*[quality of life is the] individuals' perceptions of their position in life in the context of the culture and value systems in which they live and in relation to their goals, expectations, standards and concerns. It is a broad ranging concept affected in a complex way by the person's physical health, psychological state, level of independence, social relationships, personal beliefs and their relationship to salient features of their environment.*" (WHO, 1997, S. 1). Lebensqualität wird wie in den Fragebögen der WHO Quality of Life Group durch die Domänen aus dem WHOQOL BREF globale, physische, psychische Lebensqualität sowie die Lebensqualität in Bezug auf soziale Beziehungen und die Umwelt und die Facetten aus dem WHOQOL OLD Sinnesfunktionen, Autonomie, Aktivitäten in Vergangenheit, Gegenwart und Zukunft, soziale Partizipation, Tod und Sterben und Intimität operationalisiert. Gemessen werden die genannten Dimensionen durch die Items aus den beiden Fragebögen WHOQOL BREF und WHOQOL OLD, die auch in Tabelle 6.1 angeführt sind.

© Der/die Autor(en), exklusiv lizenziert durch Springer Fachmedien Wiesbaden GmbH, ein Teil von Springer Nature 2020
R. Winkler, *Lebensqualität pflegebedürftiger älterer Menschen*,
https://doi.org/10.1007/978-3-658-31886-4_6

Zur Definition von **sozialer Ungleichheit** wird jene von Kreckel (2004) herangezogen: *„Soziale Ungleichheit liegt überall dort vor, wo die Möglichkeiten des Zugangs zu allgemein verfügbaren und erstrebenswerten sozialen Gütern und/oder zu sozialen Positionen, die mit ungleichen Macht- und/oder Interaktionsmöglichkeiten ausgestattet sind, dauerhafte Einschränkungen erfahren und dadurch die Lebenschancen der betroffenen Individuen, Gruppen oder Gesellschaften beeinträchtigt bzw. begünstigt werden."* (S. 17) Detaillierte Ausführungen finden sich in Abschnitt 4.1. Als Merkmale vertikaler sozialer Ungleichheit werden die Merkmale Bildung und Einkommen definiert, wobei die Bildung durch den höchsten erreichten Schulabschluss gemessen wird. Die Messung des Einkommens erfolgt durch die Tatsache, ob jemand Sozialhilfeempfänger/in ist, in einem Einzelzimmer lebt, das letzte Wohneigentum sowie den zuletzt ausgeübten Beruf. Dabei gehen die Tatsache, kein/e Sozialhilfeempfänger/in zu sein[1], in einem Einzelzimmer zu leben, Eigentümer/in der letzten Wohnung sowie Angestellte/r gewesen zu sein, mit einem höheren Einkommen einher.

Als Indikator für die **Pflegebedürftigkeit** wird die Pflegegeldstufe nach Bundespflegegeldgesetz herangezogen. Detaillierte Ausführungen finden sich in Abschnitt 2.2.

Unter **Strukturmerkmalen** von Pflegeheimen werden Merkmale verstanden, die die Struktur von Pflegeheimen beschreiben. Konkret werden die ausgewählten Merkmale Größe, gemessen an der Anzahl der Pflegeplätze, Lage, hier wird das Bundesland sowie eine urbane oder ländliche Lage differenziert sowie die Trägerschaft des Pflegeheims betrachtet. Detaillierte Ausführungen finden sich in Abschnitt 2.1.3.

Die **Ebene der Organisation** wird operationalisiert als ein Funktionieren einer Organisation sowie die Qualität eines Unternehmens. Der Einfluss der „organisationalen Ebene" auf die Lebensqualität von pflege- und betreuungsbedürftigen älteren Menschen wird in der vorliegenden Arbeit durch Dimensionen wie Hierarchie, Zusammenarbeit, Kommunikation, Information, Arbeitszufriedenheit, Lebensqualität der Mitarbeiter/innen und Beitrag zur Lebensqualität der Bewohner/innen überprüft. Detaillierte Ausführungen sind in Abschnitt 2.3 ausformuliert.

---

[1]Die Tatsache, nicht Sozialhilfeempfänger/in zu sein, wird in der vorliegenden Studie mit einem höheren Einkommen assoziiert. Das hat mit der Finanzierung der Pflegeheime zu tun, da all jene Personen, die die Kosten für einen Pflegeheimplatz nicht durch ihr Einkommen und Vermögen decken können, Sozialhilfeempfänger/innen werden. Nähere Ausführungen finden sich in Abschnitt 2.1.2.

Tabelle 6.1 Operationalisierung der relevanten theoretischen Begriffe. (Quelle: Eigene Erstellung in Anlehnung an Mayer, 2009, S. 79)

Theoretischer Begriff	Definition	Dimension (latente Variable)	Indikator (manifeste Variable)	Item
Lebensqualität	Ausführungen siehe Abschnitt 3.1; Definition der WHO *"[quality of life is the] individuals' perceptions of their position in life in the context of the culture and value systems in which they live and in relation to their goals, expectations, standards and concerns. It is a broad ranging concept affected in a complex way by the person's physical health, psychological state, level of independence, social relationships, personal beliefs and their relationship to salient features of their environment."* (WHO, 1997, S. 1)	*Domänen des WHOQOL BREF*[a]		
		Globale Lebensqualität	Subjektive Beurteilung der Lebensqualität Zufriedenheit mit der Gesundheit	Wie würden Sie Ihre Lebensqualität beurteilen? (bref 1) Wie zufrieden sind Sie mit Ihrer Gesundheit? (bref 2)

(Fortsetzung)

Tabelle 6.1 (Fortsetzung)

Theoretischer Begriff	Definition	Dimension (latente Variable)	Indikator (manifeste Variable)	Item
		Physische Lebensqualität	Schmerz und körperliche Beschwerden Abhängigkeit von Medikamenten oder Behandlungen Energie und Erschöpfung Mobilität Schlaf und Erholung Aktivitäten des täglichen Lebens	Wie stark werden Sie durch Schmerzen daran gehindert, notwendige Dinge zu tun? (bref 3) Wie sehr sind Sie auf medizinische Behandlung angewiesen, um das tägliche Leben zu meistern? (bref 4) Haben Sie genug Energie für das tägliche Leben? (bref 10) Wie gut können Sie sich fortbewegen? (bref 15) Wie zufrieden sind Sie mit Ihrem Schlaf? (bref 16) Wie zufrieden sind Sie mit Ihrer Fähigkeit, alltägliche Dinge erledigen zu können? (bref 17)
		Psychische Lebensqualität	Positive Gefühle Denken, Lernen, Gedächtnis und Konzentration Selbstachtung Körperbild und Erscheinung Negative Gefühle	Wie gut können Sie Ihr Leben genießen? (bref 5) Betrachten Sie Ihr Leben als sinnvoll? (bref 6) Wie gut können Sie sich konzentrieren? (bref 7) Können Sie Ihr Aussehen akzeptieren? (bref 11) Wie zufrieden sind Sie mit sich selbst? (bref 19) Wie häufig haben Sie negative Gefühle wie Traurigkeit, Verzweiflung, Angst oder Depressionen? (bref 26)

(Fortsetzung)

Tabelle 6.1 (Fortsetzung)

Theoretischer Begriff	Definition	Dimension (latente Variable)	Indikator (manifeste Variable)	Item
		Lebensqualität in Bezug auf soziale Beziehungen	Persönliche Beziehungen Sexuelle Aktivitäten Praktische soziale Unterstützung	Wie zufrieden sind Sie mit Ihren persönlichen Beziehungen? (bref 20) Wie zufrieden sind Sie mit Ihrem Sexualleben? (bref 21) Wie zufrieden sind Sie mit der Unterstützung durch Ihre Freunde? (bref 22)
		Lebensqualität in Bezug auf die Umwelt	Physische Sicherheit und Schutz Wohnbedingungen Finanzielle Mittel Information und Weiterbildung Erholung und Freizeit Physisches Umfeld Gesundheits- und Sozialversorgung Verkehrsmittel	Wie sicher fühlen Sie sich in Ihrem täglichen Leben? (bref 8) Wie gesund sind die Umweltbedingungen in Ihrem Wohngebiet? (bref 9) Haben Sie genug Geld, um Ihre Bedürfnisse erfüllen zu können? (bref 12) Haben Sie Zugang zu Informationen, die Sie für das tägliche Leben brauchen? (bref 13) Haben Sie ausreichend Möglichkeiten zu Freizeitaktivitäten? (bref 14) Wie zufrieden sind Sie mit Ihren Wohnbedingungen? (bref 23) Wie zufrieden sind Sie mit Ihren Möglichkeiten, Gesundheitsdienste in Anspruch nehmen zu können? (bref 24) Wie zufrieden sind Sie mit den Beförderungsmitteln, die Ihnen zur Verfügung stehen? (bref 25)

(Fortsetzung)

Tabelle 6.1 (Fortsetzung)

Theoretischer Begriff	Definition	Dimension (latente Variable)	Indikator (manifeste Variable)	Item
		Facetten des WHOQOL OLD[a]		
		Sinnesfunktionen		Wie sehr beeinflussen Beeinträchtigungen Ihrer Sinnesfunktionen (z. B. Hören, Sehen, Schmecken, Riechen, Tasten) Ihr tägliches Leben? (old 1) Wie sehr beeinträchtigt das Nachlassen von z. B. Hören, Sehen, Schmecken, Riechen, Tasten Ihre Fähigkeiten an Aktivitäten teilzunehmen? (old 2) Inwieweit sind Ihre Möglichkeiten sich mit anderen zu unterhalten durch Probleme mit Ihren Sinnesfunktionen (z. B. Hören, Sehen) eingeschränkt? (old 10) Wie beurteilen Sie Ihre Sinnesfunktionen (z. B. Hören, Sehen, Schmecken, Riechen, Tasten)? (old 20)
		Autonomie		Wie viel Freiraum haben Sie, um Ihre eigenen Entscheidungen zu treffen? (old 3) In welchem Umfang können Sie Ihre Zukunft beeinflussen? (old 4) Glauben Sie, dass die Menschen in Ihrer Umgebung Ihre Unabhängigkeit respektieren? (old 5) In welchem Umfang sind Sie in der Lage die Dinge zu tun, die Sie gerne tun wollen? (old 11)

(Fortsetzung)

Tabelle 6.1 (Fortsetzung)

Theoretischer Begriff	Definition	Dimension (latente Variable)	Indikator (manifeste Variable)	Item
		Aktivitäten in Vergangenheit, Gegenwart und Zukunft		Inwieweit sind Sie mit Ihren Möglichkeiten, weiterhin im Leben etwas zu erreichen, zufrieden? (old 12) Haben Sie das Gefühl, dass Sie im Leben die Anerkennung bekamen, die Sie verdient haben? (old 13) Wie zufrieden sind Sie mit dem, was Sie im Leben erreicht haben? (old 15) Wie glücklich sind Sie bei dem Gedanken an Dinge, die Sie noch erwarten können? (old 19)
		Soziale Partizipation		Haben Sie im Allgemeinen genug zu tun? (old 14) Wie zufrieden sind Sie mit der Art und Weise, wie Sie Ihre Zeit nutzen? (old 16) Wie zufrieden sind Sie mit Ihrem Maß an Aktivität? (old 17) Wie zufrieden sind Sie mit Ihren Möglichkeiten, an öffentlichen Aktivitäten teilnehmen zu können? (old 18)

(Fortsetzung)

Tabelle 6.1 (Fortsetzung)

Theoretischer Begriff	Definition	Dimension (latente Variable)	Indikator (manifeste Variable)	Item
		Ängste und Befürchtungen vor Tod und Sterben		Wie sehr machen Sie sich darüber Sorgen, wie Sie sterben werden? (old 6) Wie sehr fürchten Sie sich davor, keinen Einfluss darauf zu haben, wie Sie sterben werden? (old 7) Haben Sie Angst vor dem Sterben? (old 8) Wie sehr fürchten Sie sich davor, dass Ihr Tod von Schmerzen begleitet sein könnte? (old 9)
		Intimität		Inwieweit erfahren Sie in Ihrem Leben ein Gefühl von Gemeinschaft? (old 21) Inwieweit erfahren Sie Liebe in Ihrem Leben? (old 22) Inwieweit haben Sie die Möglichkeit, anderen Menschen Ihre Liebe zu geben? (old 23) Inwieweit haben Sie die Möglichkeit, die Liebe anderer Menschen zu erfahren? (old 24)

(Fortsetzung)

Tabelle 6.1 (Fortsetzung)

Theoretischer Begriff	Definition	Dimension (latente Variable)	Indikator (manifeste Variable)	Item
Soziale Ungleichheit	Ausführungen siehe Abschnitt 4.1 Definition von Kreckel *„Soziale Ungleichheit liegt überall dort vor, wo die Möglichkeiten des Zugangs zu allgemein verfügbaren und erstrebenswerten sozialen Gütern und/oder zu sozialen Positionen, die mit ungleichen Macht- und/oder Interaktionsmöglichkeiten ausgestattet sind, dauerhafte Einschränkungen erfahren und dadurch die Lebenschancen der betroffenen Individuen, Gruppen oder Gesellschaften beeinträchtigt bzw. begünstigt werden."* (Kreckel, 2004, S. 17)	*Merkmale vertikaler sozialer Ungleichheit*		
		Einkommen	Sozialhilfeempfänger/in Einzel- oder Doppelzimmer Wohneigentum zuletzt ausgeübter Beruf	Sind Sie Sozialhilfeempfänger/in? Haben Sie ein Einzel- oder Doppelzimmer? War Ihre Wohnung/Ihr Haus in Miete oder Eigentum? Welchen Beruf haben Sie zuletzt ausgeübt?
		Bildung	höchster Schulabschluss	Was ist Ihr höchster Schulabschluss?
		Merkmale horizontaler sozialer Ungleichheit		
			Geschlecht	Was ist Ihr Geschlecht?
			Alter	Wann wurden Sie geboren?
pflege- und betreuungsbedürftige ältere Menschen	Definition nach österreichischen Bundespflegegeldgesetz; Ausführungen siehe Abschnitt 2.2		Pflege- und Betreuungsbedarf in Stunden mündet in Pflegegeldstufe	Welche Pflegegeldstufe haben Sie?

(Fortsetzung)

Tabelle 6.1 (Fortsetzung)

Theoretischer Begriff	Definition	Dimension (latente Variable)	Indikator (manifeste Variable)	Item
Strukturmerkmale Pflegeheime	Merkmale, die die Struktur von Pflegeheimen beschreiben Ausführungen siehe Abschnitt 2.1.3	Größe	Anzahl der Betten (Kategorien in klein/mittel/groß)	Anzahl der Betten
		Lage	Bundesland Stadt/Land	Adresse
		Trägerschaft	Träger	Träger
organisationale Ebene/Ebene der Organisation	Organisationale Ebene im Sinne des Funktionierens einer Organisation sowie der Qualität eines Unternehmens Ausführungen siehe Abschnitt 2.3.2	Die ausgewählten Dimensionen ergeben sich aus den Merkmalen sozialer Systeme (siehe Abschnitt 2.3)		
		Zusammenarbeit	Zufriedenheit mit der Zusammenarbeit im Team Zufriedenheit mit der Zusammenarbeit mit Kolleg/innen Zufriedenheit mit gegenseitiger Unterstützung und Hilfe Zufriedenheit mit der Zusammenarbeit mit dem/der Vorgesetzten	Inwiefern stimmen Sie der Aussage zu, dass Ihre Kolleg/innen als Teammitglieder mit Ihnen zusammenarbeiten? (B1) Wie zufrieden sind Sie mit der Zusammenarbeit mit Ihren Kolleg/innen? (B8) Wie zufrieden sind Sie mit der gegenseitigen Unterstützung und Hilfe im Team? (B9) Wie zufrieden sind Sie mit der Zusammenarbeit mit Ihrem/Ihrer Vorgesetzten? (B10)

(Fortsetzung)

Tabelle 6.1 (Fortsetzung)

Theoretischer Begriff	Definition	Dimension (latente Variable)	Indikator (manifeste Variable)	Item
		Hierarchie	Einschätzung zur Wertschätzung der Hierarchiestufen Einschätzung des Vorhandenseins einer flachen Hierarchie	Inwiefern stimmen Sie der Aussage zu, dass alle Hierarchiestufen im Haus gleichermaßen wertgeschätzt werden? (B5) Inwiefern stimmen Sie der Aussage zu, dass im Haus eine flache Hierarchie herrscht? (B2)
		Beitrag zur Lebensqualität der Bewohner/innen	Einschätzung zum Beitrag der Arbeitsweise auf die Lebensqualität der Bewohner/innen	Inwiefern stimmen Sie der Aussage zu, dass die Art und Weise, wie hier gearbeitet wird, sich positiv auf die Lebensqualität der Bewohner/innen auswirkt? (B3) Inwiefern stimmen Sie der Aussage zu, dass Sie durch Ihre Arbeit einen positiven Beitrag zur Lebensqualität der Bewohner/innen leisten können? (B4)
		Kommunikation & Information	Einschätzung zum Erhalt der nötigen Informationen Zufriedenheit mit der Kommunikation Zufriedenheit mit der Informationsweitergabe	Inwiefern stimmen Sie der Aussage zu, dass Sie die für Ihre Arbeit notwendigen Informationen erhalten? (B6) Wie zufrieden sind Sie mit der Kommunikation im Haus? (B11) Wie zufrieden sind Sie mit der Informationsweitergabe im Haus? (B12)
		Arbeitszufriedenheit & Lebensqualität der Mitarbeiter/innen	Einschätzung, die Arbeit mit Freude zu erledigen Zufriedenheit mit der Arbeit Einschätzung der eigenen Lebensqualität	Inwiefern stimmen Sie der Aussage zu, Ihre Arbeit mit Freude zu erledigen? (B7) Wie zufrieden sind Sie insgesamt mit Ihrer Arbeit? (B13) Wie würden Sie Ihre Lebensqualität beurteilen? (B14)

[a]Für nähere Details siehe: Angermeyer, Kilian und Mantschinger (2000) sowie Conrad, Mantschinger, Kilian und Riedel-Heller (2016)

Nachfolgende Tabelle (s. Tabelle 6.1) gibt einen Überblick über die relevanten theoretischen Begrifflichkeiten, ihre Definition, die dazugehörigen Dimensionen, Indikatoren und Items.

6.2   Hypothesen und weitere Forschungsfragen

Die gebildeten Hypothesen untersuchen den Zusammenhang zwischen der Lebensqualität und dem Einzug in das Pflegeheim, der Versorgung im Pflegeheim, ausgewählter Merkmale sozialer Ungleichheit, Pflegebedürftigkeit sowie dem Pflegeheim als Organisation. Sie stellen die vermuteten Zusammenhänge zwischen den genannten Einflussfaktoren als unabhängige Variablen und der Lebensqualität als abhängige Variable dar.

Die in den formulierten Hypothesen genannte Begrifflichkeit „Lebensqualität" bezeichnet die Gesamt-Lebensqualität nach dem WHOQOL OLD. Die zur Testung der Hypothesen durchgeführten Analysen werden jedoch auch für die Teilbereiche der Lebensqualität (Domänen und Facetten aus dem WHOQOL BREF und WHOQOL OLD) ausgeführt. Abweichende Ergebnisse zur Gesamt-Lebensqualität werden an geeigneter Stelle erläutert und dargestellt.

Auf Basis der theoretischen Erörterungen und den Ergebnissen der Literaturrecherche werden nachfolgende **Hypothesen gebildet**.

A. Lebensqualität und der Einzug in das Pflegeheim

- **A1)** Die Lebensqualität eine Woche nach dem Einzug in das Pflegeheim (t1) ist schlechter als beim Einzug (t0).
- **A2)** Die Lebensqualität drei Monate nach dem Einzug (t12) ist besser als beim Einzug (t0).
- **A3)** Die Lebensqualität drei Monate nach dem Einzug (t12) ist besser als eine Woche nach dem Einzug (t1).

B. Lebensqualität und soziale Ungleichheit

- **B1)** Das Alter hat einen negativen Einfluss auf die Lebensqualität der Zielgruppe.
- **B2)** Männer haben eine bessere Lebensqualität als Frauen.
- **B3)** Die Bildung hat einen positiven Einfluss auf die Lebensqualität der Zielgruppe.

- **B4)** Das Einkommen hat einen positiven Einfluss auf die Lebensqualität der Zielgruppe.
- **B5)** In das Pflegeheim ziehen überwiegend Personen, die in Bezug auf die ausgewählten Merkmale benachteiligt sind, ein.
  - **B5.1)** In das Pflegeheim ziehen überwiegend ältere Personen ein.
  - **B5.2)** In das Pflegeheim ziehen überwiegend Frauen ein.
  - **B5.3)** In das Pflegeheim ziehen überwiegend Personen mit niedriger Bildung ein.
  - **B5.4)** In das Pflegeheim ziehen überwiegend Personen mit niedrigem Einkommen ein.

C. Lebensqualität und Pflegebedürftigkeit

- **C1)** Pflegebedürftigkeit hat einen negativen Einfluss auf die Lebensqualität der Zielgruppe.

D. Lebensqualität und der Einfluss des Pflegeheims

- **D1)** Die strukturellen Merkmale der Pflegeheime Größe, Lage und Trägerschaft haben einen Einfluss auf die Lebensqualität der Zielgruppe.
  - **D1.1)** Die Größe des Pflegeheims, gemessen an der Anzahl der Pflegeplätze, hat einen negativen Einfluss auf die Lebensqualität der Zielgruppe.
  - **D1.2)** Die Lage des Pflegeheims hat einen Einfluss auf die Lebensqualität der Zielgruppe: Personen, die in Pflegeheimen in ländlicher Gegend leben, haben eine signifikant schlechtere Lebensqualität als Personen, die in Pflegeheimen in städtischer Gegend leben.
  - **D1.3)** Die Trägerschaft des Pflegeheims, hat einen Einfluss auf die Lebensqualität der Zielgruppe: Personen in Pflegeheimen mit öffentlich-rechtlichen Trägern haben eine signifikant bessere Lebensqualität als Personen in Pflegeheimen mit privaten (privat-gemeinnützig und privat-gewinnorientiert) Trägern.
- **D2)** Das Funktionieren einer Organisation/Die Unternehmensqualität (= organisationale Ebene) gemessen durch die Einschätzung der Mitarbeiter/innen in Bezug auf Zusammenarbeit, Kommunikation, Information, Beitrag zur Lebensqualität und Hierarchie hat einen positiven Einfluss auf die Lebensqualität.
  - **D2.1)** Die Zusammenarbeit hat einen positiven Einfluss auf die Lebensqualität der Zielgruppe.
  - **D2.2)** Die Hierarchie hat einen negativen Einfluss auf die Lebensqualität der Zielgruppe.

- **D2.3)** Die Einschätzung der Mitarbeiter/innen des Beitrags der Arbeitsweise zur Lebensqualität der Bewohner/innen hat einen positiven Einfluss auf die Lebensqualität der Zielgruppe.
- **D2.4)** Die Kommunikation und Information haben einen positiven Einfluss auf die Lebensqualität der Zielgruppe.
- **D2.5)** Die Arbeitszufriedenheit der Mitarbeiter/innen hat einen positiven Einfluss auf die Lebensqualität der Zielgruppe.

Vor dem Hintergrund der formulierten Hypothesen ergeben sich folgende **weitere Forschungsfragen,** die sich ebenfalls den bei der Darstellung der Hypothesen und den in weiterer Folge bei der Auswertung genannten Themenbereichen zuordnen lassen. Der Vollständigkeit halber werden die zentralen Forschungsfragen ebenfalls nochmals angeführt (*kursiv gedruckt*).

Lebensqualität und der Einzug in das Pflegeheim

- *Wie hängen der Einzug in ein Pflegeheim bzw. die dort stattfindende Versorgung und die Lebensqualität pflege- und betreuungsbedürftiger älterer Menschen zusammen?*
- Wie kann die Anwendung von Lawtons Modell dazu beitragen, den Einfluss des Pflegeheimeinzugs auf die Lebensqualität der Zielgruppe zu erklären?

Lebensqualität und soziale Ungleichheit

- *Wie beeinflussen soziale Ungleichheiten im Pflegeheim die Lebensqualität pflege- und betreuungsbedürftiger älterer Menschen?*
- Welchen Einfluss haben ausgewählte vertikale Merkmale sozialer Ungleichheit (Einkommen, Bildung) sowie ausgewählte horizontale Merkmale sozialer Ungleichheit (Alter, Geschlecht) auf die Lebensqualität der Zielgruppe?
- Inwiefern kann Bourdieus Modell des sozialen Raums dazu beitragen, den Einfluss ausgewählter Aspekte sozialer Ungleichheit (Einkommen, Bildung, Alter, Geschlecht) auf die Lebensqualität der Zielgruppe zu erklären?
- Wie können die im Pflegeheim eintretenden Personen in Bezug auf ausgewählte Aspekte sozialer Ungleichheit charakterisiert werden? Wie zeigen sich die Auswirkungen sozialer Ungleichheit im Pflegeheim?

Lebensqualität und Pflegebedürftigkeit

- Welcher Zusammenhang besteht zwischen der Pflegebedürftigkeit, dargestellt durch die Pflegegeldstufe nach Bundespflegegeldgesetz, und der Lebensqualität der Zielgruppe?

Lebensqualität und der Einfluss des Pflegeheims

- Ergeben sich signifikante Unterschiede in der Lebensqualität der Zielgruppe aufgrund von ausgewählten Merkmalen von Pflegeheimen (Größe, Lage, Trägerschaft)?
- Welchen Einfluss hat die organisationale Ebene auf die Lebensqualität der Zielgruppe?

Nachfolgende Tabelle (s. Tabelle 6.2) bildet die aus der Literaturrecherche relevanten Dimensionen für die Lebensqualität ab. Zudem sind jene unabhängigen Variablen abgebildet, anhand derer diese Dimensionen bzw. Indikatoren in der Studie gemessen und die Hypothesen überprüft werden. Auch wird die Richtung des Zusammenhangs, die erwartet wird, angegeben, sofern dies aufgrund der Hypothese sinnvoll ist.

Tabelle 6.2 Indikatoren zur Testung der Hypothesen und erwartete Zusammenhänge mit der Lebensqualität. (Quelle: Eigene Erstellung)

	Indikator/unabhängige Variable	Zusammenhang
A) Entwicklung der Lebensqualität über die Zeit	Zeit A1) Vergleich t1 zu t0 A2) Vergleich t2 zu t0 A3) Vergleich t2 zu t1	$(-)$ $(+)$ $(+)$
B) soziale Ungleichheit	B1) Alter B2) Geschlecht B3) höchster Schulabschluss B4) Sozialhilfeempfänger/in, Einzel-/Doppelzimmer, letztes Wohneigentum, letzter Beruf B5) Alter, Geschlecht, höchster Schulabschluss, Sozialhilfeempfänger/in, Einzel-/Doppelzimmer, letztes Wohneigentum, letzter Beruf	$(+)$ $(+)$

(Fortsetzung)

Tabelle 6.2 (Fortsetzung)

	Indikator/unabhängige Variable	Zusammenhang
C) Pflegebedürftigkeit	C1) Pflegegeldstufe	(−)
	C2) momentane Erkrankung, Beeinträchtigung durch momentane Erkrankung	(−)
D) Pflegeheim	D1.1) Anzahl der Pflegeplätze	(−)
	D1.2) Lage (Vgl. zu Stadt) – Land	(−)
	D1.3) Träger (Vgl. zu öffentlich-rechtlich) – privat	(−)
		(+)
	D2) organisationale Ebene	(+)
	D2.1) Zusammenarbeit	(−)
	D2.2) Hierarchie	(+)
	D2.3) Beitrags der Arbeitsweise zur Lebensqualität der Bewohner/innen	(+)
		(+)
	D2.4) Kommunikation und Information	(+)
	D2.5) Arbeitszufriedenheit der Mitarbeiter/innen	(+)

Erhebung der Lebensqualität und sozialen Ungleichheit – Methodische und methodologische Grundlagen

Im vorliegenden Kapitel werden der methodologische und methodische Bezugsrahmen der Untersuchung der Lebensqualität dargestellt und es wird hier auf die Besonderheiten quantitativer und qualitativer Forschungsmethoden sowie der Befragung älterer Menschen eingegangen.

Es wird der Fragebogen als ein wesentliches Instrument der quantitativen Forschung und der vorliegenden Arbeit sowie das qualitative Interview mittels Interviewleitfaden vorgestellt, Quer- und Längsschnittdesigns in einen Vergleich gestellt, bevor auf die Besonderheiten in Befragungen älterer und hier vor allem pflege- und betreuungsbedürftiger älterer Menschen in Pflegeheimen Bezug genommen wird.

7.1 Mixed Methods

Triangulation meint *„a combination of methodologies in the study of the same phenomenon"* (Denzin, 1978, S. 291). Es werden *„unterschiedliche Perspektiven auf einen untersuchten Gegenstand"* eingenommen (Flick, 2008, S. 12). Dabei kann eine Triangulation von Daten, Forscher/innen, Theorien oder Methoden erfolgen. (Denzin, 1978, S. 294–301) Die Methodentriangulation, Mixed Methods, betreffend differenziert Denzin zwischen der *„Within Methode"*, bei der mehrere Techniken innerhalb einer Methode eingesetzt werden (also qualitativ oder quantitativ), und der *„Between Methode"*, bei der sowohl qualitative als auch quantitative Methoden, also verschiedene Methoden, eingesetzt werden (Denzin, 1978, S. 301–302).

Ziel der Triangulation von verschiedenen Methoden ist es, die Stärken der verschiedenen Methoden zu nutzen und so ihre Schwächen zu kompensieren. So ist

© Der/die Autor(en), exklusiv lizenziert durch Springer Fachmedien Wiesbaden GmbH, ein Teil von Springer Nature 2020
R. Winkler, *Lebensqualität pflegebedürftiger älterer Menschen*,
https://doi.org/10.1007/978-3-658-31886-4_7

die Möglichkeit gegeben, eine breitere Sicht auf das interessierende Phänomen zu erhalten und passgenauere Ergebnisse zu erzielen. So können beispielsweise qualitative Methoden zur Fundierung, Erweiterung oder Plausibilisierung von Ergebnissen aus quantitativen Studien beitragen. (Lamnek, 2010, S. 250–251; Flick, 2008, S. 89–90) Jedoch geht es nicht um eine gegenseitige Verifizierung der Ergebnisse. Idealerweise kommt es beim Einsatz einer Triangulation zu einer Übereinstimmung der Ergebnisse oder zumindest zu einer Ergänzung. Sich widersprechende Ergebnisse sind problematisch bzw. bedürfen einer weiteren sowohl inhaltlichen als auch methodologischen Auseinandersetzung. (Lamnek, 2010, S. 287) Voraussetzung für die Anwendung von Mixed Methods ist die *„methodologische Offenheit"* des Forschers (Lamnek, 2010, S. 279), derer sich die Autorin auch durch die Anwendung der gewählten Vorgehensweise bekennt.

Mayring (2001, Absatz 21–25) nennt auf der Ebene des Forschungsdesigns mehrere Möglichkeiten zur Kombination und Integration qualitativer und quantitativer Methoden: das Vorstudien-, Verallgemeinerungs-, Vertiefungs- und Triangulationsmodell. Beim Vorstudienmodell werden qualitative Methoden zur Hypothesengenerierung im Rahmen einer Vorstudie eingesetzt, die dann mit quantitativen Methoden überprüft werden. Beim Verallgemeinerungsmodell wird zuerst eine qualitative Studie durchgeführt, deren Ergebnisse dann im Rahmen einer quantitativen Studie verallgemeinert werden. Beim Vertiefungsmodell werden qualitative Methoden zur vertieften Auseinandersetzung und Interpretation der Ergebnisse aus der quantitativen Studie eingesetzt. Beim Triangulationsmodell ergänzen sich qualitative und quantitative Methoden laufend im Rahmen der Analyse und laufen gleichzeitig ab.

Im Fall der vorliegenden Arbeit wird eine Triangulation von Methoden, ein Mixed Methods Ansatz, in Form der „Between Methode" angewandt. Die Kombination qualitativer und quantitativer Methoden auf der Ebene des Forschungsdesigns erfolgt im Vertiefungsmodell: Einzelne, ausgewählte Aspekte, der im Rahmen der quantitativen Studie zur Lebensqualität und sozialen Ungleichheit gewonnenen Ergebnissewerden unter Verwendung qualitativer Interviews vertieft. Die Vertiefung ist dabei als Ergänzung zur quantitativen Beforschung der Thematik zu sehen. Fokussiert werden dabei überraschende Ergebnisse der quantitativen Erhebung einer qualitativen Vertiefung unterzogen. Nochmals soll hervorgehoben werden, dass die qualitative Beforschung lediglich für einzelne Aspekte und in einem wesentlich geringeren Umfang als dies bei der quantitativen Beforschung in der vorliegenden Arbeit war, erfolgt.

7.2   Quantitative Erhebung mittels Fragebogen

Da die quantitative Erhebung der Lebensqualität mittels eines standardisierten Fragenbogens Kernelement dieser Arbeit ist, sollen an dieser Stelle kurz die Besonderheiten und Charakteristika dieser Erhebungsmethode erläutert werden. Eine detaillierte Auseinandersetzung mit den im Rahmen der Arbeit genutzten Fragebögen sowie dem Vorgehen bei der Datenerhebung findet sich in Abschnitt 8.1.

Grundsätzlich sind Befragungen und darunter standardisierte Fragebögen eine gängige Erhebungsmethode in der quantitativen Sozialforschung. Dies hat auch damit zu tun, dass die Datenerhebung mit diesem Instrument relativ ressourcensparend in Bezug auf Zeit und Kosten umzusetzen ist. Zudem bietet ein standardisierter Fragebogen die Möglichkeit, Vergleiche zwischen den Untersuchungseinheiten zu ziehen. Die Interviewsituation ist durch das standardisierte Vorgeben von Fragen und Antworten konstant gehalten. Hierbei ist allerdings auch auf die Eignung dieses Erhebungsinstruments für die jeweilige Zielgruppe zu achten (siehe Ausführungen in Abschnitt 7.5) sowie auf die Problematik niedriger Rücklaufquoten sowie der damit verbundenen Stichprobenverzerrungen. (Schnell, Hill & Esser, 2011, S. 315–317; Wieken, 1974, S. 146–147; Konrad, 2010, S. 48–50; Diekmann, 2011, S. 434–438, 514–516; Mayer, 2009, S. 99–101)

Eine Möglichkeit der Umsetzung einer Fragebogenerhebung ist neben dem selbstständigen Ausfüllen durch die Befragten auch die Anwesenheit eines/einer Interviewers/Interviewerin beim Ausfüllen des Fragebogens. In diesem Fall empfiehlt sich die Durchführung einer Schulung der Interviewer/innen in Bezug auf das Ziel der Befragung, Besonderheiten einzelner Fragen, Antwortdokumentation, Instruktion, Rolle des/der Interviewers/Interviewerin und Allgemeines zur Durchführung des Interviews. (Schnell, Hill & Esser, 2011, S. 344–345; Diekmann, 2011, S. 437–438)

Vor der tatsächlichen Datenerhebung ist zur Überprüfung der Anwendbarkeit des Fragebogens im empirischen Feld ein Pretest durchzuführen. Damit können mitunter die Fragen auf Verständlichkeit, die Dauer der Befragung, aber auch Schwierigkeiten, die sich aus der Befragung ergeben, getestet werden. (Schnell, Hill & Esser, 2011, S. 340–341; Diekmann, 2011, S. 219)

7.3   Qualitative Interviews mittels Interviewleitfaden

In der vorliegenden Arbeit werden qualitative Leitfadeninterviews zur ergänzenden und vertieften Beforschung einzelner ausgewählter Aspekte der Lebensqualität eingesetzt. Daher sollen an dieser Stelle die wesentlichen Charakteristika dieser Art von Interviews in Kurzform erläutert werden.

Ein Interview ist im Allgemeinen *„ein planmäßiges Vorgehen mit wissenschaftlicher Zielsetzung, bei dem die Versuchsperson durch eine Reihe gezielter Fragen oder mitgeteilter Stimuli zu verbaler Information veranlasst werden soll"* (Scheuch, 1967, S. 138)

Nach den von Lamnek (2005, S. 330–346) ausgeführten Dimensionen zur Differenzierung qualitativer und quantitativer Interviews sind die in der vorliegenden Forschungsarbeit durchgeführten als ermittelnde, halb-standardisierte, mündliche, persönliche Einzelinterviews zu charakterisieren. Der aus den Erkenntnissen der quantitativen Erhebung entwickelte Interviewleitfaden dient als Rahmenstruktur für die qualitativen Leitfadeninterviews, die sehr offen geführt wurden und Platz für Erzählungen und Äußerungen der Befragten lassen. Die Zielsetzung der durchgeführten qualitativen Leitfadeninterviews ist jedoch klar die ergänzende Beforschung überraschender, unklarer Ergebnisse aus der quantitativen Erhebung.

Charakteristisch für Leitfadeninterviews ist der zugrunde liegende Leitfaden, der es ermöglicht, Antworten und Daten aus mehreren Interviews zu vergleichen und gleichzeitig strukturiert vorzugehen und dadurch das Ziel der Befragung im Auge zu behalten. Der flexible Umgang mit dem Leitfaden in Bezug auf die Reihenfolge, das Weglassen und vertiefte Aufgreifen von Fragen lässt die in der qualitativen Forschung geforderte Offenheit zu. (Mayer, 2009, S. 37) Im Vergleich zu Befragungen mit einem Fragebogen bietet ein Leitfadeninterview den Befragten die Möglichkeit breiter zu antworten und auch ihre Relevanzsysteme werden besser berücksichtigt. (Schnell, Hill & Esser, 2011, S. 379)

7.4   Erhebungsdesign: Querschnittserhebung versus Längsschnitterhebung

Die Auswahl des Erhebungsdesigns ist neben Ressourcengründen vor allem vor dem Hintergrund der Forschungsintension zu treffen. (Tesch-Römer, Wurm & Engstler, 2002, S. 160–161)

Das Erhebungsdesign betreffend erfolgt eine Unterscheidung in Querschnitts-, Längsschnitt- bzw. Panel- sowie Trenddesigns. Bei der Querschnitterhebung werden einmalig zu einem bestimmten Zeitpunkt interessierende Eigenschaften bzw. Variablen bei den Erhebungsteilnehmer/innen erhoben. Im Fall von Panel-sowie Trenderhebungen erfolgt eine mehrmalige, wiederholte Erhebung, wobei bei Panelerhebungen dieselben Variablen zu mehreren Zeitpunkten in derselben Stichprobe und bei Trenderhebungen in unterschiedlichen Stichproben erhoben werden. Panelanalysen haben durch die wiederholte Erhebung der interessieren-den Variablen bei denselben Erhebungsteilnehmer/innen den Vorteil, dass dadurch Veränderungen innerhalb und zwischen Personen festgestellt werden können. Dadurch liefern Panelerhebungen mehr Informationen als die beiden anderen genannten Erhebungsdesigns, sind aber auch am zeit- und kostenaufwändigsten. (Diekmann, 2011, S. 303–306: Schnell, Hill & Esser, 2011, S. 230–231) Die Wahl der zeitlichen Abstände hängt von inhaltlichen Überlegungen ab. (Schnell, Hill & Esser, 2011, S. 232)

Im Rahmen der quantitativen Erhebung wurde eine Erhebung der Lebens-qualität der Bewohner/innen zu drei Zeitpunkten durchgeführt – die Wahl einer Panelerhebung als Erhebungsdesign erfolgte auf Basis inhaltlicher Überlegungen sowie aufgrund der Forschungsintension, nämlich den Einfluss des Einzugs in ein Pflegeheim auf die Lebensqualität zu beforschen. Zur Analyse dieses Einflusses wurde die Veränderung der Lebensqualität „innerhalb der Personen" betrachtet.

Mit der Durchführung von Panelanalysen sind Herausforderungen in Bezug auf die „Panelmortalität" sowie „Paneleffekte" verbunden. Panelmortalität meint Ausfälle aufgrund von Verweigerung, Tod, Umzug oder Krankheit. Panelmortali-tät stellt auch deshalb eine besondere Herausforderung dar, weil es sich häufig um systematische Ausfälle handelt. Paneleffekte beschreiben Effekte, die sich durch die Veränderung der Erhebungsteilnehmer/innen durch die Teilnahme an Panelerhebungen ergeben. Dies können Veränderungen der Einstellung sein oder auch aufgrund der Erinnerung an vorangegangene Befragungswellen. (Diekmann, 2011, S. 308–312; Schnell, Hill & Esser, 2011, S. 233–234; Tesch-Römer et al. 2002, S. 160–161)

In der im Rahmen der Arbeit durchgeführten quantitativen Studie wurden die Erhebungszeitpunkte einerseits auf Basis theoretischer Überlegungen, andererseits um die Panelmortalität möglichst gering zu halten, mit eher kürzeren Abstän-den (die letzte Erhebung der Lebensqualität erfolgte drei Monate nach der ersten Erhebung) festgelegt. Dropout-Gründe wurden miterfasst, wobei bereits an dieser Stelle festgehalten werden soll, dass der Großteil der Personen, die am ersten Erhebungszeitpunkt teilgenommen haben, auch bei den beiden weiteren dabei waren (67,5 %). 19 Prozent der Ausfälle haben eine mehrmalige Befragung ver-weigert, ein nur sehr kleiner Anteil (6,4 %) der Drop Outs ist durch Tod, Umzug oder eine Verschlechterung des Gesundheitszustands begründet. Von dem verblei-benden Anteil der Ausfälle (7,1 %) konnten die Gründe nicht eruiert werden. Im

Rahmen der Auswertung wurde ebenfalls analysiert, ob sich die Drop-Out-Fälle systematisch von jenen Personen unterscheiden, die an allen drei Erhebungen teilgenommen haben. Aus den durchgeführten Analysen kann dies verneint werden – vor allem in Bezug auf die Lebensqualität sowie die Entwicklung der Lebensqualität stellen die Ausfälle keine Ausreißer dar.

Die Interviewer/innen, die die quantitative Erhebung mit den Bewohner/innen durchführten, bekamen bei der Interview-Schulung die Instruktion, die teilnehmenden Bewohner/innen bei den wiederholten Befragungen nicht von den vorigen abschauen zu lassen. Bei einem Fragebogenumfang von 50 Fragen zur Lebensqualität, die jeweils die aktuelle subjektive Einschätzung abfragen, sind Paneleffekte aufgrund der Erinnerung an das Antwortverhalten bei der vorhergehenden Befragung als gering einzustufen.

7.5   Besonderheiten in der Befragung älterer Menschen

Erhebungen bzw. Befragungen mit der Zielgruppe älterer Menschen bringen Besonderheiten sowie Herausforderungen mit sich, die besonders für die Zielgruppe der vorliegenden Arbeit relevant sind (Motel-Klingebiel & Gilberg, 2002, S. 152). Mit zunehmendem Alter sind körperliche, kognitive und sensorische Einschränkungen verbunden. Damit geht eine Abnahme in Bezug auf die kommunikative Leistungsfähigkeit, die Funktion des Gedächtnisses hier v. a. des Kurzzeitgedächtnisses, das Durchhaltevermögen, die Konzentrationsfähigkeit, die Geschwindigkeit kognitiver Abläufe, aber auch mit den Sinnesfunktionen und -wahrnehmungen wie der Hör- und Sehfähigkeit einher. All diese Aspekte gilt es bei der Auswahl der Art, Dauer, aber auch des Zeitpunkts einer Befragung zu berücksichtigen, zumal diese in weiterer Folge Auswirkungen auf die Qualität der erhobenen Daten haben und eine besondere Herausforderung für den/die Forscher/in darstellen können. (Knäuper, Schwarz & Park, 2002, S. 75–77; Kühn & Porst, 1999, S. 4–5; Motel-Klingebiel & Gilberg, 2002, S. 135–137) Wie in Abschnitt 2.2 erläutert wurde, ist die Multimorbidität als ein wesentliches Charakteristikum der vorliegenden Zielgruppe zu nennen, was auch besondere Auswirkungen auf Befragungen dieser Zielgruppe hat. Zum Beispiel können sich körperliche Beschwerden, ein schlechter Allgemeinzustand oder psychische Belastungen auf die Motivation und die Fähigkeit zur Teilnahme auswirken. (Knäuper, Schwarz & Park, 2002, S. 76) Zudem gilt es bei der Befragung älterer Menschen die Einschränkungen der Befragungsfähigkeit sowie die Auswirkungen auf die Datenqualität aufgrund dementieller Erkrankungen zu berücksichtigen (s. Abschnitt 2.2). Wobei im Zusammenhang auch zu beachten gilt, dass Menschen mit kognitiven Einschränkungen dennoch zu einem großen Teil reliabel antworten. (Motel-Klingebiel & Gilberg, 2002, S. 148)

Trotz der genannten Herausforderungen ist anzumerken, dass ein höheres Alter an sich keinen Grund für eine Nicht-Befragbarkeit darstellt. Auch konnten Forschungsergebnisse bis dato nicht eindeutig zeigen, dass ältere, im Vergleich zu jüngeren Menschen, ungenauere Antworten liefern. (Kühn & Porst, 1999, S. 27; Rodgers & Herzog, 1987, S. 387, 393)

Grundsätzlich werden beim Prozess der Beantwortung einer Frage folgende Schritte durchlaufen (Podsakoff, MacKenzie & Lee, 2003, S. 886):

- Verstehen der Frage (wörtlich und die Intention dahinter)
- Abruf dafür relevanter Informationen aus dem Gedächtnis
- Urteilsbildung
- Antwortauswahl
- Antwortgabe

Bei jedem dieser Schritte können Methodeneffekte auftreten. In Bezug auf das Verstehen der Frage ist vor allem die Komplexität der Frage möglichst gering zu halten, da ältere Menschen im Durchschnitt eine niedrigere Bildung als jüngere aufweisen und auch aufgrund ihrer verminderten kognitiven Leistungsfähigkeit weniger gut in der Lage sind, komplexe und abstrakte Fragen zu verstehen. Die Relevanz dieses Effekts zeigt sich darin, dass ältere Menschen häufiger zu „weiß-nicht-Antworten" oder insgesamt zu weniger präzisen Antworten neigen als jüngere. Genauere Antworten liefern ältere Menschen hingegen auf Fragen in Bezug auf ihre Gesundheit und ihren physischen Zustand. Auch ist in Bezug auf das Verstehen der Fragen auf die Wortwahl sowie sprachliche Unterschiede zwischen Generationen zu achten. (Knäuper, Schwarz & Park, 2002, S. 79; Kühn & Porst, 1999, S. 15, 28–29; Motel-Klingebiel, 2002, S. 136) In Bezug auf diese erläuterten Methodeneffekte ist darauf hinzuweisen, dass die für die vorliegende Studie ausgewählten Fragebögen der WHOQOL in Pilotstudien und Feldtests auch für Menschen höheren Alters und mit kognitiven Beeinträchtigungen getestet wurden und der WHOQOL OLD speziell mit und für ältere Menschen konzipiert wurde. Nähere Ausführungen dazu finden sich in Abschnitt 8.1.1. Somit wurde bereits durch die Auswahl dieser Instrumente versucht, die ausgeführten Effekte möglichst zu vermeiden.

Vor allem die Abnahme der Gedächtniskapazität kann zu verzerrenden Effekten bei den darauffolgenden Schritten führen. Aufgrund der beschriebenen Besonderheiten wirken Kontexteffekte bei älteren Menschen weniger stark als bei jüngeren. Die Reihenfolge, in der die Fragen gestellt werden, hat aufgrund der verminderten Gedächtniskapazität bei älteren Menschen weniger Relevanz als bei jüngeren. Wohingegen die Reihenfolge der Antworten bei älteren Menschen mehr Einfluss als bei jüngeren hat. Dies ist vor allem bei Fragen zu Einstellungen beobachtbar. Auch beziehen sich ältere Menschen bei der Wahl ihrer Antworten weniger auf numerische Angaben – sie nutzen vorwiegend verbale Informationen. Die beschriebenen Effekte wirken sich folglich auch auf die Antwortauswahl aus. (Knäuper, Schwarz & Park, 2002, S. 83–87; Kühn & Porst, 1999, S. 8–9; Kelle & Niggemann, 2002, S. 102–103; Motel-Klingebiel, 2002, S. 136)

Den Prozessschritt der Antwortgabe berücksichtigend kommt es bei älteren Menschen häufiger zu sozial erwünschten Antworten. Sozial erwünschte Antworten sind vor allem bei Fragen zu Themen zu beobachten, denen die befragten älteren Menschen subjektiv eine hohe Bedeutung beimessen. Vor allem in Bezug auf ihre gesundheitliche Versorgung neigen ältere Menschen zu positiven Urteilen. Bei Bewohner/innen in Pflege- und Betreuungseinrichtungen könnte dies darauf zurückzuführen sein, dass so negative Konsequenzen vermieden werden sollen oder die Betroffenen ihren Dank zum Ausdruck bringen möchten (siehe hierzu auch die Ausführungen zum Thema „Totale Institution" in Abschnitt 2.3). Zu sozial erwünschten Antworten kommt es zudem häufiger bei face-to-face Befragungen. (Kelle & Niggermann, 2002, S. 103; Knäuper, Schwarz & Park, 2002, S. 77, 92; Podsakoff, MacKenzie & Lee, 2003, S. 885; Kühn & Porst, 1999, S. 9) Auch die Anwesenheit weiterer Personen bei Befragungen (z. B. durch Pflegepersonal oder die Leiter/innen bei Befragungen von Bewohner/innen in Pflegeheimen) kann zu Methodeneffekten führen sowie die Tendenz sozial erwünschter Antworten verstärken. (Kelle & Niggemann, 2002, S. 112) Insgesamt sind bei Befragungen älterer Menschen häufiger dritte Personen zur Unterstützung anwesend, was sich allerdings auch wie beschrieben problematisch in Bezug auf Verzerrungen auswirken kann. (Motel-Klingebiel & Gilberg, 2002, S. 137)

Aufgrund der beschriebenen Veränderungen, die mit dem Alter einhergehen, brauchen ältere Menschen insgesamt mehr Zeit als jüngere, um Fragen nachzuvollziehen, sie in einen Zusammenhang zu bringen und adäquat darauf zu antworten, was sich auch auf die Dauer der Erhebung auswirkt. (Kühn & Porst, 1999, S. 19) In Bezug auf die Dauer muss auch das oft ausgeprägte Redebedürfnis sowie der Wunsch nach sozialer Interaktion älterer Menschen und vor allem von Pflegeheimbewohner/innen berücksichtigt werden. (Klein & Gabler, 1996, S. 117–118; Miklautz, Mayring & Jenull-Schiefer, 2005, S. 82, 91–93) Diese Herausforderungen berücksichtigend entschied sich die Autorin im Rahmen dieser Studie dennoch für persönliche Einzelinterviews mit den teilnehmenden Bewohner/innen, geführt von den Leitungen der Pflegeheime, da nach sorgfältiger Abwägung der genannten Nachteile, die Vorteile einer Begünstigung einer möglichst vollständigen Beantwortung der Fragen überwogen. Nähere Ausführungen finden sich im weiteren Verlauf des vorliegenden Kapitels sowie in Abschnitt 8.1.1 und Abschnitt 11.2.

Eine weitere Herausforderung stellt die Teilnahme bzw. Nichtteilnahme an Befragungen, „Nonresponse", dar. Wobei hier zwischen Item-Nonresponse, also der Nicht-Beantwortung von einzelnen Fragen, und Unit-Nonresponse, also der Nichtteilnahme von Personen an der Befragung insgesamt, unterschieden werden muss. Unit-Nonresponse führt insgesamt zur größeren Problematik. (Yan & Curtin, 2010, S. 535; Schnell, Hill & Esser, 2011, S. 300) Unit-Nonresponse kann aus der Nichterreichbarkeit, Nichtbefragbarkeit oder Teilnahmeverweigerung resultieren. In Bezug auf die Erreichbarkeit ist auch die Frage des Zugangs zur Zielgruppe zubedenken. (Kelle & Niggemann, 2002, S. 100; Schnell, Hill & Esser, 2011, S. 304) Allgemein sind ältere Menschen seltener bereit, an Befragungen teilzunehmen. Wobei die Verweigerung einer Teilnahme vor allem bei älteren Menschen, die noch zu Hause leben, der Fall ist. Eine deutlich leichtere Erreichbarkeit ist bei älteren Menschen, die in Pflegeheimen leben, bemerkbar (z. B. Herzog & Rodgers, 1988, S. 201; Motel-Klingebiel, 2002, S. 136–137; Lindenberger, Gilberg, Pötter, Todd & Baltes, 1996, S. 105) Als vorrangige Gründe für die Nichtteilnahme älterer Menschen lassen sich gesundheitliche Gründe sowie der Zugang zu den älteren Menschen nennen. (Kühn & Porst, 1999, S. 15–17) Wenn Personen in Pflegeeinrichtungen leben, ist vor allem der Zugang erschwert, da hier die Leiter/innen sowie die Träger der Einrichtungen eine „gatekeeper" Funktion innehaben. Forscher/innen sind bei der Zielgruppe der Bewohner/innen von Pflegeheimen auch zu einem hohen Maß auf Teilnahme- bzw. Kooperationsbereitschaft der Träger und Leiter/innen angewiesen. Diese Tatsache stellt einen weiteren Grund für Nonresponse dar. Die Kontaktaufnahme zu Bewohner/innen erfolgt zumeist über die Einrichtungsleistung oder die Träger der Einrichtung. Kelle und Niggemann nennen insgesamt drei Barrieren beim Zugang zu Bewohner/innen in Pflegeheimen: Die Träger der Einrichtungen, die Leitungen sowie die Mitarbeiter/innen, die die teilnehmenden Bewohner/innen auswählen (Kelle & Niggemann, 2002, S. 101–102, S. 112–113) Um den Herausforderungen des Zugangs zu Pflegeheimbewohner/innen proaktiv zu begegnen, wurde von der Autorin bereits vor der Erhebung die Bereitschaft zur Mitwirkung bei einigen Pflegeheimleiter/innen abgefragt. Detailliert sind die gesetzten Maßnahmen in Abschnitt 8.2.1 erläutert. Der oft eingeschränkte Zugang sowie die Nichtteilnahme aufgrund gesundheitlicher Beeinträchtigungen stellt Forscher/innen auch vor die Herausforderung eine genügend große Anzahl an Erhebungsteilnehmer/innen zu erreichen – vor allem bei quantitativen Forschungen. Zumal auch der Anteil an

Interviews, die nicht verwendet werden können, mit dem Alter steigt. (Motel-Klingebiel & Gilberg, 2002, S. 139) Besondere Herausforderungen ergeben sich zudem bei wiederholten Befragungen in Rahmen von Längsschnittuntersuchungen, an denen ältere Menschen seltener teilnehmen als jüngere. (Herzig & Rogers, 1988, S. 202) Zu diesem Ergebnissen kommen auch Motel- Klingebiel und Gilberg (2002, S. 144–145) nach Analyse der Daten der Studie OASIS (Old Age and Autonomy: The Role of Service Systems and Intergenerational Family Solidarity), wobei hier auch die soziale Schicht sowie die Bildung Einfluss haben. Im Vergleich zu Menschen, die noch im häuslichen Umfeld leben, ist die Bereitschaft zur Teilnahme an Befragungen bei älteren Menschen in Pflegeheimen oft hoch, da sie dies als eine Möglichkeit zum sozialen Austausch sehen. Die hohe Redebereitschaft, das Abschweifen von Themen sowie die Abänderungen der Fragereihenfolge gehen damit allerdings einher und sind als weitere Herausforderungen für die Forscher/innen zu nennen. (Kelle & Niggemann, 2002, S. 102; Klein & Gabler, 1996, S. 117–118) Auch die Frage, inwiefern Antworten zuverlässig und gültig sind, kommt im Zusammenhang mit Nonresponse auf. Auf Item-Nonresponse hat vor allem der Gesundheitszustand großen Einfluss, wodurch dies auch besonders bei der Zielgruppe älterer pflege- und betreuungsbedürftiger Menschen zu berücksichtigen ist. (Motel-Klingebiel, 2002, S. 147, 151) Ein schlechter Gesundheitszustand ist vor allem bei den „sehr Alten", in Pflegeheimen Lebenden ein wesentlicher Grund für die Nicht-Befragbarkeit. In der Berliner Altersstudie waren dies zu 90 Prozent Menschen über 85 Jahre, die großteils in Pflegeheimen wohnten. (Nuthmann & Wahl, 1996, S. 69) Non-Response aufgrund gesundheitlicher Beeinträchtigungen zeigte sich auch in der vorliegenden Studie herausfordernd (s. Abschnitt 8.2.1).

Systematische Stichprobenfehler stellen ein wesentliches Problem in Bezug auf Nonresponse im Setting „Pflegeheim" dar. Während unsystematische Stichprobenfehler durch Nicht-Erreichbarkeit seltener vorkommen (lt. Auswertungen zur Berliner Altersstudie und OASIS Studie von Motel Klingebiel & Gilberg, 2002, S. 138–139 zu ca. zehn Prozent) kommt es häufiger zu systematischen Stichprobenfehlern durch Teilnahmeverweigerung oder Nichtbefragbarkeit. Systematische Stichprobenfehler entstehen auch im Rahmen der Stichprobenziehung bzw. bei der Auswahl der Teilnehmer/innen einer Befragung häufig durch Verzerrungen (z. B. durch die Auswahl besonders zufriedener oder der Einrichtung positiv gegenüberstehender Bewohner/innen) aufgrund der „gatekeeper" Funktion der Leiter/innen und Träger. Um dieser Herausforderung zu begegnen, wurde, wie bereits in Abschnitt 7.4 erwähnt, im Rahmen der Auswertung analysiert, ob sich die Drop-Out-Fälle systematisch von jenen Personen unterscheiden, die an allen drei Erhebungen teilgenommen haben.

In der Befragungspraxis gängige Methoden, um diese Verzerrungen bzw. Fehler zu kontrollieren sowie Zufallsstichproben zu ziehen, sind bei Befragungen von Bewohner/innen in Pflegeheimen kaum bzw. nur begrenzt einsetzbar. Dies hat auch damit zu tun, dass das Wissen über die Verteilung relevanter soziodemografischer Merkmale bei Bewohner/innen in Pflegeheimen meist – anders als bei der Allgemeinbevölkerung – nur begrenzt vorhanden ist. (Kelle & Niggemann, 2002, S. 104) Im Fall von Längsschnittuntersuchungen gilt es wie bereits erwähnt zu berücksichtigen, dass ältere Menschen im Vergleich zu jüngeren seltener an den wiederholten Erhebungen teilnehmen. Verzerrende Effekte treten vor allem dann auf, wenn sich Personen, die aus Längsschnittstudien ausscheiden, in den interessierenden Eigenschaften von den Personen, die dabeibleiben, unterscheiden. (Herzog & Rodgers, 1988, S. 204)

In Bezug auf die Wahl der Erhebungsmethode kann keine optimale Methode genannt werden, jedoch werden persönliche Interviews empfohlen, da der/die Interviewer/in im persönlichen Gespräch eher die Möglichkeit hat, die genannten Defizite – wie vermindertes Hör- bzw. Sehvermögen oder kognitive Leistungsfähigkeit – auszugleichen. (Knäuper, Schwarz & Park, 2002, S. 94) Beim Einsatz standardisierter Erhebungsinstrumente wie beispielsweise Fragebögen sollte eine Person beim Ausfüllen unterstützen, jedoch ohne die befragte Person zu beeinflussen. Die Anwesenheit von Interviewer/innen führt auch zu vollständigeren Antworten. (z. B. Caserta, Lund & Dimond, 1985, S. 637) Die Beantwortung offener Fragen v. a. im Rahmen einer Fragebogenerhebung ist bei älteren Menschen aufgrund geringerer Konzentrationsfähigkeit oft mit Problemen verbunden. (Kühn & Porst, 1999, S. 21; Klein & Gabler, 1996, S. 118) Bei der Entwicklung standardisierter Instrumente wird empfohlen, die Betroffenen einzubinden (z. B. in Form von qualitativen Interviews). (Kelle & Niggemann, 2002, S. 105, 128) Diese Empfehlung deckt sich mit den Ausführungen zur Erhebung bzw. Messung der Lebensqualität, die die Wichtigkeit, die Betroffenen zu Wort kommen zu lassen, betonen. (s. Abschnitt 3.4) Kelle und Niggemann empfehlen den Einsatz qualitativer Methoden in der Befragung älterer Menschen, zumindest zur vertieften Erforschung sowie Fragen bei standardisierten Erhebungsinstrumenten nicht zu direkt zu formulieren. Als eine Möglichkeit, um Verzerrungen beim Antwortverhalten entgegenzuwirken, nennen sie Längsschnitterhebungen. (2002, S. 127–128)

Miklautz, Mayring und Jenull-Schiefer (2005) kommen in ihrer Studie zum Einsatz verschiedener qualitativer Methoden bei älteren Menschen zum Ergebnis, dass persönliche Befragungen bei älteren Menschen den größten Informationsgehalt liefern, da ein Nachfragen möglich ist. Sie weisen aber auch darauf hin, dass durch die persönliche Anwesenheit des/der Interviewers/Interviewerin der Druck, eine Antwort zu geben, am höchsten ist. In ihrer Studie testen sie drei Erhebungsverfahren, das problemzentrierte Interview, die Gruppendiskussion und den offenen Fragebogen, an Bewohner/innen von Pflegeheimen und lassen die Erhebungsteilnehmer/innen das für sie favorisierte Instrument auswählen. Die Bewohner/innen entschieden sich zu drei Viertel für das problemzentrierte Interview, das den meisten Informationsgehalt lieferte, jedoch auch die meisten Zeitressourcen in Anspruch nahm. Auch weisen die Autor/innen der Studie auf die Wichtigkeit der Einhaltung und Zusicherung der Anonymität sowie dem besonders sensiblen Umgang mit Tonbandaufzeichnungen bei dieser Erhebungszielgruppe hin. (Miklautz, Mayring & Jenull-Schiefer, 2005, S. 88–93)

Unter Berücksichtigung der Ausführungen in diesem Kapitel ist die Befragung älterer Menschen mit besonderen Anforderungen an den/die Forscher/in bzw. den/die Interviewer/in verbunden und erfordert spezielle Qualifikationen des/der Forschers/Forscherin. (Klein & Gabler, 1996, S. 118) Neben entsprechendem sozialen Verhalten sind auch eine deutliche, verständliche Sprache in angemessener Lautstärke sowie der Aufbau eines Vertrauensverhältnisses wesentlich. (Kühn & Porst, 1999, S. 23; Miklautz, Mayring & Jenull-Schiefer, 2005, S. 92–93) Durch die Wahl der Leiter/innen der Pflegeheime als Interviewer/innen im Rahmen der quantitativen Erhebung sowie der Autorin im Rahmen der qualitativen Leitfadeninterviews wurde der Notwendigkeit nach entsprechenden Qualifikationen der Interviewer/innen zu begegnen versucht.

Quantitative Erhebung der Lebensqualität und sozialen Ungleichheit

8

Im vorliegenden Kapitel wird die quantitative Erhebung der Lebensqualität genauer beschrieben. Im ersten Unterkapitel wird auf die Datenerhebung, die eingesetzten Instrumente zur Datenerhebung sowie die Erhebungsmethode detailliert eingegangen. Das zweite Unterkapitel dient einer Beschreibung der Grundgesamtheit und Stichprobe. Im darauffolgenden Unterkapitel wird auf das Datenmanagement und die Auswertungsmethode eingegangen, bevor das nächste Unterkapitel die Datenanalyse beinhaltet. Es folgt eine Darstellung der Ergebnisse der quantitativen Erhebung sowie die Überprüfung der Hypothesen.

8.1 Datenerhebung: Erhebungsinstrumente und Erhebungsmethode

Im vorliegenden Kapitel werden die für die Erhebung verwendeten Instrumente sowie ihr Einsatz zur Datenerhebung erläutert.

Eingangs soll erwähnt werden, dass die Erhebungsteilnehmer/innen zu Beginn über die Ziele und den Ablauf der Erhebung informiert wurden und das Einverständnis zur Teilnahme sowie zur Datenanalyse und -aufbereitung sowie zur anonymen Auswertung schriftlich eingeholt wurden. Bei der Konzeption der Erhebung wurden neben einschlägiger Fachliteratur auch die Empfehlungen aus den OECD Guidelines on Measuring Subjective Well-being (2013) berücksichtigt.

© Der/die Autor(en), exklusiv lizenziert durch Springer Fachmedien Wiesbaden GmbH, ein Teil von Springer Nature 2020
R. Winkler, *Lebensqualität pflegebedürftiger älterer Menschen*,
https://doi.org/10.1007/978-3-658-31886-4_8

8.1.1 Beschreibung der Instrumente WHOQOL BREF und WHOQOL OLD und Einsatz zur Datenerhebung

Wie bereits in Abschnitt 3.4 kurz erläutert, wurden der WHOQOL BREF, als Kurzversion des WHOQOL 100, und der WHOQOL OLD von der WHO Quality of Life Group als generische Instrumente zur Erhebung der subjektiven Lebensqualität entwickelt. Der WHOQOL OLD wurde speziell für die Erhebung der Lebensqualität von Menschen ab 60 Jahren konzipiert. Sowohl der WHOQOL BREF als auch der WHOQOL OLD sind in deutscher Version vorhanden. Der WHOQOL OLD kann zusammen mit dem WHOQOL 100 oder WHOQOL BREF genutzt werden.

Für detaillierte Ausführungen zur Entwicklung der deutschsprachigen Versionen des WHOQOL BREF und WHOQOL OLD, den Einsatz, der Auswertung und Analyse der psychometrischen Eigenschaften wird auf die Handbücher zu den beiden Instrumenten von Angermeyer, Kilian und Mantschinger (2000) sowie Conrad, Mantschinger, Kilian und Riedel-Heller (2016) verwiesen.

Der WHOQOL BREF besteht aus 26 Items in vier Dimensionen (physische Lebensqualität, psychische Lebensqualität, soziale Beziehungen, Umwelt) sowie einer Beurteilung der Gesamt-Lebensqualität in zwei Items. Der WHOQOL OLD umfasst 24 Items, die sechs Facetten zugeordnet sind: Sinnesfunktionen, Autonomie, Aktivitäten in Vergangenheit, Gegenwart und Zukunft, soziale Partizipation, Tod und Sterben sowie Intimität. Aus den Werten der Items oder der Facetten kann ein Gesamtwert, der die Gesamt-Lebensqualität angibt, errechnet werden. Die Lebensqualität wird in einem Wertebereich von 0 (niedrigster Wert, niedrige Lebensqualität) bis 100 (höchster Wert, hohe Lebensqualität) angegeben. Die Domänen bzw. Facetten und Items sind in nachfolgender Tabelle zusammengefasst (s. Tabelle 8.1). (WHO, 2006, S. 13–14; Kilian, 2008, S. 64–67; Angermeyer, Kilian & Matschinger, 2000, S. 25; Conrad et al., 2016, S. 12–22)

Tabelle 8.1 Domänen bzw. Facetten und Items des WHOQOL BREF und WHOQOL OLD. (Quelle: Conrad et al., 2016, S. 14, 16–17)

WHOQOL BREF		WHOQOL OLD	
Domäne	Anzahl Items	Facette	Anzahl Items
Globale Lebensqualität	2	Sinnesfunktionen	4
Physische Lebensqualität	7	Autonomie	4
Psychische Lebensqualität	6	Aktivitäten in Vergangenheit, Gegenwart und Zukunft	4

(Fortsetzung)

Tabelle 8.1   (Fortsetzung)

WHOQOL BREF		WHOQOL OLD	
Domäne	Anzahl Items	Facette	Anzahl Items
Soziale Beziehungen	3	Soziale Partizipation	4
Umwelt	8	Ängste und Befürchtungen vor Tod und Sterben	4
		Intimität	4

Die Bereiche Domänen, zugehörige Facetten und Items sind im Detail Kapitel 6 zu entnehmen.

Nachfolgende Skalentypen kommen in den beiden Instrumenten zur Anwendung:

- Intensitätsskala (Überhaupt nicht – Ein wenig – Mittelmäßig – Ziemlich – Äußerst)
- Kapazitätsskala (Überhaupt nicht – Ein wenig – Mittelmäßig – Ziemlich – Äußerst)
- Bewertungsskala Zufriedenheit (Sehr unzufrieden – Unzufrieden – Weder zufrieden noch unzufrieden – Zufrieden – Sehr zufrieden)
- Bewertungsskala Glück (Sehr unglücklich – Relativ unglücklich – Weder glücklich noch unglücklich – Relativ glücklich – Sehr glücklich)
- Bewertungsskala (Sehr schlecht – Schlecht – Mittelmäßig – Gut – Sehr gut)
- Häufigkeitsskala (Niemals – Nicht oft – Zeitweilig – Oftmals – Immer) (Angermeyer, Kilian & Matschinger, 2000, S. 22)

Das in der vorliegenden Arbeit eingesetzte Instrument zur Erhebung der Lebensqualität setzt sich aus dem WHOQOL BREF und WHOQOL OLD zusammen[1]. Die Frage zur Arbeitsfähigkeit („bref 18") wurde für die Erhebung der Lebensqualität pflege- und betreuungsbedürftiger älterer Menschen weggelassen, da die Zielgruppe aufgrund ihrer körperlichen Beeinträchtigungen nicht mehr arbeitsfähig ist. Dieses Item ist der Domäne „physische Lebensqualität" zuzurechnen, wodurch diese Domäne in der vorliegenden Studie nur sechs Items umfasst. Eine Frage zur Zufriedenheit mit der Unterstützung durch Angehörige bzw. der Familie wurde analog zur Frage nach der Zufriedenheit mit der Unterstützung durch

---

[1]Die Fragebögen können bei der WHO Quality of Life Group angefragt werden.

Freunde ergänzt („Wie zufrieden sind Sie mit der Unterstützung durch Ihre Familie/Angehörigen?"). Das eingesetzte Instrument zur Erhebung der Lebensqualität setzt sich somit aus insgesamt 50 Fragen zusammen.

Zur Entwicklung der WHOQOL Instrumente wurden qualitative Pilotstudien mit Fokusgruppen, Itemgenerierung, Übersetzung und Rückübersetzung der Items, Analysen der psychometrischen Eigenschaften der Instrumente sowie quantitative Pilotstudien und Feldtests bei Menschen mit und ohne gesundheitliche/n Beeinträchtigungen durchgeführt. Zudem sind Vergleichswerte für die Allgemeinbevölkerung vorhanden und in den bereits erwähnten Handbüchern veröffentlicht. Aus den Feldtests resultierten keine Probleme im Zusammenhang mit der Beantwortung der Fragen bei den verschiedenen Gruppen. (Conrad et al., 2016, S. 14–15, 24; Angermeyer, Kilian & Matschinger, 2000, S. 16–19, 25) Im Rahmen der Entwicklung der Instrumente wurde der in Abschnitt 3.4 geforderten Einbeziehung der Betroffenen in die Entwicklung von Messinstrumenten durch die qualitativen Pilotstudien und Fokusgruppen Rechnung getragen. Conrad et al. (2016, S. 24) nennen eine Bearbeitungsdauer bei Kombination des WHOQOL BREF und WHOQOL OLD von zirka 25 bis 30 Minuten.

In Bezug auf die psychometrischen Eigenschaften der Instrumente sind die Werte in Bezug auf ihre Reliabilität und Validität als gut zu beurteilen. (Conrad et al., 2016, S. 53; Angermeyer, Kilian & Matschinger, 2000, S. 56, 66)

Obwohl für die eingesetzten Instrumente der WHOQOL keine Schwierigkeiten in Bezug auf den Einsatz bei körperlich oder psychisch beeinträchtigten Menschen besteht und dies auch im Rahmen der Entwicklung der Instrumente von der WHO Quality of Life Group getestet wurde (Angermeyer, Kilian & Matschinger, 2000, S. 25), wurde für den Fragebogen zur Erhebung der Lebensqualität bei sechs Bewohner/innen aus zwei verschiedenen Pflegeheimen im Juli 2016 ein Pretest durchgeführt. Der Pretest erfolgte unter Anwesenheit der Autorin, die die kürzlich in das Pflegeheim eingezogenen Personen beim Ausfüllen der Fragebögen unterstützte. Aus dem Pretest ergab sich eine Bearbeitungsdauer von 20 bis 30 Minuten, die Fragen waren für die Teilnehmer/innen nach der Instruktion verständlich. Die Frage nach der Zufriedenheit mit dem Sexualleben wurde von vier der sechs Personen nicht beantwortet. Auch aus der Erhebungsphase ging diese Frage als die am häufigsten nicht beantwortete Fragehervor (31 Prozent über alle drei Erhebungszeitpunkte).

Die Erhebung zur Lebensqualität, die mit dem Fragebogen zur Erhebung der Lebensqualität, der sich aus den Instrumenten WHOQOL BREF und WHOQOL OLD zusammensetzt, erfolgte, fand von September 2016 bis Oktober 2017 in österreichischen Pflegeheimen statt. Befragt wurden jeweils die gleichen Personen zu drei Zeitpunkten über ihre Lebensqualität – beim Einzug in das Pflegeheim (t0), eine Woche danach (t1) und drei Monate nach dem Einzug (t12). Es handelt sich hierbei um die in der vorliegenden Arbeit durchgeführte Panelerhebung. Die ausgefüllten Fragebögen wurden laufend eingescannt und per Mail an die Autorin übermittelt.

Damit die Bewohner/innen die Fragen möglichst vollständig beantworten konnten, wurden persönliche Einzelinterviews mit den Pflege- und Betreuungsbedürftigen durchgeführt, da laut Miklautz, Mayring und Jenull-Schiefer (2005) ältere Menschen die Erhebungsmethode persönlicher Interviews bevorzugen. Eine Schulung zur Interviewführung von mindestens einer Person je teilnehmendem Pflegeheim, dies waren zumeist die Heim- und/oder Pflegedienstleitungen, wurde durchgeführt. Inhalte der Interviewer/innenschulung waren die Zielsetzung der Befragung, das gemeinsame Durchgehen der einzelnen Fragen in den Fragenbögen zur Erhebung der Lebensqualität sowie der soziodemografischen Daten, die Dokumentation der Antworten, die Klärung der Rolle des/der Interviewers/Interviewerin und Allgemeines zur Durchführung des Interviews. Beim Ausfüllen wurden die Bewohner/innen durch die zur Interviewdurchführung geschulten Personen in den teilnehmenden Pflegeheimen unterstützt.

Ursprünglich war geplant, die an der Erhebung teilnehmenden Personen vor dem Einzug in das Pflegeheim zu befragen. Der Zugang zu pflege- und betreuungsbedürftigen Personen sollte über die Entlassungsmanager/innen der Krankenhäuser sowie die Wartelisten der Pflegeheime gewährleistet werden. Dieses Vorhaben ließ sich aufgrund der oft sehr kurzfristigen Entscheidung in ein Pflegeheim zu ziehen, der Tatsache, dass viele Personen direkt von zu Hause in das Pflegeheim kommen sowie der vorherrschenden emotionalen Ausnahmesituation der Betroffenen nicht umsetzen. Somit wurde der erste Erhebungszeitpunkt beim Einzug in das Pflegeheim festgelegt. Durch die Befragung beim Einzug wurde versucht, die Lebensqualität vor dem Einzug möglichst gut abzubilden.

Zur Festlegung des dritten Zeitpunkts war zu Beginn geplant, Expert/inneninterviews durchzuführen, mit denen versucht werden sollte herauszufinden, wann dieser dritte Erhebungszeitpunkt sein soll. Aufgrund der Ergebnisse der Literaturrecherche wurde der dritte Erhebungszeitpunkt schließlich drei Monate nach dem Einzug festgelegt. Dabei wurde folgenden Erkenntnissen Rechnung getragen: Die erste Eingewöhnung ist zumeist nach einem Monat abgeschlossen (Saup, 1993, S. 147), bereits über ein Drittel der Menschen, die neu in das Pflegeheim eingezogen sind, sind nach sechs Monaten verstorben (Voges & Borchert, 2008, S. 208.). Dies kann durch die oft vorherrschende hohe Pflegebedürftigkeit, das immer höhere Alter beim Einzug in das Pflegeheim sowie dem oft schlechten Gesundheitszustand beim Einzug begründet werden. (Heinzelmann, 2004, S. 148) All diese Faktoren lassen einen Einfluss auf die Lebensqualität vermuten und sollten im Vergleich zu den ersten beiden Erhebungen relativ konstant gehalten werden, auch sollten für die Befragung ausreichend Teilnehmer/innen, die bereits vor dem

Einzug bzw. eine Woche danach befragt wurden, am Leben bzw. in der Lage sein, an der Befragung teilzunehmen.

8.1.2 Beschreibung des Instruments zur Erhebung der soziodemografischen Daten der Bewohner/innen und Einsatz zur Datenerhebung

Der Fragebogen zur Erhebung soziodemografischer Daten und weiterer Informationen zu den Teilnehmer/innen der Befragung besteht aus insgesamt 23 Fragen, die Indikatoren sozialer Ungleichheit wie Bildung, Schichteinstufung, höchster Schulabschluss, Wohneigentum, Alter, Geschlecht, Pflegegeldstufe, den subjektiven Gesundheitszustand, die Versorgung vor dem Pflegeheim, Gründe für den Pflegeheimeinzug, sowie die Häufigkeit der Besuche von Angehörigen, Nachbarn und Bekannten der Befragten erfassen.

Es handelt sich vorwiegend um Fragen mit vorgegebenen Antwortmöglichkeiten, nur wenige Fragen sind offen gestellt (Geburtsdatum, genaue Bezeichnung des zuletzt ausgeübten Berufes, Anzahl der Kinder, Pflegegeldstufe, wichtigster Grund für den Einzug, Anzahl der Personen im Privathaushalt).

Die Fragen zum Geschlecht, Geburtsdatum, höchsten Schulabschluss, Familienstand und der Frage, nach einer aktuellen Erkrankung wurden vom Fragebogen WHOQOLBREF übernommen. Die Frage nach der Schichteinstufung sowie die vorgegebenen Antwortmöglichkeiten (Unter-, Arbeiter-, Mittel-, obere Mittel- und Oberschicht) sind an die von Von dem Knesebeck und Hüfken (2001, S. 172) angeglichen.

Die weiteren Fragen wurden von der Autorin konstruiert. Die Antwortmöglichkeiten auf die Frage nach dem Ausmaß der Beeinträchtigung durch eine Krankheit wurden an jene aus den WHOQOL Fragebögen angeglichen (Antwortformat: überhaupt nicht – ein wenig – mittelmäßig – ziemlich – äußerst). Die Fragen beziehen sich auf Dimensionen und Indikatoren, von denen aufgrund der Ergebnisse der Literaturrecherche ein Einfluss auf die Lebensqualität der Zielgruppe vermutet wird.

Der Fragebogen wurde bei sechs Bewohner/innen aus zwei verschiedenen Pflegeheimen im Juli 2016 pre getestet. Der Pretest erfolgt unter Anwesenheit der Autorin, die die kürzlich in das Pflegeheim eingezogenen Personen beim Ausfüllen der Fragebögen unterstützte. Es hat sich gezeigt, dass das Ausfüllen des Fragebogens zu den soziodemografischen Merkmalen und weiterer Informationen zwischen fünf und zehn Minuten in Anspruch nimmt. Aufgrund des Pretests wurde die Antwortmöglichkeit „Verwirrtheit" als Grund für den Einzug in das Pflegeheim weggestrichen, da die Bewohner/innen, die den Pretest durchführten diese Antwortmöglichkeit als zu direkt empfanden. Auch der anschließende Austausch mit fünf leitenden Pflegepersonen ergab, dass diese Antwortmöglichkeit höchstwahrscheinlich mit wenig Aussagekraft verbunden sein würde, da Bewohner/innen, auch wenn „Verwirrtheit" der Grund für den Einzug war, dies wohl kaum so offen beantworten würden. Ansonsten zeigte sich kein Änderungsbedarf.

Im Laufe der Erhebungsphase zeigten sich dennoch Schwierigkeiten mit den Antwortmöglichkeiten zu den Fragen zum zuletzt ausgeübten Beruf und der Zuordnung zu Angestellte/r oder Arbeiter/in, wenn die Person selbstständig oder Hausfrau war. Auch die Frage „Wie viele Personen haben in Ihrem Haushalt gelebt?" hätte genauer definiert werden müssen mit dem Zusatz „…haben gemeinsam mit Ihnen?". Die Frage nach der Häufigkeit der Besuche hätte eine zusätzliche Antwortkategorie benötigt: Neben „öfter als einmal pro Woche", „seltener als einmal pro Woche" und „seltener als einmal pro Monat" eine Erweiterung auf „*einmal pro Woche oder öfter als einmal pro Woche*", „seltener als einmal pro Woche, *zumindest einmal im Monat*" und „seltener als einmal pro Monat". Dies hätte den manchmal auftretenden Entscheidungsschwierigkeiten der Teilnehmer/innen bei diesen Fragen entgegenwirken können. Auch die Angabe der Pflegegeldstufe war einigen Bewohner/innen nicht möglich. In diesem Fall wurde im Nachhinein diese Information bei den Leitungen der Pflegeheime eingeholt.

Der beschriebene Fragebogen zur Erhebung soziodemografischer Merkmale und weiterer Informationen der Zielgruppe kam beim Einzug der Bewohner/innen in das Pflegeheim zum Einsatz. Die darin abgefragten Merkmale und Informationen wurden somit einmalig gemeinsam mit der Lebensqualität zum Zeitpunkt Null (t0) erhoben. Es handelt sich somit um Querschnittdaten als zeitinvariante Variablen. Die Erhebung dieser Daten erfolgte ebenfalls in Form von persönlichen Einzelinterviews mit den zur Interviewführung geschulten Personen aus den teilnehmenden Pflegeheimen, die die Bewohner/innen beim Ausfüllen des Fragebogens unterstützten. Die ausgefüllten Fragebögen wurden eingescannt per Mail an die Autorin übermittelt.

8.1.3 Beschreibung des Instruments zur Erhebung der Strukturmerkmale der teilnehmenden Pflegeheime und Einsatz zur Datenerhebung

Der Fragebogen zur Erhebung der Strukturmerkmale wurde von der Autorin selbst konstruiert. Er setzt sich aus sieben Fragen zur Trägerschaft, Größe im Sinne von Anzahl der Betten, Anzahl der Einzel- sowie Doppelzimmer, Anteil der Vollzahler/innen sowie jeweils einer Frage nach zusätzlichen Angeboten und zusätzlichen Berufsgruppen zusammen. Für die Fragen zur Trägerschaft, sowie zu zusätzlichen Angeboten und Berufsgruppen sind Antwortmöglichkeiten vorgegeben. Bei den beiden letztgenannten Fragen sind Mehrfachantworten möglich. Die Frage zur Anzahl der Betten sowie Einzel- und Doppelzimmer und dem Anteil der Vollzahler/innen ist offen gestellt. Zudem kann die Autorin durch den Namen des Pflegeheims, der durch die direkte Kommunikation mit den Leitungen der Pflegeheime bekannt ist, auf die Lage, hier wird zwischen Stadt und Land differenziert sowie eine Zuteilung zu den Bundesländern vorgenommen, schließen. Ein Einfluss auf die Lebensqualität der befragten Personen dieser erwähnten Strukturmerkmale wird aufgrund theoretischer Überlegungen und bisheriger Forschungsergebnisse vermutet. (siehe Abschnitt 3.6)

Fünf Personen wurden gebeten, den Fragebogen einem Pretest im Juli 2016 zu unterziehen. Dies waren Personen, die im Verwaltungsbereich von Gesundheits- und Pflegeeinrichtungen tätig sind. Sie wurden gebeten, die Verständlichkeit der Fragen rückzumelden und Ergänzungen vorzuschlagen. Auf Anregung wurde bei der Frage zu zusätzlichen Angeboten und Berufsgruppen ein freies Antwortfeld für „Sonstige" ergänzt. Ansonsten wurden die Fragen für einfach verständlich und schnell zu beantworten empfunden.

Der beschriebene Fragebogen zur Erhebung der strukturellen Merkmale der Pflegeheime wurde einmalig von den Leitungen der teilnehmenden Pflegeheime im Zeitraum von September 2016 bis Oktober 2017 ausgefüllt, eingescannt und per Mail an die Autorin übermittelt.

8.1.4 Beschreibung des Instruments zur Erhebung des Einflusses organisationaler Merkmale auf die Lebensqualität und Einsatz zur Datenerhebung

Ergänzend zur Erhebung der Lebensqualität mit den Instrumenten der WHO Quality of Life Group, der soziodemografischen Merkmale der Bewohner/innen und der Strukturmerkmale der Pflegeheime erfolgte eine weitere quantitative Erhebung zur Beforschung des Einflusses der Ebene der Organisation auf die Lebensqualität der Zielgruppe. Dazu wurde ein Fragebogen von der Autorin konstruiert, der Aspekte organisationsinterner Kommunikation und Information, Zusammenarbeit, Zufriedenheit und Lebensqualität der Mitarbeiter/innen und Hierarchie beinhaltet. Die Dimensionen und Indikatoren, die dieser Fragebogen abbildet, sowie die darin enthaltenen Items sind in Kapitel 6 beschrieben und dargestellt.

Der Fragebogen zur Erhebung der Merkmale der Organisation als Betrachtungsebene besteht aus insgesamt 14 Fragen mit vorgegebenen Antwortmöglichkeiten. Zur Konstruktion des Fragebogens wurde nach bereits validierten Items zu den abzubildenden Dimensionen und Indikatoren vorwiegend aus etablierten Befragungen von Mitarbeiter/innen wie beispielsweise dem Fragebogen aus „Great Place to work" oder „pluswert", die auch häufig im Gesundheits- und Pflegebereich in Österreich zum Einsatz kommen (z. B. Caritas, Sozialhilfeverbände der Steiermark und Oberösterreich, Barmherzige Brüder, Lebenshilfe, Geriatrische Gesundheitszentren der Stadt Graz etc.), recherchiert. (Great Place to work, 2018; pluswert, 2018) Schließlich wurden die Fragestellungen und Antwortmöglichkeiten an jene der WHOQOL Instrumente angeglichen, sodass der Fragebogen aus sieben Fragen „Inwiefern stimmen Sie der Aussage zu…" (Antwortmöglichkeiten: Überhaupt nicht, Ein wenig, Mittelmäßig, Ziemlich, Äußerst), sechs Fragen „Wie zufrieden sind Sie…" (Antwortformat: Sehr unzufrieden, Unzufrieden, Weder zufrieden noch unzufrieden, Zufrieden, Sehr zufrieden) und einer Frage zur subjektiven Beurteilung der Lebensqualität der Mitarbeiter/innen besteht. Die Frage zur Beurteilung der Lebensqualität ist die erste Frage aus dem WHOQOL BREF (Antwortformat: Sehr schlecht, Schlecht, Mittelmäßig, Gut, Sehr Gut).

Der Fragebogen wurde im November 2017 von insgesamt sieben Personen einem Pretest unterzogen. Die Personen, die den Fragebogen getestet haben, sind im Pflege- bzw. Gesundheitsbereich in der Pflege bzw. Betreuung oder der Verwaltung tätig. Die Personen wurden gebeten, den Fragebogen auf Verständlichkeit sowie seine Bearbeitungsdauer zu testen. Die Beantwortung der Fragen hat zwischen vier und sechs Minuten gedauert. Alle Fragen waren klar verständlich und für die Tester/innen einfach zu beantworten, wodurch keine Änderungen am Fragebogen durchgeführt werden mussten.

Der Fragebogen wurde elektronisch über Lime Survey zur Verfügung gestellt. Die Leitungen der teilnehmenden Pflegeheime wurden gebeten, den Mitarbeiter/innen der Pflege den Link zum Fragebogen weiterzuleiten und sie zur Teilnahme zu motivieren. Dazu wurden per Mail der Link sowie ein Begleitschreiben per Mail zur Verfügung gestellt. Dies erfolgte im Dezember 2017. Die Mitarbeiter/innen wurden gebeten, den Fragebogen bis Ende Jänner 2018 auszufüllen. Nachdem zu diesem Zeitpunkt aus einigen Pflegeheimen noch keine bzw. wenig Antworten eingegangen sind, wurde die Frist bis Ende Februar 2018 verlängert. Dies führte dazu, dass sich die Anzahl der Rückmeldungen auf das Doppelte erhöhte.

8.2 Grundgesamtheit und Stichprobe

Vorliegendes Kapitel beschreibt die Grundgesamtheit, den Zugang zur sowie die Auswahl der Stichprobe.

„Unter Grundgesamtheit ist diejenige Menge von Individuen, Fällen, Ereignissen zu verstehen, auf die sich die Aussagen der Untersuchung beziehen sollen und die im Hinblick auf die Fragestellung und die Operationalisierung vorher eindeutig abgegrenzt werden muss." (Kromrey, 2002, S. 261)

8.2.1 Erhebung der Lebensqualität

Zur Grundgesamtheit der Erhebung der Lebensqualität zählen alle pflege- und betreuungsbedürftigen älteren Menschen, die im Zeitraum von September 2016 und Oktober 2017 in ein österreichisches Pflegeheim eingezogen sind.

Die Größe der Grundgesamtheit war somit im Voraus nicht genau bekannt, da die Anzahl der Personen, die in die Pflegeheime einziehen, nicht vorhergesagt werden konnte.

Zur Vorbereitung der Erhebung und ungefähren Schätzung der Grundgesamtheit wurden von der Autorin zehn Pflegeheime aus der Steiermark, deren Leitungen aufgrund der beruflichen Tätigkeit der Autorin bekannt waren, gebeten, eine Statistik zur Anzahl der neuen Bewohner/innen zu übermitteln. Im Rahmen der Literaturrecherche konnten dazu keine aktuellen, öffentlich zugänglichen Daten gefunden werden. Aufgrund einer Hochrechnung des ersten Halbjahres 2016 unter Berücksichtigung der Erfahrungswerte der Vorjahre ergab sich unter sehr vorsichtiger Schätzung für ein Pflegeheim mit 100 Plätzen eine Anzahl von durchschnittlich 30 Aufnahmen pro Jahr. Dies würde rechnerisch pro Platz 0,3 Neuaufnahmen ergeben. Aufgrund der Darstellung der Pflegeheime nach ihren Strukturmerkmalen in Abschnitt 2.1.3 wurde eine durchschnittliche Pflegeheimgröße von 74 Plätzen errechnet. In einem derartigen „Durchschnittspflegeheim" kann folglich von ungefähr 20 Bewohner/innen pro Pflegeheim, die neu einziehen, ausgegangen werden.

Insgesamt kann mit einer Anzahl von zirka 850 österreichischen Pflegeheimen gerechnet werden (siehe Abschnitt 2.1.3) – auch diese Anzahl betreffend ist die Verfügbarkeit aktueller Daten nur begrenzt gegeben. Somit wurde von einer Grundgesamtheit von ungefähr 20.000 pflege- und betreuungsbedürftigen älteren Menschen, die im Erhebungszeitraum in ein österreichisches Pflegeheim einziehen, ausgegangen.

Wird nur ein Teil der Grundgesamtheit untersucht, wird von einer Teilerhebung gesprochen. Werden vorab Regeln zur Auswahl der Elemente aus der Grundgesamtheit definiert, wird die Teilerhebung als Stichprobe bezeichnet. (Schnell, Hill & Esser, 2011, S. 259) *„Bei einer Stichprobe handelt es sich um eine Auswahl von Elementen aus der Grundgesamtheit."* (Häder & Häder, 2014, S. 284) Die Stichprobe sollte dabei die Grundgesamtheit in Bezug auf die interessierenden Variablen möglichst gut abbilden. (Mayer, 2009, S. 60) Sie sollte *„ein* *verkleinertes Abbild der Grundgesamtheit*" sein, sodass von der Stichprobe auf die Grundgesamtheit geschlossen werden kann und eine Repräsentativität der Stichprobe für die Grundgesamtheit gegeben ist. (Kromrey, 2002, S. 268) In diesem Zusammenhang ist die Größe der Stichprobe, also der „Stichprobenumfang", von wesentlicher Bedeutung. Es gilt zu erwähnen, dass ein zuverlässiger Schluss von der Stichprobe auf die Grundgesamtheit also eine Verallgemeinerung über Inferenzstatistiken nur bei Zufallsstichproben möglich ist. Zudem spielen die Irrtumswahrscheinlichkeit sowie der Stichprobenfehler, der akzeptiert wird, eine wesentliche Rolle. (Häder & Häder, 2014, S. 286–288)

Die bislang noch geringe Beforschung der Thematik der vorliegenden Arbeit lässt sich zum Teil durch den erschwerten Zugang zu pflege- und betreuungsbedürftigen Personen im Pflegeheim begründen (Schenk et al., 2013, S. 2929). Eine weitere Herausforderung ergibt sich durch die Zielsetzung betreuungs- und pflegebedürftige Personen zu drei Zeitpunkten zu befragen (vgl. Ausführungen zu den Besonderheiten in Befragungen älterer Menschen in Abschnitt 7.5). Um dieser Schwierigkeit und der Herausforderung des Zugangs der in Pflegeheimen lebenden Menschen aufgrund der „gatekeeper" Funktion der Leitungen proaktiv zu begegnen, wurden bestehende berufliche Kontakte der Autorin genutzt, zu Heim- und Pflegedienstleitern/innen Kontakt aufgenommen und die Bereitschaft zur Mitwirkung an der Erhebung im Voraus abgefragt. Zur Teilnahme und Mitwirkung bestand großes Interesse und der Zugang zur Zielgruppe schien mit Vorbehalt der Zustimmung der pflege- und betreuungsbedürftigen Personen gegeben zu sein. Von den von Kelle und Niggemann (2002, S. 112–113) genannten drei Barrieren für den Zugang von Pflegeheimbewohner/innen wurde versucht, jene der Träger sowie der Leitungen der Einrichtungen im Voraus zu beseitigen. Aus dem erwähnten großen Interesse der Träger und Leitungen wurde das Ziel gesetzt, zirka 30 bis 40 Pflegeheime in Österreich in die Erhebung zu integrieren (zum Großteil in der Steiermark).

Bei den geplanten 30 bis 40 Pflegeheimen mit durchschnittlicher Anzahl an Plätzen wurde mit ungefähr 500 bis 600 Aufnahmen und somit dieser Stichprobengröße im geplanten Erhebungszeitraum gerechnet. Wenn davon ausgegangen wird, dass 50 Prozent der Personen an der Erhebung teilnehmen können, hätte von zirka 250 bis 300 Personen, die an der Erhebung teilnehmen, ausgegangen werden können.

Das Vorgehen bei der Auswahl der Stichprobe kann zufallsgesteuert – darunter fallen einfache oder geschichtete Zufallsstichproben und Klumpenstichproben – oder nicht zufallsgesteuert sein. Unter nicht zufallsgesteuerte Auswahlen fallen willkürliche bzw. bewusste Auswahlen, wie die Auswahl typischer oder extremer Fälle, das Quotenverfahren oder das Schneeballverfahren. Bei einer zufälligen Auswahl bestimmt der Zufall, ob ein Element der Grundgesamtheit in die Stichprobe kommt, bei einer willkürlichen oder bewussten Auswahl hingegen wird dies zu einem gewissen Ausmaß vom/von der Forscher/in entschieden. Um dem Anspruch von Repräsentativität auch bei bewussten Auswahlverfahren nachzukommen, wird versucht, interessierende Variablen sowie deren Verteilung in der Grundgesamtheit zur Stichprobenziehung zu nutzen. (Schnell, Hill & Esser, 2011, S. 259, 291–294; Kromrey, 2002, S. 271)

Eine Form der bewussten Auswahl stellt das Quotenverfahren dar. Bei dieser Form der Stichprobenziehung werden die Elemente, die in die Stichprobe gelangen, nach vorgegebenen Merkmalen ausgewählt. Der Anteil an Elementen mit den ausgewählten Merkmalen in der Stichprobe soll verhältnismäßig jenem in der Grundgesamtheit entsprechen. Diese Anteile werden als Quote bezeichnet. Durch die Erreichung der Quote soll die Grundgesamtheit in Bezug auf die ausgewählten Merkmale repräsentativ abgebildet werden. Aufgrund der bewussten Auswahl durch die Festlegung der Quotenmerkmale sowie der schließlich willkürliche Auswahl des/der Forschers/Forscherin, wer befragt wird, wird die Zulässigkeit eines Schlusses von einer Quotenstichprobe auf die Grundgesamtheit kontroversiell diskutiert. (Schnell, Hill & Esser, 2011, S. 294–295; Kromrey, 2002, S. 276–278; Schirmer, 2009, S. 112; Mayer, 2009, S. 64)

Bei den Erhebungen im Rahmen der vorliegenden Arbeit wurde bei der Auswahl der teilnehmenden Pflegeheime ein Quotenverfahren angewandt. In Bezug auf die Strukturmerkmale „Trägerschaft" und „Größe" dargestellt durch die Anzahl der Plätze wurde ein Quotensample gezogen – das Verhältnis dieser Strukturmerkmale sollte in der Stichprobe gleich wie in der Grundgesamtheit sein. Zumindest sollte auf ein ausgewogenes Verhältnis in Bezug auf die Strukturmerkmale „Trägerschaft" und „Größe" geachtet werden, da ebenfalls untersucht werden sollte, inwieweit Unterschiede der Lebensqualität auf diese strukturellen Merkmale der Pflegeheime zurückzuführen sind. Sollte keine ausgeglichene Quote erreicht werden, war geplant, eine Gewichtung in der Auswertung vorzunehmen.

Die geplante Studie wurde beim Kongress für Führungskräfte in der Altenarbeit in Seefeld im Juni 2016 vor 400 Teilnehmer/innen aus ganz Österreich vorgestellt sowie im Newsletter des Bundesverbands der Alten- und Pflegeheime Österreichs, den ebenfalls die Leitungen der Österreichischen Pflegeheime bekommen, beworben. Die teilnehmenden Heime wurden schließlich vorwiegend durch Kontakte der Autorin rekrutiert. In einem Informationsschreiben wurden die Leitungen der Pflegeheime über die Studie informiert.

Insgesamt haben 47 Pflegeheime zugesagt, an der Erhebung teilzunehmen, wobei in 33 Pflegeheimen tatsächlich Bewohner/innen befragt werden konnten. 21 weitere Pflegeheime haben nachträglich ihre Teilnahme abgesagt. Als Grund dafür haben sie durchgängig fehlende zeitliche Ressourcen aufgrund personeller Engpässe oder personeller Veränderungen angegeben.

Nachfolgende Tabellen (siehe Tabelle 8.2, Tabelle 8.3, Tabelle 8.4) stellen diese 21 Pflegeheime nach den strukturellen Merkmalen „Größe", „Träger" und „Bundesland" dar. Die meisten Absagen waren bei großen Pflegeheimen mit öffentlich-rechtlichen Trägern in Niederösterreich, wobei dies damit zu tun hat, dass vier denselben Träger hatten.

Tabelle 8.2 Pflegeheime mit nachträglicher Absage nach Strukturmerkmal „Träger". (Quelle: Eigene Erstellung)

Träger	Anzahl Pflegeheime	in %
öffentlich-rechtlich	10	48 %
privat-gemeinnützig	7	33 %
privat-gewinnorientiert	4	19 %
Summe	21	100 %

Tabelle 8.3 Pflegeheime mit nachträglicher Absage nach Strukturmerkmal „Größe". (Quelle: Eigene Erstellung)

Größe (Anzahl Plätze)	Anzahl Pflegeheime	in %
groß (>90 Plätze)	11	52 %
mittel 50–90 Plätze	6	29 %
klein (<50 Plätze)	4	19 %
Summe	21	100 %

Tabelle 8.4 Pflegeheime mit nachträglicher Absage nach Bundesland. (Quelle: Eigene Erstellung)

Bundesland	Anzahl Pflegeheime	in %
Burgenland	3	14 %
Niederösterreich	8	38 %
Oberösterreich	3	14 %
Salzburg	1	5 %
Tirol	2	10 %
Vorarlberg	4	19 %
Summe	21	100 %

In nachfolgender Tabelle (siehe Tabelle 8.5) sind die teilnehmenden Pflegeheime nach den Strukturmerkmalen „Größe", „Träger" und nach Bundesland sowie die Verteilung dieser strukturellen Merkmale in der Grundgesamtheit dargestellt. Die Größenkategorien wurden von der Autorin ausgehend von der durchschnittlichen Anzahl an Plätzen in der Grundgesamtheit (74 Plätze) gebildet. Der Großteil der teilnehmenden Pflegeheime hat einen privat-gemeinnützigen oder öffentlich-rechtlichen Träger, sind der Kategorie „große Pflegeheime" zuzuordnen und befinden sich in der Steiermark. Dies hat damit zu tun, dass ein Träger von mehreren Pflegeheimen in der Steiermark mit all seinen Pflegeheimen an der Studie teilgenommen hat.

Die Quote wurde in Bezug auf die Größe annähernd erreicht, nicht in Bezug auf die Trägerschaft. Auch das Ziel, ein ausgeglichenes Verhältnis zu erhalten, wurde in Bezug auf die Größe erreicht, nicht jedoch in Bezug auf die Trägerschaft. Da privat-gewinnorientierte Pflegeheime in der Studie stark unterrepräsentiert sind und die Untergliederung privater Träger in privat-gewinnorientierte und privat-gemeinnützige eine Differenzierung um eine weitere Ebene darstellt, wird darauf verzichtet. Für die weitere Auswertung wird zwischen öffentlich-rechtlichen und privaten (sowohl privat-gewinnorientiert als auch privat-gemeinnützig) Pflegeheimen differenziert, wodurch das Verhältnis der Grundgesamtheit auch in Bezug auf die Trägerschaft annähernd abgebildet wird. Eine Gewichtung wurde daher nicht vorgenommen. Auch in der Methodenliteratur werden die Notwendigkeit, Sinnhaftigkeit und Rechtfertigungsgründe von Gewichtung kontroversiell diskutiert. Vor allem auf die Fragen, ob Gewichtungen, Verzerrungen tatsächlich minimieren bzw. ob dadurch repräsentative Schlüsse zulässig sind oder nicht, werden unterschiedliche Antworten erläutert. (Gabler, Hoffmeyer-Zlotnik & Krebs, 1994, S. 2–3) Schließlich liegt die Entscheidung beim/bei der Forscher/in, der/die die Gründe für bzw. gegen eine Gewichtung in Abhängigkeit vom Studiendesign sowie dem Verfahren der Stichprobenauswahl treffen muss (Hetzel, 2012, S. 108).

Aufgrund des geringen Stichprobenumfangs sowie der nicht zufallsgesteuerten Stichprobenziehung ist die Repräsentativität der Stichprobe nicht gegeben. Es lassen sich somit keine Schlüsse für die Grundgesamtheit ziehen. Eine Tendenz für die Grundgesamtheit ist jedoch auf Basis der Ergebnisse der vorliegenden Studie ersichtlich.

Die in den österreichischen Heimen lebenden Menschen sollten möglich realitätsnah abgebildet werden, wodurch kein Krankheitsbild im Voraus ausgeschlossen wurde. Mozley et al. kommen in ihrer Studie zur Befragbarkeit älterer Menschen mit kognitiven Einschränkungen zum Ergebnis, dass Menschen trotz kognitiven Beeinträchtigungen zum großen Teil (nämlich 77,5 Prozent) Fragen zu ihrer Lebensqualität sinnvoll beantworten können (1999, S. 781–782). In vielen Studien werden Menschen

Tabelle 8.5 Übersicht teilnehmende Pflegeheime. (Quelle: Eigene Erstellung)

Teilnehmende Pflegeheime nach strukturellen Merkmalen

Pflegeheime nach Strukturmerkmal „Träger"

Träger	Teilnehmende Pflegeheime nach Träger	Teilnehmende Pflegeheime, die tatsächlich Bewohner/innen befragt haben	Teilnehmende Pflegeheime, die tatsächlich Bewohner/innen befragt haben in %	Pflegeheime nach Träger in der Grundgesamtheit in %[a]
öffentlich-rechtlich	20	16	48 %	47 %
privat-gemeinnützig	26	16	48 %	9 %
privat-gewinnorientiert	1	1	3 %	44 %
Gesamt	**47**	**33**	**100 %**	**100 %**

Pflegeheime nach Strukturmerkmal „Größe"

Größe in Anzahl der Plätze	Teilnehmende Pflegeheime	Teilnehmende Pflegeheime, die tatsächlich Bewohner/innen befragt haben	Teilnehmende Pflegeheime, die tatsächlich Bewohner/innen befragt haben in %	Pflegeheime nach Größe in der Grundgesamtheit in %[b]
Klein (<50 Plätze)	15	10	30 %	30 %
Mittel (50–90 Plätze)	16	13	39 %	37 %
Groß (>90 Plätzen)	16	10	30 %	33 %
Gesamt	**47**	**33**	**100 %**	**100 %**

(Fortsetzung)

Tabelle 8.5 (Fortsetzung)

Teilnehmende Pflegeheime nach strukturellen Merkmalen

Bundesland	Teilnehmende Pflegeheime	Teilnehmende Pflegeheime, die tatsächlich Bewohner/innen befragt haben	Teilnehmende Pflegeheime, die tatsächlich Bewohner/innen befragt haben in %	Pflegeheime nach Bundesland in der Grundgesamtheit in %[c]
Burgenland	2	1	3 %	5 %
Kärnten	0	0	0 %	11 %
Niederösterreich	2	2	6 %	11 %
Oberösterreich	1	1	3 %	15 %
Salzburg	2	2	6 %	8 %
Steiermark	36	23	70 %	24 %
Tirol	2	2	6 %	10 %
Vorarlberg	1	1	3 %	6 %
Wien	1	1	3 %	10 %
Gesamt	47	33	100 %	100 %

[a]Erläuterungen und Quelle siehe Abschnitt 2.1.3
[b]Erläuterungen und Quelle siehe Abschnitt 2.1.3
[c]Erläuterungen und Quelle siehe Abschnitt 2.1.3

mit kognitiven Beeinträchtigungen oftmals bereits in der Rekrutierungsphase ausgeschlossen oder Studienautor/innen machen keine Angabe zum Ein- bzw. Ausschluss
dieser Personengruppe. (Mozley et al., 1999, S. 777)

Um die Schlussfolgerungen von Mozley et al. zu berücksichtigen und um
die große Anzahl an Personen mit dementieller Erkrankung in der durchgeführten Studie zu berücksichtigen, wurden all jene Personen (ob Demenz oder
nicht) in die Erhebung eingeschlossen, die sich für die Erhebung noch angemessen artikulieren konnten. Dies war auch für Erkrankte von leichter bis mittlerer
Demenz möglich. Schwer Demenzkranke sind zumeist in speziellen Einrichtungen (Demenzstationen, Memory Kliniken) untergebracht, wodurch durch diesen
Ausschluss die gewünschte realistische Abbildung nicht gefährdet erschien.
Instrumente oder Diagnoseverfahren zur Testung der Bewohner/innen, die in die
teilnehmenden Pflegeheime eingezogen sind, auf Demenz wie der Mini-Mental-
Status-Test wurden nicht eingesetzt. Grundsätzlich wurden alle Bewohner/innen,
die in die teilnehmenden Pflegeheime einzogen, befragt. Die Einschätzung der
Befragbarkeit erfolgte durch Leitungen der teilnehmenden Pflegeheime. Die in der
Literatur genannte Gefahr einer Verzerrung durch die Auswahl besonders zufrie-
dener Bewohner/innen konnte dadurch abgewandt werden, dass die teilnehmenden
Bewohner/innen beim Einzug das erste Mal befragt wurden und den Leitungen
der Heime noch nicht bekannt waren.

Die Richtigkeit der Einschätzung der Befragbarkeit der Bewohner/innen durch
die Leitungen der Häuser kann dadurch gewährleistet werden, dass es sich
bei den Leitungen um fachkundige Personen handelt, die beim Einzug der
Bewohner/innen vielfältige Informationen zu ihrem Gesundheitszustand sowie der
Pflegebedürftigkeit erhalten.

Insgesamt wurden 126 Bewohner/innen befragt, darunter 84 Bewohner/innen
mit drei Befragungen, 20 Bewohner/innen mit zwei Befragungen (davon neun mit
Befragungen zum ersten und zweiten Erhebungszeitpunkt, elf mit Befragungen
zum ersten und dritten Erhebungszeitpunkt) und 22 Bewohner/innen mit einer
Befragung zum ersten Erhebungszeitpunkt.

Gründe, warum Bewohner/innen nicht befragt werden konnten, waren zu
starke kognitive Einschränkungen der Bewohner/innen, schwere Demenz, ein
schlechter Allgemeinzustand, nicht vorhandene Mitteilungsfähigkeit oder Aufnahme nur zur Kurzzeitpflege. Diese Gründe decken sich mit den in der Literatur
genannten Gründen für Nicht-Befragbarkeit. Einige Bewohner/innen wollten nicht
an der Erhebung teilnehmen.

Im Laufe der Erhebung hat sich gezeigt, dass deutlich mehr Personen, die in
das Pflegeheim eingezogen sind, aufgrund des kognitiven oder gesundheitlichen
Zustandes nicht an der Erhebung teilnehmen konnten, als ursprünglich angenommen. 8,81 Prozent der in die teilnehmenden Pflegeheime eingezogenen Personen

konnten auch tatsächlich befragt werden bzw. waren dazu auch bereit, mehr als die Hälfte – nämlich 66,78 Prozent – konnten nicht befragt und 24,41 Prozent wollten nicht befragt werden.

Der Anteil der Bewohner/innen, die aufgrund ihres kognitiven Zustands nicht befragt werden konnte, war somit mit dem von Bartel (2012, zitiert nach Höfler et al. 2015, S. 106) erwähnten Anteil von 65 Prozent sehr ähnlich. Eine weitere Studie, die die Demenzprävalenz in österreichischen Pflegeheimen untersucht, kam zum Schluss, dass sogar 85,2 Prozent der Bewohner/innen kognitiv beeinträchtigt sind. (Auer, Höfler, Linsmayer, Beránková, Prieschl, Ratajczak, Steffi & Holmerova, 2018, S. 178)

Nachfolgende Tabelle (s. Tabelle 8.6) stellt die Grundgesamtheit und Stichprobe nochmals zusammengefasst dar.

Tabelle 8.6 Grundgesamtheit und Stichprobe. (Quelle: Eigene Erstellung)

Grundgesamtheit	
850 Pflegeheime	
~20.000 pflege- und betreuungsbedürftige ältere Menschen	
Stichprobe (PLAN)	**Stichprobe (IST)**
30–40 Pflegeheime	47 teilnehmende Pflegeheime – davon 33, die Personen befragen konnten
500–600 pflege- und betreuungsbedürftige Personen	1430 pflege- und betreuungsbedürftige ältere Menschen (alle Bewohner/innen, die zwischen 01.09.2016 und 30.09.2017 in die 47 teilnehmenden Pflegeheime eingezogen sind)
	ABZÜGLICH
	66,78 % (955) Non-Response aufgrund Nicht-Befragbarkeit
	24,41 % (349) Non-Response „Verweigerer"
	=
	Erhebungsteilnehmer/innen GESAMT
	126 Bewohner/innen (8,81 %) (84 Bewohner/innen mit drei Befragungen, 20 Bewohner/innen mit zwei Befragungen, 22 Bewohner/innen mit einer Befragung)

Es ist davon auszugehen, dass der dargestellte Anteil an Non-Response aufgrund Nicht-Befragbarkeit und Non-Response aufgrund Verweigerung in der Realität etwas niedriger ist, da mehrere Heim- bzw. Pflegedienstleiter/innen im persönlichen Gespräch mit der Autorin angaben, dass sie nicht immer alle Personen, die neu in das Pflegeheim einzogen, konsequent nach der Bereitschaft zur Teilnahme fragten.

Insgesamt kann die in der Literatur im Rahmen vieler Studien berichtete besondere Herausforderung eine genügend große Anzahl an pflege- und betreuungsbedürftigen älteren Menschen, die in Pflegeheimen leben, für eine Erhebung zu gewinnen, von der Autorin bestätigt werden.

8.2.2   Erhebung des Einflusses der organisationalen Merkmale auf die Lebensqualität

In Bezug auf die Erhebung des Einflusses der organisationalen Merkmale auf die Lebensqualität der Zielgruppe stellen die Mitarbeiter/innen der Pflegeheime in der Pflege und Betreuung die Grundgesamtheit dar. Dies entspricht einer Anzahl von 41.128 Personen (BMASK, 2017, S. 193). Die Erhebung wurde bei den Mitarbeiter/innen der Pflege der teilnehmenden Pflegeheime, die tatsächlich Bewohner/innen befragen konnten (also in insgesamt 32 Pflegeheimen), durchgeführt. An der Erhebung teilzunehmen, wurden die Mitarbeiter/innen der Pflege gebeten – der Link wurde von den Leitungen der Pflegeheime an insgesamt 870 Personen weitergeleitet. In 15 Pflegeheimen wurde der Link zur Teilnahme an der Erhebung nur an die Pflegedienstleitungen weitergeleitet, wodurch die Stichprobe verkleinert ist. Insgesamt haben 199 Personen an der Erhebung teilgenommen. Dies entspricht einer Rücklaufquote von 22,87 Prozent.

8.3   Datenmanagement und Auswertungsmethode

Vorliegendes Kapitel widmet sich einer Beschreibung des Umgangs mit den Daten sowie mit der Methode der Auswertung. Eine umfangreichere Auseinandersetzung erfolgt mit der gewählten Auswertungsmethode der Mehrebenenanalyse.

8.3.1   Datenmanagement

Eingangs soll an dieser Stelle erwähnt werden, dass zur Wahrung der Anonymität der teilnehmenden Personen und Pflegeheime für die Personen und Pflegeheime eine ID vergeben wurde. Die ID wurde in einem Excel Dokument hinterlegt, sodass eine Identifizierung der Teilnehmer/innen und Pflegeheime für die Autorin auch im Nachhinein möglich war. Die ID sowie der Erhebungszeitpunkt (t0, t1, t2) wurden auf den eingegangenen Fragebögen vermerkt und die Dokumentenbenennung analog dazu umgesetzt. Die eingescannten Fragebögen wurden mit der Personen-ID in elektronischen Ordnern je teilnehmendes Pflegeheim abgespeichert.

Zur Auswertung der Daten wurde aufbauend auf die eingesetzten Fragebögen ein Codeplan erstellt. Dieser beinhaltet eine Listung der vergebenen Variablennamen sowie die Zuordnung zu den einzelnen Fragen des Fragebogens, die Ausprägungen der Variablen sowie die Erklärung der numerischen Codes und weitere Erklärungen zu den Ausprägungen.

Die Daten aus den Fragebögen wurden nach Erstellung des Codeplans entsprechend der vergebenen Codes und Variablennamen in SPSS 24 eingegeben. Die Datensatzbeschreibung erfolgte in der Variablenansicht von SPSS. Angegeben wurde der Variablenname, der Variablentyp, die Beschriftung und Werte sowie das Messniveau. Die numerischen Codes wurden mit Wertelabels hinterlegt. Bei fehlenden Werten wurde das Eingabefeld leer gelassen. Bei der Erhebung zur Lebensqualität wurde je Erhebungszeitpunkt eine eigene Zeile eingefügt. Die Variable „time" gibt den Erhebungszeitpunkt wieder. Dieser wurde als metrische Variable mit Angabe der Wochen nach dem Einzug (0, 1, oder 12) kodiert. Die Datei ist, wie in der Literatur empfohlen (z. B. Hox, 2002, S. 81) im „Long Format" erstellt. Es werden die Daten jedes Erhebungszeitpunkts in einer separaten Zeile dargestellt.

Zur Auswertung der Lebensqualität nach dem WHOQOL BREF und WHOQOL OLD wurde die zur Verfügung gestellte Syntax genutzt (Angermeyer, Kilian & Matschinger, 2000; Conrad et al., 2016). Die einzelnen Schritte zur Berechnung der Werte der Lebensqualität je Domäne bzw. Facette werden auf die erwähnten Handbücher zu den deutschsprachigen Versionen des WHOQOL BREF und WHOQOL OLD von Angermeyer, Kilian und Mantschinger (2000) sowie Conrad, Mantschinger, Kilian und Riedel-Heller (2016) verwiesen. Die Domänen bzw. Facetten werden dann berechnet, wenn maximal ein Item, das zur Domäne oder Facette zählt, fehlt. (Angermeyer, Kilian & Matschinger, 2000, S. 30; Conrad et al., 2016, S. 25)

Die deskriptive und explorative Analyse der Daten sowie Regressionsanalysen der einzelnen Pflegeheime wurden in SPSS 24 bzw. SPSS 25, die Mehrebenenanalyse mit R in R Studio durchgeführt. Dazu wurden die Daten aus SPSS in R Studio importiert. Im Rahmen der Mehrebenenanalyse wurden die Pakete „lme4" und „lmerTest" für die grafische Aufbereitung das Paket „ggplot2" genutzt.

8.3.2 Methodik der Auswertung – Mehrebenenanalyse

Mehrebenenmodelle können als eine Erweiterung von klassischen Regressionsmodellen verstanden werden, in denen einzelne Beobachtungen Gruppen zugeordnet werden und Koeffizienten zwischen den Gruppen variieren können. (Gelman & Hill, 2007, S. 237)

Von einer Mehrebenenstruktur wird dann gesprochen, wenn Daten hierarchisch gegliedert sind. Häufige in der Literatur genannte Beispiele kommen aus dem Bildungsbereich – hier ist beispielsweise der Lernerfolg der Schüler/innen neben ihrer eigenen Leistung auch von der Klasse, die sie besuchen, abhängig. Der/Die Schüler/in bildet die erste Ebene ab, die Schule die zweite.

Durch die hierarchische Struktur der Daten sind die einzelnen Untersuchungseinheiten nicht unabhängig voneinander. So sind sich Schüler/innen einer Klasse (z. B. dadurch, dass sie vom/von der gleichen Lehrer/in unterrichtet werden) ähnlicher, als Schüler/innen in verschiedenen Klassen. Eine hierarchische Datenstruktur liegt auch im Fall von Längsschnitt- bzw. Paneldaten vor. In diesem Fall stellen die Messzeitpunkte die erste und die Personen die zweite Ebene dar. (Hox, 2010, S. 1–3; Field, Miles & Field, 2012, S. 857–858; Langer, 2009, S. 20)

Bleibt die hierarchische Datenstruktur in der Analyse unberücksichtigt, kommt es zu einer Verzerrung der Schätzer, da ausschließlich Einflüsse der unabhängigen Variablen auf der ersten Ebene bzw. der Individualebene vermutet werden – die Einflüsse der Kontextebene bleiben unberücksichtigt, werden nicht korrekt berechnet und es kommt zu Fehlschlüssen. (Langer, 2009, S. 20–22)

Im Fall der vorliegenden Studie zur sozialen Ungleichheit und Lebensqualität liegt ebenfalls eine hierarchische Datenstruktur in drei Ebenen vor, die sich wie folgt darstellen lässt (s. Abbildung 8.1):

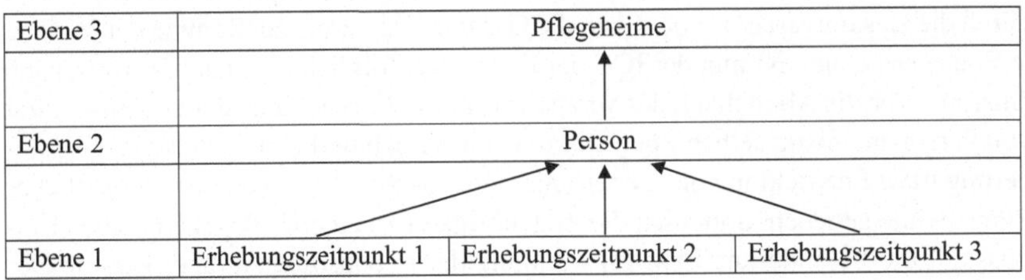

Abbildung 8.1 In der Studie zu sozialer Ungleichheit und Lebensqualität vorliegende hierarchische Datenstruktur. (Quelle: Eigene Erstellung)

Die erste Ebene stellt in der vorliegenden Studie die Erhebungszeitpunkte (Level eins) dar, die sich den Personen (Level zwei) auf zweiter Ebene zuordnen lassen. Die Pflegeheime (Level drei) bilden die dritte Ebene ab.

Mehrebenenmodelle bei Längsschnittdaten haben den Vorteil, dass fehlende Daten zu einzelnen Messzeitpunkten kein Problem darstellen, sie müssen nicht imputiert werden und die Datensätze mit fehlenden Daten werden nicht aus der Analyse ausgeschlossen bzw. gelöscht. Zudem können die Anzahl der Messwiederholungen pro Person sowie die Abstände zwischen den Messzeitpunkten variieren. (Hox, 2010, S. 80, 98–99; Field, Miles & Field, 2012, S. 860) Vor allem diese Vorteile machen die Methode der Mehrebenenanalyse für die vorliegende Studie besonders geeignet.

Wie bereits kurz erwähnt, wird bei Vorliegen einer Mehrebenenstruktur davon ausgegangen, dass die Daten nicht unabhängig voneinander sind und dass sich Beobachtungen innerhalb einer Gruppe ähnlicher sind als Beobachtungen zwischen den Gruppen. (Hox, 2010, S. 1–3; Field, Miles & Field, 2012, S. 857–858; Langer, 2009, S. 20) Umgelegt auf die konkrete Studie bedeutet dies, dass davon ausgegangen wird, dass die Veränderung bzw. Entwicklung der Lebensqualität bei Personen im selben Pflegeheim ähnlicher ist als bei Personen, die in unterschiedlichen Pflegeheimen leben. Ebenso ist zu beachten, dass die Lebensqualität zu den Beobachtungszeitpunkten Personen zugeordnet wird, wodurch die „einzelnen Lebensqualitäten" nicht unabhängig von den zugehörigen Personen betrachtet werden können.

Der Intraklassen-Korrelationskoeffizient (ICC) stellt das Ausmaß der Ähnlichkeit innerhalb von Gruppen dar. Er nimmt einen Wert zwischen Null und Eins an. Je größer der ICC, desto größer ist die Ähnlichkeit zwischen den Beobachtungen einer Gruppe. Es kann also mit dem ICC errechnet werden, ob die Ähnlichkeit zwischen den Beobachtungen einer Gruppe größer ist, als die Ähnlichkeit der Beobachtungen zwischen den Gruppen. (Field, Miles & Field, 2012, S. 859; Hox, 2010, S. 15) Der ICC der Ebene drei ergibt sich beispielsweise aus der Varianz auf Ebene drei, dividiert durch die Gesamtvarianz, wobei sich die Gesamtvarianz aus der Summe der Varianz je Ebene errechnet. Nimmt der ICC der Ebene drei folglich einen hohen Wert, nahe eins, an, so ist die Ähnlichkeit der Veränderung bzw. Entwicklung der Lebensqualität von Personen, die im selben Pflegeheim wohnen hoch und Unterschiede der Veränderung bzw. Entwicklung der Lebensqualität zwischen Personen unterschiedlicher Pflegeheime gegeben. Somit hat die Zugehörigkeit zu einem Pflegeheim einen Einfluss auf die Veränderung bzw. Entwicklung der Lebensqualität einer Person. Der ICC der Ebene zwei ergibt sich analog aus der Varianz auf Ebene zwei, dividiert durch die Gesamtvarianz. Der ICC der Ebene zwei gibt somit den Anteil an Varianz der Lebensqualität an, der auf die Personen zurückzuführen ist.

$$var(gesamt) = var(Ebene1) + var(Ebene2)$$

$$ICC(Ebene1) = \frac{var(Ebene1)}{var(Ebene1) + var(Ebene2)}$$

Der ICC wird auch zur Beurteilung herangezogen, ob ausreichend Varianz zwischen den Gruppen vorhanden ist und somit eine Mehrebenenstruktur berücksichtigt werden sollte. Dazu werden in der Literatur unterschiedliche Werte als Richtwert angeführt. Hox (2010, S. 244) empfiehlt einen ICC von 0,05 als klein, 0,10 als mittel und 0,15 als groß zu beurteilen. Dennoch müssen bei der Beurteilung des ICC in Hinblick darauf, ob er groß genug ist, um eine hierarchische Struktur zu berücksichtigen, auch theoretische Überlegungen einfließen. So können in einzelnen Forschungsgebieten deutlich höhere ICC-Werte angemessen erscheinen. Lee (2000, S. 128) nennt beispielsweise einen Grenzwert des ICC von 0,10, ab dem die Berücksichtigung einer Mehrebenenstruktur angemessen erscheint. Die Berechnung des ICC aller Kontextebenen sollte folglich als ein erster Schritt in einer Mehrebenenanalyse durchgeführt werden. (Lee, 2000, S. 128; Langer, 2009, S. 169)

Grundsätzlich kann bei Mehrebenenmodellen mit erklärenden Variablen auf der Gruppenebene zwischen Modellen mit verschiedenen Intercepts (Abschnitte auf der y-Achse) und gleichbleibenden Slopes (Steigungen) (= Random-Intercept-Modell), Modellen mit gleichen Intercepts und verschiedenen Slopes (= Random-Slope-Modell) und Modellen mit verschiedenen Intercepts und verschiedenen Slopes (= Random-Intercept-Random-Slope-Modell) unterschieden werden. (Gelman & Hill, 2006, S. 237; Field, Miles & Field, 2012, S. 863–865).

Im Fall der vorliegenden Studie sind im Mehrebenenmodell sowohl auf Ebene zwei (Personen), als auch auf Ebene drei (Pflegeheime) verschiedene Intercepts und verschiedene Slopes zugelassen. Es handelt sich somit um ein Random-Intercept-Random-Slope-Modell – die dahinterliegenden Entscheidungsschritte werden in einem nachfolgenden Kapitel (siehe Abschnitt 8.4.9) noch näher erläutert.

Neben dem bereits kurz erläuterten ICC sind das Akaike-Informations-Kriterium (AIC – Akaike's information criterion) und das Bayesian-Informations-Kriterium (BIC – Schwarz's Bayesian criterion) zwei gängige Maßzahlen zur Beurteilung der Modellgüte bzw. zum Vergleich von Modellen. Der AIC berücksichtigt als Goodness-of-fit Indikator die Komplexität des Modells durch Berücksichtigung der Anzahl der geschätzten Parameter. Der BIC ist mit dem AIC vergleichbar, jedoch konservativer. Empfohlen wird, den BIC bei einer großen Stichprobe und kleinen Anzahl an geschätzten Parametern heranzuziehen, ansonsten eher der AIC. Sowohl der AIC, also auch der BIC sind relative Maßzahlen und können im Vergleich von zwei Modellen angewandt, jedoch nicht inhaltlich interpretiert werden. Je kleiner der AIC bzw. BIC, desto besser ist das Modell. (Field, Mieles & Field, 2012, S. 867–868; Hox, 2002, S. 50–51)

Als eine weitere Maßzahl zur Beurteilung der Modellgüte lässt sich zudem die Deviance nennen. Die Deviance errechnet sich aus dem Vergleich der Likelihood Ratio von zwei Modellen. Je kleiner die Deviance, umso besser ist die Modellgüte zu beurteilen. (Hox, 2002, S. 50–51)

Zudem kann R^2 als eine Maßzahl genannt werden, die den prozentuellen Anteil an erklärter Varianz angibt. R^2 wird in der Literatur auf verschiedene Weise definiert und berechnet. Einige Definitionen und Berechnungen bringen theoretische Probleme mit sich. (Nakagawa & Schielzeth, 2013, S. 133) Zur Beurteilung der Modellgüte wurde in der vorliegenden Analyse die von Nakagawa und Schielzeth (2013) empfohlene Definition und Berechnung von R^2 (marginal und conditional R^2) herangezogen. Dafür wurde in R das Paket „MuMIn" genutzt und der Wert des „marginal R^2", das sich auf die Varianzaufklärung durch dieFixeffekte bezieht, herangezogen. Das in den nachfolgenden Ausführungen angegebene R^2 gibt somit den Anteil der durch das Modell erklärten Varianz wieder.

Die in Mehrebenenmodellen in der Praxis am häufigsten verwendete Schätzmethode stellt die Maximum Likelihood Methode (ML) dar. Dabei werden die Parameter so geschätzt, dass sie sich den tatsächlichen Daten möglichst gut annähern. Die Maximum Likelihood Methode bietet den Vorteil, dass sie relativ robuste Schätzer liefert. In einem schrittweisen Vorgehen werden die Parameter so lange geschätzt, bis Konvergenz erreicht ist. Als zwei Funktionen der ML-Methode sind die Full Maximum Likelihood Methode (FML) und die Restriced Maximum Likelihood Methode (RML bzw. REML) zu nennen. FML schließt alle Regressionskoeffizienten und Varianzkomponenten in das Schätzverfahren ein, RML nur die Varianzkomponenten, die Regressionskoeffizienten erst in einem zweiten Schritt. Im Vergleich sind RML-Schätzungen weniger biased. RML liefert insgesamt bessere Schätzungen vor allem dann, wenn die Anzahl der Gruppen klein ist, wobei meist nur geringe Unterschiede zwischen den Ergebnissen der beiden Funktionen vorhanden sind. FML Schätzungen sind jedoch zumeist einfacher zu berechnen und erlauben einen Vergleich von zwei Modellen, die unterschiedliche fixe Parameter beinhalten mit einem Chi Quadrat-Test. Bei RML Schätzungen können nur die Random-Parameter verglichen werden. Eine alternative Schätzmethode ist beispielsweise die Generalized Least Squares Methode. (Hox, 2002, S. 40–42)

Bei der Entwicklung von Mehrebenenmodellen sollte schrittweise vorgegangen werden. Modelle können grundsätzlich Top-Down oder Bottom-Up aufgebaut werden, wobei der Bottom-Up Ansatz bevorzugt werden sollte. Bei dieser Vorgehensweise werden zuerst die Fixeffekte dem Modell hinzugefügt und nicht signifikante entfernt, in weiterer Folge Random-Effekte aufgenommen und ebenfalls die nicht signifikanten entfernt. Der Vorteil dieses Vorgehens ist, dass das Modell dadurch möglichst einfach bleibt. „Vollständige Modelle" mit vielen Parametern und Effekten sind oft komplex, benötigen mehr Zeit zur Berechnung und weisen Konvergenzprobleme auf. (Hox, 2002, S. 55–56)

Langer (2008, S. 168–171) empfiehlt ebenfalls eine mehrstufige Entwicklung des Auswertungsdesigns:

1. Genaue Analyse des Erhebungsdesigns der Untersuchung
2. Explorative Analysen der Kriteriumsvariablen auf den verschiedenen Ebenen der Untersuchung – grafische Datenanalyse und lineare Regression
3. Festlegung der im Mehrebenenmodell zu berücksichtigenden Ebenen – Schätzung des Random-Intercept-Only-Modells und Berechnung des ICC
4. Portierung der Daten in das für die Mehrebenenanalyse zu benutzende Statistikprogramm
5. Schätzung des Random-Intercept-Only-Modells für die im Mehrebenenmodell tatsächlich zu berücksichtigenden Ebenen
6. Schätzung des Nullmodells
7. Entwicklung eines kausalen Erklärungsmodells für die Binnenvarianz der Kriteriumsvariable
8. Klärung der Frage, wie stark die Effekte der exogenen Individualmerkmale über die Kontexteinheiten hinweg variieren – Schätzung des Random-Intercept-Random-Slope-Modells
9. Entwicklung des Between-Context-Regressionsmodells – Schätzung des Intercept-as-Outcome-Modells/Slope-as-Outcome-Modells
10. Präsentation der Ergebnisse der Mehrebenenanalyse

Hox (2002, S. 56–58) empfiehlt bei der Entwicklung eines Mehrebenenmodells, das das Ziel der Exploration verfolgt, bottom-up in folgenden Schritten vorzugehen:

1. Intercept-only-Modell/Nullmodell: Dieses Modell enthält keine erklärenden Variablen.
   a. Berechnung des ICC ausgehend vom Intercept-only-Modell
   b. Nutzung der Deviance als Vergleichswert für den Modellfit
2. Random-Intercept-Modell: Hinzufügen von erklärenden Variablen und Überprüfung der Signifikanz dieser Variablen beginnend mit den unteren Ebenen. Es wird zugelassen, dass die Intercept zwischen den Gruppen variiert, die Slopes jedoch nicht.

3. Random-Coefficient-Modell: Hinzufügen von Random Slopes. Schrittweises Hinzufügen von erklärenden Variablen und Überprüfung auf Signifikanz.
4. Hinzufügen von Interaktionen zwischen Variablen der unterschiedlichen Ebenen, die im vorherigen Schritt einen signifikanten Einfluss hatten.

Bei jedem dieser Schritte wird empfohlen, die Schätzwerte, die Standardfehler, das Ausmaß der Varianzkomponenten, die Devianz und die Signifikanz zu analysieren bzw. zu überprüfen. Vor allem wenn erklärende Variablen auf Personenebene hinzugefügt werden, sollte sich die Varianz auf dieser Ebene reduzieren. Unterscheiden sich die Gruppen in Hinblick auf diese erklärenden Variablen, sollte sich auch die Varianz auf Gruppenebene reduzieren. Wird das Modell mit dem Ziel der Exploration aufgebaut, kann das endgültige Modell „überangepasst" („overfit") sein oder auch Besonderheiten der zugrunde liegenden Stichprobe, anstatt der Gesamtpopulation darstellen. Um dem Problem der „Überanpassung" („Overfit") entgegen zu wirken, sollte das endgültige Modell nicht alle erklärenden Variablen, sondern nur jene mit ausreichend großen Effekten auf die abhängige Variable beinhalten. (Hox, 2002, S. 58–59)

Neben der Eignung und Notwendigkeit der Durchführung einer Mehrebenenanalyse stellt sich zudem die Frage nach einer ausreichend großen Stichprobe. Aufgrund des Vorhandenseins mehrerer Ebenen ist die Beantwortung dieser Frage komplex und hängt stark vom Forschungsinteresse ab. Aus der Methodenliteratur zur Thematik geht hervor, dass die Anzahl der Gruppen, also der höheren Ebenen, für die Genauigkeit und Güte wesentlicher ist als die Anzahl der Individuen bzw. Beobachtungen je Gruppe. Mit zunehmender Stichprobengröße je Ebene werden die Schätzungen genauer. Insgesamt können Schätzungen von Regressionskoeffizienten auf Basis von ML als unbiased bewertet werden. (Hox, 2010, S. 233–235) Standardfehler von Fixparametern sind lt. Maas und Hox (2004, S. 133) bei weniger als 50 Gruppen etwas unterbewertet. Die Varianzanteile auf Ebene der Gruppen sind bei kleineren Stichproben ebenfalls eher unterbewertet, auf unteren Ebenen als genau zu bewerten. (Hox, 2010, S. 234) Des Weiteren finden sich in der Literatur verschiedene Daumenregeln zur Gruppengröße und Anzahl der Individuen bzw. Beobachtungen je Gruppe. So nennt Kreft (1996, zitiert nach Hox, 2010, S. 235) als Richtwert 30 Gruppen mit jeweils 30 Individuen pro Gruppe. Diese Empfehlung bezieht sich auf ein vorwiegendes Interesse an den Fixeffekten. Bei vorwiegendem Interesse an Interaktionen oder Random-Effekten, Varianz oder Standardfehlern vergrößert sich die empfohlene Gruppenanzahl (Interaktionen: 50 Gruppen zu je 20 Individuen; Random-Effekten, Varianz, Standardfehler: 100 Gruppen zu je 10 Individuen). (Hox, 2010, S. 235) Browne und Draper (2000, S. 402) bewerten die RML-Schätzungen der Varianz bei bereits sechs bis zwölf

Gruppen und FML-Schätzungen der Varianz mit 48 Gruppen als genau. Maas und Hox (2004, S. 135) nennen für genaue Schätzungen mit RML eine Anzahl von 30 Gruppen.

Insgesamt sollte mit Empfehlungen zu Stichprobengrößen für Mehrebenenmodelle vorsichtig umgegangen werden, da sie viele Annahmen beinhalten. (Twisk, 2006, S. 129) Auch Gelman & Hill (2006, S. 275–276) stehen Empfehlungen bzw. der Notwendigkeit von Mindestzahlen von Gruppen bzw. Beobachtungen je Gruppe für Mehrebenenanalysen kritisch gegenüber und bewerten die Ergebnisse v. a. die Schätzungen von Varianzkomponenten mindestens gleich gut wie jene von klassischen Regressionsanalysen. Sogar eine Mehrebenenanalyse mit einer sehr kleinen Anzahl von zwei Gruppen könnte beispielsweise Prädiktoren für neue Gruppen aufzeigen. Auch eine oder zwei Beobachtungen in Gruppen sind grundsätzlich akzeptabel. Mit zunehmender Anzahl an Gruppen bzw. Beobachtungen je Gruppe kann auch die Zahl der Schätzungen zunehmen.

8.4 Datenanalyse und Ergebnisse der quantitativen Erhebung

Dieses Kapitel widmet sich der Datenanalyse sowie den Ergebnissen der Datenanalyse auf Ebene der Personen, Pflegeheime sowie der Organisation. Im Rahmen dieses Kapitels werden die Ergebnisse dargestellt – eine Interpretation erfolgt in Kapitel 10.

Zu Beginn erfolgt je Ebene eine Analyse anhand deskriptiver Statistik. Die vorliegende Beschreibung bezieht sich auf die Darstellung von Häufigkeiten sowie Mittelwerten und einzelnen Grafiken zur Veranschaulichung. Auf Personenebene erfolgt ein Vergleich der Mittelwerte der Gesamt-Lebensqualität (Gesamtwert aus dem WHOQOL OLD) mit den Referenzwerten der deutschen Allgemeinbevölkerung (veröffentlicht im Handbuch zum WHOQOL OLD von Conrad et al., 2016). Ebenso erfolgt eine Darstellung der Teilnehmer/innen der Erhebung anhand der erhobenen soziodemografischen Merkmale und weiterer Informationen.

Auf Ebene der Pflegeheime werden die teilnehmenden Häuser anhand der erhobenen strukturellen Merkmale beschrieben. Dieses Unterkapitel ist ergänzend zu den Ausführungen rund um die Beschreibung der Stichprobe (siehe Abschnitt 8.2.1) zu sehen. Die organisationale Ebene betreffend, erfolgt eine deskriptive Darstellung der Anzahl der Teilnehmer/innen an dieser Erhebung je Pflegeheim sowie eine Darstellung der Mittelwerte je Dimension des Konstrukts „organisationale Ebene" (siehe Kapitel 6).

In weiterer Folge widmet sich dieses Kapitel der explorativen Analyse. Auf Personenebene erfolgt eine explorative Analyse der Lebensqualität im Zeitverlauf. Ebenso erfolgt eine explorative Analyse der Zusammenhänge und Einflüsse der soziodemografischen Merkmale auf die Gesamt-Lebensqualität (Gesamtwert aus dem WHOQOL OLD).

Auf Ebene der Pflegeheime erfolgt ebenfalls eine explorative Analyse der Zusammenhänge und Einflüsse der strukturellen Merkmale der Pflegeheime auf die Gesamt-Lebensqualität (Gesamtwert aus dem WHOQOL OLD).

Die organisationale Ebene betreffend, werden die Zusammenhänge der Dimensionen des Konstrukts „organisationale Ebene" auf die Lebensqualität dargestellt.

Die Ergebnisse der Regressionsanalysen ohne Berücksichtigung der hierarchischen Datenstruktur werden in den jeweiligen Unterkapiteln dargestellt.

Das abschließende Unterkapitel widmet sich der Mehrebenenanalyse sowie deren Ergebnisse.

Vorab gilt es festzuhalten, dass im nachfolgenden Kapitel detailliert auf die Gesamt-Lebensqualität (Gesamtwert aus dem WHOQOL OLD) eingegangen wird, die dargestellten Ergebnisse beziehen sich auf die Gesamt-Lebensqualität. Wird von Lebensqualität gesprochen ist dieser Wert gemeint. Alle durchgeführten Berechnungen wurden jedoch auch für die Teilbereiche der Lebensqualität (Domänen und Facetten aus dem WHOQOL BREF und WHOQOL OLD) durchgeführt. Ergeben sich Abweichungen von den dargestellten Ergebnissen v. a. im Rahmen der Mehrebenenanalyse, wird an geeigneter Stelle darauf eingegangen.

8.4.1 Indexbildung

Da für einige theoretische Begriffe v. a. für die organisationale Ebene Indices gebildet wurden, wird nachfolgend eine kurze theoretische Abhandlung der Indexbildung erfolgen.

Bei der Bildung eines Index werden Einzelindikatoren zu einer neuen Variablen („Index") zusammengefasst. Indices werden dann eingesetzt, wenn ein theoretischer Begriff also eine latente Variable mehrere Dimensionen, die durch einzelne Indikatoren dargestellt werden, umfasst. Die Auswahl der Indikatoren, die zum Index zusammengefasst werden, ist dabei aus der Theorie abzuleiten, jedoch vom/von der Forscher/in abhängig. Die Indexbildung kann daher als eine „subjektive Fremdeinschätzung" bezeichnet werden. Zu beachten ist, dass die für die Indexbildung genutzten Indikatoren dieselbe latente Variable abbilden müssen. (Schnell, Hill & Esser, 2011, S. 158, 163–164; Mayer, 2009, S. 85–86) Die

Überprüfung der internen Konsistenz der Indikatoren der latenten Variable kann anhand des Cronbach'schen Alpha erfolgen (Homburg & Giering, 1996, S. 8).

Indices können auf verschiedene Arten gebildet werden: additiv ungewichtet, additiv gewichtet und multiplikativ. Im Fall additiver Indices werden die Werte der einzelnen Indikatoren summiert. In diesem Fall müssen die Indikatoren dieselben Wertebereiche vorweisen. Bei einem Mittelwertindex erfolgt eine Division des Summenindex durch die Anzahl der Items. (Schnell, Hill & Esser, 2011, S. 158, 163–164; Mayer, 2009, S. 85–86)

In der vorliegenden Auswertung wurden Indices additiv ungewichtet gebildet und schließlich Mittelwert-Indices genutzt. Die Indexbildung und Berechnung des Cronbach's Alpha erfolgte mit SPSS.

Nachfolgend werden die gebildeten Indices mit den Einzelindikatoren und Cronbach's Alpha dargestellt (siehe Tabelle 8.7).

Ein Cronbach's Alpha von mehr als 0,7 kann als gut bzw. akzeptabel bewertet werden. Dies ist bei allen gebildeten Indices außer bei „Hierarchie" und „Einkommen" der Fall. Die Indexbildung ist somit zulässig. Die Items, die die Facette Hierarchie bzw. Einkommen abbilden, werden einzeln in die Analyse aufgenommen. Das Cronach's Alpha beim Index „Häufigkeit der Besuche" wird als zufriedenstellend bewertet, in die Analyse wird der Index aufgenommen, zumal die diesem Index zugeordneten Items miteinander korrelieren (paarweise Korrelation zwischen 0,4 und 0,5). Anzumerken ist, dass das Cronbach's Alpha von der Anzahl der Items abhängt und dies in der Beurteilung zu berücksichtigen ist. (Homburg & Giering, 1996, S. 8)

Tabelle 8.7 Indices mit Einzelindikatoren und Cronbach's Alpha. (Quelle: Eigene Erstellung)

Latente Variable	Dimensionen	Items	Cronbach's Alpha
Zusammenarbeit	Zufriedenheit mit der Zusammenarbeit im Team Zufriedenheit mit der Zusammenarbeit mit Kolleg/innen Zufriedenheit mit gegenseitiger Unterstützung und Hilfe Zufriedenheit mit der Zusammenarbeit mit dem/der Vorgesetzten	Inwiefern stimmen Sie der Aussage zu, dass Ihre Kolleg/innen als Teammitglieder mit Ihnen zusammenarbeiten? (B1) Wie zufrieden sind Sie mit der Zusammenarbeit mit Ihren Kolleg/innen? (B8) Wie zufrieden sind Sie mit der gegenseitigen Unterstützung und Hilfe im Team? (B9) Wie zufrieden sind Sie mit der Zusammenarbeit mit Ihrem/Ihrer Vorgesetzten? (B10)	0,881
Beitrag zur Lebensqualität der Bewohner/innen	Einschätzung zum Beitrag der Arbeitsweise auf die Lebensqualität der Bewohner/innen	Inwiefern stimmen Sie der Aussage zu, dass die Art und Weise, wie hier gearbeitet wird, sich positiv auf die Lebensqualität der Bewohner/innen auswirkt? (B3) Inwiefern stimmen Sie der Aussage zu, dass Sie durch Ihre Arbeit einen positiven Beitrag zur Lebensqualität der Bewohner/innen leisten können? (B4)	0,757

(Fortsetzung)

Tabelle 8.7 (Fortsetzung)

Latente Variable	Dimensionen	Items	Cronbach's Alpha
Kommunikation & Information	Einschätzung zum Erhalt der nötigen Informationen Zufriedenheit mit der Kommunikation Zufriedenheit mit der Informationsweitergabe	Inwiefern stimmen Sie der Aussage zu, dass Sie die für Ihre Arbeit notwendigen Informationen erhalten? (B6) Wie zufrieden sind Sie mit der Kommunikation im Haus? (B11) Wie zufrieden sind Sie mit der Informationsweitergabe im Haus? (B12)	0,911
Arbeitszufriedenheit & Lebensqualität der Mitarbeiter/innen	Einschätzung, die Arbeit mit Freude zu erledigen Zufriedenheit mit der Arbeit Einschätzung der eigenen Lebensqualität	Inwiefern stimmen Sie der Aussage zu, Ihre Arbeit mit Freude zu erledigen? (B7) Wie zufrieden sind Sie insgesamt mit Ihrer Arbeit? (B13) Wie würden Sie Ihre Lebensqualität beurteilen? (B14)	0,733
Organisationale Ebene	Alle zuvor genannten Dimensionen	Alle zuvor genannten Items	0,941

(Fortsetzung)

Tabelle 8.7 (Fortsetzung)

Latente Variable	Dimensionen	Items	Cronbach's Alpha
Häufigkeit der Besuche	Besuche durch Angehörige Besuche durch Freunde Anzahl Besuche	Wie oft wurden Sie zu Hause von Angehörigen besucht? Wie oft werden Sie im Pflegeheim von Angehörigen besucht? Wie oft wurden Sie zu Hause von Nachbarn, Bekannten, Freunden/innen besucht? Wie oft werden Sie im Pflegeheim von Nachbarn, Bekannten, Freunden/innen besucht? Wie oft besuchen Sie Angehörige, Nachbarn, Bekannte, Freunden/innen?	0,538
Hierarchie	Einschätzung zur Wertschätzung der Hierarchiestufen Einschätzung des Vorhandenseins einer flachen Hierarchie	Inwiefern stimmen Sie der Aussage zu, dass alle Hierarchiestufen im Haus gleichermaßen wertgeschätzt werden? (B5) Inwiefern stimmen Sie der Aussage zu, dass im Haus eine flache Hierarchie herrscht? (B2)	0,209
Einkommen	Sozialhilfeempfänger/in Einzel- oder Doppelzimmer Wohneigentum zuletzt ausgeübter Beruf	Sind Sie Sozialhilfeempfänger/in? Haben Sie ein Einzel- oder Doppelzimmer? War Ihre Wohnung/Ihr Haus in Miete oder Eigentum?	0,167

8.4.2 Deskriptive Darstellung auf Personenebene

Insgesamt haben an der Befragung zur Lebensqualität 126 Personen teilgenommen, 84 Bewohner/innen zu allen drei Erhebungszeitpunkten, 20 Bewohner/innen zu zwei Erhebungszeitpunkten (davon 9 mit Befragungen zum ersten und zweiten Erhebungszeitpunkt 11 mit Befragungen zum ersten und dritten Erhebungszeitpunkt) und 22 Bewohner/innen zum ersten Erhebungszeitpunkt.

Großteils haben Frauen an der Studie teilgenommen (70,6 %). Die Studienteilnehmer/innen waren zwischen 60 und 98 Jahre alt, größtenteils über 85 Jahre (44,4 %), verwitwet (64,3 %), mit niedriger Bildung (46,8 % kein Schulabschluss und 23,0 % Hauptschule) und anerkannter Pflegegeldstufe 3, 4 oder 5 (73,8 %). 60,3 Prozent fühlten sich momentan krank und ziemlich (22,2 %) oder äußerst (12,7 %) von der Krankheit beeinträchtigt. 69,0 Prozent waren zuletzt Arbeiter/innen, 53,2 Prozent stufen sich subjektiv in die Arbeiterschicht ein, 60,3 Prozent sind nicht Sozialhilfeempfänger/in[2], ein Großteil wohnt im Doppelzimmer (56,3 %) und war Eigentümer/in der Wohnung bzw. des Hauses vor dem Einzug in das Pflegeheim (63,5 %). Größtenteils haben die Studienteilnehmer/innen Kinder (84,9 %), wohnten mit einer weiteren Person im Haushalt (49,2 %), werden im Pflegeheim öfter als einmal pro Woche von Angehörigen (63,5 %) oder Freunden/innen, Bekannten, Nachbarn (31,7 %) besucht. Die Versorgung vor dem Einzug in das Pflegeheim haben überwiegend Angehörige übernommen (34,1 %). Die Pflegebedürftigkeit nicht mehr bewältigen zu können (19,0 %), nannte der größte Anteil der Befragten als wichtigsten Grund für den Einzug in das Pflegeheim. Für mehr als die Hälfte der Befragten waren allerdings mehrere Gründe für den Einzug in das Pflegeheim ausschlaggebend (57,1 %).

Nachfolgende Tabelle (s. Tabelle 8.8) stellt ausgewählte soziodemografische Merkmale und weitere Informationen der Befragungsteilnehmer/innen dar.

---

[2]Die Tatsache, nicht Sozialhilfeempfänger/in zu sein, wird in der vorliegenden Studie mit einem höheren Einkommen assoziiert. Das hat mit der Finanzierung der Pflegeheime zu tun, da all jene Personen, die die Kosten für einen Pflegeheimplatz nicht durch ihr Einkommen und Vermögen decken können, Sozialhilfeempfänger/innen werden. Nähere Ausführungen finden sich in Abschnitt 2.1.2.

Tabelle 8.8 Soziodemografische Merkmale und weitere Informationen der Erhebungsteilnehmer/innen. (Quelle: Eigene Erstellung)

Merkmale	Ausprägung	n (%)
Geschlecht		
	Männer	37 (29,4)
	Frauen	89 (70,6)
Altersgruppen		
	60–65 Jahre	2 (1,6)
	66–70 Jahre	9 (7,1)
	71–75 Jahre	14 (11,1)
	76–80 Jahre	22 (17,5)
	81–85 Jahre	23 (18,3)
	>85 Jahre	56 (44,4)
Familienstand		
	Alleinlebend	16 (12,7)
	Verheiratet	14 (11,1)
	Mit Partner/in lebend	2 (1,6)
	Geschieden	12 (9,5)
	Verwitwet	81 (64,3)
Kinder		
	Ja	107 (84,9)
	Nein	19 (15,1)
Anzahl der Kinder		
	1	26 (20,6)
	2	36 (28,6)
	3	22 (17,5)
	4	13 (10,3)
	5	4 (3,2)
	6	2 (1,6)
	7	2 (1,6)
	8	1 (0,8)
	10	1 (0,8)

(Fortsetzung)

Tabelle 8.8 (Fortsetzung)

Merkmale	Ausprägung	n (%)
Personen im Haushalt		
	1	62 (49,2)
	2	26 (20,6)
	3	7 (5,6)
	4	15 (11,9)
	5	8 (6,3)
	6	3 (2,4)
	8	3 (2,4)
	10	1 (0,8)
Besuche von Angehörigen zu Hause		
	öfter als 1 Mal pro Woche	81 (64,3)
	seltener als 1 Mal pro Woche	17 (13,5)
	seltener als 1 Mal pro Monat	26 (20,6)
Besuche von Angehörigen im Pflegeheim		
	öfter als 1 Mal pro Woche	80 (63,5)
	seltener als 1 Mal pro Woche	24 (19,0)
	seltener als 1 Mal pro Monat	17 (13,5)
Besuche von Nachbarn, Bekannten, Freunden/innen zu Hause		
	öfter als 1 Mal pro Woche	57 (45,2)
	seltener als 1 Mal pro Woche	32 (25,4)
	seltener als 1 Mal pro Monat	36 (28,6)
Besuche von Nachbarn, Bekannten, Freunden/innen im Pflegeheim		
	öfter als 1 Mal pro Woche	40 (31,7)
	seltener als 1 Mal pro Woche	37 (29,4)
	seltener als 1 Mal pro Monat	43 (34,1)
Anzahl Besuche		
	öfter als 1 Mal pro Woche	39 (31,0)
	seltener als 1 Mal pro Woche	23 (18,3)
	seltener als 1 Mal pro Monat	57 (45,2)

(Fortsetzung)

Tabelle 8.8 (Fortsetzung)

Merkmale	Ausprägung	n (%)
Zufriedenheit mit Unterstützung durch die Familie		
	Sehr unzufrieden	6 (4,8)
	Unzufrieden	4 (3,2)
	Weder zufrieden noch unzufrieden	19 (15,1)
	Zufrieden	42 (33,3)
	Sehr zufrieden	50 (39,7)
Zufriedenheit mit Unterstützung durch die Freunde/innen		
	Sehr unzufrieden	9 (7,1)
	Unzufrieden	6 (4,8)
	Weder zufrieden noch unzufrieden	32 (25,4)
	Zufrieden	51 (40,5)
	Sehr zufrieden	24 (19,0)
Höchster Schulabschluss		
	Kein Abschluss/8 Jahre Volksschule	59 (46,8)
	Hauptschule	29 (23,0)
	Mittlere Reife	33 (26,2)
	Matura	1 (0,8)
	Fachhochschule/Universität	3 (2,4)
	Postgraduiert	1 (0,8)
Letzter Beruf		
	Angestellte/r	36 (28,6)
	Arbeiter/in	87 (69,0)
Schichtzugehörigkeit		
	Unterschicht	5 (4,0)
	Arbeiterschicht	67 (53,2)
	Mittelschicht	47 (37,3)
	Obere Mittelschicht	4 (3,2)
	Oberschicht	2 (1,6)

(Fortsetzung)

Tabelle 8.8 (Fortsetzung)

Merkmale	Ausprägung	n (%)
Sozialhilfeempfänger/in		
	Ja	44 (37,6)
	Nein	76 (63,0)
Einzel-/Doppelzimmer		
	Einzelzimmer	55 (43,7)
	Doppelzimmer	71 (56,3)
Miete/Eigentum der letzten Wohnung		
	Miete	46 (36,5)
	Eigentum	80 (63,5)
Pflegegeldstufe (bei Einzug lt. Bescheid)		
	0	4 (3,4)
	1	10 (8,5)
	2	14 (12,0)
	3	33 (28,2)
	4	41 (35,0)
	5	17 (14,5)
	6	0
	7	0
Momentan krank		
	ja	76 (60,3)
	nein	50 (39,7)
Beeinträchtigung durch Krankheit		
	Überhaupt nicht	2 (2,7)
	Ein wenig	9 (12,0)
	Mittelmäßig	20 (26,7)
	Ziemlich	28 (37,3)
	Äußerst	16 (21,3)
Versorgung vor dem Einzug in das Pflegeheim		
	keine Pflegebedürftigkeit	25 (19,8)
	Angehörige	43 (34,1)

(Fortsetzung)

Tabelle 8.8   (Fortsetzung)

Merkmale	Ausprägung	n (%)
	24-Stunden-Betreuung	3 (2,4)
	Mobile Pflege	14 (11,1)
	Betreutes Wohnen	1 (0,8)
	Sonstige	12 (9,5)
	Mehrere Antworten	27 (21,4)
Gründe für den Einzug ins Pflegeheim		
	Pflegebedürftigkeit nicht bewältigbar	24 (19,0)
	Angehörige konnten nicht	12 (9,5)
	Allein lebend/verwitwet	2 (1,6)
	Pflegeheim als beste Option	8 (6,3)
	Sonstige	7 (5,6)
	mehrere Gründe	72 (57,1)

Nachfolgende Abbildungen (s. Abbildung 8.2, 8.3, 8.4, 8.5) stellen die teilnehmenden Personen nach den Merkmalen horizontaler und vertikaler sozialer Ungleichheit, Krankheit bzw. Pflegebedürftigkeit sowie sozialen Kontakten dar.

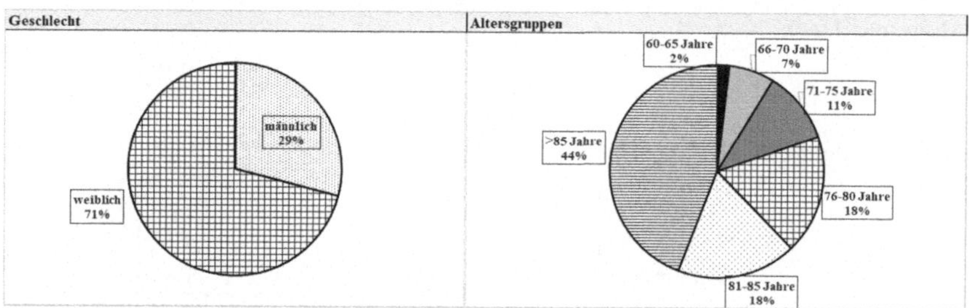

Abbildung 8.2 Teilnehmer/innen nach Merkmalen horizontaler sozialer Ungleichheit. (Quelle: Eigene Erstellung)

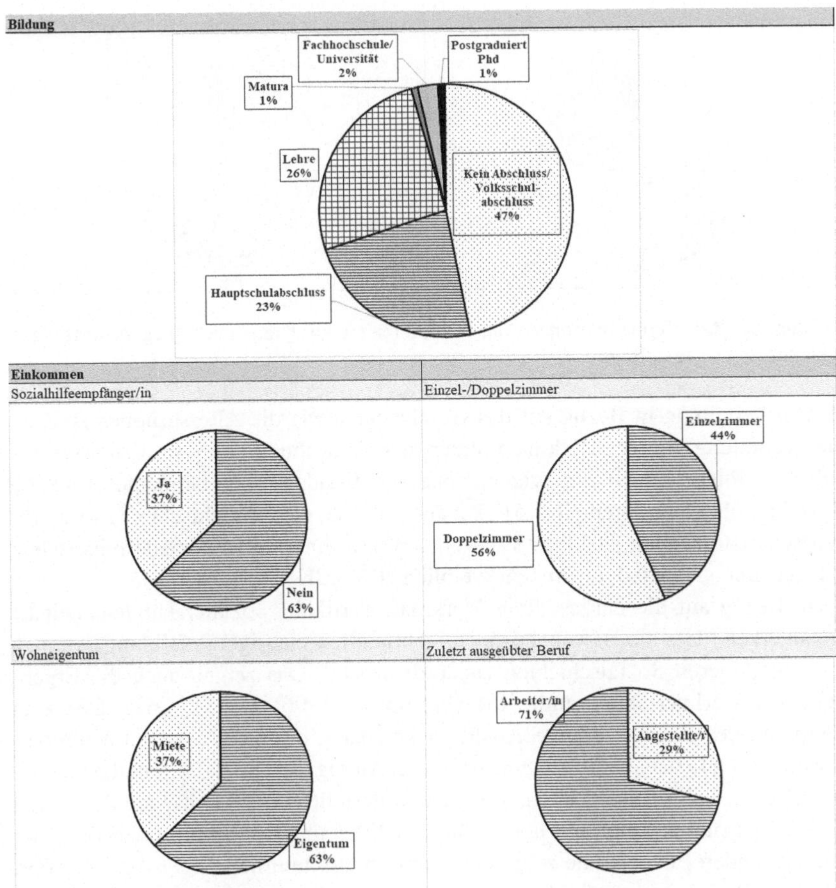

Abbildung 8.3 Teilnehmer/innen nach Merkmalen vertikaler sozialer Ungleichheit. (Quelle: Eigene Erstellung)

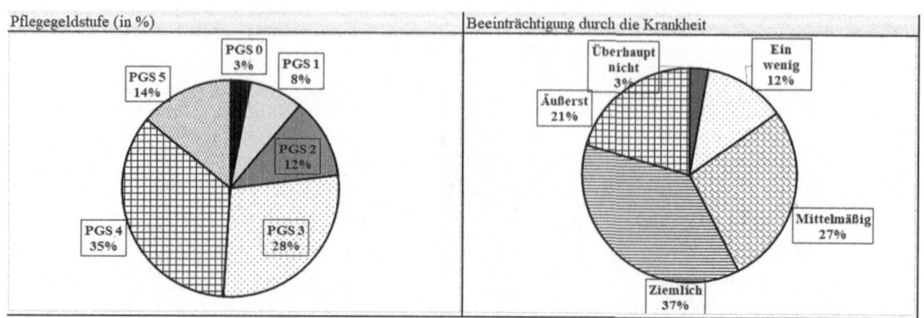

Abbildung 8.4 Teilnehmer/innen nach Merkmalen zu Krankheit, Pflegebedürftigkeit. (Quelle: Eigene Erstellung)

Die Verteilung in Bezug auf das Geschlecht sowie die Altersgruppen spiegelt die Verteilung dieser Merkmale unter den Bewohner/innen in den österreichischen Pflegeheimen gut wider. Über alle Bundesländer betrachtet sind die Bewohner/innen größtenteils (51 %) älter als 85 (Österreichisches Institut für Wirtschaftsforschung, 2014, S. 39). Von den Bewohner/innen der österreichischen Pflegeheime sind rund 74 Prozent weiblich (BMASK, 2017, S. 194).

In Bezug auf die dargestellten Merkmale vertikaler sozialer Ungleichheit ist anzumerken, dass die Bewohner/innen mehrheitlich niedrigeren Bildungsgruppen bzw. niedrigeren Sozialschichten zuzuordnen sind. Das zeigen auch die Ergebnisse der Berliner Altersstudie (Mayer, Baltes, 1996, S. 251, 267). Der zum Zeitpunkt des Einzugs höhere Anteil an Personen, die nicht Sozialhilfeempfänger/innen sind, hat damit zu tun, dass der Antrag auf Sozialhilfeunterstützung zumeist erst beim Einzug in das Pflegeheim gestellt wird. Somit wäre der Anteil zu einem späteren Zeitpunkt höher. Aus der Erhebung der Strukturmerkmale der teilnehmenden Pflegeheime zeigt sich, dass durchschnittlich 86 Prozent der dort lebenden Personen Sozialhilfeempfänger/innen sind und somit die Kosten für das Pflegeheim nicht durch Pension, Pflegegeld und Vermögen decken können. Durch die gesetzliche Änderung, den Wegfall des Vermögensregresses, mit 01.01.2018 wäre der Anteil noch deutlich höher, da ab diesem Zeitpunkt das Vermögen der Bewohner/innen nicht mehr zur Abdeckung der Kosten für ein Pflegeheim herangezogen werden darf.

Zudem soll an dieser Stelle ergänzt werden, dass die Kosten für ein Einzelzimmer von den Bewohner/innen selbst zu zahlen sind – unabhängig von der Tatsache, ob jemand Sozialhilfe empfängt oder nicht. Auch wenn die Kosten für das Pflegeheim, die der/die Bewohner/in nicht selbst tragen kann, von der Sozialhilfe getragen werden, verbleiben 20 Prozent der Pension, das 13. und

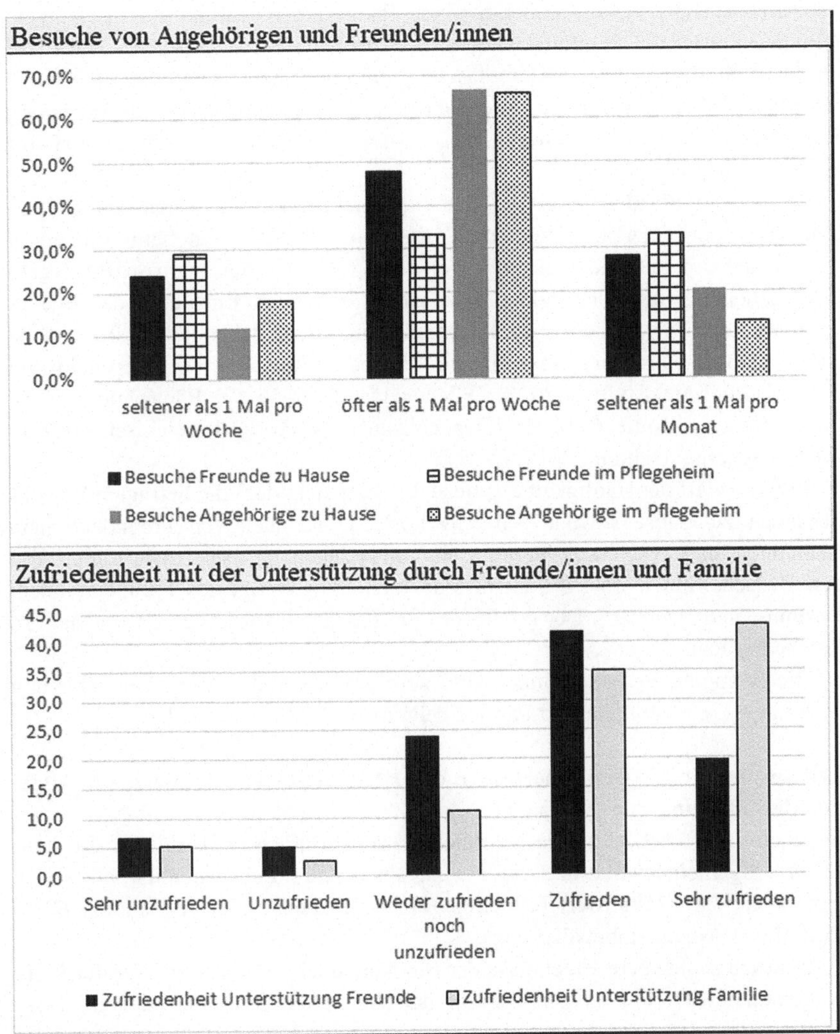

Abbildung 8.5 Teilnehmer/innen nach sozialen Kontakten. (Quelle: Eigene Erstellung)

14. Monatsgehalt sowie 45,20 Euro vom Pflegegeld monatlich als Taschengeld (Bundesministerium Digitalisierung und Wirtschaftsstandort, 2018b). Auch soll an dieser Stelle erwähnt werden, dass aufgrund der hohen Auslastung der meisten Pflegeheime oft beim Einzug einer Person kein Einzelzimmer zur Verfügung ist und erst nach Freiwerden auf Wunsch eine Übersiedelung vom Doppel- ins Einzelzimmer stattfindet.

In Bezug auf die Verteilung der Pflegegeldstufen unter den teilnehmenden Bewohner/innen ist anzumerken, dass diese die Realität beim Einzug in das Pflegeheim gut widerspiegelt. Der Antrag auf Gewährung von Pflegegeld bzw. Erhöhung des Pflegegeldes wird häufig erst beim Einzug in das Pflegeheim gestellt. Die tatsächlichen Pflegegeldstufen sind daher höher. In etwa ist von folgender Verteilung auszugehen: Pflegegeldstufe 1–2 %, Pflegegeldstufe 2–8 %, Pflegegeldstufe 3–20 %, Pflegegeldstufe 4–25 %, Pflegegeldstufe 5–30 %, Pflegegeldstufe 6–10 %, Pflegegeldstufe 7–5 % (Österreichische Institut für Wirtschaftsforschung, 2014, S. 39)

In Bezug auf die Häufigkeit der Besuche zeigt sich, dass die befragten Bewohner/innen zu Hause sowohl von Angehörigen, als auch von Freunden/innen, Bekannten und Nachbarn häufiger als im Pflegeheim besucht werden. Von den Besucher/innen im Pflegeheim sind mehr Angehörige als Freunden/innen, Bekannte und Nachbarn. Der größte Teil der Befragten wird öfter als ein Mal pro Woche besucht.

Die befragten Bewohner/innen sind zum größten Teil mit der Unterstützung durch ihre Freunde/innen und Familie sehr zufrieden bzw. zufrieden.

Lebensqualität der Bewohner/innen der Pflegeheime im Vergleich zur Allgemeinbevölkerung

Insgesamt zeigt sich, dass die befragten Bewohner/innen im Vergleich zur deutschen Allgemeinbevölkerung 60+[3] eine schlechtere Lebensqualität aufweisen – nämlich 57,87 (Mittelwert Teilnehmer/innen der Studie[4]) im Vergleich zu 68,16 (Mittelwert Allgemeinbevölkerung).

Deutlich schlechtere Ergebnisse der Studienteilnehmer/innen im Vergleich zur Allgemeinbevölkerung zeigen sich in den Bereichen Sinnesfunktionen (44,42

---

[3]Die Referenzwerte der deutschen Allgemeinbevölkerung wurden der Studie von Conrad et al. (2016) entnommen – veröffentlicht sind die Daten in: Conrad, I, Matschinger, H., Kilian, R. & Riedel-Heller, S. (2016). WHOQOL OLD und WHOQOL BREF – Handbuch für die deutschsprachigen Versionen der WHO-Instrumente zur Erfassung der Lebensqualität im Alter. Hogrefe: Göttingen.

[4]Als Mittelwerte der Teilnehmer/innen der Studie werden jeweils die Mittelwerte der drei Erhebungszeitpunkte angegeben.

als Mittelwert der Teilnehmer/innen der Studie zu 76,34 als Mittelwert der Allgemeinbevölkerung) sowie Tod und Sterben (18,20 als Mittelwert der Teilnehmer/innen der Studie zu 62,18 als Mittelwert der Allgemeinbevölkerung).

Etwas schlechtere Ergebnisse der Studienteilnehmer/innen im Vergleich zur Allgemeinbevölkerung ergeben sich in den Bereichen physische Lebensqualität (58,24 als Mittelwert der Teilnehmer/innen der Studie zu 67,87 als Mittelwert der Allgemeinbevölkerung), psychische Lebensqualität (64,83 als Mittelwert der Teilnehmer/innen der Studie zu 70,87 als Mittelwert der Allgemeinbevölkerung), Autonomie (60,94 als Mittelwert der Teilnehmer/innen der Studie zu 68,49 als Mittelwert der Allgemeinbevölkerung) sowie soziale Partizipation (62,39 als Mittelwert der Teilnehmer/innen der Studie zu 69,08 als Mittelwert der Allgemeinbevölkerung).

Annähernd gleiche bzw. bessere Ergebnisse der Studienteilnehmer/innen im Vergleich zur Allgemeinbevölkerung resultieren in den Bereichen soziale Beziehungen (65,30 als Mittelwert der Teilnehmer/innen der Studie zu 67,55 als Mittelwert der Allgemeinbevölkerung), Umwelt (71,22 als Mittelwert der Teilnehmer/innen der Studie zu 73,66 als Mittelwert der Allgemeinbevölkerung), Aktivitäten in Vergangenheit, Gegenwart und Zukunft (65,27 als Mittelwert der Teilnehmer/innen der Studie zu 65,31 als Mittelwert der Allgemeinbevölkerung) sowie Intimität (65,50 als Mittelwert der Teilnehmer/innen der Studie zu 64,87 als Mittelwert der Allgemeinbevölkerung).

8.4.3 Deskriptive Darstellung auf Ebene der Pflegeheime

Ergänzend zu den Ausführungen im Rahmen der Beschreibung der Stichprobe (siehe Abschnitt 8.2.1), bei der die Verteilung der Strukturmerkmale unter den teilnehmenden Pflegeheimen dargestellt wurde, widmet sich dieses Kapitel der Verteilung der Strukturmerkmale unter den bei der Erhebung der Lebensqualität teilnehmenden Personen.

Nachfolgende Abbildung (s. Abbildung 8.6) stellt die Anzahl der teilnehmenden Personen (y-Achse) je Pflegeheim (x-Achse) dar. Es zeigt sich, dass unterschiedlich viele Personen je Pflegeheim an der Erhebung zur Lebensqualität teilgenommen haben. Es waren zwischen einer und 16 Personen, wobei beim Großteil der Pflegeheime ein oder zwei Personen an der Erhebung teilgenommen haben (bei 19 Pflegeheimen).

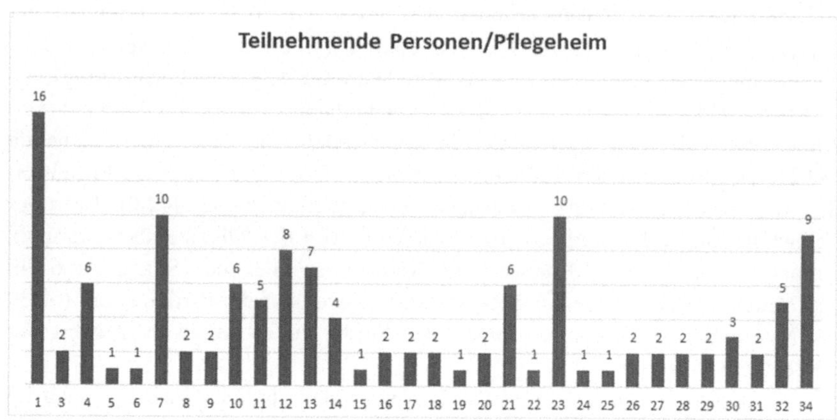

Abbildung 8.6 Teilnehmende Personen je Pflegeheim. (Quelle: Eigene Erstellung)

Nachfolgende Tabelle (s. Tabelle 8.9) stellt die teilnehmenden Pflegeheime und Personen nach den Strukturmerkmalen „Träger" und „Größe" sowie dem Bundesland gegenüber.

Tabelle 8.9 Teilnehmende Personen und Pflegeheime nach Strukturmerkmalen Träger, Größe, Bundesland. (Quelle: Eigene Erstellung)

Teilnehmende Personen und Pflegeheime nach strukturellen Merkmalen		
Teilnehmende Personen und Pflegeheime nach Strukturmerkmal „Träger"		
Träger	**Teilnehmende Personen in %**	**Teilnehmende Pflegeheime, die tatsächlich Bewohner/innen befragt haben in %**
öffentlich-rechtlich	63 %	48 %
privat-gemeinnützig	32 %	48 %
privat-gewinnorientiert	5 %	3 %
Teilnehmende Personen und Pflegeheime nach Strukturmerkmal „Größe"		
Größe in Anzahl der Plätze	**Teilnehmende Personen in %**	**Teilnehmende Pflegeheime, die tatsächlich Bewohner/innen befragt haben in %**
Klein (<50 Plätze)	13 %	30 %
Mittel (50–90 Plätze)	43 %	39 %
Groß (>90 Plätzen)	44 %	31 %

(Fortsetzung)

Tabelle 8.9 (Fortsetzung)

Teilnehmende Personen und Pflegeheime nach strukturellen Merkmalen		
Bundesland	**Teilnehmende Personen in %**	**Teilnehmende Pflegeheime, die tatsächlich Bewohner/innen befragt haben in %**
Burgenland	5 %	3 %
Kärnten	0 %	0 %
Niederösterreich	14 %	6 %
Oberösterreich	3 %	3 %
Salzburg	7 %	6 %
Steiermark	60 %	70 %
Tirol	6 %	6 %
Vorarlberg	3 %	3 %
Wien	2 %	3 %

Es zeigt sich, dass mehr als die Hälfte der Teilnehmer/innen in öffentlich-rechtlichen Pflegeheimen (63 %) wohnt, wohingegen die teilnehmenden Pflegeheime großteils öffentlich-rechtlich und privat-gemeinnützig sind (jeweils 48 %). Diese Umverteilung ergibt sich dadurch, dass in öffentlich-rechtlichen Pflegeheimen, jeweils mehr Personen befragt wurden als in privat-gemeinnützigen. Aufgrund der Tatsache, dass nur ein privat-gewinnorientiertes Pflegeheim an der Erhebung teilgenommen hat, wird in weiterer Folge nur eine Differenzierung zwischen öffentlich-rechtlichen und privaten Pflegeheimen vorgenommen. Auf die weitere Differenzierung zwischen privat-gemeinnützig und privat-gewinnorientiert wird in der weiteren Analyse und Darstellung verzichtet.

In Bezug auf die Größe der Pflegeheime, angegeben durch die Anzahl der Pflegeplätze, wohnen beinahe die Hälfte der Befragten (44 %) in großen Pflegeheimen mit über 90 Plätzen, 43 Prozent in mittleren und 13 Prozent in kleinen Heimen. Ein ungefähr gleich großer Anteil je Größenkategorie ergibt sich bei den teilnehmenden Pflegeheimen. Dies ist abermals damit zu begründen, dass große Pflegeheime jeweils mehr Personen befragt haben. Dies könnte damit zu tun haben, dass größere Pflegeheime durch die Möglichkeit, Synergieeffekte zu nutzen, einfacher Ressourcen für derartige Erhebungen bereitstellen können.

Die Verteilung auf die Bundesländer betreffend, zeigt sich, dass sowohl der Großteil der Teilnehmer/innen (60 %) als auch der teilnehmenden Pflegeheime (70 %) aus der Steiermark kommen.

In nachfolgender Tabelle (s. Tabelle 8.10) sind ergänzend weitere wesentliche Merkmale der teilnehmenden Pflegeheime dargestellt.

Tabelle 8.10 Ergänzende Merkmale der teilnehmenden Pflegeheime. (Quelle: Eigene Erstellung)

Merkmale	Verteilung
Mittelwert Anzahl an Pflegeplätze (min; max)	75 (20; 165)
Mittelwert Anzahl an Einzelzimmern (min; max)	37 (4; 101)
Mittelwert Anteil Einzelzimmer an Gesamtzahl an Pflegeplätzen (min; max)	50 (9; 100)
Lage Stadt/Land n (%)	13/20 (39/61)
Mittelwert Anteil Vollzahler/innen (min; max)	14 (0; 42)

Zusätzliche Angebote
  Cafeteria, n (%)
  Bibliothek, n (%)
  Kapelle, n (%)
  Balkon, n (%)
  Frisör/in, n (%)
  Fußpflege, n (%)
  Garten/Sitzgelegenheit im Freien, n (%)
	23 (70)
	25 (76)
	20 (61)
	29 (88)
	33 (100)
	33 (100)
	33 (100)

Zusätzliche Berufsgruppen Physiotherapeut/in, n (%) Heimarzt/ärztin, n (%) Sozialarbeiter/in, n (%) Ergotherapeut/in, n (%) Seelsorge, n (%)	27 (82) 10 (30) 4 (12) 9 (27) 31 (94)

Die teilnehmenden Pflegeheime, in denen tatsächlich Personen befragt werden konnten, verfügen über 20 bis 165 Pflegeplätze – eine durchschnittliche Anzahl von 75 Plätzen. In den teilnehmenden Pflegeheimen sind zwischen vier und 101 Einzelzimmer vorhanden, das entspricht einem Anteil an allen Pflegeplätzen zwischen neun und 100 Prozent. In Bezug auf die Anzahl der Einzelzimmer ist somit ein großer Unterschied bemerkbar. Der Anteil der Vollzahler/innen (Selbstzahler/innen), also jener Personen, die die Kosten für das Pflegeheim aus Pflegegeld, Pension und eigenem Vermögen decken können, liegt zwischen null und 42 Prozent und ist ebenfalls sehr unterschiedlich. Die zusätzlichen Angebote betreffend, sind in allen Pflegeheimen ein Garten bzw. eine Sitzgelegenheit im Freien vorhanden, alle bieten eine/n Frisör/in und eine Fußpflege an, ein großer Teil verfügt über Balkone (88 %), eine Bibliothek (76 %), eine Cafeteria (70 %) und eine Kapelle (61 %). Am häufigsten sind als zusätzliche Berufsgruppen Seelsorge (94 %) und Physiotherapeut/innen (82 %) in den Pflegeheimen vorhanden. Ein Drittel verfügt über eine/n Heimärztin/arzt – dies hängt auch mit den in den Bundesländern vorherrschenden unterschiedlichen gesetzlichen Vorgaben und finanziellen

Möglichkeiten zusammen – sowie eine/n Ergotherapeut/in (27 %) oder Sozialarbeiter/in (12 %). Die Leistungen der Berufsgruppen, die nicht im Pflegeheim angestellt sind, werden von extern bezogen bzw. zugekauft.

8.4.4 Deskriptive Darstellung der Ergebnisse der Erhebung des Einflusses der organisationalen Ebene

Insgesamt haben an der Erhebung zum Einfluss der organisationalen Ebene auf die Lebensqualität 199 Personen teilgenommen, davon 179 aus teilnehmenden Pflegeheimen, die auch tatsächlich Bewohner/innen befragt haben.

Nachfolgende Abbildung (s. Abbildung 8.7) stellt die Anzahl der teilnehmenden Personen (y-Achse) je Pflegeheim (x-Achse) dar. Es zeigt sich, dass unterschiedlich viele Personen je Pflegeheim an der Erhebung zur organisationalen Ebene teilgenommen haben. Es waren zwischen null und 29 Personen. In elf Pflegeheimen, die zwar Bewohner/innen befragt haben, haben keine Mitarbeiter/innen an der Befragung zur organisationalen Ebene teilgenommen. Diese Pflegeheime konnten somit nicht in die Analyse des Einflusses der organisationalen Ebene auf die Lebensqualität einfließen.

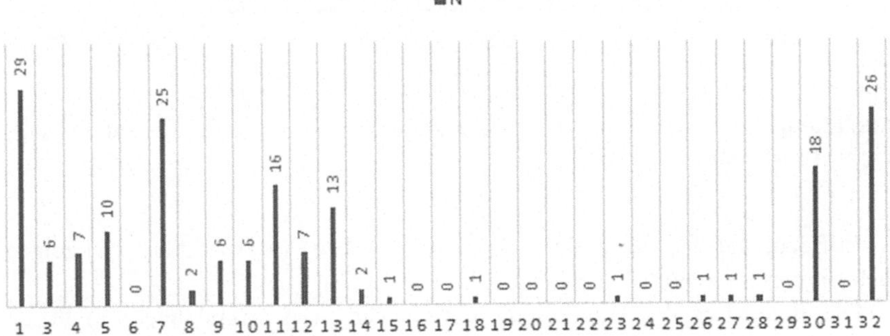

Abbildung 8.7 Teilnehmer/innen an der Befragung zur organisationalen Ebene je Pflegeheim. (Quelle: Eigene Erstellung)

Nachfolgend werden die Ergebnisse der Befragung zur organisationalen Ebene für das Konstrukt gesamt sowie für die einzelnen Dimensionen dargestellt (s. Abbildung 8.8, Abbildung 8.9, Abbildung 8.10, Abbildung 8.11, Abbildung 8.12, Abbildung 8.13, Abbildung 8.14). Dazu wurden je Frage aus dem Fragebogen zur organisationalen Ebene Mittelwerte gebildet und in weiterer Folge Indices, wie in Abschnitt 8.4 beschrieben. In weiterer Folge wurden für die nachfolgenden Darstellungen Gruppen gebildet. Werte bis 1,50 wurden der Gruppe 1, Werte von 1,51 bis 2,5 der Gruppe2, Werte von 2,51 bis 3,5 der Gruppe 3, Werte der Gruppe 3,51 bis 4,5 der Gruppe 4 und ab 4,51 der Gruppe 5 zugeordnet.

Der Wert 1,00 stellt jeweils das schlechteste („Überhaupt nicht" bzw. „Sehr unzufrieden") und der Wert 5,00 das beste („Äußerst" bzw. „Sehr zufrieden") Ergebnis dar.

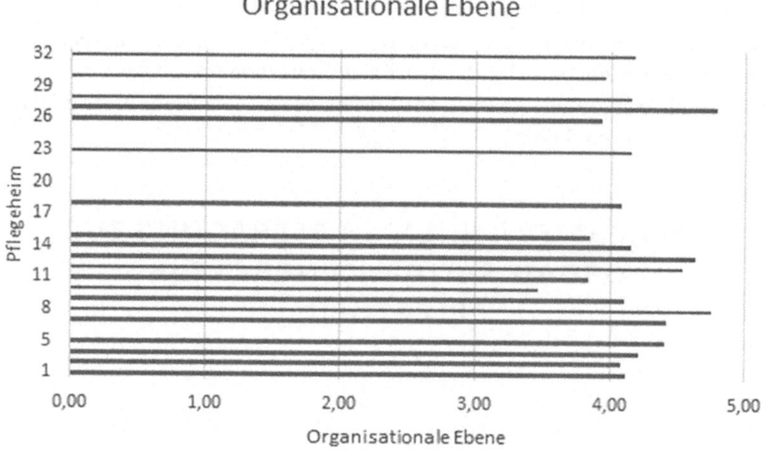

Abbildung 8.8 Ergebnis für das Konstrukt organisationale Ebene gesamt. (Quelle: Eigene Erstellung)

In Bezug auf das Konstrukt organisationale Ebene (s. Abbildung 8.8) zeigen sich Ergebnisse zwischen 3,50 und 4,75.

Die Ergebnisse der Dimension Zusammenarbeit (s. Abbildung 8.9) liegen zwischen 3,50 und 5,00.

Für die Dimension Hierarchie (s. Abbildung 8.10) erwies sich eine Indexbildung aus den zwei Einzelitems als nicht zulässig, daher werden die Ergebnisse

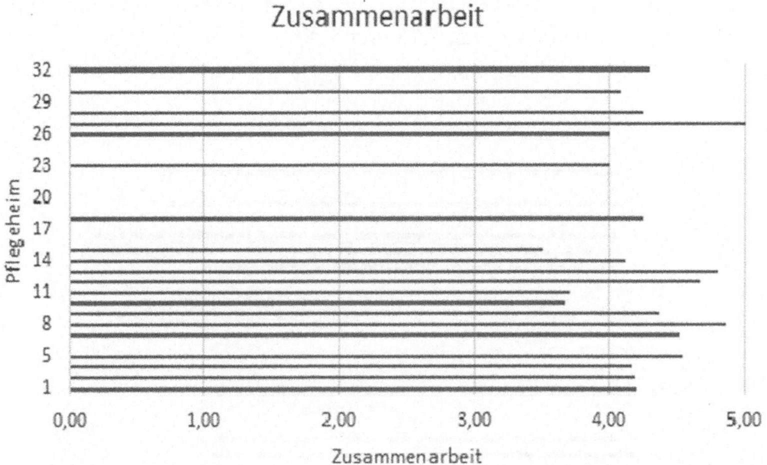

Abbildung 8.9 Ergebnis für die Dimension Zusammenarbeit. (Quelle: Eigene Erstellung)

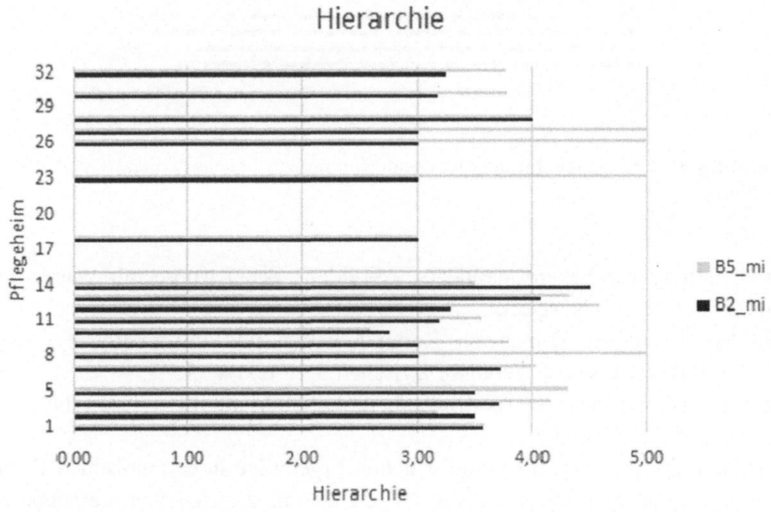

Abbildung 8.10 Ergebnis für die Dimension Hierarchie. (Quelle: Eigene Erstellung)

dieser beiden Fragen dargestellt. Die Ergebnisse sind niedriger als bei den anderen Dimensionen und liegen zwischen 2,75 und 5,00.

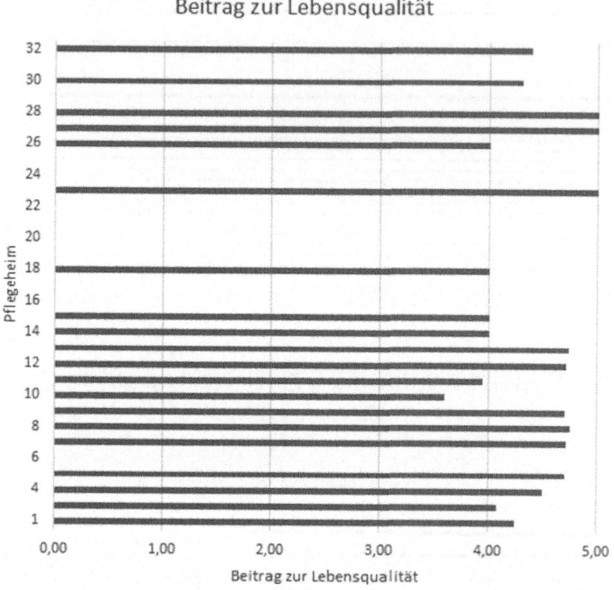

Abbildung 8.11   Ergebnis für die Dimension Beitrag zur Lebensqualität. (Quelle: Eigene Erstellung)

Der Beitrag zur Lebensqualität (s. Abbildung 8.11) wurde mit Werten zwischen 3,50 und 5,00 bewertet.

In Bezug auf die Dimension Kommunikation und Information (s. Abbildung 8.12) ergeben sich Ergebnisse zwischen 3,25 und 4,75.

Bei der Dimension Arbeitszufriedenheit (s. Abbildung 8.13) liegen die Ergebnisse zwischen 3,75 und 5,00.

Abbildung 8.14 zeigt die zumeist hohen Ergebnisse in den einzelnen Dimensionen. Zumeist liegen die Werte über 3,00. Die niedrigsten Werte ergeben sich in der Dimension Hierarchie.

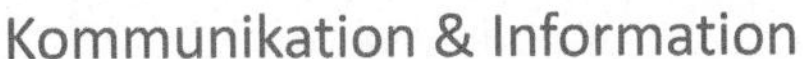
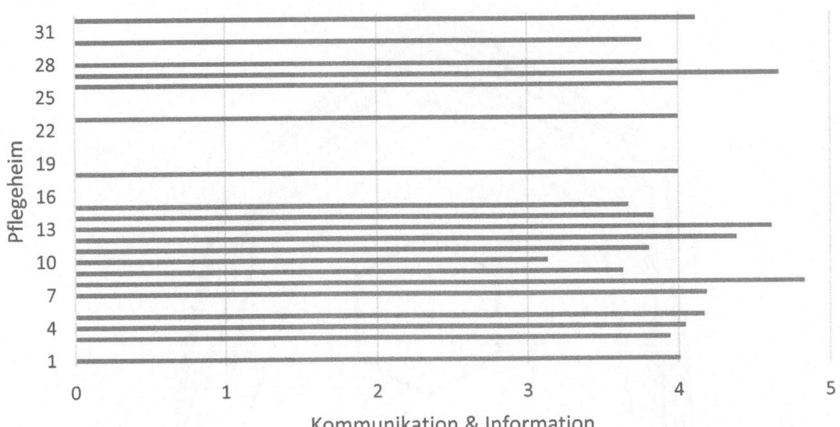

Abbildung 8.12 Ergebnis für die Dimension Kommunikation und Information. (Quelle: Eigene Erstellung)

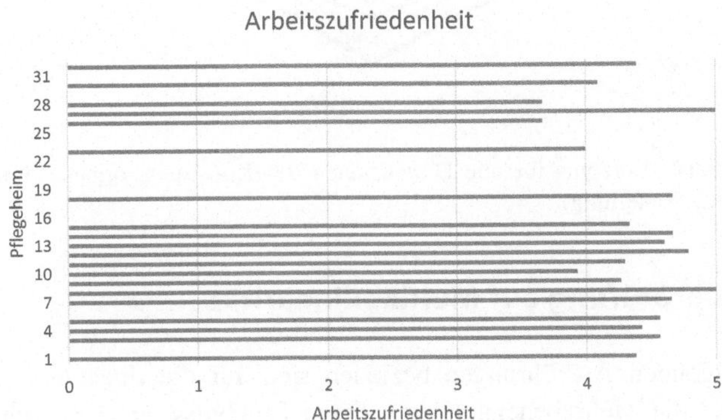

Abbildung 8.13 Ergebnis für die Dimension Arbeitszufriedenheit. (Quelle: Eigene Erstellung)

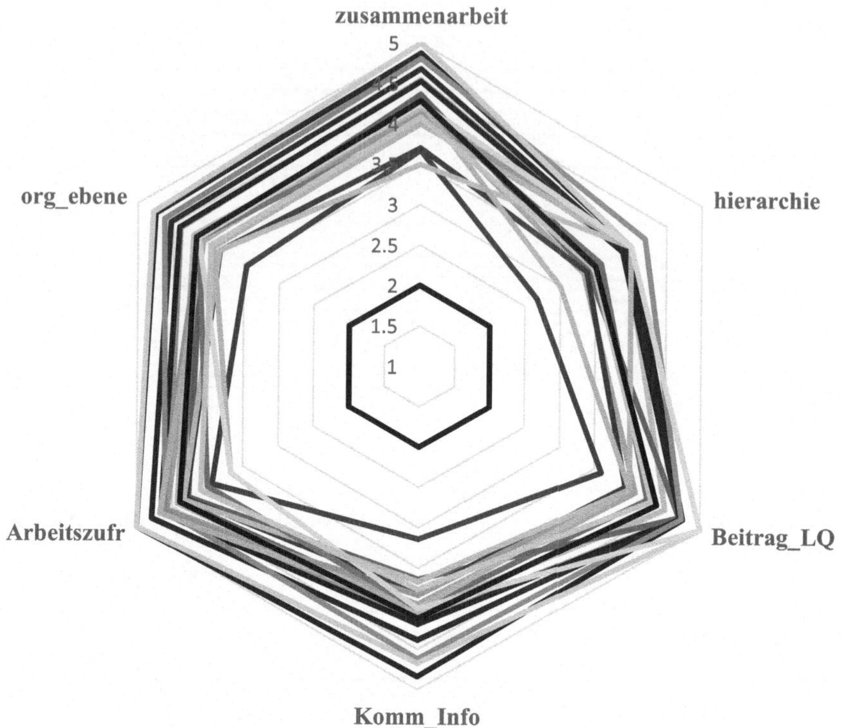

Abbildung 8.14 Ergebnis für alle Dimensionen des Konstrukts organisationale Ebene. (Quelle: Eigene Erstellung)

8.4.5 Überprüfung auf Multikollinearität

Die nachfolgenden Ausführungen beziehen sich auf die linearen Regressionsanalysen und die Mehrebenenanalysen, deren Ergebnisse in den nachfolgenden Kapiteln dargestellt werden.

In einem nächsten Schritt wird das Vorhandensein einer Multikollinearität – also einer hohen Korrelation zwischen mehreren erklärenden Variablen (Graeff, 2014, S. 920) – überprüft, um den Einfluss einzelner erklärender Variablen in weiterer Folge möglichst isoliert einschätzen zu können. Dazu wurde eine Korrelationsmatrix aller unabhängigen Variablen erstellt, der Variance Inflation Faktor (VIF) ausgewertet sowie Hilfsregressionen jeder unabhängigen Variablen mit den weiteren unabhängigen Variablen durchgeführt. Die Analysen zeigen, dass keine perfekte bzw. hohe Multikollinearität sowie keine hohe Korrelation vorliegen (VIF > 10 bzw. Korrelation > 0,7 bis 0,8). Nachfolgend werden die für die weitere Analyse relevanten Erkenntnisse aus den durchgeführten Überprüfungen auf Multikollinearität erläutert.

Die Variable Bildung korreliert mit den Variablen letzter Beruf ($-0,468$) und Schichtzugehörigkeit (0,372), auch die Hilfsregression zeigt einen signifikanten Einfluss, wodurch der Einfluss der Variablen auf die Lebensqualität jeweils getrennt analysiert wird. Die Korrelation zu den Variablen Sozialhilfeempfänger/in, Zimmer und Wohneigentum ist gering. Weiters wurden bei der Variable Bildung (kein Abschluss und Hauptschulabschluss / Lehre, Matura, Universität, Postgraduiert) und Schichtzugehörigkeit (Unter- und Arbeiterschicht / Mittel-, Obere Mittel- und Oberschicht) Gruppen gebildet und in weiterer Folge diese Variablen in die Auswertung aufgenommen. Die Variablen Bildung gruppiert (0,362) sowie Schichtzugehörigkeit gruppiert (0,283) korrelieren geringer mit der Variablen letzter Beruf. Jene Variable mit dem größten Einfluss wird ins endgültige Modell aufgenommen.

Die Variable anerkannte Pflegegeldstufe korreliert nur gering (0,2) mit den Variablen momentane Erkrankung und Beeinträchtigung durch Erkrankung, während die Variablen momentane Erkrankung und Beeinträchtigung durch Erkrankung stark miteinander korrelieren. In die weiteren Analysen werden nur die Variablen Pflegegeldstufe und momentane Erkrankung aufgenommen.

Die Variablen Familienstatus, Kinder, Anzahl Kinder und Personen im Haushalt korrelieren ebenfalls untereinander (0,3 bis 0,5). Die Hilfsregression der Variable Kinder mit den drei anderen zeigt einen signifikanten Einfluss der Variablen, wodurch in die weitere Analyse nur die Variable Kinder aufgenommen wird. Der Einfluss der Variable Familienstatus wird getrennt in einer eigenen Analyse vorgenommen. Aufgrund der Ergebnisse der explorativen Analysen wird jedoch von einem stärkeren Einfluss der Variable Kinder auf die Lebensqualität ausgegangen.

Eine Korrelation im Bereich von 0,2 bis 0,3 zeigt sich auch zwischen den genannten Variablen mit der Variable Versorgung vor dem Einzug in das Pflegeheim. Aufgrund des niedrigen Wertes kann diese jedoch vernachlässigt werden.

Die Variablen Besuche durch Angehörige zu Hause, Besuche durch Freunde/innen zu Hause, Besuche durch Angehörige im Pflegeheim, Besuche durch Freunde/innen im Pflegeheim sowie Besuche bei Freunden/innen, Angehörigen, Bekannten, Nachbarn zeigen eine paarweise Korrelation im Bereich zwischen 0,4 und 0,5 und in den durchgeführten Hilfsregressionen einen signifikanten Einfluss. Wie bereits in Abschnitt 8.4 erläutert, wurde aus diesen Variablen der Index „Häufigkeit der Besuche" gebildet und in die weiteren Analysen einbezogen.

Die erklärenden Variablen auf Ebene der Pflegeheime betreffend, zeigt sich eine Korrelation von 0,582 zwischen dem Bundesland und der Lage des Pflegeheims, auch in der Hilfsregression zeigt sich ein signifikanter Einfluss. Die Tatsache berücksichtigend, dass in Bezug auf das Bundesland kein repräsentatives Verhältnis erreicht wurde und die Steiermark in der Stichprobe überrepräsentiert ist, wird nur die Variable Lage in die weiteren Analysen aufgenommen. Die Variable Größe (Anzahl der Pflegeplätze) korreliert mit der Variable Träger des Pflegeheimes ($-0{,}474$) und auch der Einfluss in der Hilfsregression ist signifikant – es werden die Einflüsse dieser Variablen in getrennten Analysen überprüft. Die Variable Größe korreliert ebenfalls mit der Variablen organisationale Ebene (0,525), wodurch auch diese Variablen getrennt in die Analyse aufgenommen werden.

Die unabhängigen Variablen auf Personen- bzw. Pflegeheimebene werden in die dargestellten Regressionsanalysen stufenweise unter Berücksichtigung der zuvor beschriebenen Erkenntnisse aus der Prüfung auf Multikollinearität aufgenommen.

8.4.6 Explorative Datenanalyse auf Personenebene

Vorliegendes Kapitel fasst die Ergebnisse der explorativen Analyse auf Personenebene zusammen. Dazu wird die Gesamt-Lebensqualität je erklärender Variable auf Personenebene (soziodemografische Merkmale und weitere Informationen) anhand der Mittelwerte betrachtet, eine grafische Analyse anhand von Boxplots durchgeführt und die Zusammenhänge zwischen der Gesamt-Lebensqualität (metrisches Merkmal) und den erklärenden Variablen durch Berechnung der Zusammenhangsmaße Korrelationskoeffizient nach Pearson (bei metrischen Merkmalen) und dem ETA-Koeffizienten (eta^2; bei nominalen Merkmalen) analysiert. Nachfolgende Tabelle (siehe Tabelle 8.11) zeigt diese errechneten Zusammenhänge.

Eta^2 stellt den Einfluss des nominalen Merkmals auf das metrische Merkmal (Gesamt-Lebensqualität) dar und zeigt die prozentuelle Varianzerklärung der Gesamt-Lebensqualität durch das nominale Merkmal. Der Korrelationskoeffizient nach Pearson stellt den linearen Zusammenhang zwischen den zwei betrachteten Merkmalen dar.

Insgesamt sind die dargestellten Zusammenhänge alle als klein zu beurteilen, lediglich der Zusammenhang zwischen der Person und der Gesamt-Lebensqualität ist als stark zu beurteilen, wobei dies zu erwarten war. Ein signifikanter Zusammenhang im Bereich $p < 0{,}05$ ergibt sich für die Variablen Zeit, Geschlecht, Anzahl der Kinder und soziale Kontakte, im Bereich $p < 0{,}01$ für die Variablen Schichtzugehörigkeit, Pflegegeldstufe, Besuche durch Angehörige im Pflegeheim,

Tabelle 8.11 Zusammenhang Lebensqualität gesamt mit erklärenden Variablen auf Personenebene. (Quelle: Eigene Erstellung)

		eta^2	Pearson
Person		0,772***	
Zeit			0,114*
Dropout Gründe		0,021	
Soziale Ungleichheit			
horizontal			
Geschlecht		0,021*	
Alter			0,042
vertikal			
Sozialhilfeempfänger/in		0,009	
Wohnung in Miete/Eigentum		0,011	
Zimmer		0,006	
höchster Schulabschluss		0,117***	
zuletzt ausgeübter Beruf		0,004	
Schichtzugehörigkeit		0,056**	
Krankheit, Pflegebedürftigkeit, Versorgung			
Momentane Erkrankung		0,008	
Beeinträchtigung durch Krankheit		0,014	
Pflegegeldstufe		0,060**	
Versorgung vor Pflegeheim		0,032	
Gründe für den Einzug		0,019	
Soziale Kontakte			
Kinder		0,005	
Anzahl Kinder			0,156*
Familienstatus		0,024	
Personen im Haushalt			0,069
Häufigkeit der Besuche			−0,154*

(Fortsetzung)

Tabelle 8.11 (Fortsetzung)

		eta^2	Pearson
	Besuche durch Angehörige zu Hause	0,015	
	Besuche durch Angehörige im Pflegeheim	0,040**	
	Besuche durch Freunde/innen zu Hause	0,041**	
	Besuche durch Freunde/innen im Pflegeheim	0,047**	
	Besuche bei Freunden/innen	0,040**	

*p < 0,05; **p < 0,01; ***p < 0,001

Besuche durch Freunde/innen, Bekannte, Nachbarn zu Hause bzw. im Pflege-heim sowie Besuche bei Freunden/innen, Bekannten, Nachbarn und im Bereich p < 0,001 für die Variablen höchster Schulabschluss und Person.

Die Tabellen 8.12, 8.13 und 8.16 stellen die Mittelwerte der Gesamt-Lebensqualität je Ausprägung der erklärenden Variablen auf Personenebene im Zeitverlauf dar.

Tabelle 8.12 zeigt die Zusammenhänge der Lebensqualität mit den ausgewähl-ten Merkmalen sozialer Ungleichheit. Die Lebensqualität der befragten Personen verbessert sich über alle drei Erhebungszeitpunkte (s. Tabelle 8.12).

In Bezug auf den Zusammenhang der ausgewählten Merkmale horizontaler sozialer Ungleichheit zeigt sich, dass Frauen über alle drei Erhebungszeitpunkte hinweg eine bessere Lebensqualität haben als Männer. Bei Frauen verbessert sich die Lebensqualität über alle Erhebungszeitpunkte hinweg, während sie sich bei Männern zwischen einer Woche (t1) und drei Monate (t12) nach dem Ein-zug verschlechtert. Das Alter betreffend, ergeben sich kaum Differenzen in der Lebensqualität mit einer leicht positiven Tendenz für höhere Altersgruppen. Eine geringfügig bessere Lebensqualität ergibt sich bei der Altersgruppe der 81- bis 85-Jährigen. Eine Verschlechterung der Lebensqualität zwischen dem Einzug (t0) und drei Monaten danach (t12) ist bei den 66- bis 70-Jährigen festzustellen, wobei nur wenige Teilnehmer/innen dieser Altersgruppe zugeordnet werden.

Die ausgewählten Merkmale vertikaler sozialer Ungleichheit betreffend, zeigen sich Unterschiede in der Lebensqualität: Personen mit hoher Bildung (Fachhoch-schule, Universität, Postgraduiert) haben unter den Bildungsgruppen die höchste

Tabelle 8.12 Indikatoren sozialer Ungleichheit und Lebensqualität: Mittelwerte, N, Veränderung zwischen den Erhebungszeitpunkten. (Quelle: Eigene Erstellung)

		t0	t1	t12	Differenz t1 & t0	Differenz t12 & t1	Differenz t12 & t0
Zeit							
	N	109	79	85			
	Mittelwert	51,17	53,76	54,38	+	+	+
Geschlecht							
männlich	N	35	25	28			
	Mittelwert	49,70	51,83	51,67	+	-	+
weiblich	N	74	54	57			
	Mittelwert	51,86	54,65	55,70	+	+	+
Altersgruppen							
60-65	N	2	2	2			
	Mittelwert	47,92	47,92	52,60	=	+	+
66-70	N	7	6	6			
	Mittelwert	52,98	50,52	52,95	-	+	-
71-75	N	13	10	10			
	Mittelwert	45,91	51,35	53,85	+	+	+
76-80	N	18	15	14			
	Mittelwert	50,69	53,89	53,42	+	-	+
81-85	N	21	17	17			
	Mittelwert	52,88	56,99	57,41	+	+	+
>85	N	48	29	36			
	Mittelwert	51,88	53,70	53,79	+	+	+
Bildung							
kein Abschluss	N	51	35	39			
	Mittelwert	53,21	55,68	56,01	+	+	+
Hauptschulabschluss	N	25	18	20			
	Mittelwert	53,25	56,31	56,09	+	-	+
Lehre	N	29	23	23			
	Mittelwert	46,12	48,14	49,82	+	+	+
Matura	N	1	1	1			
	Mittelwert	50,00	48,96	52,08	-	+	+
FH/Uni	N	2	1	1			
	Mittelwert	62,50	63,54	x	+		
Postgraduiert	N	1	1	1			
	Mittelwert	19,79	64,58	71,88	+	+	+

(Fortsetzung)

Tabelle 8.12 (Fortsetzung)

Sozialhilfe-empfänger/in							
nein	N	63	49	54			
	Mittelwert	50,35	52,78	54,55	+	+	+
ja	N	40	26	26			
	Mittelwert	53,18	55,61	54,77	+	-	+
Wohneigentum							
Eigentum	N	68	50	54			
	Mittelwert	51,26	54,44	55,96	+	+	+
Miete	N	41	39	41			
	Mittelwert	51,01	52,59	51,61	+	-	+
Zimmer							
Einzelzimmer	N	47	36	37			
	Mittelwert	52,37	54,54	54,56	+	+	+
Doppelzimmer	N	62	43	48			
	Mittelwert	50,25	53,10	54,23	+	+	+
Zuletzt ausgeübter Beruf							
Angestellte/r	N	31	24	22			
	Mittelwert	50,30	53,69	52,79	+	-	+
Arbeiter/in	N	77	53	61			
	Mittelwert	51,45	55,99	55,29	+	-	+
Schichtzugehörigkeit							
Unterschicht	N	4	3	4			
	Mittelwert	52,60	52,78	57,03	+	+	+
Arbeiterschicht	N	57	42	46			
	Mittelwert	51,30	54,12	53,65	+	-	+
Mittelschicht	N	43	31	29			
	Mittelwert	52,23	53,60	54,42	+	+	+
Obere Mittelschicht	N	3	2	4			
	Mittelwert	46,52	62,50	61,46	+	-	+
Oberschicht	N	2	1	2			
	Mittelwert	28,64	29,17	51,04	+	+	+

+ Verbesserung der Lebensqualität, − Verschlechterung der Lebensqualität, = gleichbleibende Lebensqualität

Lebensqualität, wobei nur drei Befragungsteilnehmer/innen diesen Gruppen zugeordnet werden können. Diese Aussage kann daher keinesfalls als repräsentativ angesehen werden. Für die weiteren Bildungsgruppen zeigt sich, dass Personen mit niedriger Bildung (kein Abschluss, Hauptschulabschluss) eine bessere Lebensqualität haben, als jene mit Lehrabschluss (oder Matura – wobei dies die Lebensqualität nur einer Person aus der Stichprobe darstellt). In Bezug auf das Einkommen, das durch die Indikatoren Sozialhilfeempfänger/in, Wohneigentum, Zimmer und zuletzt ausgeübter Beruf gemessen wird, ergibt sich eine unterschiedliche Verteilung der Lebensqualität. Während Personen, die Sozialhilfeempfänger/innen[5] sind und Arbeiter/innen waren, was mit einem geringeren Einkommen assoziiert wird, eine höhere Lebensqualität haben, ergibt sich bei Personen deren letzte Wohnung im Eigentum war und die im Einzelzimmer leben, was ein höheres Einkommen widerspiegelt, eine bessere Lebensqualität. Auch im Zeitverlauf zeigen sich keine großen Differenzen. Ob höheres Einkommen zu einer besseren oder schlechteren Lebensqualität führt, kann dadurch nicht beantwortet werden. Die subjektive Schichteinschätzung betreffend, ist keine eindeutige Aussage möglich, da je nach Erhebungszeitpunkt verschiedene Schichten eine bessere oder schlechtere Lebensqualität haben. Hier ist auch zu berücksichtigen, dass sich nur sehr wenige der Befragten der Unter-, oberen Mittel- und Oberschicht zugeordnet haben. Im Vergleich Arbeiter- und Mittelschicht zeigt sich eine geringfügig bessere Lebensqualität bei jenen Personen, die der Mittelschicht zugeordnet sind.

Die nachfolgenden Boxplots stellen die beschriebenen Ergebnisse grafisch dar (s. Tabelle 8.13).

Nachfolgend werden die Mittelwerte der erklärenden Variablen zu den Themen Krankheit, Pflegebedürftigkeit und Versorgung betrachtet.

Aus Tabelle 8.14 lassen sich die Zusammenhänge der Lebensqualität mit den Indikatoren Krankheit, Pflegebedürftigkeit gemessen durch die Pflegegeldstufe, Versorgung vor dem Pflegeheimeinzug und Gründe für den Einzug ablesen. Eine momentane Erkrankung führt über alle Erhebungszeitpunkte zu einer schlechteren Lebensqualität. In Bezug auf die Auswirkungen des Grades der Beeinträchtigung durch eine Krankheit zeigt sich ein uneinheitliches Bild. Lediglich beim dritten Erhebungszeitpunkt (drei Monate nach dem Pflegeheimeinzug) wirkt sich der Grad der Beeinträchtigung tendenziell negativ auf die Lebensqualität aus. Fühlen

---

[5]Die Tatsache, nicht Sozialhilfeempfänger/in zu sein, wird in der vorliegenden Studie mit einem höheren Einkommen assoziiert. Das hat mit der Finanzierung der Pflegeheime zu tun, da all jene Personen, die die Kosten für einen Pflegeheimplatz nicht durch ihr Einkommen und Vermögen decken können, Sozialhilfeempfänger/innen werden. Nähere Ausführungen finden sich in Abschnitt 2.1.2.

Tabelle 8.13 Boxplots ausgewählter Merkmale sozialer Ungleichheit und Lebensqualität. (Quelle: Eigene Erstellung)

Geschlecht

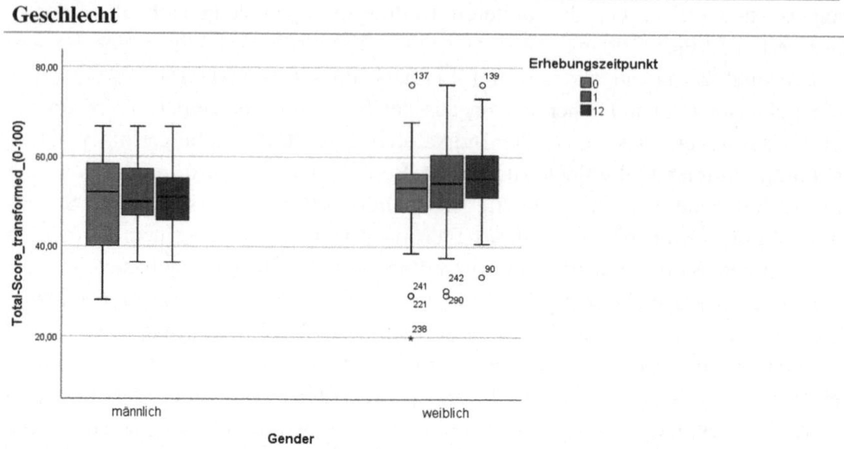

Alter

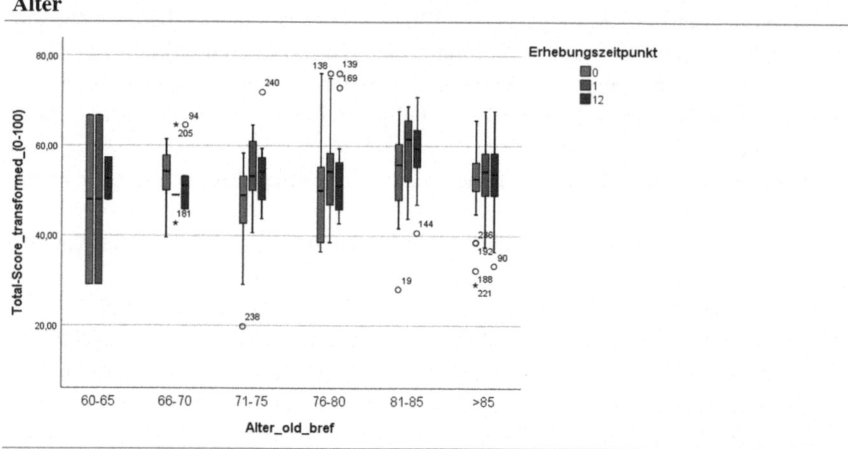

(Fortsetzung)

Tabelle 8.13   (Fortsetzung)

Bildung

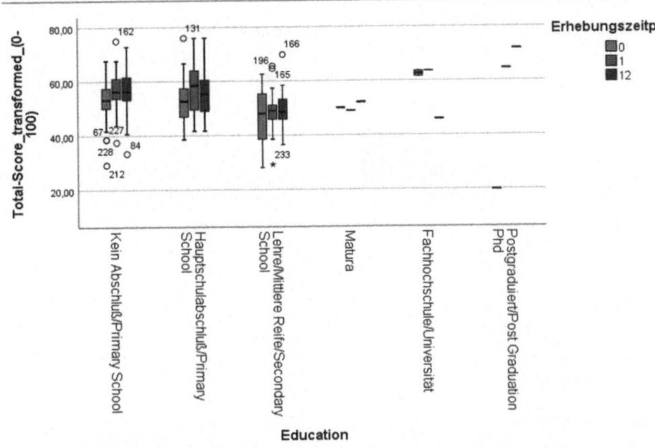

Zuletzt ausgeübter Beruf

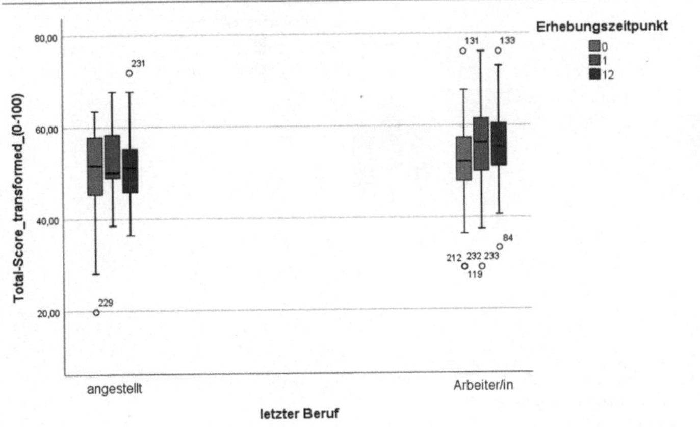

(Fortsetzung)

Tabelle 8.13   (Fortsetzung)

Sozialhilfeempfänger/in

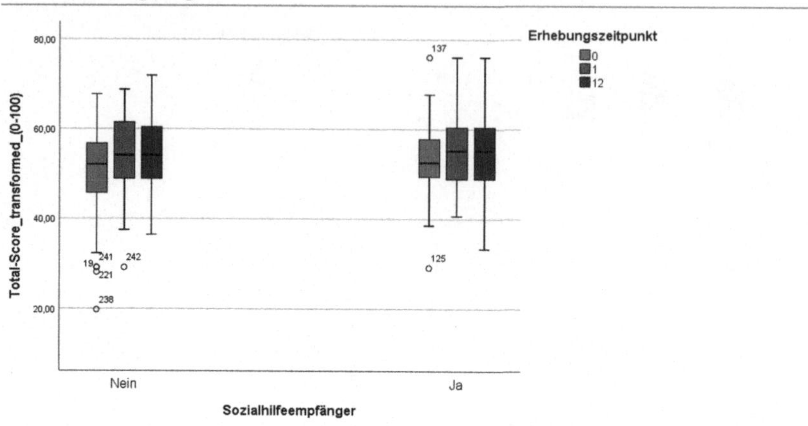

Letztes Wohneigentum

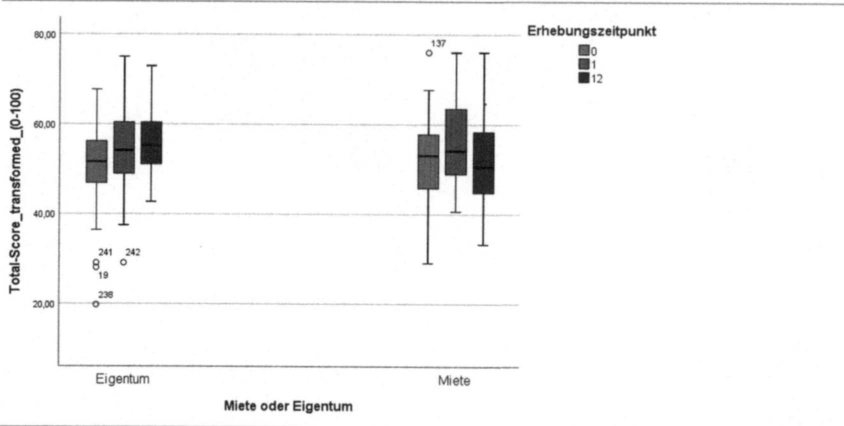

(Fortsetzung)

Tabelle 8.13   (Fortsetzung)

Einzel-/Doppelzimmer

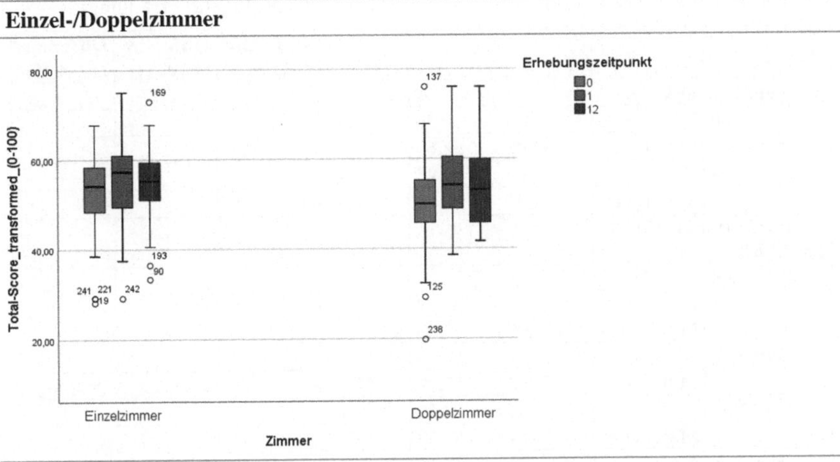

Schichtzugehörigkeit

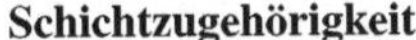

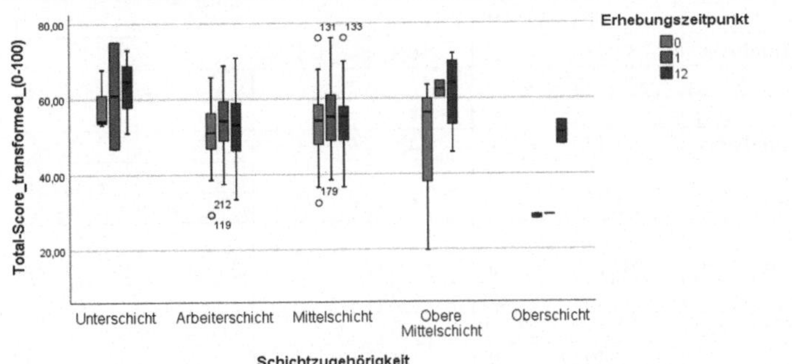

sich Personen ein wenig durch die Krankheit beeinträchtigt, verschlechtert sich die Lebensqualität sogar zwischen dem Einzug (t0) und drei Monate danach (t12). Im Hinblick auf die Pflegegeldstufe zeigt sich von Pflegegeldstufe null bis drei eine Verschlechterung, Personen mit Pflegegeldstufe drei haben eine vergleichbare Lebensqualität zu jener ohne Pflegegeldstufe, zwischen Pflegegeldstufe drei und fünf verschlechtert sich die Lebensqualität dann wieder. Die Aussage, dass die Pflegebedürftigkeit mit einer schlechteren Lebensqualität einhergeht, kann daher

Tabelle 8.14 Krankheit, Pflegebedürftigkeit, Versorgung und Lebensqualität: Mittelwerte, N, Veränderung zwischen den Erhebungszeitpunkten. (Quelle: Eigene Erstellung)

		t0	t1	t12	Differenz t1 & t0	Differenz t12 & t1	Differenz t12 & t0
Momentan krank							
nein	N	43	36	45			
	Mittelwert	52,08	54,63	54,93	+	+	+
ja	N	66	43	40			
	Mittelwert	50,57	53,03	53,75	+	+	+
Beeinträchtigung durch Krankheit							
überhaupt nicht	N	1	2	1			
	Mittelwert	50,00	61,98	x	+	x	x
ein wenig	N	7	3	5			
	Mittelwert	52,83	57,99	52,71	+	-	-
mittelmäßig	N	20	14	15			
	Mittelwert	49,64	53,57	53,68	+	+	+
ziemlich	N	22	14	11			
	Mittelwert	49,48	52,90	52,46	+	-	+
äußerst	N	16	10	8			
	Mittelwert	52,28	49,17	56,11	-	+	+
PGS							
0	N	3	2	2			
	Mittelwert	54,17	63,02	64,58	+	+	+
1	N	9	6	7			
	Mittelwert	52,43	55,21	55,06	+	-	+
2	N	11	3	6			
	Mittelwert	50,19	54,86	50,00	+	-	-
3	N	25	23	26			
	Mittelwert	53,88	55,71	57,05	+	+	+
4	N	40	28	26			
	Mittelwert	50,44	52,86	55,13	+	+	+
5	N	16	12	13			
	Mittelwert	49,35	50,35	49,68	+	-	+
Versorgung vor PWH							
keine Pflegebedürftigkeit	N	20	17	19			
	Mittelwert	53,18	54,04	54,55	+	+	+
Angehörige	N	37	24	25			
	Mittelwert	47,92	54,65	55,17	+	+	+
24-Stunden-Betreuung	N	3	2	1			
	Mittelwert	51,04	60,94	x	+		

(Fortsetzung)

Tabelle 8.14 (Fortsetzung)

Mobile Pflege	N	12	10	12			
	Mittelwert	53,04	52,81	52,26	-	-	-
Betreutes Wohnen	N	1	1	1			
	Mittelwert	55,21	53,13	53,13	-	=	-
Sonstige	N	12	8	9			
	Mittelwert	55,73	56,25	57,75	+	+	+
mehrere Antworten	N	23	16	17			
	Mittelwert	50,95	54,75	52,57	+	-	+
Gründe für den Einzug							
Pflegebedürftigkeit nicht bewältigbar	N	19	16	17			
	Mittelwert	53,07	51,62	52,33	-	+	-
Angehörige konnten nicht	N	11	6	8			
	Mittelwert	48,48	49,83	57,68	+	+	+
Allein lebend/ verwitwet	N	1	1	3			
	Mittelwert	58,33	54,17	62,15	-	+	+
Pflegeheim als beste Option	N	7	8	4			
	Mittelwert	55,65	54,82	53,39	-	-	-
Sonstige	N	7	4	5			
	Mittelwert	50,60	57,29	51,04	+	-	+
mehrere Gründe	N	64	43	47			
	Mittelwert	50,44	54,29	54,61	+	+	+

+ *Verbesserung der Lebensqualität,* − *Verschlechterung der Lebensqualität,* = *gleichbleibende Lebensqualität* nur bedingt bestätigt werden. Auffallend ist auch, dass es bei Personen der Pflegegeldstufe zwei zwischen dem Einzug (t0) und drei Monaten danach (t12) zu einer Verschlechterung der Lebensqualität kommt.

Werden alle drei Erhebungszeitpunkte betrachtet, zeigt sich in Bezug auf die Versorgung vor dem Einzug in das Pflegeheim keine Versorgungsart, die über alle drei Erhebungszeitpunkte mit einer besseren Lebensqualität einhergeht. Beim Einzug haben jene Personen, die nicht pflegebedürftig waren oder im betreuten Wohnen lebten, die höchste Lebensqualität, jene die durch Angehörige versorgt wurden, die schlechteste. Nach drei Monaten haben die zuvor durch Angehörige Versorgten die von den genannten Antwortmöglichkeiten beste Lebensqualität. Zu einer Verschlechterung der Lebensqualität zwischen allen drei Erhebungszeitpunkten kam es bei jenen Personen, die zuvor durch mobile Pflegedienste versorgt wurden.

Die Gründe für den Einzug betrachtend, zeigt sich die beste Lebensqualität bei zuvor allein Lebenden. Eine Verschlechterung der Lebensqualität zwischen allen drei Erhebungszeitpunkten ergibt sich bei den Erhebungsteilnehmer/innen, die angaben, dass das Pflegeheim die beste Option für sie war. Auch bei jenen Personen, die als Grund für den Einzug die nicht mehr bewältigbare Pflegebedürftigkeit angaben, kam es zwischen dem ersten (Einzug) und dritten Erhebungszeitpunkt (drei Monate nach dem Einzug) zu einer Verschlechterung der Lebensqualität. Es soll jedoch betont werden, dass der Großteil der Erhebungsteilnehmer/innen mehrere Gründe für den Einzug in das Pflegeheim nannte.

Die nachfolgenden Boxplots stellen die beschriebenen Ergebnisse, die Zusammenhänge zwischen den ausgewählten Merkmalen auf Personenebene und der Lebensqualität, grafisch dar (s. Tabelle 8.15).

Nachfolgend werden die Mittelwerte zum Thema soziale Kontakte beleuchtet.

Tabelle 8.16 stellt die Zusammenhänge zwischen den sozialen Kontakten der teilnehmenden Bewohner/innen, darunter, ob sie Kinder haben, die Anzahl der Kinder, der Familienstatus, die Anzahl der Personen im Haushalt, sowie die Häufigkeit der Besuche durch Angehörige bzw. Freunde/innen, Bekannte und Nachbarn zu Hause und im Pflegeheim dar. Jene Personen, die Kinder haben, haben zu allen drei Erhebungszeitpunkten eine bessere Lebensqualität als jene, die keine haben. Tendenziell nimmt die Lebensqualität mit der Anzahl der Kinder zu, wobei sich die Lebensqualität bei den Erhebungsteilnehmer/innen ab vier Kindern zwischen dem Einzug (t0) und drei Monaten danach (t12) verschlechtert. Den Familienstatus betreffend haben allein Lebende die beste Lebensqualität, eine Verbesserung der Lebensqualität über alle drei Erhebungszeitpunkte ist hingegen bei verwitweten Personen zu sehen, zum dritten Erhebungszeitpunkt (t12) haben verwitwete Personen auch eine bessere Lebensqualität als alleinlebende.

Tabelle 8.15 Boxplots zu ausgewählten Merkmalen von Krankheit und Pflegebedürftigkeit und Lebensqualität. (Quelle: Eigene Erstellung)

Momentane Erkrankung

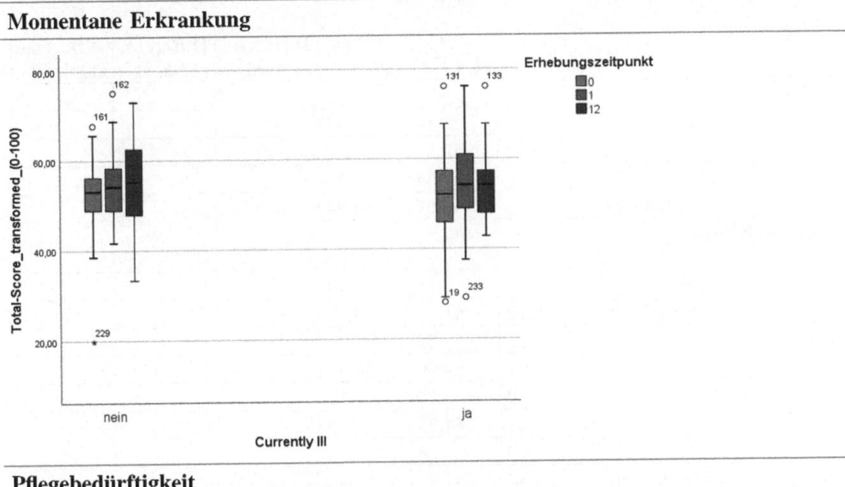

Pflegebedürftigkeit

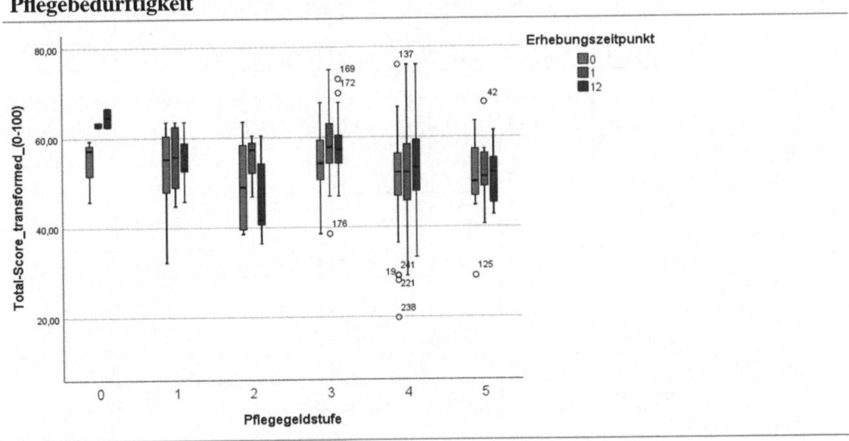

Eine Aussage, ob sich die Anzahl der Personen im Haushalt positiv oder negativ auf die Lebensqualität auswirkt, kann nicht getätigt werden. Die Häufigkeit der Besuche sowohl durch Angehörige, als auch durch Freunde/innen, Bekannte und Nachbarn zu Hause sowie im Pflegeheim geht mit einer besseren Lebensqualität einher. Jene Personen, die öfter als einmal pro Woche besucht werden, geben die beste Lebensqualität über alle drei Erhebungszeitpunkte an.

Tabelle 8.16 Soziale Kontakte und Lebensqualität: Mittelwerte, N, Veränderung zwischen den Erhebungszeitpunkten. (Quelle: Eigene Erstellung)

		t0	t1	t12	Differenz t1 & t0	Differenz t12 & t1	Differenz t12 & t0
Kinder							
nein	N	19	14	15			
	Mittelwert	50,38	52,31	52,22	+	-	+
ja	N	90	65	70			
	Mittelwert	51,33	54,07	54,84	+	+	+
Anzahl Kinder							
1	N	17	11	14			
	Mittelwert	50,12	51,42	54,76	+	+	+
2	N	35	25	24			
	Mittelwert	49,94	54,00	54,81	+	+	+
3	N	20	14	17			
	Mittelwert	51,41	54,53	55,63	+	+	+
4	N	10	8	8			
	Mittelwert	53,44	51,82	51,95	-	+	-
5	N	3	4	3			
	Mittelwert	62,15	61,20	55,21	-	-	-
6	N	2	2	2			
	Mittelwert	54,17	53,65	53,65	-	=	-
Familienstatus							
alleinlebend	N	15	13	12			
	Mittelwert	53,13	57,69	55,21	+	-	+
verheiratet	N	11	8	9			
	Mittelwert	51,04	49,35	47,45	-	-	-
mit Partner/ in lebend	N	1	2	2			
	Mittelwert	NA	52,08	52,60	x	+	x
geschieden	N	12	7	7			
	Mittelwert	50,09	56,85	53,27	+	-	+
verwitwet	N	69	49	55			
	Mittelwert	50,83	53,06	55,53	+	+	+
Personen im Haushalt							
1	N	53	35	39			
	Mittelwert	51,67	53,18	53,37	+	+	+
2	N	23	20	19			
	Mittelwert	52,31	54,11	56,74	+	+	+
3	N	6	5	5			
	Mittelwert	52,60	55,83	52,50	+	-	-

(Fortsetzung)

Tabelle 8.16 (Fortsetzung)

4	N	14	9	10			
	Mittelwert	43,38	50,23	53,96	+	+	+
5	N	7	5	7			
	Mittelwert	52,68	55,63	53,57	+	-	+
6	N	2	3	2			
	Mittelwert	60,42	53,47	50,52	-	-	-
8	N	2	2	2			
	Mittelwert	66,67	66,67	66,67	=	=	=
10	N	1	1	1			
	Mittelwert	51,04	x	51,04	x	x	=
Besuche durch Angehörige zu Hause							
seltener als 1 Mal pro Woche	N	16	11	11			
	Mittelwert	50,33	53,22	54,64	+	+	+
öfter als 1 Mal pro Woche	N	66	49	52			
	Mittelwert	52,21	54,61	54,89	+	+	+
seltener als 1 Mal pro Monat	N	25	17	20			
	Mittelwert	49,04	51,65	52,81	+	+	+
Besuche durch Angehörige im Pflegeheim							
seltener als 1 Mal pro Woche	N	21	18	21			
	Mittelwert	47,72	50,98	52,03	+	+	+
öfter als 1 Mal pro Woche	N	67	47	47			
	Mittelwert	52,91	55,23	55,98	+	+	+
seltener als 1 Mal pro Monat	N	17	11	13			
	Mittelwert	49,94	52,46	53,21	+	+	+

(Fortsetzung)

Tabelle 8.16 (Fortsetzung)

Besuche durch Freunde/innen zu Hause							
seltener als 1 Mal pro Woche	N	31	17	19			
	Mittelwert	50,60	51,72	55,15	+	+	+
öfter als 1 Mal pro Woche	N	47	37	39			
	Mittelwert	53,57	55,15	55,88	+	+	+
seltener als 1 Mal pro Monat	N	30	24	26			
	Mittelwert	47,67	52,91	51,20	+	-	+
Besuche durch Freunde/innen im Pflegeheim							
seltener als 1 Mal pro Woche	N	34	20	24			
	Mittelwert	51,78	57,81	57,25	+	-	+
öfter als 1 Mal pro Woche	N	34	27	25			
	Mittelwert	53,68	53,20	55,00	-	+	+
öfter als 1 Mal pro Woche	N	34	27	25			
	Mittelwert	53,68	53,20	55,00	-	+	+
Besuche bei Freunden/innen							
seltener als 1 Mal pro Woche	N	18	16	15			
	Mittelwert	52,14	54,17	52,15	+	-	+
öfter als 1 Mal pro Woche	N	34	21	27			
	Mittelwert	53,89	55,30	57,06	+	+	+
seltener als 1 Mal pro Monat	N	52	37	37			
	Mittelwert	49,11	52,08	52,64	+	+	+

+ Verbesserung der Lebensqualität, − Verschlechterung der Lebensqualität, = gleichbleibende Lebensqualität

Die nachfolgenden Boxplots stellen die beschriebenen Ergebnisse, die Zusammenhänge zwischen den ausgewählten Merkmalen auf Personenebene und der Lebensqualität, grafisch dar (s. Tabelle 8.17).

Tabelle 8.17 Boxplots zu ausgewählten Merkmalen sozialer Kontakte und Lebensqualität. (Quelle: Eigene Erstellung)

Kinder

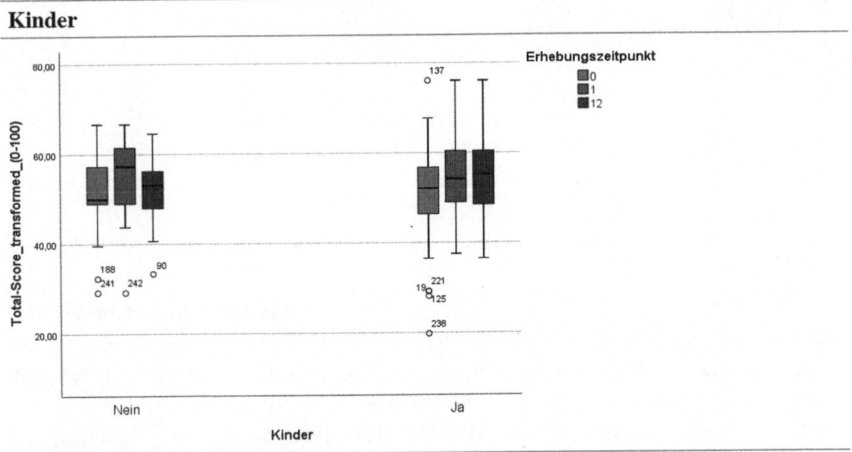

Familienstatus

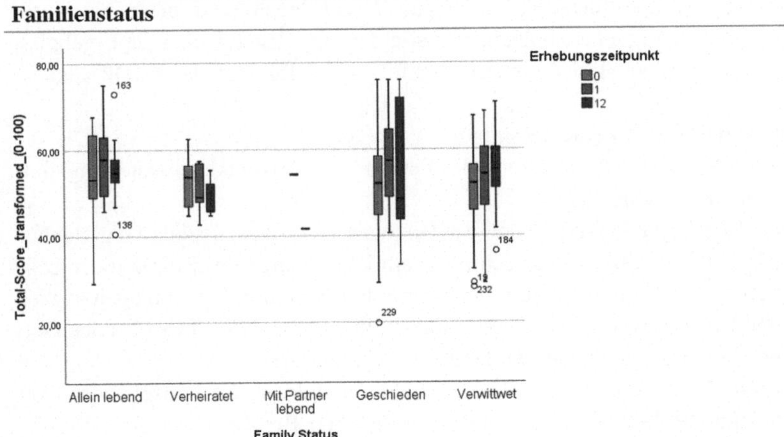

(Fortsetzung)

Tabelle 8.17 (Fortsetzung)

Besuche von Angehörigen im Pflegeheim (beispielhaft für Häufigkeit der Besuche)

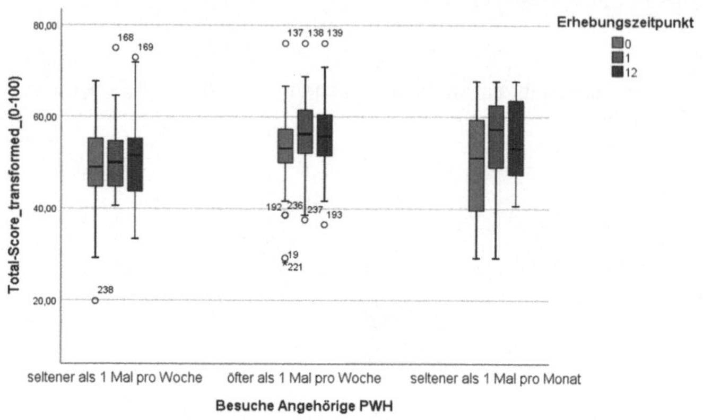

Zur Überprüfung der Effekte der ausgewählten Merkmale auf Personenebene auf die Lebensqualität werden nachfolgende lineare Regressionsanalysen mit der Lebensqualität als abhängige Variable durchgeführt. Es soll an dieser Stelle erwähnt werden, dass diese die hierarchische Struktur der Daten außer Acht lassen.

Die Modelle werden schrittweise unter Berücksichtigung der Ergebnisse auf Prüfung auf Multikollinearität aufgebaut. Nachfolgend sind diese sowie die jeweils berücksichtigten unabhängigen Variablen aufgelistet, wobei die Ergebnisse der grau hinterlegten Modelle in den nachfolgenden Tabellen dargestellt sind.

- **Nullmodell (m5):** keine erklärenden Variablen
- **Modell A:** Variablen auf Ebene der Personen – horizontale soziale Ungleichheit (Alter, Geschlecht)
- **Modell B:** Variablen auf Ebene der Personen – vertikale soziale Ungleichheit
  - **Modell B0:** Alter, Geschlecht, Sozialhilfeempfänger/in, Einzel- oder Doppelzimmer, Wohneigentum, höchster Schulabschluss, Schichtzugehörigkeit
  - **Modell B1:** Alter, Geschlecht, Sozialhilfeempfänger/in, Einzel- oder Doppelzimmer, Wohneigentum, höchster Schulabschluss
  - **Modell B2:** Alter, Geschlecht, Sozialhilfeempfänger/in, Einzel- oder Doppelzimmer, Wohneigentum, zuletzt ausgeübter Beruf
  - **Modell B3:** Alter, Geschlecht, Sozialhilfeempfänger/in, Einzel- oder Doppelzimmer, Wohneigentum, Schicht
- **Modell C:** Variablen auf Ebene der Personen – Pflegebedürftigkeit/Krankheit/Versorgung (Alter, Geschlecht, PGS, momentan krank, Versorgung vor PWH, Gründe für Einzug)

- **Modell D:** Variablen auf Ebene der Personen – soziale Kontakte
  - **Modell D1:** Familienstand, Häufigkeit der Besuche
  - **Modell D2:** Kinder, Häufigkeit der Besuche
- **Modell G:** signifikante Merkmale auf Personenebene (Geschlecht, Wohneigentum, Pflegegeldstufe, Bildung, Familienstatus, Häufigkeit der Besuche)

Nachfolgende Tabelle (s. Tabelle 8.18) fasst die Ergebnisse der Regressionsanalysen zusammen.

Es zeigt sich, dass das Alter kaum Einfluss auf die Lebensqualität hat, wobei die Richtung des Einflusses je nach Modell unterschiedlich ist. Das weibliche Geschlecht wirkt sich in allen Modellen positiv auf die Lebensqualität aus. In allen Modellen außer in einem Modell (B0) hat es einen signifikanten Einfluss auf die Lebensqualität ($p < 0{,}05$). Die ausgewählten Merkmale, die das Einkommen messen, üben kaum Einfluss auf die Lebensqualität aus. Lediglich die Tatsache bei der letzten Wohnung Eigentümer/in gewesen zu sein, zeigt einen signifikant positiven Einfluss auf die Lebensqualität ($p < 0{,}05$). Ein signifikant negativer Einfluss geht nach den Ergebnissen der linearen Regressionsanalysen von der Bildung auf die Lebensqualität aus ($p < 0{,}001$). Auch das Ausmaß der Pflegebedürftigkeit wirkt sich signifikant negativ auf die Lebensqualität aus ($p < 0{,}01$). Der Familienstatus (alleinlebend, geschieden, verwitwet) hat einen signifikant positiven Einfluss auf die Lebensqualität ($p < 0{,}01$). Während sich die Häufigkeit der Besuche von Angehörigen, Freunden/innen, Bekannten, Nachbarn zu Hause sowie im Pflegeheim signifikant positiv auf die Lebensqualität auswirkt ($p < 0{,}01$). Der Anteil an erklärter Varianz liegt je nach Modell im Bereich vier bis 14 Prozent.

Es zeigt sich, dass von den Merkmalen, die signifikant mit der Lebensqualität zusammenhängen (s. Tabelle 8.11), die Merkmale Geschlecht, höchster Schulabschluss, Pflegegeldstufe und soziale Kontakte (Häufigkeit der Besuche) auch auf Basis der Ergebnisse der Regressionsanalysen einen signifikanten Einfluss auf die Lebensqualität ausüben. Die Merkmale Zeit, Schichtzugehörigkeit und Anzahl der Kinder hängen zwar signifikant mit der Lebensqualität zusammen, haben aber in den Regressionsanalysen keinen signifikanten Einfluss.

Im letzten Modell (Modell G), in das alle unabhängigen Variablen mit signifikantem Einfluss auf die Lebensqualität aus den bisherigen Modellen aufgenommen werden, wirkt sich die Zeit signifikant positiv auf die Lebensqualität aus. Von den weiteren aufgenommenen Variablen haben nur der höchste Schulabschluss und die Pflegegeldstufe weiterhin einen signifikanten Einfluss auf die Lebensqualität. Der Anteil der erklärten Varianz liegt in diesem Modell bei 18 Prozent.

Tabelle 8.18 Ergebnisse der linearen Regressionsanalysen mit Merkmalen auf Personenebene. (Quelle: Eigene Erstellung)

Modellbezeichnung	Nullmodell (m5)	Modell A	Modell B0	Modell B2	Modell C	Modell D1	Modell D2	Modell G
Konstante	52,12	50,17	54,77	50,77	55,60	51,04	53,28	55,66
Delta Zeit	0,20	0,20	0,20	0,23	0,21	0,21	0,20	0,20*
Alter (zentriert)		0,03	−0,04	0,01	0,02	−0,03	−0,01	
Geschlecht (weiblich)		2,89*	1,60	2,65*	2,60*	2,52*	2,98*	2,43
Sozialhilfeempfänger/in JA			0,84	1,36				
Doppelzimmer			0,23	−0,26				
Wohneigentum Miete			−2,57*	−0,68				−1,83
Zuletzt ausgeübter Beruf (Arbeiter/in)				0,29				
Schicht Mittel-, obere Mittel-, Oberschicht			0,94					
Bildung >Hauptschule			−6,90***					−5,55***
PGS					−1,20**			−1,00*
Momentan krank (ja)					−1,87			

(Fortsetzung)

Tabelle 8.18 (Fortsetzung)

Modellbezeichnung	Nullmodell (m5)	Modell A	Modell B0	Modell B2	Modell C	Modell D1	Modell D2	Modell G
Versorgung vor PWH Angehörige 24-h-Betreuung Mobile Pflege Betreutes Wohnen Sonstige Mehrere Antworten					−2,20 4,70 −0,83 −5,18 2,71 −2,23			
Gründe für den Einzug Angehörige konnten Pflege nicht übernehmen Allein lebend PWH als beste Option Sonstige Mehrere Antworten					−1,25 5,79 2,18 0,27 −0,66			
Familienstatus (allein lebend, geschieden, verwitwet) Mit Partner/in lebend						−3,46*		−2,21
Kinder (ja)							0,01	

(Fortsetzung)

Tabelle 8.18 (Fortsetzung)

Modellbezeichnung	Nullmodell (m5)	Modell A	Modell B0	Modell B2	Modell C	Modell D1	Modell D2	Modell G
Soziale Kontakte Besuche durch Angehörige bzw. Freunde/innen zu Hause bzw. im Pflegeheim						−3,49**	−3,01*	−2,29
Modellmaße								
R^2	0,11	0,04	0,14	0,06	0,11	0,07	0,06	0,18

*$p<0,05$; **$p<0,01$; ***$p<0,001$

Vergleich der Lebensqualität der Studienteilnehmer/innen je Bereich zwischen den drei Erhebungszeitpunkten

Im Vergleich der Lebensqualität der Pflegeheimbewohner/innen, die an der Studie teilgenommen haben, zwischen dem ersten Erhebungszeitpunkt (Einzug in das Pflegeheim) und dem dritten Erhebungszeitpunkt (drei Monate nach dem Einzug) zeigt sich in den meisten Bereichen ein besseres Ergebnis (s. Abbildung 8.15).

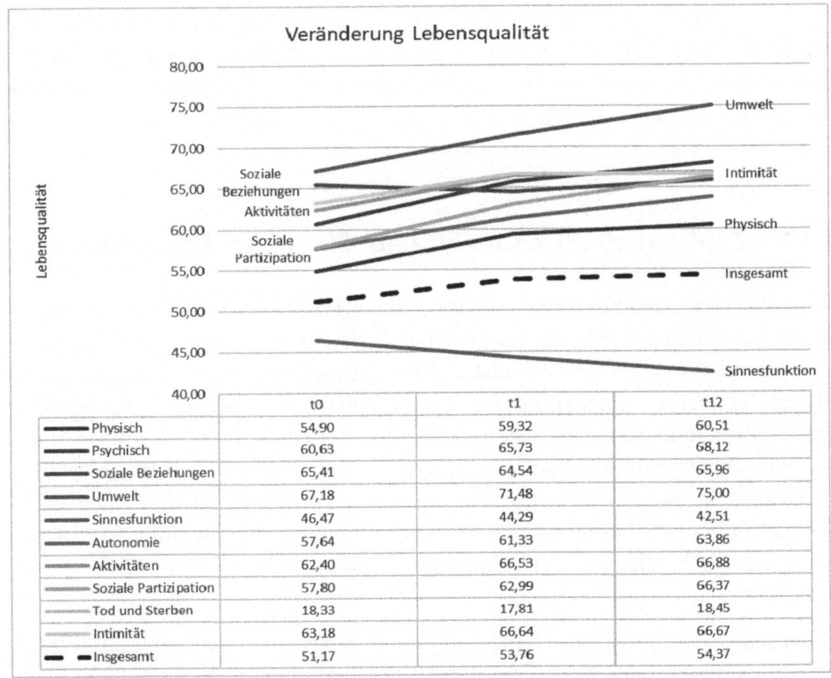

	t0	t1	t12
Physisch	54,90	59,32	60,51
Psychisch	60,63	65,73	68,12
Soziale Beziehungen	65,41	64,54	65,96
Umwelt	67,18	71,48	75,00
Sinnesfunktion	46,47	44,29	42,51
Autonomie	57,64	61,33	63,86
Aktivitäten	62,40	66,53	66,88
Soziale Partizipation	57,80	62,99	66,37
Tod und Sterben	18,33	17,81	18,45
Intimität	63,18	66,64	66,67
Insgesamt	51,17	53,76	54,37

Abbildung 8.15 Veränderung der Lebensqualität je Bereich. (Quelle: Eigene Erstellung)

Höhere Werte und somit eine bessere Lebensqualität erreichen die Studienteilnehmer/innen in den Bereichen physische, psychische Lebensqualität, soziale Beziehungen, Umwelt, Autonomie, soziale Partizipation, Aktivitäten in Vergangenheit, Gegenwart und Zukunft, Intimität sowie Tod und Sterben.

Niedrigere Werte und somit eine schlechtere Lebensqualität resultieren drei Monate nach dem Pflegeheimeinzug bei den Studienteilnehmer/innen im Bereich Sinnesfunktionen.

Die besseren Ergebnisse der Lebensqualität in den meisten Bereichen bedeuten, dass der größte Anteil der Studienteilnehmer/innen drei Monate nach dem Pflegeheimeinzug seine Lebensqualität subjektiv besser als beim Einzug bewertet.

Da vor allem die Entwicklung der Lebensqualität in Bezug auf die sozialen Beziehungen (beinahe gleichbleibendes Ergebnis zwischen erstem und drittem Erhebungszeitpunkt), Tod und Sterben (beinahe gleichbleibendes Ergebnis zwischen erstem und drittem Erhebungszeitpunkt sowie sehr niedrige Werte der Lebensqualität) und Sinnesfunktionen (niedrigere Lebensqualität eine Woche bzw. drei Monate nach dem Einzug als beim Einzug) von jener der anderen Bereiche abweicht, werden diese Bereiche in der weiteren Analyse neben der Gesamt-Lebensqualität fokussiert betrachtet. Abweichungen zu den Ergebnissen in Bezug auf die Gesamt-Lebensqualität werden an geeigneter Stelle erwähnt.

8.4.7 Explorative Datenanalyse auf Ebene der Pflegeheime

Vorliegendes Kapitel beinhaltet eine Zusammenfassung der Ergebnisse der explorativen Analyse auf Ebene der Pflegeheime. Dazu wird die Gesamt-Lebensqualität je erklärender Variable auf Pflegeheimebene (Strukturmerkmale) anhand der Mittelwerte betrachtet, eine grafische Analyse anhand von Boxplots durchgeführt und die Zusammenhänge zwischen der Gesamt-Lebensqualität (metrisches Merkmal) und den erklärenden Variablen durch Berechnung der Zusammenhangsmaße Korrelationskoeffizient nach Pearson (bei metrischen Merkmalen) und dem ETA-Koeffizienten (eta^2; bei nominalen Merkmalen) analysiert. Nachfolgende Tabelle (s. Tabelle 8.19) zeigt diese errechneten Zusammenhänge.

Tabelle 8.19 Zusammenhang Lebensqualität gesamt mit erklärenden Variablen auf Pflegeheimebene. (Quelle: Eigene Erstellung)

	eta^2	Pearson
Pflegeheim	0,276***	
Größe		0,146**
Lage	0,013	
Träger	0,010	
Bundesland	0,087**	

*p < 0,05; **p < 0,01;***p < 0,001

Eta^2 stellt den Einfluss des nominalen Merkmals auf das metrische Merkmal (Gesamt-Lebensqualität) dar und zeigt die prozentuelle Varianzerklärung der Gesamt-Lebensqualität durch das nominale Merkmal. Der Korrelationskoeffizient nach Pearson stellt den linearen Zusammenhang zwischen den zwei betrachteten Merkmalen dar.

Insgesamt sind die dargestellten Zusammenhänge als klein zu beurteilen, lediglich der Zusammenhang zwischen dem Pflegeheim und der Gesamt-Lebensqualität sowie dem Bundesland bzw. der Größe und der Gesamt-Lebensqualität ist als stark zu beurteilen. Ein signifikanter Zusammenhang zeigt sich im Bereich $p<0,01$ für die Variablen Größe sowie Bundesland und im Bereich $p<0,001$ für die Variable Pflegeheim. Aufgrund der Tatsache, dass die Verteilung der teilnehmenden Pflegeheime und Personen auf die Bundesländer keinesfalls repräsentativ und der Großteil in der Steiermark ist, wird dieser Zusammenhang nicht weiter beleuchtet.

Tabelle 8.20 stellt die Mittelwerte der Gesamt-Lebensqualität je Ausprägung der erklärenden Variablen auf Pflegeheimebene im Zeitverlauf dar.

Wird die Lebensqualität je gebildeter Größenkategorie betrachtet, zeigt sich kein eindeutiges Bild, dies ist je nach Erhebungszeitpunkt unterschiedlich. Bei Pflegeheimen unter 50 Plätzen haben die befragten Personen drei Monate nach dem Einzug sogar eine schlechtere Lebensqualität. In Bezug auf die Lage zeigt sich, dass Bewohner/innen in Städten über alle drei Erhebungszeitpunkte eine bessere Lebensqualität haben. Eine bessere Lebensqualität an allen drei Erhebungszeitpunkten haben Personen, die in Pflegeheimen mit öffentlich-rechtlichen Trägern leben. Werden alle drei Erhebungszeitpunkte betrachtet, zeigt sich in Bezug auf das Bundesland keines, das über alle drei Erhebungszeitpunkte mit einer besseren Lebensqualität einhergeht – wie bereits erwähnt, ist hier die unausgeglichene Verteilung in der Stichprobe zugunsten der Steiermark zu berücksichtigen.

Die beschriebenen Zusammenhänge sind aus nachfolgenden Boxplots ersichtlich (s. Tabelle 8.21).

Zur Überprüfung der Effekte der ausgewählten Merkmale auf Pflegeheimebene auf die Lebensqualität werden nachfolgende lineare Regressionsanalysen mit der Lebensqualität als abhängige Variable durchgeführt. Es soll an dieser Stelle erwähnt werden, dass diese die hierarchische Struktur der Daten außer Acht lassen.

Die Modelle werden schrittweise wie bereits auf Personenebene unter Berücksichtigung der Ergebnisse auf Prüfung auf Multikollinearität aufgebaut. Nachfolgend sind die Modelle sowie die jeweils berücksichtigten unabhängigen Variablen aufgelistet, wobei die Ergebnisse der grau hinterlegten Modelle in den nachfolgenden Tabellen dargestellt sind.

Tabelle 8.20 Merkmale auf Pflegeheimebene und Lebensqualität: Mittelwerte, N, Veränderung zwischen den Erhebungszeitpunkten. (Quelle: Eigene Erstellung)

		t0	t1	t12	Differenz t1 & t0	Differenz t12 & t1	Differenz t12 & t0
Größe							
kleiner 50	N	17	11	11			
	Mittelwert	53,39	53,79	51,15	+	-	-
50-90	N	54	37	38			
	Mittelwert	50,36	52,82	55,03	+	+	+
größer 90	N	55	45	44			
	Mittelwert	51,25	54,69	54,59	+	-	+
Lage							
Stadt	N	55	44	46			
	Mittelwert	52,59	54,19	55,58	+	+	+
Land	N	71	49	47			
	Mittelwert	50,08	53,35	53,20	+	-	+
Träger							
öffentlich	N	79	71	67			
	Mittelwert	51,91	54,04	55,84	+	+	+
	N	47	22	26			
privat	Mittelwert	49,98	52,98	54,84	+	+	+
Bundesland							
Burgenland	N	6	4	4			
	Mittelwert	55,21	62,24	60,42	+	-	+
Kärnten	N	0	0	0			
	Mittelwert	x	x	x	x	x	x
Niederöster-reich	N	18	15	13			
	Mittelwert	46,46	48,13	48,70	+	+	+
Oberöster-reich	N	3	3	3			
	Mittelwert	47,4	52,08	55,21	+	+	+
Salzburg	N	9	9	8			
	Mittelwert	52,98	54,32	53,13	+	-	+
Steiermark	N	76	51	54			
	Mittelwert	50,9	53,52	55,19	+	+	+
	N	8	8	8			
Tirol	Mittelwert	55,86	59,08	59,11	+	+	+
	N	4	2	2			
Vorarlberg	Mittelwert	56,77	52,08	43,23	-	-	-
	N	2	1	0			
Wien	Mittelwert	50	54,17	x	+	x	x

+ Verbesserung der Lebensqualität, − Verschlechterung der Lebensqualität, = gleichbleibende Lebensqualität

Tabelle 8.21 Boxplots ausgewählter Merkmale auf Pflegeheimebene und Lebensqualität. (Quelle: Eigene Erstellung)

Größe

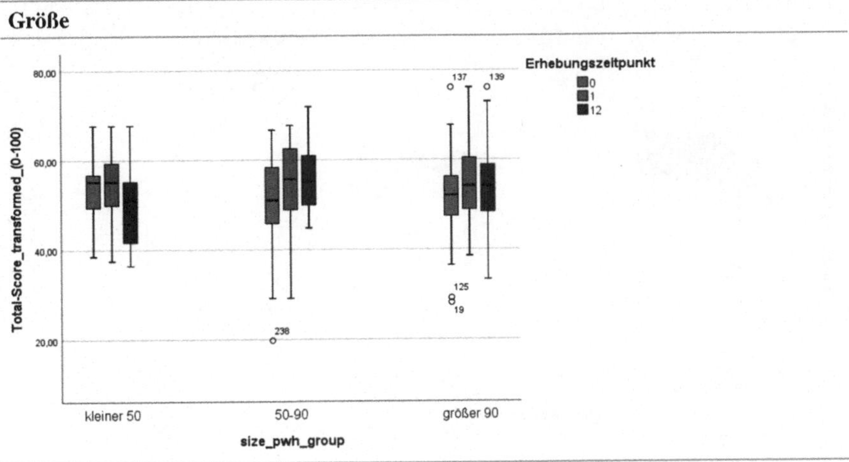

Lage

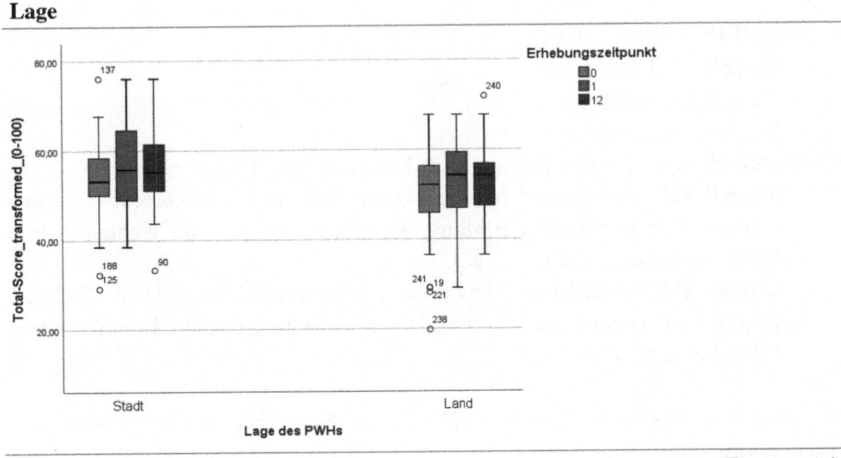

(Fortsetzung)

Tabelle 8.21 (Fortsetzung)

Träger

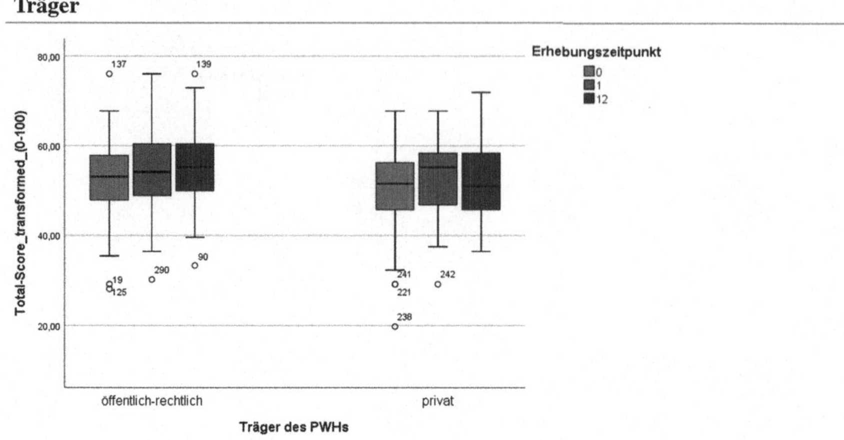

- **Modell E:** Variablen auf Ebene der Pflegeheime:
  - Modell E1: Lage
  - Modell E2: Größe
  - Modell E3: Träger
- **Modell H:** signifikante Merkmale auf Personen- und Pflegeheimebene
  - **Modell H1:** signifikante Merkmale auf Personen- (Geschlecht, Wohneigentum, Pflegegeldstufe, Bildung, Familienstatus, soziale Kontakte) und Pflegeheimebene (Träger, Lage)
  - **Modell H2:** signifikante Merkmale auf Personen- (Geschlecht, Wohneigentum, Pflegegeldstufe, Bildung, Familienstatus, soziale Kontakte) und Pflegeheimebene (Größe)

Nachfolgende Tabelle (s. Tabelle 8.22) fasst die Ergebnisse der Regressionsanalysen zusammen.

Tabelle 8.22 Ergebnisse der linearen Regressionsanalysen mit Merkmalen auf Pflegeheimebene. (Quelle: Eigene Erstellung)

Modellbezeichnung	Modell E1	Modell E2	Modell E3	Modell H2
Konstante	53,25	52,19	52,75	54,54
Delta Zeit	0,19	0,19	0,19	0,20*
Geschlecht (weiblich)				1,75
Wohneigentum Miete				−2,73
Bildung >Hauptschule				−5,82***
PGS				−1,43**
Familienstatus (allein lebend, geschieden, verwitwet) Mit Partner/in lebend				−1,77
Soziale Kontakte Besuche durch Angehörige bzw. Freunde/innen zu Hause bzw. im Pflegeheim				−1,08
Lage PWH (Land)	−2,06			
Größe PWH (zentriert)		0,04*		0,04*
Träger PWH Privat			−1,84	
Modellmaße				
R^2	0,03	0,03	0,02	0,19

*$p < 0,05$; **$p < 0,01$; ***$p < 0,001$*

Aus den Regressionsanalysen mit den erklärenden Merkmalen auf Pflegeheimebene zeigt sich, dass nur das Merkmal Größe (ausgedrückt durch die Anzahl an Pflegeplätzen) einen signifikanten Einfluss ($p < 0,05$) auf die Lebensqualität hat. Der Anteil an erklärter Varianz von zwei bzw. drei Prozent ist gering.

Im endgültigen Modell, in das alle signifikanten Merkmale auf Personenebene und Pflegeheimebene aus den einzelnen Modellen aufgenommen werden, üben die Zeit ($p < 0,05$), der höchste Schulabschluss ($p < 0,001$), die Pflegegeldstufe ($p < 0,01$) und die Größe ($p < 0,05$) des Pflegeheims einen signifikanten Einfluss auf die Lebensqualität aus. Der Anteil an erklärter Varianz liegt bei 19 Prozent.

Die gewonnenen Erkenntnisse gilt es im Rahmen der Mehrebenenanalyse, die die hierarchische Struktur der Daten berücksichtigt, in weiterer Folge zu überprüfen.

8.4.8 Explorative Datenanalyse der Ergebnisse der Erhebung des Einflusses der organisationalen Ebene

Dieses Kapitel fasst die Ergebnisse der explorativen Analyse der organisationalen Ebene zusammen. Dazu wird die Gesamt-Lebensqualität je Dimension sowie der organisationalen Ebene gesamt anhand der Mittelwerte betrachtet, eine grafische Analyse anhand von Boxplots durchgeführt und die Zusammenhänge zwischen der Gesamt-Lebensqualität (metrisches Merkmal) und den erklärenden Variablen durch Berechnung des Korrelationskoeffizienten nach Pearson analysiert. Nachfolgende Tabelle (siehe Tabelle 8.23) zeigt diese errechneten Zusammenhänge.

Der Korrelationskoeffizient nach Pearson stellt den linearen Zusammenhang zwischen den zwei betrachteten Merkmalen dar.

Tabelle 8.23 Zusammenhang Lebensqualität gesamt mit den Dimensionen der organisationalen Ebene. (Quelle: Eigene Erstellung)

		Pearson
Zusammenarbeit		0,035
Hierarchie		
	Item „B2"	0,015
	Item „B5"	0,007
Beitrag zur Lebensqualität		−0,018
Kommunikation und Information		0,08
Arbeitszufriedenheit		0,033
Organisationale Ebene		0,018

Die dargestellten Zusammenhänge sind alle als klein zu beurteilen und vernachlässigbar. Keine der Dimensionen steht in einem signifikanten Zusammenhang mit der Lebensqualität, auch der Zusammenhang organisationale Ebene gesamt (Index über alle Variablen der organisationalen Ebene) mit der Lebensqualität ist nicht signifikant und mit 0,018 klein.

Tabelle 8.24 stellt die Mittelwerte der Gesamt-Lebensqualität je Ausprägung der Dimensionen der organisationalen Ebene im Zeitverlauf dar.

Tabelle 8.24 Organisationale Ebene und Lebensqualität: Mittelwerte, N, Veränderung zwischen den Erhebungszeitpunkten. (Quelle: Eigene Erstellung)

		t0	t1	t12	Diffe-renz t1 & t0	Diffe-renz t12 & t1	Diffe-renz t12 & t0
Zusammenarbeit	3	42,71	38,54	x	-	x	x
	4	51,03	52,58	54,15	+	+	+
	5	52,52	57,07	57,97	+	+	+
Hierarchie- B2 mi	3	52,31	53,28	55,38	+	+	+
	4	50,41	55,68	54,97	+	-	+
Hierarchie - B5 mi	3	52,18	52,26	54,41	+	+	+
	4	51,16	54,97	55,67	+	+	+
	5	50,99	53,60	55,00	+	+	+
Beitrag zur Lebensqualität	4	52,06	52,53	53,67	+	+	+
	5	50,36	56,04	58,29	+	+	+
Kommunikation, Information	3	52,16	51,36	55,76	-	+	+
	4	51,50	55,06	54,84	+	-	+
	5	49,27	52,34	56,94	+	+	+
Arbeitszufriedenheit	4	50,74	52,29	54,55	+	+	+
	5	52,46	56,62	56,37	+	-	+
organisationale Ebene	3	55,38	59,38	58,85	+	-	+
	4	51,19	53,90	54,87	+	+	+
	5	50,59	52,68	54,89	+	+	+

+ Verbesserung der Lebensqualität, − Verschlechterung der Lebensqualität, = gleichbleibende Lebensqualität

Es zeigt sich (s. Tabelle 8.24) eine bessere Lebensqualität der Bewohner/innen, je besser die Zusammenarbeit von den Mitarbeiter/innen beurteilt wird. In Bezug auf die Dimension Hierarchie kann keine eindeutige Aussage gemacht werden. Dies gilt ebenso für die Dimension Kommunikation und Information. Die Dimension Beitrag zur Lebensqualität betreffend, geht eine bessere Einschätzung der Mitarbeiter/innen mit einer schlechteren Lebensqualität der Bewohner/innen zum ersten Erhebungszeitpunkt (beim Einzug) einher, beim zweiten und dritten Erhebungszeitpunkt (eine Woche bzw. drei Monate nach dem Einzug) jedoch mit einer besseren Lebensqualität. Eine bessere Bewertung der Dimension Arbeitszufriedenheit wirkt sich nach den Ergebnissen der Befragung zur organisationalen

Ebene positiv auf die Lebensqualität der Bewohner/innen aus. Wird die organisationale Ebene als Gesamtes betrachtet, zeigt sich ein gegenteiliges Bild: Eine bessere Bewertung der organisationalen Ebene geht mit einer schlechteren Lebensqualität über alle drei Erhebungszeitpunkte einher.

Die beschriebenen Zusammenhänge sind aus nachfolgenden Boxplots ersichtlich (s. Tabelle 8.25).

Tabelle 8.25 Boxplots Dimensionen der organisationalen Ebene bzw. organisationale Ebene gesamt und Lebensqualität. (Quelle: Eigene Erstellung)

Zusammenarbeit

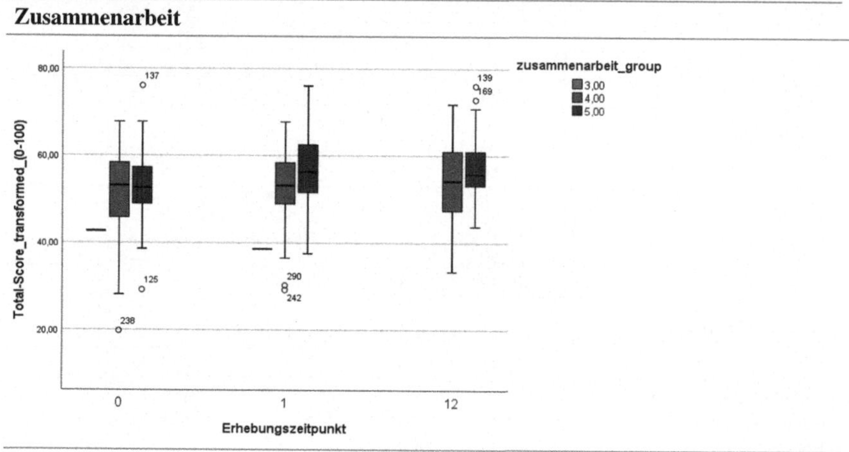

(Fortsetzung)

Tabelle 8.25 (Fortsetzung)

Hierarchie

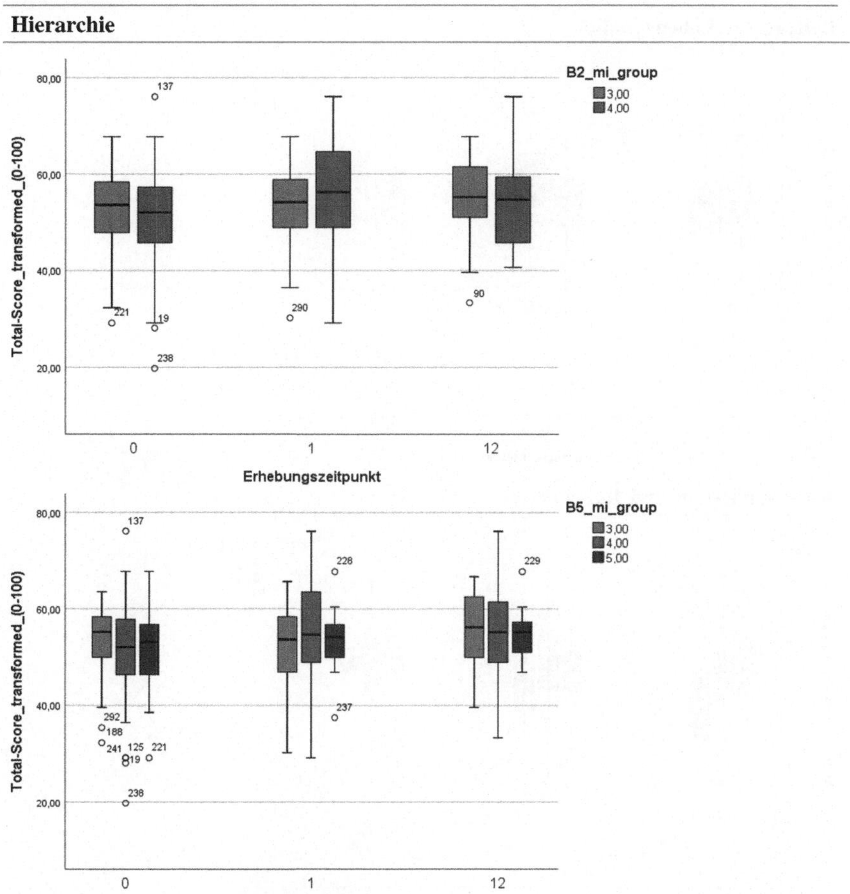

(Fortsetzung)

Tabelle 8.25 (Fortsetzung)

Beitrag zur Lebensqualität

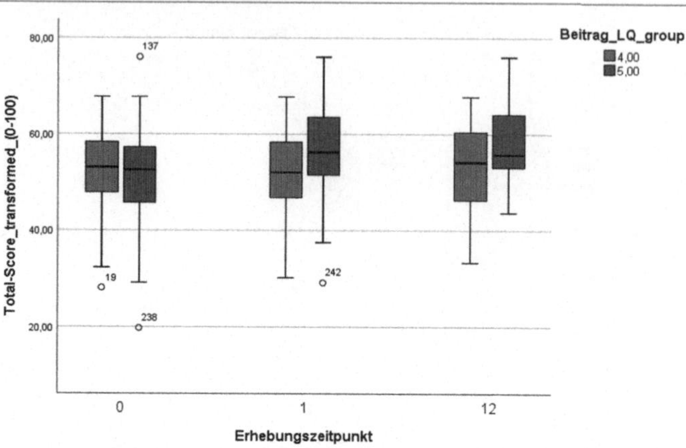

Kommunikation und Information

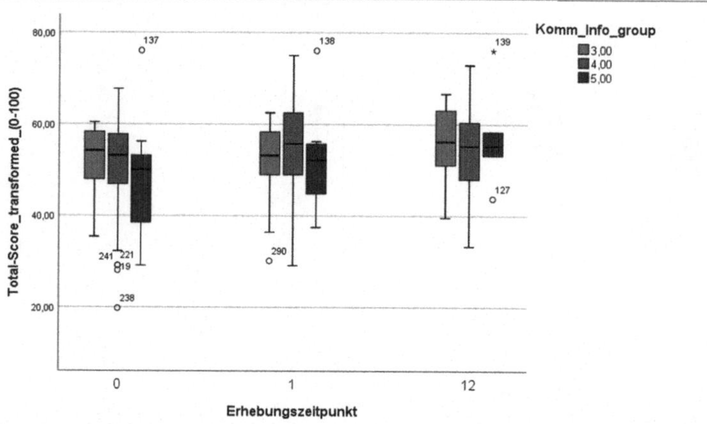

(Fortsetzung)

Tabelle 8.25   (Fortsetzung)

Arbeitszufriedenheit

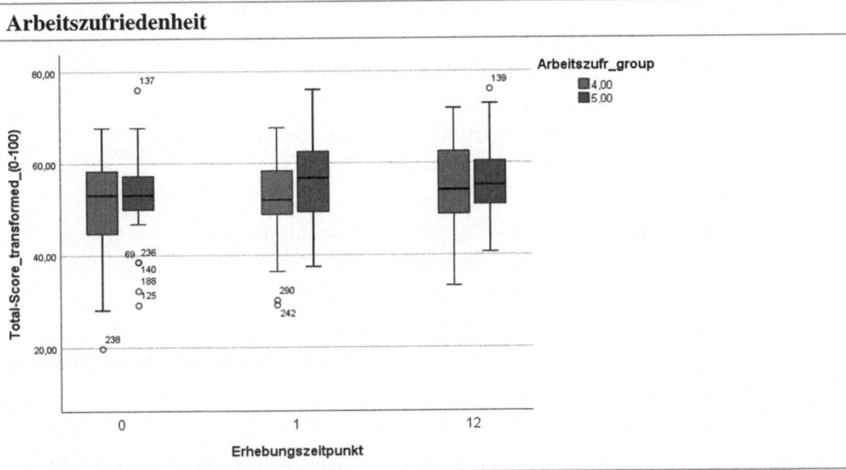

Organisationale Ebene gesamt

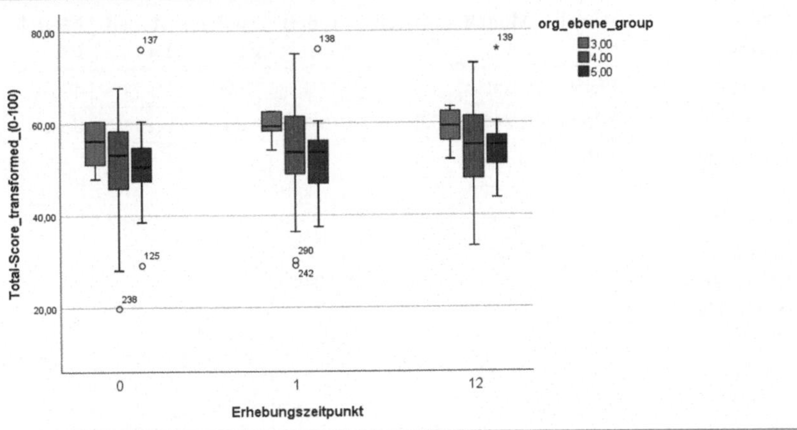

Zur Überprüfung der Effekte der organisationalen Ebene auf die Lebensqualität werden nachfolgende lineare Regressionsanalysen mit der Lebensqualität als abhängige Variable durchgeführt. Es soll an dieser Stelle erwähnt werden, dass diese die hierarchische Struktur der Daten außer Acht lassen.

In die Analysen werden die organisationale Ebene gesamt, alle Dimensionen gemeinsam und schließlich die einzelnen Dimensionen der organisationalen

Ebene getrennt voneinander getestet. Nachfolgend sind die Modelle sowie die jeweils berücksichtigten unabhängigen Variablen aufgelistet.

- **Modell F:** Merkmale auf organisationaler Ebene
  - **Modell F:** organisationale Ebene gesamt
  - **Modell F0:** alle Dimensionen der organisationalen Ebene
  - **Modell F1:** Dimension Zusammenarbeit
  - **Modell F2:** Dimension Hierarchie
  - **Modell F3:** Dimension Beitrag zur Lebensqualität
  - **Modell F4:** Dimension Kommunikation und Information
  - **Modell F5:** Dimension Arbeitszufriedenheit

Nachfolgende Tabelle (s. Tabelle 8.26) fasst die Ergebnisse der durchgeführten Regressionsanalysen zusammen.

Tabelle 8.26 Ergebnisse der linearen Regressionsanalysen auf organisationaler Ebene. (Quelle: Eigene Erstellung)

Modell-bezeichnung	Modell F	Modell F0	Modell F1	Modell F2	Modell F3	Modell F4	Modell F5
Konstante	49,19	51,35	47,79	50,21	53,00	50,94	47,61
Delta Zeit	0,25*	0,24*	0,25*	0,24*	0,24*	0,24*	0,25*
Organisationale Ebene	0,76						
Zusammenarbeit		2,39	1,07				
Hierarchie Flache Hierarchie Wertschätzung aller Stufen		1,59 2,91		0,31 0,32			
Beitrag zur Lebensqualität		−4,23			−0,15		
Kommunikation und Information		−3,42				0,35	
Arbeitszufriedenheit		1,47					1,08
Modellmaße							
R^2	0,02	0,03	0,02	0,02	0,02	0,02	0,02

Aus den durchgeführten Regressionsanalysen mit den Dimensionen der organisationalen Ebene als erklärende Variablen zeigt sich, dass keine der Dimensionen weder in den getrennten Analysen, noch in der Analyse mit allen Dimensionen, noch die organisationale Ebene gesamt einen signifikanten Einfluss auf die Lebensqualität haben. Der Anteil der erklärten Varianz liegt lediglich bei zwei bis drei Prozent je nach Modell. Dies ist als gering zu beurteilen.

Werden alle signifikanten Merkmale auf Personen- und Pflegeheimebene sowie der organisationalen Ebene (entweder gesamt oder die einzelnen Dimensionen) gemeinsam in ein Modell eingefügt, ergibt sich ein unrealistischer Wert für die Konstante (62,89). Aus diesem Grund wird davon abgesehen und die organisationale Ebene sowie ihre Dimensionen werden getrennt betrachtet.

Die gewonnenen Erkenntnisse gilt es im Rahmen der Mehrebenenanalyse, die die hierarchische Struktur der Daten berücksichtigt, in weiterer Folge zu überprüfen.

8.4.9 Mehrebenenanalyse

Wie bereits in den vorangehenden Kapiteln erläutert (siehe Abschnitt 8.3), wurde die Mehrebenenanalyse mit R durchgeführt. Wie in der Literatur empfohlen, wurde das Mehrebenenmodell schrittweise aufgebaut. Die Lebensqualität zu den drei genannten Erhebungszeitpunkten stellt die erste Ebene, die Personen die zweite Ebene und die Pflegeheime die dritte Ebene dar.

Als Schätzmethode wurde die Full Maximum Likelihood Methode verwendet, um in weiterer Folge einen Modellvergleich zu ermöglichen.

Dabei wurde nach folgenden Schritten vorgegangen:

- Erstellung eines Modells, das die Lebensqualität nur durch die Intercept vorhersagt (Modell 0)

  R-Code:
  intercept_only <- gls(old_to_t ~ 1, data=whoqolbref_old_long7, method="ML", na.action=na.exclude)
- Erstellung eines Modells mit Random Intercepts auf Ebene zwei und drei (Modell 1)

  R-Code:
  intercept_random <- lmer(old_to_t ~ 1 + (1|pbid) + (1|haus), data=whoqolbref_old_long7, REML=F)
- Erstellung eines Modells mit Random Intercepts auf Ebene zwei und drei und dem Prädiktor Zeit als Fixeffekt (Modell 2)

R-Code:

intercept_random_time <- lmer(old_to_t ~ 1 + time + (1\pbid) + (1\haus), data=whoqolbref_old_long7, REML=F)

– Erstellung eines Modells mit Random Intercept und Random Slope auf Ebene zwei, Random Intercept auf Ebene drei und dem Prädiktor Zeit (Modell 3)

R-Code:

slope_random_time_pbid <- lmer(old_to_t ~ 1 + time + (time\pbid) + (1\haus), data=whoqolbref_old_long7, REML=F)

– Erstellung eines Modells mit Random Intercept und Random Slope auf Ebene zwei und Ebene drei und dem Prädiktor Zeit (Modell 4) – dies ist in der vorliegenden Studie das Nullmodell

R-Code: [beide R-Codes führen zumselben Ergebnis]

slope_random_time <- lmer(old_to_t ~ 1 + time + (time\pbid) + (time\haus), data=whoqolbref_old_long7, REML=F)

slope_random_time <- lmer(old_to_t ~ 1 + time + (1+time\pbid) + (1+time\haus), data=whoqolbref_old_long7, REML=F)

– Flexible Modellierung der Variable „time" und Überprüfung der Modellgüte (Modell 5)

R-Code:

slope_random_time2<- lmer(old_to_t ~ 1 + time +I(time^2) + (1+time\pbid) + (1+time\haus), data=whoqolbref_old_long7, REML=F)

In weiterer Folge erfolgten Vergleiche der Modellgüte zwischen den Modellen zwei, drei und vier sowie zur Modellierung der Zeit (Variable „time") der Modelle vier und fünf.

R-Code:[6]

>   anova(intercept_random_time,   slope_random_time_pbid, slope_random_time)

> anova(slope_random_time, slope_random_time2)

Daraus resultiert, dass im Fall der vorliegenden Studie im Mehrebenenmodell sowohl auf Ebene zwei (Personen), als auch auf Ebene drei (Pflegeheime) verschiedene Intercepts und verschiedene Slopes zugelassen werden. Es handelt sich somit um ein Random-Intercept-Random-Slope-Modell. Dies lässt sich einerseits auf theoretische Überlegungen, andererseits auf Überprüfungen der

---

[6]Die Funktion „anova" erlaubt einen Vergleich von Modellen. Das jeweilige Modell wird damit mit dem Modell davor (in der Zeile davor) verglichen. (Eichner, 2015, S. 288)

Modellgüte zurückführen. Aus theoretischer Sicht wird davon ausgegangen, dass unterschiedliche Personen zum ersten Erhebungszeitpunkt eine unterschiedliche Lebensqualität haben und sich diese zwischen den Erhebungszeitpunkten unterschiedlich entwickelt. Auch ist davon auszugehen, dass die Personen, die in dasselbe Pflegeheim einziehen, beim Einzug eine unterschiedliche Lebensqualität haben und sich diese je Pflegeheim unterschiedlich entwickelt. Ziel der Studie ist mitunter herauszufinden, ob diese unterschiedliche Entwicklung auf Merkmale der Pflegeheime zurückzuführen ist. Zum anderen wurden folgende Maße der Modellgüte herangezogen, um zu entscheiden, ob ein Random-Intercept- oder Random-Intercept-Random-Slope-Modell auf Ebene drei die Daten besser abbildet:

- AIC
- BIC
- Deviance
- R^2
- ICC auf Ebene drei
- ICC auf Ebene zwei

Neben den Modellen mit allen Daten auf den drei Ebenen (Modell 2, 3, 4) wurde auch jeweils ein Modell ohne Pflegeheime, die beim Slope stark abwichen, berechnet (Modell 2.1, Modell 3.1, Modell 4.1). Diese Pflegeheime, die eine stark abweichende Slope haben, wurden durch lineare Regressionen je Pflegeheim (abhängige Variable: Lebensqualität, unabhängige Variable: Zeit) identifiziert. Die Ergebnisse dieser Regressionen sind in nachfolgender Tabelle dargestellt (siehe Tabelle 8.27). Die Modelle 2.1, 3.1 und 4.1 wurden ohne die Erhebungen aus den Pflegeheimen 5, 8, 15 und 28 erstellt. Dies hat zur Folge, dass der reduzierte Datensatz (ohne „Slope-Ausreißer-Häuser") im Vergleich zum vollständigen Datensatz, aus insgesamt 15 Befragungen, die sich sechs Personen zuordnen lassen, weniger besteht.

Tabelle 8.27 Ergebnisse der Regressionen je Pflegeheim. (Quelle: Eigene Erstellung)

Haus	Konstante RegressionskoeffizientB	Erhebungszeitpunkt RegressionskoeffizientB	
1	47,22	0,770	
3	60,13	-0,270	
4	57,77	0,259	
5	54,17	7,290	nur 1 Person
6	55,30	-1,136	nur 1 Person
7	59,38	0,394	
8	50,00	4,167	nur 2 Personen
9	57,70	0,186	
10	57,04	0,164	
11	53,35	0,120	
12	52,94	0,017	
13	51,26	0,052	
14	55,63	-1,051	
15	42,71	-4,167	nur 1 Person
16			jeweils nur 1 Befragung
17	45,47	-0,011	
18	42,00	0,934	
19			nur 1 Befragung
20	47,40	-0,391	
21	54,49	-0,266	
22			nur 1 Befragung
23			nur 1 Befragung
24	51,38	1,184	nur 1 Person
25			nur 1 Befragung
26	61,46	0,000	
27	46,82	0,691	
28	34,13	2,220	
29			nur 1 Befragung
30	49,84	0,459	
31	45,85	0,811	
32	56,62	-0,246	
34	47,90	0,472	

Nachfolgende Tabelle (siehe Tabelle 8.28) stellt die Ergebnisse des Modellvergleichs zwischen den Modellen zwei, drei und vier gegenüber. Die Modellgüte verbessert sich durch Weglassen der Ausreißer – der Fokus in dieser Darstellung wird jedoch auf den Vergleich der Modelle mit Random Intercepts auf Ebene zwei und drei (Modell 2 bzw. 2.1), mit Random Intercept und Random Slope auf Ebene zwei, Random Intercept auf Ebene drei (Modell 3 bzw. 3.1) und mit Random Intercept und Random Slope auf Ebene zwei und Ebene drei (Modell 4 bzw. 4.1) gelegt. So werden jeweils die Modelle 2, 3, 4 sowie 2.1, 3.1 und 4.1 miteinander verglichen.

Tabelle 8.28 Gegenüberstellung der Modelle 2, 3, 4: AIC, BIC, R^2, ICC. (Quelle: Eigene Erstellung)

	AIC	BIC	R^2	ICC (Level 3)	ICC (Level 2)
Modell mit Random Intercept auf Ebene zwei und drei					
Modell 2	1912,1	1930,1	0,013	7,24/(7,24 + 42,83 + 33,60) = 0,087	42,83/ (7,24 + 42,83 + 33,60) = 0,512
Modell 2.1	1604,3	1621,6	0,007	6,54/(6,54 + 45,48 + 23,45) = 0,087	45,48/ (6,54 + 45,48 + 23,45) = 0,603
Modell mit Random Intercept und Random Slope auf Ebene zwei, Random Intercept auf Ebene drei					
Modell 3	1911,0	1936,3	0,014	6,90/(6,90 + 53,20 + 26,23) = 0,080	53,20/ (6,90 + 53,20 + 26,23) = 0,616
Modell 3.1	1598,7	1622,9	0,007	6,77/(6,77 + 56,35 + 14,39) = 0,087	56,35/ (6,77 + 56,35 + 14,39) = 0,727
Modell mit Random Intercept und Random Slope auf Ebene zwei und Ebene drei					
Modell 4	1911,8	1944,2	0,013	13,23/(13,23 + 48,32 + 26,60) = 0,150	48,32/ (13,23 + 48,32 + 26,60) = 0,548
Modell 4.1	1602,3	1633,5	0,008	13,55/(13,55 + 48,41 + 27,08) = 0,152	48,41/ (13,55 + 48,41 + 27,08) = 0,544

Aus dieser Gegenüberstellung (s. Tabelle 8.28) zeigt sich, dass die Gütemaße BIC und AIC[7] sowie das R^2 im Vergleich der Modellvarianten mit allen Daten geringfügig zugunsten des Modells mit Random Intercept und Random Slope auf Ebene zwei, sowie Random Intercept auf Ebene drei abweichen.

---

[7]dem AIC wurde aufgrund der Empfehlung aus der Literatur, den AIC bei kleineren Stichproben zu verwenden, gegenüber dem BIC Vorrang gegeben

Die weitere Gegenüberstellung (s. Tabelle 8.29) zeigt, dass sich die Devianz durch Hinzufügen der Random Slope auf Ebene zwei (Modell drei verglichen mit Modell zwei) sowie auf Ebene drei (Modell vier verglichen mit Modell drei) leicht verbessert. Das Hinzufügen der Random Slope auf Ebene zwei verbessert den Modellfit, $\chi^2 = 5{,}0894$ p $= 0{,}0785$, ebenso das Hinzufügen der Random Slope auf Ebene drei, $\chi^2 = 3{,}2415$ p $= 0{,}0198$, wenn auch nur gering.

Tabelle 8.29 Gegenüberstellung der Modelle 2, 3, 4 mit vollständigem Datensatz: Freiheitsgrade, logLik, Devianz, Chi Quadrat, P-Wert, Signifikanz. (Quelle: Eigene Erstellung)

Modell	DF	logLik	Devianz	X^2	DF	Pr
2	5	−951,05	1902,1			
3	7	−948,50	1897,0	5,0894	2	0,0785
4	9	−946,88	1893,8	3,2415	2	0,0198

Werden die Modelle für den reduzierten Datensatz verglichen (Vergleich Modell 2.1, 3.1, 4.1) (s. Tabelle 8.30), so verbessert sich die Modellgüte durch Hinzufügen der Random Slope auf Ebene zwei signifikant, $\chi^2 = 9{,}5866$ p $= 0{,}0083$, während sich die Modellgüte durch Hinzufügen der Random Slope auf Ebene drei kaum verbessert, $\chi^2 = 0{,}3483$ p $= 0{,}8402$.

Tabelle 8.30 Gegenüberstellung der Modelle 2.1, 3.1, 4.1: Freiheitsgrade, logLik, Devianz, Chi Quadrat, P-Wert, Signifikanz. (Quelle: Eigene Erstellung)

Modell	DF	logLik	Devianz	X^2	DF	Pr
2.1	5	−797,14	1594,3			
3.1	7	−792,34	1584,7	9,5866	2	0,0083
4.1	9	−792,17	1584,3	0,3483	2	0,8402

Wie bereits erwähnt, wurde schließlich aufgrund theoretischer Überlegungen mit Random Intercepts und Random Slopes sowohl auf Ebene zwei (Personen) und Ebene drei (Häuser) weitergearbeitet. Auch zeigt die grafische Darstellung (s. Abbildung 8.16 und Abbildung 8.17) der Lebensqualitätsverläufe, dass sowohl Unterschiede in der Intercept als auch der Slope auf Ebene zwei und drei vorhanden sind. Die Unterschiede in der Intercept und Slope zwischen den Pflegeheimen zeigt sich auch durch die Darstellung der Mittelwerte (s. Abbildung 8.18) sowie die Entwicklung der Lebensqualität je Pflegeheim (s. Abbildung 8.19).

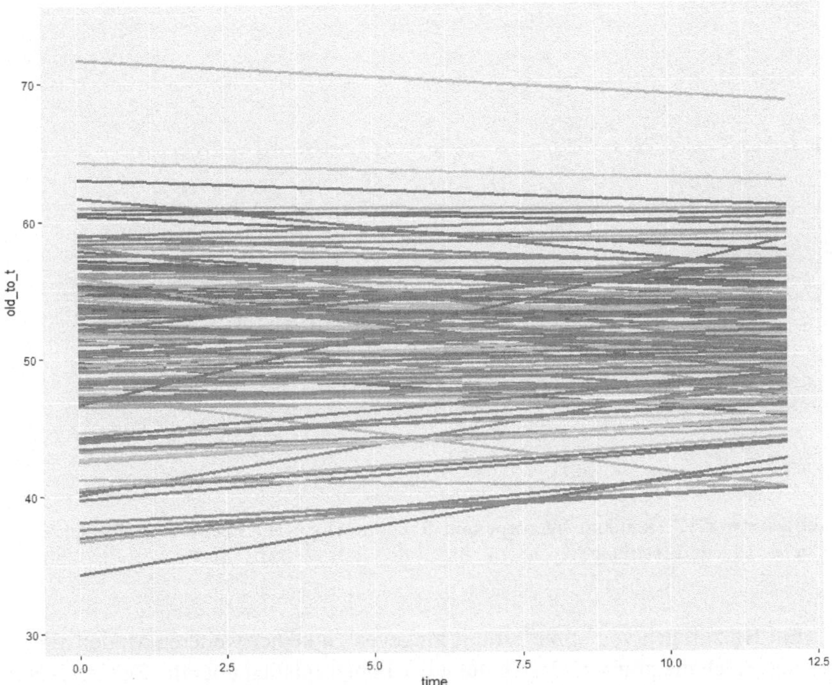

Abbildung 8.16 Random Intercept und Random Slope auf Ebene zwei (Personen). (Quelle: Eigene Erstellung)

In weiterer Folge wurde die Variable „time" flexibel modelliert – jeweils ein Modell mit „time" (Modell 4) und ein weiteres mit „time" und „time^2" (Modell 5). Das Ergebnis aus dem Modellvergleich ist nachfolgend zusammengefasst (s. Tabelle 8.31).

Es zeigt sich, dass sich die Modellgüte durch Hinzufügen von „time^2" verbessert. Sowohl die Gütemaße AIC[8] als auch die Deviance zeigen für das Modell mit „time^2" eine signifikant bessere Anpassung des Modells an die Daten – $\chi^2 = 4{,}797$ p $= 0{,}0285$.

Sowohl „time", b $= 2{,}14$ (0,42; 3,86), p$<$0,01, als auch „time^2", b $= -0{,}16$ ($-0{,}30$; $-0{,}02$), p$<$0,01, beschreiben signifikant den Verlauf der Zeit.

---

[8]Dem AIC wurde aufgrund der Empfehlung aus der Literatur, den AIC bei kleineren Stichproben zu verwenden, gegenüber dem BIC Vorrang gegeben

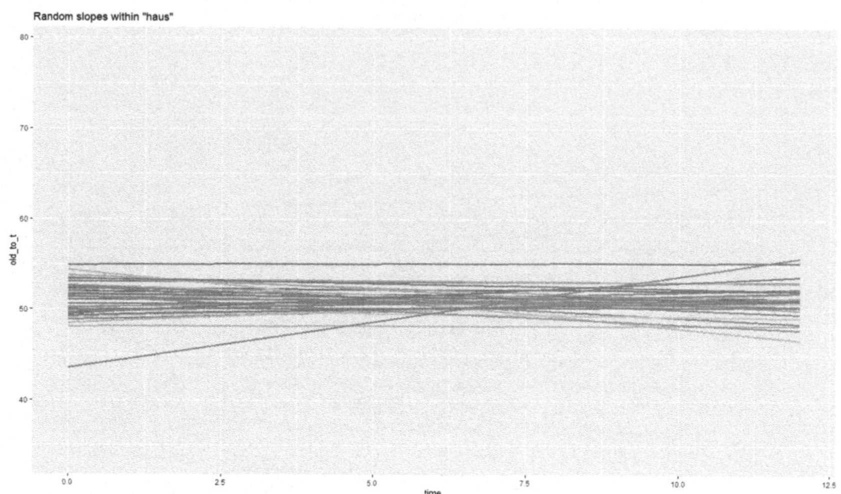

Abbildung 8.17 Random Intercept und Random Slope auf Ebene drei (Pflegeheime). (Quelle: Eigene Erstellung)

Ein Hinzufügen von „time^3" führt hingegen zu keiner weiteren Modellverbesserung. Auch die grafische Darstellung der Lebensqualität über die Zeit zeigt eher einen quadratischen als einen linearen Verlauf (s. Abbildung 8.20).

Somit wird das Modell fünf mit Random Intercept und Random Slope auf Ebene zwei und drei sowie den Zeitvariablen „time" und „time^2" als Ausgangsmodell für die Überprüfung des Einflusses der erklärenden Variablen auf die abhängige Variable „Lebensqualität" herangezogen.

R-Code:

slope_random_time2<- lmer(old_to_t ~ 1 + time +I(time^2) + (1+time|pbid) + (1+time|haus), data=whoqolbref_old_long7, REML=F)

Für das Modell fünf wurde in weiterer Folge der ICC für Ebene zwei und drei berechnet, um zu überprüfen, ob die Berücksichtigung der hierarchischen Struktur in den Daten angemessen ist. Der ICC auf Ebene zwei beträgt 0,548 und ist jedenfalls als ausreichend groß zu beurteilen. 54,8 Prozent der Varianz in der Lebensqualität werden durch die Ebene der Personen erklärt. Der ICC auf Ebene drei beträgt 0,15 und ist ebenfalls als groß genug zur Berücksichtigung der hierarchischen Struktur zu beurteilen. Die Ebene der Pflegeheime erklärt 15 Prozent der Varianz in der Lebensqualität.

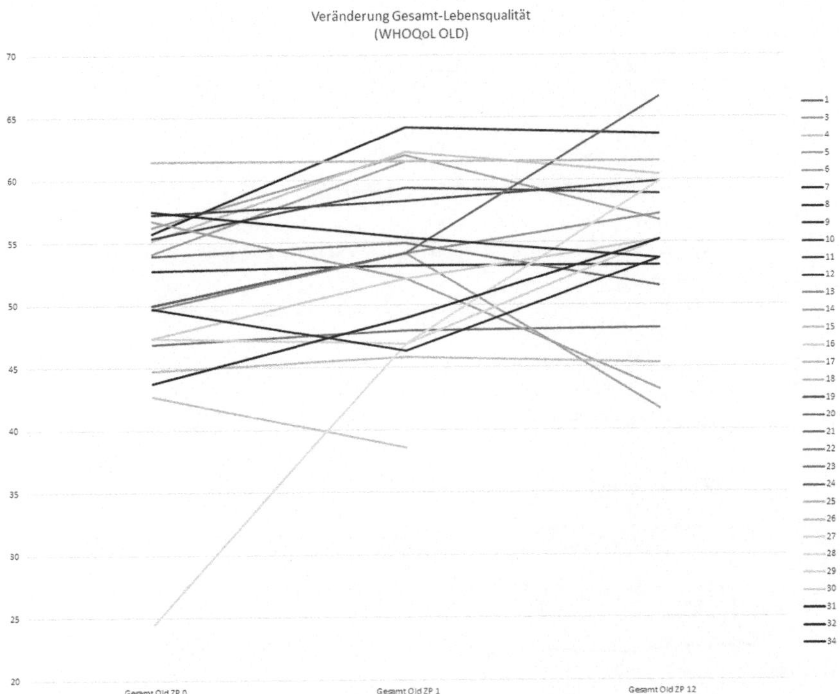

Abbildung 8.18 Mittelwerte der Lebensqualität je Pflegeheim zu den drei Erhebungszeitpunkten. (Quelle: Eigene Erstellung)

Die unabhängigen, erklärenden Variablen können den einzelnen Ebenen zugeordnet werden. Folgende erklärende Variablen wurden in die vorliegende Analyse
einbezogen und ihr Einfluss auf die abhängige, interessierende Variable „Lebensqualität" untersucht (s. Tabelle 8.32):

Ergänzend ist zu erwähnen, dass die Lebensqualität zu drei Zeitpunkten erhoben wurde, die weiteren Variablen jeweils zum ersten Erhebungszeitpunkt, es
handelt sich also um zeitinvariate Variablen.

Die Aufnahme der genannten unabhängigen Variablen ins Mehrebenenmodell
erfolgt wie bereits bei den dargestellten Regressionsanalysen stufenweise unter
Berücksichtigung der zuvor beschriebenen Erkenntnisse aus der Prüfung auf Multikollinearität beginnend mit den Variablen auf Ebene der Personen – hier werden
die definierten Merkmale horizontaler sozialer Ungleichheit, dann der vertikalen sozialen Ungleichheit, in weiterer Folge Variablen, die dem Themenbereich

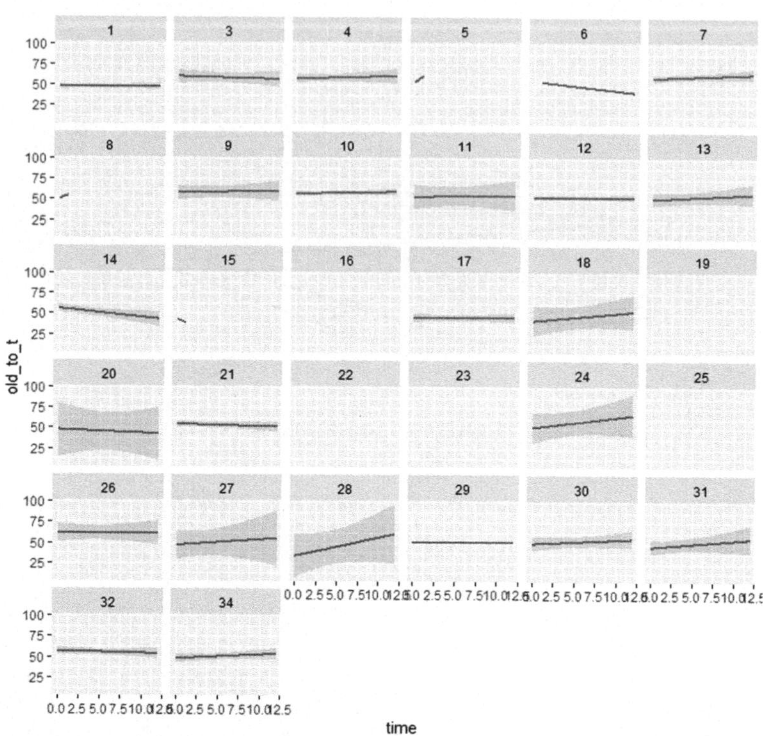

Abbildung 8.19 Entwicklung der Lebensqualität je Pflegeheim. (Quelle: Eigene Erstellung)

Tabelle 8.31 Gegenüberstellung der Modelle 4, 5: Freiheitsgrade, AIC, BIC, logLik, Devianz, Chi Quadrat, P-Wert, Signifikanz. (Quelle: Eigene Erstellung)

Modell	DF	AIC	BIC	logLik	Devianz	X^2	DF	Pr
4	9	1911,8	1944,2	−946,88	1893,8			0,0198
5	10	1909,0	1945,1	−944,48	1889,0	4,797	1	0,0285

Krankheit und Versorgung zugeordnet werden können, sowie abschließend Variablen des Themenbereichs soziale Kontakte ins Modell aufgenommen. In einem nächsten Schritt werden die unabhängigen Variablen auf Pflegeheimebene ins Modell aufgenommen. Der Einfluss der einzelnen Dimensionen des Konstrukts

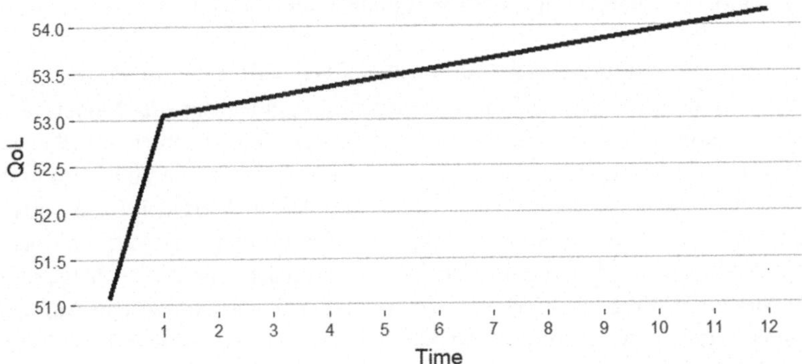

Abbildung 8.20 Verlauf der Lebensqualität über die Zeit. (Quelle: Eigene Erstellung)

Tabelle 8.32 Mehrebenenmodell zur Erklärung der Lebensqualität pflege- und betreuungsbedürftiger Menschen. (Quelle: Eigene Erstellung)

Ebene	Unabhängige Variablen	Abhängige Variable
Ebene 3: Pflegeheime	Bundesland, Lage (Stadt/Land), Anzahl der Pflegeplätze, Träger des Pflegeheimes (öffentlich-rechtlich, privat [-gemeinnützig, -gewinnorientiert]), organisationale Ebene	Lebensqualität
Ebene 2: Personen	Dropout Gründe, Geschlecht, Bildung, Sozialhilfeempfänger/in, Einzel-/Doppelzimmer, letztes Wohneigentum, zuletzt ausgeübter Beruf, Schichtzugehörigkeit, Familienstatus, Kinder, Anzahl Kinder, Personen im Haushalt, Besuche durch Angehörige zu Hause, Besuche durch Freunde/innen zu Hause, Besuche durch Angehörigeim Pflegeheim, Besuche durch Freunde/innen im Pflegeheim, Besuche bei Freunden/innen, Angehörigen, Bekannten, Nachbarn, anerkannte Pflegegeldstufe, momentane Erkrankung, Beeinträchtigung durch Erkrankung, Versorgung vor dem Einzug in das Pflegeheim, Gründe für den Einzug in das Pflegeheim	
Ebene 1: Erhebungszeitpunkte		

„organisationale Ebene" auf die Lebensqualität wird jeweils getrennt analysiert und dargestellt.

Im nächsten Schritt werden jene unabhängigen Variablen auf Personenebene mit signifikantem Einfluss auf die Lebensqualität gemeinsam ins Modell aufgenommen und in weiterer Folge ebenfalls die erklärenden Variablen auf Ebene der Pflegeheime. In einem letzten Modell wird zusätzlich die Variable organisationale Ebene aufgenommen, wobei der hohe geschätzte Wert der Lebensqualität darauf hindeutet, dass das Modell bereits überdeterminiert ist. Aufgrund dessen stellt das Modell mit den erklärenden Variablen auf Personen- und Pflegeheimebene (Modell H1) das finale Modell der Mehrebenenanalyse dar. Die Aufnahme von Interaktionen zwischen den Variablen Geschlecht und Bildung bzw. Interaktionen der Variablen Geschlecht, Bildung, momentane Erkrankung, Einzel- oder Doppelzimmer sowie Schichtzugehörigkeit führt zu keinen signifikanten Effekten und bringt keine Verbesserung des Modellfits mit sich, wodurch die Ergebnisse dieser Modellberechnungen nicht dargestellt werden und die Interaktionen auch nicht ins abschließende Modell aufgenommen werden.

Die Variablen Alter und Größe des Pflegeheims (in Anzahl der Plätze) werden um den Gesamtmittelwerte zentriert (Grand Mean Centring). Die Intercept stellt daher den Wert für die durchschnittliche Ausprägung dieser Variablen dar – somit Personen durchschnittlichen Alters, die in einem Pflegeheim durchschnittlicher Größe leben. Die Zentrierung von Variablen bietet den Vorteil, dass sie leichter interpretierbar sind, eine *„sinnvoll interpretierbare Bedeutung haben"* und Effekten der Multikollinearität entgegengewirkt werden kann (z. B. Hox, 2010, S. 62; Urban & Mayerl, 2011, S. 241; Krause & Urban, 2013, S. 7). Die Zentrierung von erklärenden Variablen ist bei der Anwendung von Mehrebenenanalysen gängige Praxis und vor allem bei Interaktionen zwischen erklärenden Variablen zu empfehlen (z. B. Langer, 2009, S. 163; Hox, 2010, S. 61–62). Bei den genannten Variablen macht die Zentrierung in weiterer Folge Sinn, um ihnen einen realistischen und gehaltsvollen Nullpunkt zu geben – ein Pflegeheim mit Null Plätzen existiert in der Realität nicht. Zudem stehen ältere Menschen im Fokus der Betrachtung, wodurch das Alter von Null Jahren als Bezugspunkt für die vorliegende Analyse ebenfalls wenig Aussage liefern würde. Für die Entscheidung, welche Art von Zentrierung verwendet wird, gibt es Empfehlungen, jedoch hängt diese vom Forschungsinteresse ab. Grand Mean Centring wird z. B. dann empfohlen, wenn das Interesse an den Variablen der zweiten Ebene liegt (Enders & Tofighi, 2007, S. 128).

Die angegebenen Schätzwerte und das 95 %-ige Konfidenzintervall wurden aus den Angaben zu den Fixeffekten aus dem Modell übernommen. Die Parameterschätzung erfolgt mittels Maximum Likelihood Methode.

Nachfolgend werden der schrittweise Aufbau der Modelle – hier fließen die Erkenntnisse aus der explorativen Analyse ein – sowie die jeweils berücksichtigten unabhängigen Variablen aufgelistet, wobei die Ergebnisse der grau hinterlegten Modelle in den nachfolgenden Tabellen (s. Tabelle 8.33, Tabelle 8.34) dargestellt sind. Aus den Tabellen lassen sich auch die 95 %igen Konfidenzintervalle (in den Klammern nach den Schätzwerten angegeben) entnehmen. In den nachfolgenden Ausführungen im Text werden die 95 %igen Konfidenzintervalle nur für die finalen Modelle mit erklärenden Variablen auf Personenebene (Modell G) sowie Personen- und Pflegeheimebene (Modell H1) angeführt.

- **Nullmodell (m5):** keine erklärenden Variablen
- **Modell A:** Variablen auf Ebene der Personen – horizontale soziale Ungleichheit (Alter, Geschlecht)
- **Modell B:** Variablen auf Ebene der Personen – vertikale soziale Ungleichheit
  - **Modell B0:** Alter, Geschlecht, Sozialhilfeempfänger/in, Einzel- oder Doppelzimmer, Wohneigentum, höchster Schulabschluss, Schichtzugehörigkeit
  - **Modell B1:** Alter, Geschlecht, Sozialhilfeempfänger/in, Einzel- oder Doppelzimmer, Wohneigentum, höchster Schulabschluss
  - **Modell B2:** Alter, Geschlecht, Sozialhilfeempfänger/in, Einzel- oder Doppelzimmer, Wohneigentum, zuletzt ausgeübter Beruf
  - **Modell B3:** Alter, Geschlecht, Sozialhilfeempfänger/in, Einzel- oder Doppelzimmer, Wohneigentum, Schicht
- **Modell C:** Variablen auf Ebene der Personen – Pflegebedürftigkeit/Krankheit/Versorgung (Alter, Geschlecht, PGS, momentan krank, Versorgung vor PWH, Gründe für Einzug)
- **Modell D:** Variablen auf Ebene der Personen – soziale Kontakte
  - **Modell D1:** Familienstand, Häufigkeit der Besuche
  - **Modell D2:** Kinder, Häufigkeit der Besuche
- **Modell E:** Variablen auf Ebene der Pflegeheime
  - Modell E1: Lage
  - Modell E2: Größe
  - Modell E3: Träger
  - Modell E4: Lage, Träger, organisationale Ebene
- **Modell F:** Variablen auf organisationaler Ebene
  - **Modell F0:** alle nachfolgend genannten Variablen
  - **Modell F1:** Dimension Zusammenarbeit
  - **Modell F2:** Items zur Dimension Hierarchie
  - **Modell F3:** Dimension Beitrag zur Lebensqualität
  - **Modell F4:** Dimension Kommunikation und Information
  - **Modell F5:** Dimension Arbeitszufriedenheit

Tabelle 8.33 Ergebnisse der Mehrebenenanalyse: Nullmodell, Modell A, B0, B2, C, D1, D2. (Quelle: Eigene Erstellung)

Modellbezeichnung	Nullmodell	Modell A	Modell B0	Modell B2	Modell C	Modell D1	Modell D2
n	obs. 273, pbid 120, haus 32	obs. 273, pbid 120, haus 32	obs. 258, pbid 114, haus 31	obs. 253, pbid 111, haus 30	obs. 256, pbid 114, haus 31	obs. 269, pbid 118, haus 32	obs. 270, pbid 119, haus 32
Fixed Effects							
Konstante	51,07 (48,91; 53,23)	49,19 (46,11; 52,27)	53,87 (49,56; 58,18)	50,05 (45,82; 54,28)	52,26 (45,69; 58,83)	55,67 (49,38; 61,96)	51,88 (45,94; 57,82)
Zeit	2,14** (0,41; 3,86)	2,14** (0,41; 3,86)	1,93** (0,14; 3,71)	1,87** (0,07; 3,67)	1,86** (0,06; 3,66)	2,26** (0,52; 4,00)	2,24** (0,50; 3,98)
$Zeit^2$	−0,15** (−0,30; − 0,02)	−0,16** (−0,30; − 0,02)	−0,14** (−0,28; − 0,01)	−0,13** (−0,27; 0,00)	−0,13** (−0,27; 0,00)	−0,17** (−0,31; − 0,03)	−0,16** (−0,30; − 0,02)
Alter (zentriert)		−0,007 (−0,18; 0,17)	−0,06 (−0,24; 0,12)	−0,03 (−0,21; 0,15)	0,04 (−0,14; 0,22)	−0,07 (−0,25; 0,11)	−0,04 (−0,22; 0,14)
Geschlecht (weiblich)		2,63* (−0,45; 5,71)	1,46 (−2,19; 5,11)	2,82* (−0,47; 6,11)	2,03 (−1,15; 5,21)	2,23 (−0,83; 5,29)	2,57 (−0,53; 5,67)
Sozialhilfeempfänger/in JA			0,17 (−2,83; 3,17)	0,89 (−2,29; 4,07)			

(Fortsetzung)

Tabelle 8.33 (Fortsetzung)

Modellbezeichnung	Nullmodell	Modell A	Modell B0	Modell B2	Modell C	Modell D1	Modell D2
Doppelzimmer			0,26 (−2,70; 3,22)	−0,26 (−3,30; 2,78)			
Wohneigentum Miete			−2,89* (−5,89; 0,11)	−1,91 (−5,16; 1,34)			
Zuletzt ausgeübter Beruf (Arbeiter/in)				−0,25 (−3,52; 3,02)			
Schicht Mittel-, obere Mittel-, Oberschicht			1,88 (−0,96; 4,72)				
Bildung >Hauptschule			−6,34*** (−10,04; − 2,64)				
PGS					−0,94 (−2,19; 0,31)		
Momentan krank (ja)					−1,95 (−4,93; 1,03)		

(Fortsetzung)

Tabelle 8.33 (Fortsetzung)

Modellbezeichnung	Nullmodell	Modell A	Modell B0	Modell B2	Modell C	Modell D1	Modell D2
Versorgung vor PWH (im Vergleich zu „keine Pflegebedürftigkeit vorhanden") Angehörige 24-h-Betreuung Mobile Pflege Betreutes Wohnen Sonstige Mehrere Antworten					– 1,55 (–5,51; 2,41) – 1,33 (–13,29; 10,63) – 1,20 (–6,30; 3,90) – 5,35 (–20,17; 9,47) 3,11 (–2,16; 8,38) – 3,46 (–8,05; 1,13)		
Gründe für den Einzug Angehörige konnten Pflege nicht übernehmen Alleinlebend PWH als beste Option Sonstige Mehrere Antworten					– 0,85 (–4,95; 3,25) 6,27 (–2,45; 14,99) 0,34 (–4,13; 4,81) 0,14 (–5,05; 5,33) – 0,36 (–3,22; 2,50)		
Familienstatus (allein lebend, geschieden, verwitwet) Mit Partner/in lebend						– 3,98* (–8,25; 0,29)	
Kinder (ja)							0,43 (–3,43; 4,29)

(Fortsetzung)

Tabelle 8.33 (Fortsetzung)

Modellbezeichnung	Nullmodell	Modell A	Modell B0	Modell B2	Modell C	Modell D1	Modell D2
Soziale Kontakte Besuche durch Angehörige bzw. Freunde/innen zu Hause bzw. im Pflegeheim						− 3,47** (−6,66; − 0,28)	− 2,81* (−6,02; 0,40)
Random Effects							
Residuum	25,27	25,24	25,49	25,59	25,89	25,40	25,34
pbid	48,57	47,27	45,63	51,21	43,15	46,51	45,91
haus	12,92	13,46	8,57	11,81	13,77	14,27	13,79
Modellmaße							
Devianz	1889,0	1886,2	1776,3	1753,2	1765,9	1853,5	1862,8
AIC	1909,0	1910,2	1810,3	1785,2	1815,9	1881,5	1890,2
BIC	1945,1	1953,5	1870,7	1841,7	1904,6	1931,8	1941,2
ICC (Level 3)	0,15	0,16	0,11	0,13	0,19	0,17	0,19
ICC (Level 2)	0,56	0,55	0,57	0,57	0,61	0,54	0,62
R^2	0,02	0,04	0,13	0,06	0,11	0,08	0,06

$*p < 0,05; **p < 0,01; ***p < 0,001$

Tabelle 8.34 Ergebnisse der Mehrebenenanalyse: Modell E1, E2, E3, G, H1. (Quelle: Eigene Erstellung)

Modellbezeichnung	Modell E1	Modell E2	Modell E3	Modell G	Modell H1
n	obs. 273, pbid 120, haus 32	obs. 273, pbid 120, haus 32	obs. 273, pbid 120, haus 32	obs. 269, pbid 118, haus 32	obs. 269, pbid 118, haus 32
Fixed Effects					
Konstante	52,13 (49,25; 55,01)	51,35 (49,15; 53,55)	52,10 (49,43; 54,77)	54,77 (49,50; 60,04)	55,26 (50,20; 60,32)
Delta Zeit	2,13** (0,41; 3,85)	2,12** (0,39; 3,84)	2,06** (0,34; 3,78)	2,32**(0,48; 4,16)	2,26**(0,52; 4,00)
Zeit^2	−0,16**(−0,30; −0,02)	−0,16**(−0,29; −0,02)	−0,15** (−0,29; −0,01)	−0,17** (−0,33; −0,01)	−0,17**(−0,31; −0,03)
Geschlecht (weiblich)				1,21 (−0,46; 2,88)	1,40 (−0,13; 2,93)
Wohneigentum Miete				−0,82 (−3,78; 2,14)	−2,59*(−5,53; 0,35)
Bildung >Hauptschule				−4,72*** (−8,16; −1,28)	−4,75*** (−8,22; −1,28)
Familienstatus (allein lebend, geschieden, verwitwet) Mit Partner/in lebend				−1,93 (−6,30; 2,44)	−1,77 (−6,02; 2,48)

(Fortsetzung)

Tabelle 8.34 (Fortsetzung)

Modellbezeichnung	Modell E1	Modell E2	Modell E3	Modell G	Modell H1
Soziale Kontakte Besuche durch Angehörige bzw. Freunde/innen zu Hause bzw. im Pflegeheim				−1,71 (−4,79; 1,37)	−1,93 (−5,11; 1,25)
Lage PWH (Land)	−1,84* (−5,29; 1,61)				−2,68 (−5,91; 0,55)
Größe PWH (zentriert)		0,04 (0,00; 0,08)			
Träger PWH (vgl. öffentlich) Privat (gemeinnützig & gewinnorientiert)			−2,39* (−5,98; 1,20)		−0,70 (−3,91; 2,51)
Random Effects					
Residuum	25,26	25,33	25,25	25,26	25,26
pbid	48,79	48,40	47,56	44,05	44,53
haus	11,79	13,19	13,03	9,74	7,75
Modellmaße					
Devianz	1887,9	1886,8	1887,3	1846,2	1843,5
AIC	1909,9	1908,8	1909,3	1876,2	1877,5
BIC	1949,6	1948,5	1949,0	1930,1	1938,7

(Fortsetzung)

Tabelle 8.34 (Fortsetzung)

Modellbezeichnung	Modell E1	Modell E2	Modell E3	Modell G	Modell H1
ICC (Level 3)	0,14	0,16	0,15	0,12	0,10
ICC (Level 2)	0,57	0,54	0,55	0,56	0,57
R^2	0,04	0,04	0,04	0,12	0,15

$*p<0,05;\ **p<0,01;\ ***p<0,001$

- **Modell G:** signifikante Merkmale auf Personenebene (Geschlecht, Bildung, Familienstatus, soziale Kontakte)
- **Modell H:** signifikante Merkmale auf Personen- und Pflegeheimebene
  - **Modell H1:** signifikante Merkmale auf Personen- (Geschlecht, Bildung, Familienstatus, Häufigkeit der Besuche) und Pflegeheimebene (Lage, Träger)
  - **Modell H2:** signifikante Merkmale auf Personen- (Geschlecht, Bildung, Familienstatus, Häufigkeit der Besuche) und Pflegeheimebene (Größe)
- **Modell I:** signifikante Merkmale auf Personen- und Pflegeheimebene, organisationale Ebene

Die Zeit sowie auch der quadrierte Term der Zeit haben in allen Modellen einen signifikant positiven Einfluss (p<0,01) auf die Lebensqualität. Die Schätzwerte für die Zeit liegen im Bereich zwischen 1,87 und 2,32, für den quadrierten Term der Zeit im Bereich zwischen −0,17 und −0,13. Im finalen Modell H1 mit erklärenden Variablen auf Personen- und Pflegeheimebene nimmt die Lebensqualität je Zeiteinheit (je Woche) durchschnittlich um 2,26 (95 % CI 0,52–4,00) zu, wobei die Zunahme um −0,17 (95 % CI −0,31−−0,03) abnimmt.

Vergleichbar mit den Ergebnissen aus der linearen Regressionsanalyse zeigt sich, dass das Alter kaum Einfluss auf die Lebensqualität hat, wobei die Richtung des Einflusses je nach Modell unterschiedlich ist (die Schätzwerte liegen zwischen −0,07 und 0,04). Aufgrund des geringen Einflusses wird das Alter in die finalen Modelle (Modell G, Modell H1) nicht aufgenommen.

Aus allen Modellen resultiert für Frauen eine bessere Lebensqualität als für Männer (die Schätzwerte liegen zwischen 1,21 und 3,10). Dies ist auch aus Abbildung 8.21 ersichtlich. Im finalen Modell mit allen in den getrennten Analysen signifikanten Merkmalen auf Personeneben (Modell G) sowie auf Personen- und Pflegeheime (Modell H1) hat das Geschlecht jedoch keinen signifikanten Einfluss. Im Modell G haben Frauen eine um 1,21 (95 % CI −0,46–2,88) bessere Lebensqualität im Modell H1 um 1,40 (95 % CI −0,13–2,93).

Die ausgewählten Merkmale, die das Einkommen messen, üben kaum Einfluss auf die Lebensqualität aus, auch dies deckt sich mit den Ergebnissen der linearen Regressionsanalyse. Lediglich die Tatsache bei der letzten Wohnung Mieter/in gewesen zu sein, zeigt einen stärkeren negativen Einfluss auf die Lebensqualitätje nach Modell. Aus dem finalen Modell H1 ergibt sich ein signifikant negativer Einfluss auf die Lebensqualität (p<0,05) mit einem Schätzwert von −2,59 (95 % CI −5,53–0,35). Sozialhilfeempfänger/in zu sein, wirkt sich positiv auf die Lebensqualität aus (die Schätzwerte liegen bei 0,17 bzw. 0,89), die Tatsache in einem Doppelzimmer zu wohnen, je nach Modell positiv oder negativ (die Schätzwerte

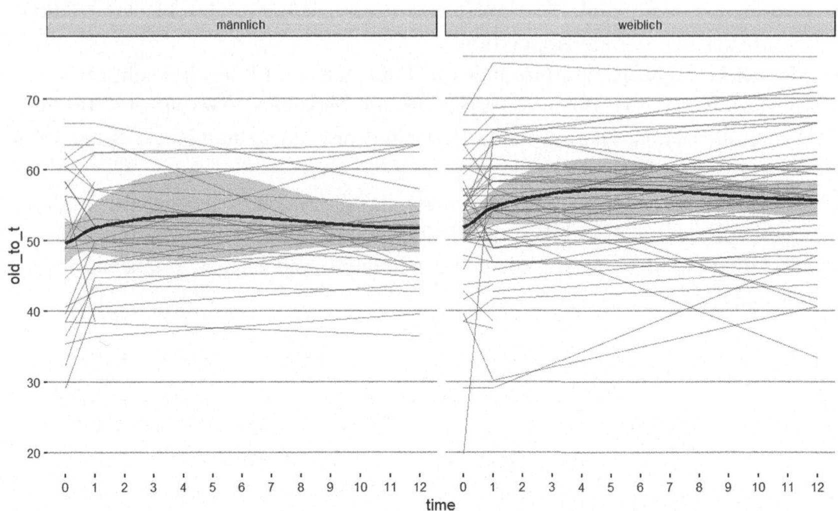

Abbildung 8.21 Lebensqualität nach Geschlecht im Zeitverlauf. (Quelle: Eigene Erstellung)

liegen bei −0,26 und 0,26). Hierzu kann daher keine eindeutige Aussage getätigt werden. Arbeiter/innen haben im Vergleich zu Angestellten eine schlechtere Lebensqualität (der Schätzwert liegt bei −0,25).

Die Bildung, gemessen durch den höchsten Schulabschluss, wirkt sich negativ auf die Lebensqualität aus – dieser Einfluss ist sowohl bei getrennter Analyse als auch im finalen Modell signifikant (p < 0,001). Im finalen Modell H1 mit den erklärenden Variablen auf Personen- und Pflegeheimebene haben Personen mit einer höheren Bildung als einen Hauptschulabschluss eine um 4,75 schlechtere Lebensqualität (95 % CI −8,22−−1,28) als Personen ohne Abschluss, mit Volks- oder Hauptschulabschluss.

Im Gegensatz zu den Ergebnissen aus der linearen Regressionsanalyse ergibt sich aus der Mehrebenenanalyse kein signifikanter Einfluss des Ausmaßes der Pflegebedürftigkeit auf die Lebensqualität. Die Pflegebedürftigkeit wird deshalb nicht als erklärende Variable ins abschließende Modell aufgenommen. Der Einfluss auf die Lebensqualität ist negativ (der Schätzwert liegt bei −0,94). Eine momentane Erkrankung wirkt sich ebenfalls negativ auf die Lebensqualität aus (der Schätzwert liegt bei −1,95).

In Bezug auf die Versorgung vor dem Einzug in das Pflegeheim haben jene Personen, die mehrere Versorgungsmöglichkeiten vor dem Pflegeheim in Anspruch nahmen, die schlechteste Lebensqualität[9] (der Schätzwert liegt bei −3,46) und jene, die die Antwortmöglichkeit „Sonstige" wählten, die beste Lebensqualität (der Schätzwert liegt bei 3,11). Personen, die vor dem Einzug in das Pflegeheim durch Angehörige (der Schätzwert liegt bei −1,55), 24-Stunden-Betreuung (der Schätzwert liegt bei −1,33) oder mobile Pflege (der Schätzwert liegt bei −1,20) versorgt wurden, haben im Vergleich zu Personen, die vor dem Einzug in das Pflegeheim nicht pflegebedürftig waren, eine schlechtere Lebensqualität. Die Ergebnisse sind jedoch nicht signifikant.

Personen, die die Tatsache, dass sie allein lebten, als Grund für den Einzug in das Pflegeheim angaben, haben im Vergleich zu jenen Personen, die in das Pflegeheim einzogen, weil die Pflegebedürftigkeit nicht mehr bewältigbar war, die beste Lebensqualität (der Schätzwert liegt bei 6,27). Auch jene Personen, die angaben, dass das Pflegeheim für sie die beste Option war, haben in diesem Vergleich eine bessere Lebensqualität (der Schätzwert liegt bei 0,34), während jene Personen, die angaben, dass ihre Angehörigen die Pflege nicht übernehmen konnten, eine schlechtere Lebensqualität haben (der Schätzwert liegt bei −0,85). Dies deckt sich mit den in Abschnitt 2.4 erläuterten Befunden aus der Literatur, nach denen sich ein Gefühl von Kontrolle beim Umzug in das Pflegeheim positiv auf die erfolgreiche Adaption auswirkt (Saup, 1993; Ackermann, 2005; Baumann et al., 2002). Auch die Ergebnisse in Bezug auf die Gründe für den Einzug sind nicht signifikant und werden daher wie jene für die Versorgung vor dem Pflegeheim nicht als erklärende Variablen ins endgültige Modell (Modell G und Modell H1) aufgenommen.

Vergleichbar mit den Ergebnissen der explorativen Analyse zeigt sich, dass Personen, die mit Partner/in leben bzw. verheiratet sind, eine schlechtere Lebensqualität haben als Personen, die allein leben, verwitwet oder geschieden sind. In der getrennten Analyse zeigt sich ein signifikant negativer Einfluss auf die Lebensqualität ($p < 0,05$), im finalen Modell H1 liegt der Schätzwert bei −1,77 (95 % CI −6,02–2,48) und ist nicht signifikant. Kinder zu haben, wirkt sich positiv auf die Lebensqualität aus (0,43), jedoch nicht signifikant.

Die Häufigkeit der Besuche von Angehörigen, Freunden/innen, Bekannten, Nachbarn zu Hause sowie im Pflegeheim, zusammengefasst im Index Häufigkeit der Besuche wirkt sich positiv auf die Lebensqualität aus. Dies deckt sich auch mit den Ergebnissen der explorativen Analyse. Im finalen Modell H1 zeigt sich ein Effekt von −1,93 (95 % CI −5,11–1,25), je seltener die befragten Personen besucht werden.

---

[9]Das Ergebnis für die Versorgungsform „betreutes Wohnen" wird vernachlässigt, da nur eine Person in der Stichprobe diese Versorgungsform vor dem Einzug in das Pflegeheim in Anspruch genommen hat.

Der Anteil an erklärter Varianz durch die erklärenden Merkmale auf Persone-nebene liegt im Bereich von vier bis 13 Prozent je nach Modell.

Werden die erklärenden Merkmale auf Pflegeheimebene in die Analyse mitaufgenommen, zeigt sich entgegen den Ergebnissen der linearen Regressionsanalysen, dass die Lage des Pflegeheims sowie der Träger einen signifikanten Einfluss auf die Lebensqualität haben ($p < 0,05$), die Größe des Pflegeheims gemessen an der Anzahl der Plätze hat keinen signifikanten Einfluss. Im finalen Modell H1 haben der Träger und die Lage des Pflegeheims jedoch keinen signifikanten Einfluss auf die Lebensqualität. Bewohner/innen von Pflegeheimen am Land haben eine schlechtere Lebensqualität (der Schätzwert liegt bei $-1,84$ in der getrennten Analyse) als jene von Pflegeheimen in der Stadt. Die Anzahl der Plätze wirkt sich positiv auf die Lebensqualität aus (der Schätzwert liegt bei $0,04$). Personen, die in öffentlich-rechtlichen Pflegeheimen wohnen, haben eine bessere Lebensqualität als in privaten (der Schätzwert in der getrennten Analyse liegt bei $2,39$). Im endgültigen Modell mit den erklärenden Variablen auf Personen- und Pflegeheimebene wirkt sich die Lage des Pflegeheims am Land negativ (Schätzwert $-2,68$ mit 95 % CI $-5,91$–$0,55$) und der Träger des Pflegeheims privat ebenfalls negativ (Schätzwert $-0,70$ mit 95 % CI $-3,91$–$2,51$) auf die Lebensqualität aus. Der Anteil der erklärten Varianz durch die erklärenden Variablen auf Pflegeheimebene liegt bei vier Prozent, auch wenn alle drei erklärenden Variablen aufgenommen werden, können nur fünf Prozent der Varianz erklärt werden.

Die stärksten Effekte auf die Lebensqualität haben in den getrennten Analysen die Zeit, das Geschlecht, das letzte Wohneigentum, die Bildung, der Familienstatus und die sozialen Kontakte (Häufigkeit der Besuche) sowie auf Pflegeheimebene die Lage und der Träger des Pflegeheims. Dies sind auch jene erklärenden Variablen mit signifikantem Einfluss auf die Lebensqualität.

Im Nullmodell beträgt der ICC auf Ebene zwei $0,548$ und der ICC auf Ebene drei $0,149$. 54,8 Prozent der Varianz in der Lebensqualität werden demnach durch die Ebene der Personen erklärt, 14,9 Prozent durch die Ebene der Pflegeheime. Demnach werden 30,3 Prozent durch die Erhebungszeitpunkte und somit die Zeit erklärt.

Verglichen mit dem Nullmodell liegt der Anteil an erklärter Varianz durch die erklärenden Merkmale auf Personenebene im Modell G mit allen signifikanten Merkmalen aus den getrennten Analysen auf Personenebene bei zwölf Prozent. Im finalen Modell H1 mit den erklärenden Variablen auf Personen- und Pflegeheimebene können 15 Prozent der Gesamtvarianz durch die hinzugefügten unabhängigen Variablen erklärt werden.

Ergänzend soll an dieser Stelle erwähnt werden, dass mit einem Modell mit allen erklärenden Variablen auf Personenebene 16 Prozent der Gesamtvarianz durch die unabhängigen Variablen erklärt werden können ($r^2 = 0{,}156$). Werden alle erklärenden Variablen auf Pflegeheimebene ins Modell aufgenommen, können dennoch nur sechs Prozent der Gesamtvarianz durch die unabhängigen Variablen erklärt werden ($r^2 = 0{,}059$). Werden alle erklärenden Variablen ins Modell aufgenommen, können 19 Prozent der Gesamtvarianz der Lebensqualität durch die unabhängigen Variablen erklärt werden. Da die genannten Modelle mit der großen Anzahl an erklärenden Variablen überdeterminiert sind, wird davon abgesehen, die Ergebnisse dieser Modelle darzustellen bzw. zur weiteren Interpretation zu nutzen.

Zusammengefasst ergibt sich ein finales Modell (H1) mit den aus den getrennten Analysen signifikanten erklärenden Merkmalen auf Personen- und Pflegeheimebene.

Für Männer mit niedriger Bildung (Volksschul-, Hauptschulabschluss oder kein Abschluss), die in ein öffentlich-rechtliches Pflegeheim mit städtischer Lage einziehen, deren letzte Wohnung in ihrem Eigentum war, die alleinlebend, geschieden oder verwitwet sind und von ihren Angehörigen, Freunden/innen, Nachbarn oder Bekannten öfter als einmal pro Woche besucht werden, wird eine Lebensqualität von 55,26 erwartet. Die erwartete Zunahme der Lebensqualität liegt bei 2,26. Für Frauen mit denselben weiteren Merkmalen wird eine um 1,40 höhere Lebensqualität beim Einzug erwartet. Haben Personen eine höhere Bildung (höher als ein Hauptschulabschluss) ist die Lebensqualität um 4,75 geringer. Dieser Effekt der Bildung ist statistisch signifikant ($p < 0{,}001$). Eine geringere Lebensqualität um 2,59 zeigt sich auch, wenn die letzte Wohnung gemietet war. Auch dieser Effekt ist statistisch signifikant ($p < 0{,}05$). Leben Personen mit einem/einer Partner/in (bzw. sind verheiratet) haben sie im Vergleich zu allein Lebenden eine um 1,77 schlechtere Lebensqualität. Werden sie seltener als einmal pro Woche bzw. einmal pro Monat besucht, ist die Lebensqualität um jeweils 1,93 geringer. Die Lebensqualität von Personen, die in Pflegeheime in ländlicher Lage einziehen, wird um 2,68 geringer erwartet, ebenso bei Pflegeheimen mit privat-gewinnorientierten oder privat-gemeinnützigen Trägern. Hier wird eine um 0,70 geringere Lebensqualität erwartet.

Da sich aus der explorativen Analyse nur ein marginaler Einfluss der organisationalen Ebene auf die Lebensqualität zeigte sowie aufgrund der Tatsache, dass bei Aufnahme der organisationalen Ebene ins abschließende Modell ein unrealistischer Wert für die Konstante resultierte und das Modell überdeterminiert ist, werden die Einflüsse der organisationalen Ebene sowie ihrer Dimensionen in getrennten Analysen durchgeführt. Die Ergebnisse werden der Vollständigkeit halber in nachfolgender Tabelle (s. Tabelle 8.35) dargestellt. In die Analyse werden die organisationale Ebene als Gesamtindex (Modell F), alle Dimensionen der

Tabelle 8.35 Ergebnisse der Mehrebenenanalyse unter Berücksichtigung der organisationalen Ebene: Modell F, F0, F1, F2, F3, F4, F5. (Quelle: Eigene Erstellung)

Modellbezeichnung	Modell F	Modell F0	Modell F1	Modell F2	Modell F3	Modell F4	Modell F5
n	obs. 233, pbid 100, haus 21	obs. 233, pbid 100, haus 21	obs. 233, pbid 100, haus 21	obs. 233, pbid 100, haus 21	obs. 233, pbid 100, haus 21	obs. 233, pbid 100, haus 21	obs. 233, pbid 100, haus 21
Fixed Effects							
Konstante	54,05 (26,71; 81,39)	59,34 (24,00; 94,68)	49,16 (23,65; 74,64)	53,31 (33,61; 73,00)	51,54 (27,59; 75,49)	53,65 (33,03; 74,27)	58,62 (30,19; 87,65)
Zeit	2,05** (0,11; 3,99)	2,12** (0,16; 4,08)	2,05** (0,11; 3,99)	2,14** (0,20; 4,08)	2,05** (0,11; 3,99)	2,04** (0,10; 3,98)	2,05** (0,13; 3,97)
Zeit^2	−0,15* (−0,31; 0,01)	−0,15* (−0,31; 0,01)	−0,14* (−0,30; 0,02)	−0,15* (−0,31; 0,01)	−0,14* (−0,30; 0,02)	−0,14* (−0,30; 0,02)	−0,14* (−0,30; 0,02)
Alter (zentriert)	−0,03 (−0,23; 0,17)	−0,03 (−0,24; 0,19)	−0,02 (−0,22; 0,18)	−0,04 (−0,24; 0,16)	−0,02 (−0,22; 0,18)	−0,03 (−0,23; 0,17)	−0,02 (−0,18; 0,22)
Geschlecht (weiblich)	2,11 (−1,48; 5,70)	2,30 (−1,33; 5,93)	2,02 (−1,55; 5,59)	2,30 (−1,33; 5,93)	2,06 (−1,51; 5,63)	2,13 (−1,46; 5,72)	2,07 (−1,48; 5,62)
Organisationale Ebene	−1,00 (−7,59; 5,59)						
Zusammenarbeit		4,73 (−12,77; 22,23)	0,18 (−5,80; 6,16)				
Hierarchie Flache Hierarchie Wertschätzung aller Stufen		−0,03 (−5,32; 5,26) −0,06 (−6,23; 6,11)		−0,50 (−4,79; 3,79) −0,41 (−3,57; 2,75)			

(Fortsetzung)

Tabelle 8.35 (Fortsetzung)

Modellbezeichnung	Modell F	Modell F0	Modell F1	Modell F2	Modell F3	Modell F4	Modell F5
Beitrag zur Lebensqualität		−0,76 (−11,97; 10,45)			−0,37 (−5,80; 5,06)		
Kommunikation und Information		−2,25 (−16,15; 11,65)				−0,95 (−6,14; 4,24)	
Arbeitszufriedenheit		−3,83 (−15,08; 7,42)					−2,06 (−8,57; 4,45)
Random Effects							
Residuum	27,89	27,90	27,89	28,00	27,90	27,89	27,81
pbid	49,14	48,39	49,25	48,55	49,21	49,12	48,99
haus	21,02	24,69	20,82	19,90	20,41	21,01	23,52
Modellmaße							
Devianz	1619,7	1604,3	1619,8	1604,9	1619,8	1619,7	1619,5
AIC	1645,7	1640,3	1645,8	1632,9	1645,8	1645,7	1645,5
BIC	1690,6	1702,3	1690,7	1681,1	1690,6	1690,5	1690,3
ICC (Level 3)	0,214	0,245	0,213	0,206	0,209	0,214	0,234
ICC (Level 2)	0,501	0,479	0,503	0,503	0,505	0,501	0,488
R^2	0,04	0,04	0,04	0,04	0,04	0,04	0,04

*$p < 0,05$; **$p < 0,01$; ***$p < 0,001$

organisationalen Ebene (Modell F0) sowie die Dimensionen der organisationalen Ebene einzeln aufgenommen.

Aus den Analysen geht hervor, dass weder die organisationale Ebene gesamt, noch die einzelnen Dimensionen unter Kontrolle des Geschlechts und Alters einen signifikanten Einfluss auf die Lebensqualität haben. Alle Dimensionen haben einen negativen Einfluss auf die Lebensqualität, lediglich die Dimension Zusammenarbeit beeinflusst die Lebensqualität der Bewohner/innen positiv. Werden die angegebenen Konfidenzintervalle betrachtet, zeigt sich, dass diese sehr breit sind, wodurch die Ergebnisse in Bezug auf die organisationale Ebene als eher wenig genau beurteilt werden können. Der Anteil der erklärten Varianz durch die organisationale Ebene mit vier Prozent ist gering. Der Einfluss der organisationalen Ebene auf die Lebensqualität soll in weiterer Folge im Rahmen der qualitativen Erhebung ergänzend befroscht werden.

Abschließend soll in diesem Kapitel darauf hingewiesen werden, dass die dargestellten Ergebnisse unter Berücksichtigung der Stichprobengröße insgesamt bzw. je Ebene betrachtet werden müssen. Dies gilt auch für die beschriebene Signifikanz der Ergebnisse, die von der Stichprobengröße beeinflusst wird. Aus den angegebenen Konfidenzintervallen zeigt sich, dass diese bei einigen Ergebnissen als durchaus groß zu beurteilen sind. Die Ausführungen aus der Literatur berücksichtigend (s. Abschnitt 8.4.9) ist die Durchführung einer Mehrebenenanalyse für die vorhandenen Daten jedenfalls als gerechtfertigt zu beurteilen, zumal zudem primäres Interesse an den Fixeffekten besteht.

Ergebnisse der Teilbereiche der Gesamt-Lebensqualität
Aus den analog zur Gesamt-Lebensqualität durchgeführten und im vorliegenden Kapitel beschriebenen Analysen für die weiteren Teilbereiche der Lebensqualität (Domänen und Facetten aus dem WHOQOL BREF und WHOQOL OLD) ergeben sich kaum nennenswerte Unterschiede zu den Ergebnissen, die aus den Analysen der Gesamt-Lebensqualität resultieren.

Unterschiede zwischen den Ergebnissen der Teilbereiche zeigen sich im Wesentlichen in den Werten der Lebensqualität. Diese sind unterschiedlich hoch (s. Abbildung 8.22 bzw. Abbildung 8.15, auf die in Abschnitt 8.4.6 näher eingegangen wird).

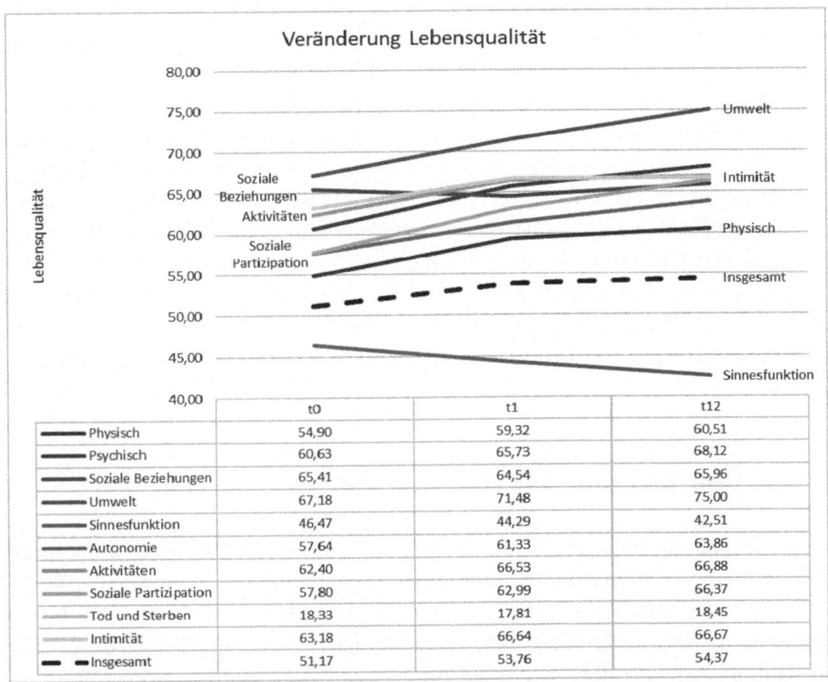

	t0	t1	t12
Physisch	54,90	59,32	60,51
Psychisch	60,63	65,73	68,12
Soziale Beziehungen	65,41	64,54	65,96
Umwelt	67,18	71,48	75,00
Sinnesfunktion	46,47	44,29	42,51
Autonomie	57,64	61,33	63,86
Aktivitäten	62,40	66,53	66,88
Soziale Partizipation	57,80	62,99	66,37
Tod und Sterben	18,33	17,81	18,45
Intimität	63,18	66,64	66,67
Insgesamt	51,17	53,76	54,37

Abbildung 8.22 Veränderung der Lebensqualität je Bereich. (Quelle: Eigene Erstellung)

Die Einflüsse der getesteten unabhängigen Variablen auf die Lebensqualität sowie ihre Richtung (positiver oder negativer Einfluss) decken sich mit den für die Gesamt-Lebensqualität beschriebenen. Anders als bei der Gesamt-Lebensqualität wirkt sich die Zeit negativ auf die Lebensqualität in Bezug auf die sozialen Beziehungen, die Sinnesfunktionen und den Bereich Tod und Sterben aus. Der Einfluss ist jedoch in keinem der Modelle signifikant. Aus der explorativen Analyse sowie der in Abbildung 8.22 dargestellten Entwicklung der Lebensqualität je Bereich zeigt sich, dass die Lebensqualität in Bezug auf soziale Beziehungen sowie Tod und Sterben zwar zwischen dem Einzug (t0) und einer Woche danach (t1) abnimmt, dann aber wieder zunimmt. Diese Entwicklung der Lebensqualität in Bezug auf Tod und Sterben kann damit begründet werden, dass sich die direkte Konfrontation mit dem Thema beim Einzug negativ auf die Lebensqualität auswirkt und Ängste und Befürchtungen im Zusammenhang mit dem Pflegeheim bestätigen. Das Ergebnis ist somit entsprechend den Erwartungen der Autorin zu bewerten. Die Lebensqualität in Bezug auf die Sinnesfunktionen sowie die sozialen Beziehungen soll aufgrund ihrer unerwarteten Entwicklung im Rahmen der qualitativen Erhebung ergänzend, vertieft beforscht werden.

Das Alter hat im Gegensatz zur Gesamt-Lebensqualität, hier zeigt sich je nach Modell ein anderer Einfluss, einen leicht positiven Einfluss auf die Lebensqualität in Bezug auf die sozialen Beziehungen und die Sinnesfunktionen. Die Lebensqualität in Bezug auf die Sinnesfunktionen betreffend, zeigt sich ein positiver Einfluss der ländlichen Lage des Pflegeheims: Personen, die in einem Pflegeheim an Land leben, haben eine bessere Lebensqualität als jene, die in einem Pflegeheim in städtischer Lage leben. Keine der getesteten unabhängigen Variablen hat einen signifikanten Einfluss auf die Lebensqualität in den beiden genannten Teilbereichen (soziale Beziehungen, Sinnesfunktionen sowie Tod und Sterben).

8.5   Überprüfung der Hypothesen

In diesem Kapitel werden die in Abschnitt 6.2 gebildeten Hypothesen überprüft und auf Basis der bisherigen Ausführungen angenommen bzw. verworfen.

Die in den formulierten Hypothesen genannte Begrifflichkeit „Lebensqualität" bezeichnet die Gesamt-Lebensqualität nach dem WHOQOL OLD. Die zur Testung der Hypothesen durchgeführten Analysen wurden jedoch auch für die Teilbereiche der Lebensqualität (Domänen und Facetten aus dem WHOQOL BREF und WHOQOL OLD) ausgeführt. Abweichende Ergebnisse zur Gesamt-Lebensqualität werden an geeigneter Stelle erläutert und dargestellt.

A. **Lebensqualität und der Einzug in das Pflegeheim**
   * **A1)** *Die Lebensqualität eine Woche nach dem Einzug in das Pflegeheim (t1) ist schlechter als beim Einzug (t0).*
     Wie die Ergebnisse der quantitativen Erhebung und Auswertung zur Lebensqualität pflege- und betreuungsbedürftiger älterer Menschen zeigen, ist die Lebensqualität eine Woche nach dem Einzug (t1) signifikant besser als beim Einzug (t0) – laut den Ergebnissen im finalen Modell der Mehrebenenanalyse um 2,26 (95 % CI 0,52–4,00). Die Hypothese muss somit **verworfen** werden.
     Auch für jene Bereiche der Lebensqualität, bei denen aus der Mehrebenenanalyse eine Woche nach dem Einzug (1) ein niedrigerer Wert als beim Einzug (t0) resultiert (soziale Beziehungen, Sinnesfunktionen, Tod und Sterben) ist das Ergebnis nicht signifikant.

- **A2)** *Die Lebensqualität drei Monate nach dem Einzug (t12) ist besser als beim Einzug (t0).*

  Aus der quantitativen Erhebung und Auswertung resultiert eine signifikant bessere Gesamt-Lebensqualität drei Monate nach dem Einzug in das Pflegeheim (t12) im Vergleich zur Gesamt-Lebensqualität beim Einzug (t0). Die Hypothese kann somit **angenommen** werden.

  Auch für die Lebensqualität in Bezug auf soziale Beziehungen sowie Tod und Sterben, für die die Mehrebenenanalyse einen negativen Einfluss der Zeit zeigt, ergibt sich aus der explorativen Analyse eine geringfügig bessere Lebensqualität drei Monate nach dem Einzug (t12) im Vergleich zur Erhebung beim Einzug (t0).

- **A3)** *Die Lebensqualität drei Monate nach dem Einzug (t12) ist besser als eine Woche nach dem Einzug (t1).*

  Auf Basis der bereits ausgeführten Ergebnisse der quantitativen Erhebung und Auswertung kann diese Hypothese **angenommen** werden. Drei Monate nach dem Einzug (t12) ist die Gesamt-Lebensqualität signifikant besser als eine Woche nach dem Einzug (t1) in das Pflegeheim. Aus den Ergebnissen der Mehrebenenanalyse zeigt sich allerdings auch, dass die Zunahme der Lebensqualität je Zeiteinheit um −0,17 (95 % CI − 0,31−−0,03) abnimmt.

B. **Lebensqualität und soziale Ungleichheit**

- **B1)** *Das Alter hat einen negativen Einfluss auf die Lebensqualität der Zielgruppe.*

  Aus den durchgeführten Analysen zeigt sich je nach gerechnetem Modell ein positiver bzw. negativer Einfluss des Alters auf die Lebensqualität. Der Einfluss ist jedenfalls innerhalb der betrachteten Altersgruppen sehr klein und nicht statistisch signifikant. Die Hypothese muss **verworfen** werden.

- **B2)** *Männer haben eine bessere Lebensqualität als Frauen.*

  Aus der Mehrebenenanalyse resultiert eine bessere Lebensqualität von Frauen in allen gerechneten Modellen (Schätzwert von 1,40; 95 % CI − 0,13−2,93). Der Einfluss ist jedoch nicht signifikant. Die Hypothese muss **verworfen** werden.

- **B3)** *Die Bildung hat einen positiven Einfluss auf die Lebensqualität der Zielgruppe.*

  Aus der Mehrebenenanalyse ergibt sich ein signifikant (p < 0,001) negativer Einfluss der Bildung, gemessen durch den höchsten Schulabschluss, auf die Lebensqualität. Im finalen Modell der Mehrebenenanalyse mit den erklärenden Variablen auf Personen- und Pflegeheimebene haben Personen mit einer höheren Bildung als ein Hauptschulabschluss eine um 4,75 schlechtere Lebensqualität (95 % CI −8,22−−1,28) als Personen ohne Abschluss, mit Volks- oder Hauptschulabschluss. Die Hypothese muss **verworfen** werden.

- **B4)** *Das Einkommen hat einen positiven Einfluss auf die Lebensqualität der Zielgruppe.*

  Die Ergebnisse der Mehrebenenanalyse zeigen einen positiven Einfluss der Tatsache, Sozialhilfeempfänger/in[10] zu sein (die Schätzwerte liegen bei 0,17 bzw. 0,89), einen negativen Einfluss, Arbeiter/in gewesen zu sein (der Schätzwert liegt bei −0,25) sowie ebenfalls einen negativen Einfluss bei der letzten Wohnung Mieter/in (Schätzwert von −2,59; 95 % CI −5,53− 0,35) gewesen zu sein. In einem Doppelzimmer zu wohnen, beeinflusst je nach Modell die Lebensqualität positiv oder negativ (die Schätzwerte liegen bei −0,26 und 0,26). Auf Basis der erläuterten Ergebnisse kann weder ein positiver noch ein negativer Einfluss des Einkommens auf die Lebensqualität bestätigt werden. Lediglich der Einfluss des letzten Wohneigentums auf die Lebensqualität ist signifikant ($p < 0,05$). Die Hypothese muss **verworfen** werden.

- **B5)** *In das Pflegeheim ziehen überwiegend Personen, die in Bezug auf die ausgewählten Merkmale benachteiligt sind, ein.*

  - **B5.1)** *In das Pflegeheim ziehen überwiegend ältere Personen ein.*

    Mit der Aufnahmevoraussetzung der Pflegebedürftigkeit (wie erläutert in den meisten österreichischen Bundesländern ab Pflegegeldstufe vier nach Bundespflegegeldgesetz) geht größtenteils ein höheres Alter einher. Zudem impliziert der Leistungskatalog der Pflegeheime, dass überwiegend ältere Menschen dort einziehen und leben. Aus der deskriptiven Analyse zeigt sich, dass die Personen, die in das Pflegeheim einziehen, zu 44,4 Prozent über 85 Jahre alt sind. Von den gebildeten Altersgruppen (Fünfjahresschritte ab 60 Jahren) ist die Altersgruppe der über 85-Jährigen somit die größte. Die Hypothese kann **angenommen** werden.

  - **B5.2)** *In das Pflegeheim ziehen überwiegend Frauen ein.*

---

[10]Die Tatsache, nicht Sozialhilfeempfänger/in zu sein, wird in der vorliegenden Studie mit einem höheren Einkommen assoziiert. Das hat mit der Finanzierung der Pflegeheime zu tun, da all jene Personen, die die Kosten für einen Pflegeheimplatz nicht durch ihr Einkommen und Vermögen decken können, Sozialhilfeempfänger/innen werden. Nähere Ausführungen finden sich in Abschnitt 2.1.2.

Die deskriptive Analyse zeigt, dass 70,6 Prozent der Personen, die im Studienzeitraum in die teilnehmenden Pflegeheime einzogen, Frauen sind. Die Hypothese kann **angenommen** werden.

- **B5.3)** *In das Pflegeheim ziehen überwiegend Personen mit niedriger Bildung ein.*

  Aus der quantitativen Studie resultiert, dass die teilnehmenden Bewohner/innen größtenteils niedrig gebildet sind: 46,8 Prozent verfügen über keinen Schulabschluss, 23,0 Prozent lediglich über einen Hauptschulabschluss. Nur 26 Prozent haben einen Lehrabschluss, vier Prozent eine höhere Bildung (Matura, Fachhochschul- oder Universitätsabschluss). Die Hypothese kann **angenommen** werden.

- **B5.4)** *In das Pflegeheim ziehen überwiegend Personen mit niedrigem Einkommen ein.*

  In der vorliegenden Studie wurde das Einkommen über die Indikatoren des zuletzt ausgeübten Berufs (Arbeiter/in oder Angestellte/r), Sozialhilfeempfänger/in (Ja oder Nein), Einzel- oder Doppelzimmer sowie das letzte Wohneigentum (Miete oder Eigentum der letzten Wohnung vor dem Pflegeheimeinzug) gemessen. 69,0 Prozent der Studienteilnehmer/innen waren zuletzt Arbeiter/innen und 56,3 Prozent wohnen in einem Doppelzimmer, was mit einem niedrigeren Einkommen einhergeht. 63,5 Prozent waren vor dem Pflegeheimeinzug Eigentümer/in ihrer Wohnung und 60,3 Prozent sind nicht Sozialhilfeempfänger/in[11], was ein höheres Einkommen abbildet. Aufgrund der dargestellten Ergebnisse muss die Hypothese **verworfen** werden, da auf Basis der ausgewählten Indikatoren, weder ein niedriges noch ein hohes Einkommen bestätigt werden kann.

C. **Lebensqualität und Pflegebedürftigkeit**

- **C1)** *Pflegebedürftigkeit hat einen negativen Einfluss auf die Lebensqualität der Zielgruppe.*

  Wie die Ergebnisse der quantitativen Erhebung und Auswertung zeigen, kann diese Hypothese **angenommen** werden. Die Pflegebedürftigkeit hat im gerechneten Modell der Mehrebenenanalyse einen negativen Einfluss auf die Gesamt-Lebensqualität (der Schätzwert liegt bei −0,94; 95 % CI −2,19–0,31), allerdings ist dieser nicht signifikant.

---

[11]Die Tatsache, nicht Sozialhilfeempfänger/in zu sein, wird in der vorliegenden Studie mit einem höheren Einkommen assoziiert. Das hat mit der Finanzierung der Pflegeheime zu tun, da all jene Personen, die die Kosten für einen Pflegeheimplatz nicht durch ihr Einkommen und Vermögen decken können, Sozialhilfeempfänger/innen werden. Nähere Ausführungen finden sich in Abschnitt 2.1.2.

Ein signifikanter negativer Einfluss der Pflegebedürftigkeit ergibt sich bei der Lebensqualität in Bezug auf die sozialen Beziehungen.

D. **Lebensqualität und der Einfluss des Pflegeheims**

- **D1)** *Die strukturellen Merkmale der Pflegeheime Größe, Lage und Trägerschaft haben einen Einfluss auf die Lebensqualität der Zielgruppe.*

  - **D1.1)** *Die Größe des Pflegeheims, gemessen an der Anzahl der Pflegeplätze, hat einen negativen Einfluss auf die Lebensqualität der Zielgruppe.*

    Auf Basis der bereits ausgeführten Ergebnisse der quantitativen Erhebung und Analyse muss die Hypothese **verworfen** werden. Der Einfluss der Größe des Pflegeheims, gemessen an der Anzahl der Pflegeplätze, auf die Gesamt-Lebensqualität ist nicht signifikant. In der getrennten Analyse der ausgewählten Strukturmerkmale der Pflegeheime im Rahmen der Mehrebenenanalyse wirkt sich die Anzahl der Plätze positiv auf die Lebensqualität aus (Schätzwert 0,04 mit 95 % CI 0,00; 0,08).

  - **D1.2)** *Die Lage des Pflegeheims hat einen Einfluss auf die Lebensqualität der Zielgruppe: Personen, die in Pflegeheimen in ländlicher Gegend leben, haben eine schlechtere Lebensqualität als Personen, die in Pflegeheimen in städtischer Gegend leben.*

    Die Ergebnisse der Mehrebenenanalyse zeigen einen signifikanten Einfluss der Lage ($p < 0,05$), unterschieden zwischen städtischer und ländlicher, auf die Gesamt-Lebensqualität pflege- und betreuungsbedürftiger älterer Menschen in der getrennten Analyse. Im finalen Modell mit erklärenden Variablen auf Personen- und Pflegeheimebene ist der Einfluss jedoch nicht signifikant. Für Bewohner/innen von Pflegeheimen am Land wird eine um 2,68 (95 % CI −5,91−−0,55) schlechtere Lebensqualität als für jene von Pflegeheimen in urbaner Lage erwartet. Aufgrund dieses Ergebnisses kann die Hypothese **angenommen** werden.

  - **D1.3)** *Die Trägerschaft des Pflegeheims, hat einen Einfluss auf die Lebensqualität der Zielgruppe: Personen in Pflegeheimen mit öffentlich-rechtlichen Trägern haben eine bessere Lebensqualität als Personen in Pflegeheimen mit privaten (privat-gemeinnützig und privat-gewinnorientiert) Trägern.*

    Aus der Mehrebenenanalyse resultiert ein signifikanter Einfluss des Trägers auf die Lebensqualität ($p < 0,05$) in der getrennten Analyse der ausgewählten Strukturmerkmale. Personen, die in öffentlich-rechtlichen Pflegeheimen wohnen, haben eine bessere Lebensqualität als in privaten (Schätzwert −0,70 mit 95 % CI −3,91−2,51). Aufgrund dieses

Ergebnisses kann die Hypothese **angenommen** werden. Der Einfluss des Trägers ist jedoch im finalen Modell der Mehrebenenanalyse mit erklärenden Variablen auf Personen- und Pflegeheimebene nicht signifikant.

- **D2)** *Das Funktionieren einer Organisation/Die Unternehmensqualität (= organisationale Ebene) gemessen durch die Einschätzung der Mitarbeiter/innen in Bezug auf Zusammenarbeit, Kommunikation, Information, Beitrag zur Lebensqualität und Hierarchie hat einen positiven Einfluss auf die Lebensqualität.*

  Aus der Mehrebenenanalyse zeigt sich, dass die organisationale Ebene gesamt keinen signifikanten Einfluss auf die Lebensqualität hat. Der Einfluss auf die Lebensqualität ist negativ (Schätzwert liegt bei $-1{,}00$; 95 % CI $-7{,}59$–$5{,}59$). Die Hypothese muss **verworfen** werden.

  - **D2.1)** *Die Zusammenarbeit hat einen positiven Einfluss auf die Lebensqualität der Zielgruppe.*

    Aus der Mehrebenenanalyse resultiert kein signifikanter, positiver Einfluss der Dimension Zusammenarbeit auf die Lebensqualität (Schätzwert liegt bei $0{,}18$; 95 % CI $-5{,}80$–$6{,}16$). Die Hypothese muss **verworfen** werden.

  - **D2.2)** *Die Hierarchie hat einen negativen Einfluss auf die Lebensqualität der Zielgruppe.*

    Die Ergebnisse der Mehrebenenanalyse zeigen einen negativen Einfluss der beiden Items der Dimension Hierarchie auf die Lebensqualität (die Schätzwerte liegen bei $-0{,}50$; 95 % CI $-4{,}79$–$3{,}79$ und $-0{,}41$; 95 % CI $-3{,}57$–$2{,}57$). Der Einfluss ist nicht signifikant. Die Hypothese kann **angenommen** werden.

  - **D2.3)** *Die Einschätzung der Mitarbeiter/innen des Beitrags der Arbeitsweise zur Lebensqualität der Bewohner/innen hat einen positiven Einfluss auf die Lebensqualität der Zielgruppe.*

    Aus der Mehrebenenanalyse zeigt sich, dass die Einschätzung der Mitarbeiter/innen des Beitrags der Arbeitsweise zur Lebensqualität der Bewohner/innen die Lebensqualität der Zielgruppe negativ beeinflusst (Schätzwert liegt bei $-0{,}37$; 95 % CI $-5{,}80$–$5{,}06$). Der Einfluss ist nicht signifikant. Die Hypothese muss **verworfen** werden.

  - **D2.4)** *Die Kommunikation und Information haben einen positiven Einfluss auf die Lebensqualität der Zielgruppe.*

Aus der Mehrebenenanalyse resultiert ein negativer Einfluss der Dimension Kommunikation und Information auf die Lebensqualität der Zielgruppe (Schätzwert liegt bei −0,95; 95 % CI −6,14–4,24). Der Einfluss ist nicht signifikant. Die Hypothese muss **verworfen** werden.

- **D2.5)** *Die Arbeitszufriedenheit der Mitarbeiter/innen hat einen positiven Einfluss auf die Lebensqualität der Zielgruppe.*
  Die Ergebnisse der Mehrebenenanalyse zeigen einen negativen Einfluss der Arbeitszufriedenheit der Mitarbeiter/innen auf die Lebensqualität der Zielgruppe (die Schätzwerte liegen bei −2,06; 95 % CI −8,57–4,45). Der Einfluss ist nicht signifikant. Die Hypothese muss **verworfen** werden.

Qualitative Erhebung der Lebensqualität und sozialen Ungleichheit

9

Da die Ergebnisse der quantitativen Erhebung zum Teil überraschend waren, wurde eine vertiefte Erforschung einzelner offener Aspekte durch eine qualitative Erhebung in Form von Interviews unter Zuhilfenahme eines Interviewleitfadens mit Bewohner/innen, die an der Erhebung teilgenommen haben, Mitarbeiter/innen von teilnehmenden Pflegeheimen und Angehörigen durchgeführt. Der Interviewleitfaden besteht aus insgesamt acht offenen Leitfragen sowie dazugehörigen Nach- bzw. Checkfragen, die bei Bedarf ergänzend gestellt wurden.

Fokussiert wird die qualitative Beforschung der Lebensqualität in Bezug auf die sozialen Beziehungen sowie die Sinnesfunktionen, die im Vergleich zu den anderen Bereichen der Lebensqualität von den Bewohner/innen, die an der quantitativen Erhebung teilgenommen haben, zwischen dem Einzug und drei Monate danach gleichbleibend bzw. schlechter beurteilt wurde. Die Lebensqualität in diesem Bereich entwickelt sich basierend auf den Ergebnissen der quantitativen Erhebung anders als erwartet. Zudem wird Augenmerk auf den Einfluss der organisationalen Ebene auf die Lebensqualität der Bewohner/innen gelegt, da auch hier die Ergebnisse der quantitativen Befragung überraschend sind. Neben der Perspektive der Bewohner/innen werden ergänzend die Sichtweisen von Mitarbeiter/innen aus dem Pflegebereich sowie Angehörigen einbezogen.

Die qualitative Beforschung dieser einzelnen Aspekte ist als Ergänzung zur quantitativen Studie, die im vorherigen Kapitel beschrieben wurde, zu betrachten. Sie ist in ihrem Umfang und ihrer Tiefe der quantitativen Studie nicht gleichwertig – sie hat eine deutlich geringere Tiefe sowie einen deutlich geringeren Umfang. Vor diesem Hintergrund sind auch die Ergebnisse zu sehen, die zum Teil ergänzende Einblicke in die genannten Aspekte liefern, zum Teil Bedarf an zukünftigen Forschungsaktivitäten zeigen.

R. Winkler, *Lebensqualität pflegebedürftiger älterer Menschen*,
https://doi.org/10.1007/978-3-658-31886-4_9

9.1   Zugang und Auswahl der Interviewpartner/innen und Stichprobe

Der Zugang zu den Interviewpartner/innen erfolgte über die Leitungen der teilnehmenden Pflegeheime. Sie wurden gebeten, Bewohner/innen, Mitarbeiter/innen sowie Angehörige nach vorgegebenen Kriterien für die Teilnahme am Interview zu gewinnen.

Ziel war es, Bewohner/innen zu befragen, die auch an der quantitativen Erhebung zur Lebensqualität teilgenommen haben. Die Stichprobe wurde so ausgewählt, dass sowohl Bewohner/innen mit guter als auch Bewohner/innen mit schlechter Lebensqualität (resultierend aus der quantitativen Erhebung) interviewt wurden. Des Weiteren wurde auf eine gute Durchmischung in Bezug auf das Kriterium „im Einzel- oder Doppelzimmer lebend" sowie die Dauer des Aufenthalts im Pflegeheim geachtet. In Bezug auf die Aufenthaltsdauer im Pflegeheim ist ergänzend zu erwähnen, dass die Bewohner/innen maximal 14 Monate im Pflegeheim wohnen konnten, da die letzten Interviews 14 Monate nach Start der quantitativen Erhebung durchgeführt wurden und in deren Rahmen Bewohner/innen beim Einzug befragt wurden.

Bei der Auswahl der Mitarbeiter/innen wurde darauf geachtet, dass diese aus teilnehmenden Pflegeheimen mit Bewohner/innen guter sowie schlechter Lebensqualität kamen sowie unterschiedlich lange im Pflegeheim beschäftigt waren. Des Weiteren war die direkte Arbeit mit den Bewohner/innen ein Auswahlkriterium.

Da sich bei der Ermittlung der Stichprobe für die quantitative Erhebung zeigte, dass über 65 Prozent der Personen, die neu in die teilnehmenden Pflegeheime einzogen, nicht an der Erhebung aufgrund körperlicher oder kognitiver Einschränkungen teilnehmen konnten, wurden zudem Angehörige – anders als bei der quantitativen Erhebung – befragt. Hier sollten speziell Angehörige von dementiell erkrankten Bewohner/innen befragt werden, da besonders Bewohner/innen mit schwerer Demenz nicht an der quantitativen Befragung zur Lebensqualität teilnehmen konnten. Auch hier wurde auf ein ausgewogenes Verhältnis zwischen Angehörigen von Bewohner/innen aus Einzel- bzw. Doppelzimmern geachtet. Befragt wurden die Angehörigen von Bewohner/innen aus einem Pflegeheim, das in Bezug auf die Lebensqualität sowie Entwicklung der Lebensqualität sowie der Merkmale der neu eingezogenen Bewohner/innen als „Durchschnittspflegeheim" bezeichnet werden kann. Es eignet sich daher für die ergänzende Berücksichtigung der Perspektive der Angehörigen. In Bezug auf die strukturellen Merkmale ist es ein großes Pflegeheim, in ländlicher Gegend mit öffentlich-rechtlichem Träger. Die Ergebnisse der qualitativen Interviews mit den Angehörigen wurden vereinzelt und ergänzend in die Interpretation der Ergebnisse der quantitativen Erhebung einbezogen.

Bei der Auswahl der Interviewpartner/innen wurde somit nach theoretischen Gesichtspunkten vorgegangen. Daraus soll eine möglichst umfassende Betrachtung der ausgewählten Aspekte der Lebensqualität resultieren. Entsprechend den Charakteristika des theoretischen Samplings war die Größe der Stichprobe nicht im Voraus bekannt, es wurden solange weitere Personen befragt, bis die Autorin von einer theoretischen Sättigung ausging.

So wurden schließlich 16 Bewohner/innen (aus vier Pflegeheimen), neun Mitarbeiterinnen (ebenfalls aus den gleichen vier Pflegeheimen) und fünf Angehörigen (aus einem Pflegeheim) interviewt.

Nachfolgende Tabellen listen die Interviewpartner/innen mit ihren wesentlichen Merkmalen (s. Tabelle 9.1, Tabelle 9.2, Tabelle 9.3).

Tabelle 9.1 Interviewpartner/innen der Gruppe Bewohner/innen und ihre wesentlichen Merkmale. (Quelle: Eigene Erstellung)

Interview-ID	Pflegeheim Nr.	Interview-Gruppe	Alter	im Pflegeheim lebend (in Monaten)
IP-B1	3	Bewohner/innen	87	12
IP-B2	11	Bewohner/innen	98	1
IP-B3	11	Bewohner/innen	93	5
IP-B4	11	Bewohner/innen	70	7
IP-B5	11	Bewohner/innen	99	1
IP-B6	11	Bewohner/innen	93	8
IP-B7	1	Bewohner/innen	80	6
IP-B8	1	Bewohner/innen	86	12
IP-B9	1	Bewohner/innen	80	10
IP-B10	1	Bewohner/innen	87	4
IP-B11	1	Bewohner/innen	75	2
IP-B12	4	Bewohner/innen	87	13
IP-B13	4	Bewohner/innen	89	13
IP-B14	4	Bewohner/innen	92	1
IP-B15	4	Bewohner/innen	93	1
IP-B16	4	Bewohner/innen	78	13

Unter den 16 interviewten Bewohner/innen waren vier Männer. Die interviewten Bewohner/innen sind zwischen 70 und 99 Jahren alt und wohnen zum Zeitpunkt der Interviews zwischen einem und 13 Monaten im Pflegeheim.

Tabelle 9.2 Interviewpartner/innen der Gruppe Mitarbeiter/innen und ihre wesentlichen Merkmale. (Quelle: Eigene Erstellung)

Interview-ID	Pflegeheim Nr.	Interview-Gruppe	Berufsbezeichnung	Zugehörigkeit zum Unternehmen
IP-M17	3	Mitarbeiter/innen	Pflegeassistent/in	7 Jahre
IP-M18	3	Mitarbeiter/innen	Pflegeassistent/in	3 Jahre
IP-M19	3	Mitarbeiter/innen	Pflegeassistent/in	1 Jahr
IP-M20	11	Mitarbeiter/innen	Pflegeassistent/in	6 Monate
IP-M21	11	Mitarbeiter/innen	Pflegeassistent/in	20 Jahre
IP-M22	1	Mitarbeiter/innen	DGKP	3 Jahre
IP-M23	1	Mitarbeiter/innen	Pflegeassistent/in	21 Jahre
IP-M24	4	Mitarbeiter/innen	Pflegeassistent/in	6 Monate
IP-M25	4	Mitarbeiter/innen	Pflegeassistent/in	6 Monate

Die befragten Mitarbeiterinnen (nur Frauen) arbeiten zum Zeitpunkt der Interviews zwischen sechs Monaten und 21 Jahren im jeweiligen Pflegeheim. Bis auf eine diplomierte Gesundheits- und Krankenpflegerin (DGKP) haben ausschließlich Pflegeassistentinnen an den Interviews teilgenommen.

Tabelle 9.3 Interviewpartner/innen der Gruppe Angehörige und ihre wesentlichen Merkmale. (Quelle: Eigene Erstellung)

Interview-ID	Pflegeheim Nr.	Interview-Gruppe	befragte/r Angehörige/r	Dauer Angehörige/r im Pflegeheim
IP-A26	13	Angehörige	Tochter	6 Monate
IP-A27	13	Angehörige	Tochter	1,5 Jahre
IP-A28	13	Angehörige	Schwester	5 Jahre
IP-A29	13	Angehörige	Nichte	6 Jahre
IP-A30	13	Angehörige	Gatte	2 Jahre

Befragt wurden die Tochter, die Schwester, die Nichte sowie der Gatte von Bewohner/innen, die zwischen sechs Monaten und sechs Jahren im Pflegeheim lebten.

9.2   Durchführung der Interviews

Die Interviewdurchführung fand im Zeitraum von 13. September bis 02. November 2017 statt. Für das Interview wurden im Voraus zirka 30 Minuten anberaumt, wobei die Dauer der Interviews variierte. Die Interviews mit den Bewohner/innen dauerten zwischen sechs Minuten und 34 Minuten 43 Sekunden, dies hing stark von der Erzählbereitschaft und dem Zustand – sowohl kognitiv, als auch körperlich – der Befragten ab. Die Dauer der Interviews mit den Mitarbeiter/innen variierte zwischen sechs Minuten und 22 Minuten 47 Sekunden. Auch die Interviews mit den Angehörigen dauerten unterschiedlich lange – zwischen sieben Minuten 20 Sekunden und 16 Minuten neun Sekunden. Die insgesamt relativ kurze Dauer der Interviews hat damit zu tun, dass wie bereits erwähnt, einzelne ausgewählte Aspekte, fokussiert wurden. Die Orte der Durchführung wurden mit den jeweiligen Gesprächspartner/innen abgestimmt. Die Interviews wurden zum Teil in den Zimmern der Bewohner/innen, zum Teil in Besprechungszimmern in ruhiger und ungestörter Atmosphäre durchgeführt.

Durch die Unterzeichnung der Einverständniserklärung stimmten die Interviewpartner/innen der Aufzeichnung der Interviews mit dem Diktiergerät, der anschließenden wörtlichen Transkription, der anonymisierten Auswertung und Nennung der in Abschnitt 9.1 angeführten wesentlichen Merkmalein der vorliegenden Forschungsarbeit zu. Bei der Interviewdurchführung diente der erstellte Interviewleitfaden als Rahmenstruktur, der Ablauf wurde jedoch bei Bedarf angepasst. Besonderes Augenmerk wurde auf ein konstruktives Gesprächsklima gelegt. Im Falle, dass Fragen bereits im Rahmen der Beantwortung einer anderen Frage ausreichend beantwortet wurden, wurde die betroffene Frage nicht nochmals gestellt.

9.3   Auswertung der Interviews

Die Interviewauswertung erfolgte mithilfe einer Analyse in vier Phasen – als Orientierung diente dazu ein von Lamnek (2010, S. 366–370) vorgeschlagener Ablauf. Die Interviews wurden vorerst wortwörtlich transkribiert und somit in eine lesbare Form gebracht. Zudem wurde für jedes Interview ein Postskriptum angefertigt. Dieses besteht aus Notizen zur Interviewsituation, zum Verhalten des/der Interviewpartners/Interviewpartnerin und der Interviewerin, zu Gesprächen vor und nach Ausschalten des Diktiergeräts sowie zu besonderen Vorkommnissen während des Interviews. Die Transkription erfolgte unter Anwendung der Transkriptionsregeln nach Lamnek (2010). In der zweiten Phase wurde eine Analyse der Einzelfälle vorgenommen, in der die wesentlichen Interviewpassagen herausgefiltert und im Wesentlichen die Interviewpartner/innen anhand ihrer in der Auswahl relevanten Merkmale beschrieben wurden (siehe Abschnitt 9.1). Anschließend wurde in Phase drei eine generalisierende Analyse durchgeführt, in der Gemeinsamkeiten und Unterschiede der Interviews und vor allem der drei Interviewgruppen „Bewohner/innen", „Mitarbeiter/innen", „Angehörige" maßgeblich betrachtet wurden. Auf diesen Analyseschritt wurde der Fokus gelegt. Dafür wurden vorerst Einzelkategorisierungen je Interview und in weiterer Folge eine vergleichende Kategorisierung vorgenommen. Die vierte Phase der Auswertung befasste sich mit der Selbst- bzw. Fremdkontrolle der Auswertung. (Lamnek, 2010, S. 366–370) Die beschriebenen Auswertungsschritte dieser interpretativ-explikativen Auswertung werden in der nachfolgenden Grafik dargestellt (s. Abbildung 9.1). Die Kodierung bzw. Auswertung der Interviews erfolgten händisch auf Papier und in Microsoft Word.

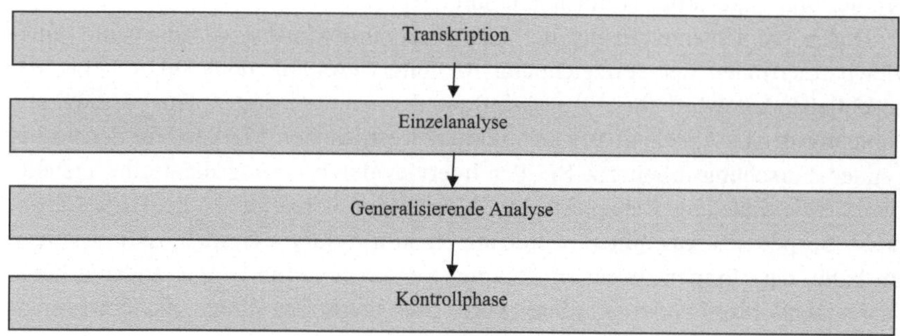

Abbildung 9.1 Phasen der Auswertung. (Quelle: Eigene Erstellung in Anlehnung an Lamnek (2010, S. 366–370))

Mit dieser Analyse wird das Ziel verfolgt, durch den Vergleich der Interviews *„Überindividuell-Gemeinsames"* herauszuarbeiten (Mayer, 2009, S. 47). Als besonderer Vorteil dieser Art von Inhaltsanalyse gilt das *„systematische, regelgeleitete Vorgehen"*, das die Bearbeitung größerer Datenmengen ermöglicht (Mayring, 2003, S. 116). Die schrittweise Analyse erfolgt unter methodischer Kontrolle anhand eines Kategoriensystems, das theoriegeleitet am Material entwickelt wird (Mayring, 2002, S. 114). Die Kategorienbildung erfolgte deduktiv basierend auf dem Interviewleitfaden. Es wurde die Möglichkeit weitere Kategorien hinzuzufügen, offengelassen, sollten sich diese bei der Analyse des Datenmaterials ergeben.

Insgesamt wurden acht Hauptkategorien und zudem Unterkategorien gebildet. Die Unterkategorien untergliedern die Hauptkategorien nach den drei Interviewgruppen, sodass ein Vergleich zwischen diesen angestellt werden konnte. Das Kategorienschema dient zugleich als Kodierleitfaden.

Die Ergebnisse der qualitativen Analyse werden im nachfolgenden Kapitel (s. Abschnitt 9.4) zusammengefasst, unterschiedliche Aussagen der Interviewgruppen werden zur Diskussion gestellt. Die drei Interviewgruppen werden in der nachfolgenden Auswertung als „Bewohner/innen", „Mitarbeiter/innen" und „Angehörige" bezeichnet. In weiterer Folge werden die bereits gewonnenen Erkenntnisse zur sozialen Ungleichheit und Lebensqualität pflege- und betreuungsbedürftiger Personen um die vorliegenden Erkenntnisse aus der qualitativen Beforschung der Thematik ergänzt.

9.4   Darstellung der Ergebnisse der qualitativen Erhebung

Nachfolgend werden die Ergebnisse der qualitativen Interviews zusammengefasst– eine Interpretation und Zusammenführung mit den Ergebnissen der quantitativen Erhebung erfolgt in Kapitel 10. Bei der Aufarbeitung der Fragen wird nach dem Kategorienschema vorgegangen. In der Auswertung werden zur Veranschaulichung wörtliche Zitate aus den Interviews angeführt. Die Abkürzungen in den Fußnoten lassen eine Zuordnung der Aussagen zu den Interviewpartner/innen zu (Interviewpartner/in 1 (IP1) bis Interviewparnter/in 30 (IP30)). Um die Zugehörigkeit zur Interview-Gruppe zu erleichtern wurde jeweils „B" (für Bewohner/in), „M" (für Mitarbeiter/in) oder „A" (für Angehörige/r) nach „IP" ergänzt („IP-B", „IP-M", „IP-A").

Auffallend ist, dass alle 30 Interviewpartner/innen etwas Positives im Pflegeheim anführen, während nicht alle negative Aspekte nennen. Vor allem die befragten Bewohner/innen nennen kaum negative Aspekte. *„Das kann ich gar nicht sagen. Mir gefällt es gut."*[1] Dies bekräftigt die Ergebnisse der quantitativen Erhebung, aus der eine bessere Lebensqualität zwischen den drei Erhebungszeitpunkten resultiert.

---

[1] IP-B10, S. 1

Als positiv nennen die befragten Bewohner/innen das Gefühl von Sicherheit bzw. zu wissen, dass bei Bedarf Hilfe da ist[2], die freundlichen, kompetenten Mitarbeiter/innen[3], das gute Essen[4], die Betreuung und Pflege[5], die Parkanlage rund ums Pflegeheim[6], die Aktivitäten und Veranstaltungen[7], die Tatsache, ihre Ruhe zu haben[8], das Personal unterstützen zu können und mithelfen zu können[9] sowie die Gemeinschaft[10].

Das Essen[11], das Gefühl von Sicherheit[12], die Betreuung und Pflege[13], die Gemeinschaft[14], die Aktivitäten und Veranstaltungen[15] nennen auch die befragten Mitarbeiter/innen als positive Aspekte aus Sicht der Bewohner/innen. Ergänzend führen sie die familiäre Umgebung[16], ein helles und freundliches Gebäude sowie die Raumaufteilung[17] an.

Auch die befragten Angehörigen nennen die Gemeinschaft[18], die Aktivitäten und Veranstaltungen[19], das freundliche Personal[20], das Essen, das Gebäude und die Zimmer sowie den Garten[21] als positive Aspekte. Ergänzend führen sie den hohen Grad an Selbstbestimmung[22] an. *„Es geht ihr gut. Man merkt es am Gesichtsausdruck, dass sie glücklich ist."*[23]

---

[2]IP-B5, S. 2; IP-B9, S. 1; IP-B12, S. 1

[3]IP-B3, S. 1; IP-B4, S. 1; IP-B11, S. 1; IP-B13, S. 1; IP-B15, S. 3

[4]IP-B8, S. 1; IP-B12, S. 1; IP-B15, S. 1

[5]IP-B15, S. 2

[6]IP-B5, S. 2

[7]IP-B1, S. 3; IP-B3, S. 2

[8]IP-B8, S. 1; IP-B9, S. 1

[9]IP-B1, S. 1

[10]IP-B2, S. 2

[11]IP-M17, S. 2; IP-M21, S. 1

[12]IP-M18, S. 1; IP-M21, S. 1; IP-M23, S. 1

[13]IP-M18, S. 1; IP-M19, S. 1; IP-M23, S. 1

[14]IP-M17, S. 1

[15]IP-M20, S. 1; IP-M22, S. 1

[16]IP-M17, S. 1; IP-M19, S. 1; IP-M24, S. 1; IP-M25, S. 1

[17]IP-M17, S. 1; IP-M19, S. 1; IP-M20, S. 2

[18]IP-A26, S. 1; IP-A27, S. 1; IP-A28, S. 1

[19]IP-A26, S. 1; IP-A27, S. 1; IP-A29, S. 1

[20]IP-A26, S. 5; IP-A28, S. 2

[21]IP-A29, S. 1

[22]IP-A27, S. 4; IP-A29, S. 1

[23]IP-A30, S. 2

Das Essen wird wiederum von anderen, sowohl Bewohner/innen als auch Mitarbeiter/innen als negativer Aspekt genannt[24].

Die Tatsache, ein Einzelzimmer zu haben, heben mehrere Interviewpartner/innen der Gruppe Bewohner/innen[25] ebenfalls positiv vor allem aufgrund der Privatsphäre und Ruhe hervor, während ein/e Interviewpartner/in die Tatsache, dass sie in einem Doppelzimmer lebt, als positiv hervorstreicht[26]. Dies begründet sich durch die angenehme Gesellschaft durch ihre Zimmerkollegin. Eine Interviewpartnerin erwähnt, dass ihr Angehöriger beides als positiv empfand, wobei es ihrer Meinung nach auf den/die Zimmerkolleg/in ankommt[27]. Die Unzufriedenheit mit dem/der Zimmerkolleg/in sowie grundsätzlich in einem Doppel- statt Einzelzimmer zu wohnen, nennen mehrere Befragte auch als negativ[28]. Die oft mangelnde Zeit der Mitarbeiter/innen wird von den Interviewpartner/innen als wesentlicher negativer Aspekt genannt[29].

Die Wünsche der befragten Bewohner/innen an das Pflegeheim betreffen hauptsächlich das Zimmer: ein Einzelzimmer, ein größeres Zimmer, ein Zimmer mit Balkon oder andere Zimmerkolleg/innen[30]. Zudem würden sie sich wünschen, dass das Personal mehr Zeit für sie hat[31]. Den Faktor Zeit nennen auch die befragten Mitarbeiter/innen als möglichen Wunsch der Bewohner/innen[32] sowie die befragten Angehörigen[33]. Dass ein/e Arzt/Ärztin immer vor Ort ist bzw. öfter zu den Bewohner/innen kommt, nennen die Interviewpartner/innen ebenfalls als möglichen Wunsch an das Pflegeheim[34]. Als Wünsche werden zudem von Mitarbeiter/innen ein Einzelzimmer[35], eine Eins-zu-Eins-Betreuung[36],

---

[24]IP-B5, S. 1; IP-M18, S. 1; IP-M19, S. 2

[25]IP-B3, S. 1; IP-B5, S. 2; IP-B9, S. 1

[26]IP-B13, S. 1

[27]IP-A26, S. 1

[28]IP-B4, S. 1; IP-B11, S. 1; IP-M22, S. 1; IP-M24, S. 1

[29]IP-B6, S. 4; IP-B9, S. 1; IP-M22, S. 1; IP-A27, S. 2

[30]IP-B4, S. 2; IP-B5, S. 1; IP-B7, S. 1, 3; IP-B11, S. 2

[31]IP-B6, S. 4; IP-B8, S. 4

[32]IP-M17, S. 1; IP-M18, S. 2; IP-M19, S. 3; IP-M20, S. 1

[33]IP-A27, S. 2; IP-A30, S. 2

[34]IP-M18, S. 3; IP-M21, S. 3

[35]IP-M21, S. 2

[36]IP-M21, S. 3

mehr Beschäftigungsangebote am Wochenende[37] sowie von Mitarbeiter/innen und Angehörigen mehr Besuche durch bzw. Zeit mit den Angehörigen genannt[38].

Von den Interviewpartner/innen genannte Verbesserungen seit dem Einzug betreffen im Wesentlichen die bereits genannten positiven Aspekte: Das Gefühl von Sicherheit[39], das Gefühl gebraucht zu werden[40], die Rundum-Versorgung bzw. regelmäßiges Essen sowie die Betreuung und Pflege[41].

„Ja, ich bin ruhiger geworden."[42]

Zudem ergänzen die Befragten die Aktivitäten im Pflegeheim[43], auch sehen sie seit dem Einzug in das Pflegeheim eine körperliche Verbesserung[44].

„Also wir haben schon einige Bewohner gehabt, die relativ schlecht zu uns gekommen sind und die dann wieder mehr oder weniger mobil waren und zumindest kleine Strecken mit dem Rollator oder so gehen konnten."[45]

Auffallend ist, dass auch in Bezug auf Verbesserungen seit dem Einzug alle drei Interviewgruppen die sozialen Kontakte anführen[46], wobei der soziale Aspekt besonders häufig von den befragten Angehörigen und Mitarbeiter/innen genannt wird.

„Also so von der sozialen Sicht her kann man sagen, ist es wirklich eine Verbesserung."[47]

Obwohl mehrere Personen von Verbesserungen seit dem Einzug sprechen und dem Gefühl sich zuhause zu fühlen[48], betonen viele, dass das Pflegeheim für sie zwar die beste Option darstellt, es aber kein Zuhause für sie ist[49]. Das sehen sie als wesentlichen negativen Aspekt.

---

[37] IP-M23, S. 2; IP-M25, S. 2

[38] IP-M24, S. 2; IP-A27; 2

[39] IP-B1, S. 1; IP-B3, S. 3; IP-B5, S. 3; IP-B6, S. 3; IP-M18, S. 4; IP-M19, S. 2

[40] IP-B1, S. 4

[41] IP-B9, S. 3; IP-M18, S. 4; IP-M19, S. 2; IP-M20, S. 3; IP-M21, S. 4; IP-M25, S. 2

[42] IP-B3, S. 3

[43] IP-B1, S. 4; IP-M17, S. 4; IP-M24, S. 3

[44] IP-B1, S. 3; IP-B9, S. 3; IP-M18, S. 4; IP-M22, S. 4

[45] IP-M17, S. 3

[46] IP-B1, S. 4; IP-M17, S. 3; IP-M18, S. 5; IP-M20, S. 3; IP-M22, S. 3; IP-A26, S. 3; IP-A27, S. 2

[47] IP-A26, S. 1

[48] IP-B12, S. 1; IP-B3, S. 1

[49] IP-B7, S. 1; IP-B14, S. 1; IP-B15, S. 2

*„...Na ja, gefallen, daheim ist daheim, aber es gibt keine Möglichkeit wahr-
scheinlich. [...] Es ist natürlich kein Zuhause, das ist logisch. Es muss passen.“*[50]

Dies resultiert auch aus den Aussagen der befragten Mitarbeiter/innen, die das Heimweh und die Tatsache, dass das Pflegeheim nicht das Zuhause der Bewohner/innen ist, als wesentliche negative Aspekte nennen[51].

„Ich glaube die meisten sind wahrscheinlich deshalb unzufrieden, weil sie überhaupt in einem Pflegeheim und nicht mehr zuhause sein können. Die meisten haben Heimweh.“[52]

Die Autonomie wird von einigen Interiewpartner/innen als Verbesserung[53], von anderen als Verschlechterung angeführt[54].

Die angeführten Aspekte, die sich seit dem Einzug in das Pflegeheim verschlechtert haben, decken sich mit den genannten negativen Gesichtspunkten sowie Wünschen. Zumeist wird der Aspekt, dass das Pflegeheim nicht das Zuhause ist[55], angeführt. So sehen die Interviewpartner/innen die psychische Lebensqualität betreffend, eine Verschlechterung durch den Einzug[56]. Die genannten Aspekte, die sich durch den Einzug verschlechtern, zeigen bei der quantitativen Erhebung jedoch eine Verbesserung zwischen den drei Erhebungszeitpunkten. Sowohl die psychische Lebensqualität als auch die Lebensqualität in Bezug auf die Autonomie verbessert sich nach diesen Ergebnissen. Dies könnte dadurch erklärt werden, dass es nach der Eingewöhnungsphase wieder zu einer Verbesserung kommt. Dies wird auch von den Interviewpartner/innen hervorgehoben[57].

Die Interviews zeigen auch, dass eine Adaptierung an die neue Situation bei jenen Personen, die selbst entschieden haben, in ein Pflegeheim einzuziehen, besser und schneller gelingt[58].

„Das Beste, das mir passieren konnte, ja. Und ich bin absolut freiwillig hier.“[59]

---

[50]IP-B7, S. 1

[51]IP-M21, S. 1; IP-M22, S. 1; IP-M23, S. 1; IP-M25, S. 1

[52]IP-M22, S. 1

[53]IP-B1, S. 4

[54]IP-B5, S. 4; IP-M18, S. 4; IP-M20, S. 4; IP-M22, S. 4

[55]IP-B1, S. 3; IP-B5, S. 4; IP-M17, S. 3; IP-M18, S. 4; IP-M19, S. 2; IP-M23, S. 3; IP-M25, S. 2

[56]IP-M19, S. 6; IP-M22, S. 4

[57]IP-M20, S. 3; IP-M24, S. 3

[58]IP-B5, S. 1; IP-M19, S. 6

[59]IP-B5, S. 1

„Manche denken, ich bin hierher gesteckt worden. [...] Aber es gibt schon wirklich die, die dankbar sind."[60]

Ob der Einzug in das Pflegeheim eine Verbesserung darstellt und ob sich die Personen an die neue Situation anpassen können, ist nach Meinung der Interviewpartner/innen sehr individuell[61].

„Ob man sich jetzt gut anpassen kann an die neue Situation, hängt sehr viel vom Charakter und der Persönlichkeit ab. Natürlich. Wenn ich mit dem Leben selbst nicht zufrieden bin, dann passt es da auch nicht."[62]

Auf die Frage nach ihren **sozialen Kontakten** erwähnen die befragten Bewohner/innen Besuche von Kindern, Enkelkindern, Nachbarn, Verwandten und Freunden/innen sowie neue Bekanntschaften und Freundschaften, die sie im Pflegeheim geschlossen haben[63]. Mit ihren sozialen Kontakten sind sie zufrieden.

„Nein, das passt so."[64]

„Nein, mehr Besuche möchte ich nicht."[65]

Für den Großteil der befragten Bewohner/innen, ist der Kontakt zu Kindern und Angehörigen wesentlich, ein Interviewpartner erwähnt einen guten Freund als wichtigsten sozialen Kontakt.

„Aber sehr häufig kommt mein Freund. Alle Achtung, so ein Freund, der ist wirklich in Ordnung, also da bin ich sehr zufrieden mit ihm."[66].

Ein weiterer Interviewpartner schildert von einer Bewohnerin im Haus, die seine wichtigste Kontaktperson ist.

„Wir vertreiben uns gemeinsam die Zeit. [...] Und so versuchen wir, das Beste herauszuholen."[67]

Aus den Aussagen der befragten Bewohner/innen geht hervor, dass es wesentlich zu sein scheint, dass eine Kontaktperson vorhanden ist. Das können Kinder, Enkelkinder, Freund/innen oder andere Bewohner/innen sein. Auch streicht ein befragter Bewohner hervor, dass auch nicht immer Besuche nötig sind. *„Wir haben ja jeder das Handy, dann rufen wir uns eben zusammen."*[68]

---

[60]IP-A29, S. 1–2

[61]IP-M19, S. 6; IP-M21, S. 5; IP-M24, S. 3; IP-A29, S. 3

[62]IP-A29, S. 4

[63]IP-B1, S. 1; IP-B3, S. 3; IP-B5, S. 1; IP-B7, S. 2; IP-B8, S. 2; IP-B11, S. 1; IP-B13, S. 3

[64]IP-B3, S. 2

[65]IP-B12, S. 2

[66]IP-B7, S. 2

[67]IP-B8, S. 3

[68]IP-B8, S. 3

Insgesamt sind *„die sozialen Kontakte sehr unterschiedlich"*[69]. *„Gewisse haben schon guten Kontakt untereinander"*[70], *„Freundschaften, die gibt es"*[71]. Dennoch erwähnen die befragten Mitarbeiter/innen, dass aus ihrer Sicht die Angehörigen die wesentlichen sozialen Kontakte sind. *„Wichtig sind ihnen immer die Angehörigen. Die kann niemand ersetzen."*[72] Problematisch sehen sie die Tatsache, dass die Besuche durch die Angehörigen mit der Dauer des Aufenthalts im Pflegeheim abnehmen[73].

Die befragten Angehörigen erwähnen die Kontakte ihrer Angehörigen mit anderen Bewohner/innen besonders positiv[74], sehen jedoch auch eine wichtige Rolle der Angehörigen in Bezug auf die sozialen Kontakte[75].

Auffallend ist, dass Interviewpartner/innen aller drei Gruppen, die Gemeinschaft sowie die sozialen Kontakte als positiv hervorhoben (*„Und ich habe, man kann sagen, neue Freunde da gefunden."*[76]), während die Ergebnisse der quantitativen Erhebung eine gleichbleibende Lebensqualität in Bezug auf soziale Beziehungen zeigen.

Die Tatsache, dass mehr Besuche durch Angehörige als möglicher Wunsch der Bewohner/innen genannt werden, könnte ein Hinweis auf die gleichbleibende Lebensqualität in Bezug auf soziale Beziehungen zwischen dem Einzug und drei Monaten danach sein, die aus der quantitativen Erhebung resultiert, trotz der als positiv genannten Gemeinschaft im Pflegeheim.

„Ich würde auch sagen, mehr Zeit der Angehörigen hier, weil es ist schon schlimm, [...], dass wirklich Leute hierher abgeschoben werden."[77]
Die **Lebensqualität in Bezug auf die Sinnesfunktionen** betreffend, tätigte lediglich eine Interviewpartnerin eine Aussage, nämlich dass ihre schlechte Sehkraft ihre Lebensqualität beeinflusst[78]. Ein/e Interviewpartner/in erwähnt, dass in Bezug auf die Sinnesfunktionen eine Verbesserung bemerkbar ist. *„Das Wahrnehmen, das Sehen, das Hören und dergleichen, da denke ich mir schon, für jene,*

---

[69]IP-M17, S. 3

[70]IP-M22, S. 3

[71]IP-M17, S. 2

[72]IP-M21, S. 3

[73]IP-M19, S. 5

[74]IP-A27, S. 1; IP-A28, S. 3; IP-A29, S. 3; IP-A30, S. 3

[75]IP-A27, S. 2; IP-A29, S. 3

[76]IP-B1, S. 2

[77]IP-A27, S. 2

[78]IP-B5, S. 2

die zuhause allein waren, hat es sich verbessert."[79] Dies steht im Widerspruch zu den Ergebnissen der quantitativen Erhebung, in der sich die Lebensqualität in Bezug auf die Sinnesfunktionen verschlechtert hat. Die Ergebnisse der qualitativen Erhebung und Auswertung lassen Gründe für die aus der quantitativen Erhebung resultierende sich verschlechternde Lebensqualität in Bezug auf die Sinnesfunktionen offen. Es zeigt sich folglich der Bedarf an einer fokussierten Auseinandersetzung mit möglichen Gründen für diese Verschlechterung in zukünftigen Forschungsaktivitäten (s. Abschnitt 11.3) – möglicherweise mit einem anderen Erhebungsdesign. Mögliche aus einer Expert/innen-Runde resultierende Erklärungsversuche werden in Abschnitt 10.1 angeführt.

Die befragten Bewohner/innen sind der Meinung, dass die Gesundheit ihre Lebensqualität wesentlich beeinflusst[80]. Sie führen zudem die Sicherheit im Pflegeheim[81], Ruhe zu haben[82], ein Einzelzimmer zu haben[83] sowie die sozialen Kontakte[84] und den Charakter einer Person[85] an. *„Am meisten beeinflusst meine Art meine Lebensqualität. Ich war zu Hause auch keine Trauerweide.*"[86] Die erwähnten Aspekte decken sich mit den von den befragten Mitarbeiter/innen und Angehörigen genannten Einflüssen auf die Lebensqualität. Einen stärkeren Fokus legen die Mitarbeiter/innen und Angehörigen jedoch auf den Einfluss der sozialen Kontakte, den sie häufiger nennen als die befragten Bewohner/innen[87]. Ergänzend führen sie die Gestaltung des Gebäudes[88], die Selbstständigkeit[89] sowie das Gefühl gebraucht zu sein und eine sinnvolle Beschäftigung zu haben[90], an.

Aus den genannten Ausführungen zeigen sich kaum nennenswerte Unterschiede zwischen den Aussagen der drei Interviewgruppen, jedoch ergänzende Aspekte die soziale Lebensqualität sowie die Lebensqualität in Bezug auf die Sinnesfunktionen betreffend.

---

[79]IP-M17, S. 3

[80]IP-B1, S. 3; IP-B7, S. 3; IP-B9, S. 3; IP-B12, S. 3

[81]IP-B6, S. 4

[82]IP-B4, S. 4

[83]IP-B9, S. 1

[84]IP-B9, S. 3

[85]IP-B1, S. 5

[86]IP-B1, S. 5

[87]IP-M17, S. 5; IP-M19, S. 1; IP-M20, S. 4; IP-M22, S. 3; IP-M25, S. 2; IP-A27, S. 2; IP-A29, S. 4

[88]IP-M17, S. 1; IP-M19, S. 1

[89]IP-M17, S. 1; IP-M19, S. 9; IP-M21, S. 1

[90]IP-M23, S. 2; IP-A27, S. 4; IP-A29, S. 3

Ein ebenfalls überraschendes Ergebnis aus der quantitativen Erhebung zeigte sich bezüglich des **Einflusses der „organisationalen Ebene",** die die Dimensionen Hierarchie, Zusammenarbeit, Kommunikation, Information, Arbeitszufriedenheit, Lebensqualität der Mitarbeiter/innen und Beitrag zur Lebensqualität der Bewohner/innen abbildet, **auf die Lebensqualität,** der diesen Ergebnissen zufolge nur sehr gering ist. Die Interviewpartner/innen sehen vor allem den Einfluss der Kommunikation, der Zusammenarbeit im Team sowie der Arbeitszufriedenheit und Lebensqualität der Mitarbeiter/innen gegeben[91].

„Wenn wir im Team gut zusammenarbeiten bzw. gut kommunizieren, dann kann ich auch Gutes leisten. Ja, ich denke mir schon, dass die Bewohner und Bewohnerinnen eine gewisse Ausgeglichenheit spüren."[92]

„Ja sicher. Wenn es mir gut geht, wir übertragen das ja automatisch auf die Bewohner."[93]

„Meine eigene Zufriedenheit mit der Arbeit beeinflusst sicherlich."[94]

Dennoch meinen die Interviewpartner/innen, dass der Einfluss im Vergleich zu anderen Aspekten bedingt ist[95].

„Natürlich glaube ich, es geht alles ineinander über, wenn man sich wohl fühlt, wenn sich das Team wohl fühlt, glaube ich, geht das sicher über auf die Bewohner, aber so maßgeblich vielleicht nicht. Aber Einfluss hat es sicher, ja."[96]

„Die Information und Kommunikation beeinflusst bedingt. Würde ich jetzt nicht sagen, ausschlaggebend, aber bedingt."[97]

Die Ergebnisse der qualitativen Erhebung liefern die organisationale Ebene betreffend somit kaum Unterstützung in der Interpretation der Ergebnisse aus der quantitativen Erhebung. Auch hier zeigt sich weiterer zukünftiger Forschungsbedarf (s. Abschnitt 11.3).

Insgesamt zeigt sich vor allem in Bezug auf die organisationale Ebene weiterer Forschungsbedarf. Hier gilt vertieft zu beforschen, welche Aspekte Einfluss auf die Lebensqualität haben bzw. wie diese operationalisiert werden können.

---

[91] IP-B5, S. 4; IP-M17, S. 6; IP-M18, S. 6; IP-M19, S. 10; IP-M20, S. 6; IP-M22, S. 6; IP-M23, S. 4; IP-M24, S. 5; IP-M25, S. 3; IP-A30, S. 4

[92] IP-M17, S. 6

[93] IP-M18, S. 6

[94] IP-M24, S. 5

[95] IP-M21, S. 6; IP-M23, S. 4

[96] IP-M21, S. 6

[97] IP-M23, S. 4

Lebensqualität und soziale Ungleichheit Pflege- und Betreuungsbedürftiger: Beantwortung der Forschungsfragen 10

Im vorliegenden Kapitel werden die Ergebnisse der im Rahmen der Arbeit durchgeführten quantitativen sowie qualitativen Erhebung und Analyse in die im ersten Teil der Arbeit beleuchtete Theorie zu Lebensqualität und sozialer Ungleichheit übergeleitet. In diesem Rahmen werden die beiden zentralen sowie ergänzenden Forschungsfragen beantwortet und die Ergebnisse zusammenfassend erläutert.

10.1 Lebensqualität und der Einzug in das Pflegeheim sowie die dort stattfindende Versorgung

Dieses Kapitel beinhaltet die Beantwortung einer der beiden zentralen Forschungsfragen:

- *Wie hängen der Einzug in ein Pflegeheim bzw. die dort stattfindende Versorgung und die Lebensqualität pflege- und betreuungsbedürftiger älterer Menschen zusammen?*

Der Einfluss des Pflegeheimeinzugs sowie der im Pflegeheim stattfindenden Versorgung auf die Lebensqualität pflege- und betreuungsbedürftiger älterer Menschen wurde in der vorliegenden Studie durch den Einfluss der Zeit auf die Lebensqualität sowie die Veränderung über die Zeit analysiert. Aus den Ergebnissen der Mehrebenenanalyse zeigt sich ein positiver Einfluss der Zeit auf die Gesamt-Lebensqualität der Bewohner/innen in allen gerechneten Modellen. Die Zunahme der Gesamt-Lebensqualität liegt in einem Bereich zwischen 1,87 und 2,32 je Zeiteinheit, also je Woche, und ist in allen Modellen signifikant ($p < 0{,}01$). Die Zunahme verringert sich jedoch je Zeiteinheit um zwischen −0,17 und −

© Der/die Autor(en), exklusiv lizenziert durch Springer Fachmedien Wiesbaden GmbH, ein Teil von Springer Nature 2020
R. Winkler, *Lebensqualität pflegebedürftiger älterer Menschen*,
https://doi.org/10.1007/978-3-658-31886-4_10

0,13 je nach Modell – dies wird durch den quadratischen Term der Zeit ausgedrückt. Diese Verringerung der Zunahme an Lebensqualität könnte dadurch begründet werden, dass die positiven Effekte durch die Versorgung im Pflegeheim in der ersten Zeit nach dem Einzug verstärkt auftreten (z. B. durch die pflegerische und medizinische Versorgung, geregeltes Essen etc.). Im finalen Modell der Mehrebenenanalyse mit erklärenden Variablen auf Personen- und Pflegeheimebene nimmt die Lebensqualität je Zeiteinheit (je Woche) durchschnittlich um 2,26 (95 % CI 0,52 – 4,00) zu, wobei sich die Zunahme um −0,17 (95 % CI −0,31 – −0,03) reduziert. Diese Entwicklung ist in nachfolgender Abbildung nochmals veranschaulicht (s. Abbildung 10.1). Der Knick in der Darstellung (s. Abbildung 10.1) ergibt sich dadurch, dass die Lebensqualität tatsächlich beim Einzug (t0), eine Woche (t1) und zwölf Wochen (t12) nach dem Einzug erhoben wurde. Bei der dargestellten Entwicklung der Lebensqualität zwischen einer Woche nach dem Einzug (t1) und zwölf Wochen nach dem Einzug (t12) handelt es sich um vorhergesagte Werte (geschätzt mit R in R Studio) aufgrund des entwickelten Modells.

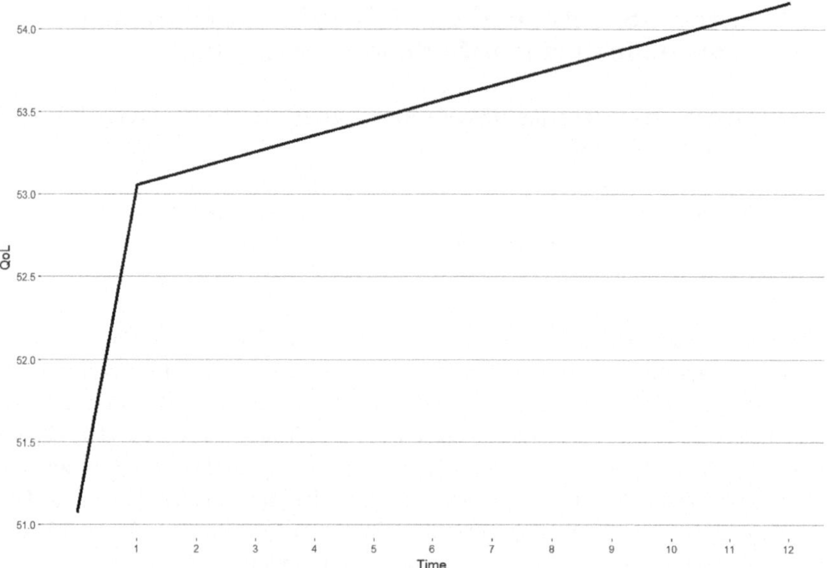

Abbildung 10.1 Entwicklung der Gesamt-Lebensqualität über die Zeit. (Quelle: Eigene Erstellung)

Dieser signifikant positive Zusammenhang (p < 0,05) zeigt sich bereits in der explorativen Analyse (Korrelationskoeffizient nach Pearson = 0,114).

Auch für die weiteren Domänen und Facetten der Lebensqualität nach dem WHOQOL BREF und WHOQOL OLD physische, psychische Lebensqualität, Umwelt, Autonomie, soziale Partizipation, Aktivitäten in Vergangenheit, Gegenwart und Zukunft und Intimität ergibt sich ein signifikant positiver Einfluss der Zeit. Im finalen Modell der Mehrebenenanalyse liegt die Zunahme der Lebensqualität zwischen 2,93 und 4,78. Auf die Lebensqualität in den Bereichen Sinnesfunktionen, soziale Beziehungen sowie Tod und Sterben wirkt sich die Zeit negativ aus. Der Einfluss ist jedoch in keinem der Modelle signifikant. Die Werte je Lebensqualitätsbereich sind Tabelle 10.1 zu entnehmen.

Tabelle 10.1 Einfluss der Zeit auf die Lebensqualität je Bereich. (Quelle: Eigene Erstellung)

Lebensqualitätsbereich	physisch	psychisch	sozial	Umgebung	Sinnesfunktionen
Konstante	55,86	66,09	78,90	74,49	48,00
Zeit	$3,26^{**}$	$3,11^{**}$	$-0,89$	$4,78^{***}$	$-1,42$
$Zeit^2$	$-0,24^{**}$	$-0,23$	$0,07$	$-0,35^{**}$	$0,10$

Lebensqualitätsbereich	Autonomie	Aktivitäten	Soziale Partizipation	Tod und Sterben	Intimität
Konstante	69,47	67,54	61,49	21,86	71,70
Zeit	$4,12^{**}$	$3,33^{**}$	$3,98^{**}$	$-0,96$	$2,93^{*}$
$Zeit^2$	$-0,30^{**}$	$-0,26^{**}$	$-0,29^{**}$	$0,09$	$-0,23^{*}$

$^{*}p < 0,05;\ ^{**}p < 0,01;\ ^{***}p < 0,001$

Aus der explorativen Analyse zeigt sich, dass die Lebensqualität in Bezug auf soziale Beziehungen sowie Tod und Sterben zwar zwischen dem Einzug (t0) und einer Woche danach (t1) abnimmt, dann aber wieder zunimmt (im Vergleich t0 mit t12 sowie t1 und t12). Insgesamt ist das Ergebnis im Vergleich zwischen dem Einzug und drei Monate danach als gleichbleibend zu beurteilen.

Die Ergebnisse der qualitativen Erhebung bekräftigen die großteils bessere Lebensqualität eine Woche bzw. drei Monate nach dem Einzug in das Pflegeheim. Die Interviewpartner/innen führen größtenteils positive Aspekte in Bezug auf das Pflegeheim an und nennen Verbesserungen seit dem Einzug – dabei vor allem das Gefühl von Sicherheit, die Gemeinschaft, das Gefühl, sich nicht allein zu fühlen sowie die sozialen Kontakte. Ob der Einzug in das Pflegeheim eine

Verbesserung darstellt und ob sich die Personen an die neue Situation anpassen können, ist nach Meinung der Interviewpartner/innen stark vom Charakter und der Persönlichkeit abhängig. Dies bestätigen die Befunde aus der Literatur (z. B.: Brown et al., 2004, S. 9; Klimes, 2013, S. 95; Tesch-Römer et al., 2003, S. 258–259; Cooney, Dowling, Gannon, Dempsey & Murphy, 2013, S. 194; Saup, 1993, S. 141). Saup (1993, S. 141) weist zudem auf den Einfluss der Biografie sowie des sozialen Umfeldes hin.

Aus den qualitativen Interviews geht auch hervor, dass eine Adaptierung an die neue Situation bei jenen Personen, die selbst entschieden haben, in ein Pflegeheim einzuziehen, besser und schneller gelingt. Unter Bezugnahme auf das Stressmodell von Lazarus (s. Abschnitt 2.4) könnte diese bessere und schnellere Adaptierung durch die positive Bewertung des Pflegeheimzugs aufgrund der „wahrgenommenen Wahlmöglichkeit" sowie einem Gefühl von Kontrolle (Baumann et al., 2002, S. 292) begründet werden. Auch in der Literatur finden sich dahingehend Hinweise, dass eine positive Adaptierung an das Leben im Pflegeheim und damit verbunden eine positive Auswirkung des Pflegeheimeinzugs auf die Lebensqualität mit der selbstständigen Entscheidung für den Einzug einhergehen (z. B. Baumann et al., 2002, S. 291–293).

Eine mögliche Erklärung für die gleichbleibende Lebensqualität in Bezug auf die sozialen Beziehungen geht aus den qualitativen Interviews hervor: Der mögliche Wunsch der Bewohner/innen nach mehr Besuchen durch Angehörige trotz der von den Bewohner/innen positiv wahrgenommenen sozialen Kontakte, zumal die wichtigsten sozialen Kontakte auch für Pflegeheimbewohner/innen meistens Personen innerhalb der Familie sind (Heinzelmann, 2004, S. 230).

Die Ergebnisse mehrerer Studien zur Lebensqualität älterer Menschen sowie Menschen in Pflegeheimen zeigen den positiven Einfluss sozialer Kontakte (Schenk et al., 2013; Oppikofer et al., 2002; Bowling & Gabriel, 2007; Smith et al., 1996). Direkten Einfluss auf die Lebensqualität hat laut einer Studie von Smith et al. (1996) zudem vor allem die Zufriedenheit mit den sozialen Beziehungen und der sozialen Partizipation. Dies geht auch aus den Ergebnissen der vorliegenden Studie hervor, in der die sozialen Kontakte (Häufigkeit der Besuche) in allen gerechneten Modellen der Mehrebenenanalyse einen signifikant positiven Einfluss auf die Gesamt-Lebensqualität haben.

Ob der Einzug in das Pflegeheim der Einsamkeit entgegenwirkt oder zu vermehrter Einsamkeit führt, wird in der Literatur kontroversiell diskutiert. Zum Teil wird eine verminderte Einsamkeit als positiver Effekt des Pflegeheims auf die Lebensqualität in Bezug auf die sozialen Beziehungen genannt (Brown, Bowling & Flynn, 2004). Andere Autor/innen kommen zu einem konträren Ergebnis – der Umzug in das Pflegeheim verstärkt die Einsamkeit (Voges, 2008, S. 272). Die

Verstärkung der Einsamkeit hat laut Voges (2008, S. 272) damit zu tun, dass die Menschen im Pflegeheim zwar andere Bewohner/innen um sich haben, jedoch nur sehr lose mit ihnen in Kontakt stehen bzw. kaum engere Beziehungen zu ihnen aufbauen. Aus der Berliner Altersstudie geht hervor, dass sich verwitwete Pflegeheimbewohner/innen im Vergleich zu verheirateten zu Hause lebenden älteren Menschen häufiger einsam fühlen, wobei dieser Effekt auch durch den Familienstand bedingt ist. Als mögliche Erklärung liefern die Autor/innen, dass zu Hause Lebende häufiger informelle Hilfen erhalten, die soziale Beziehungen fördern, während dies bei Pflegeheimbewohner/innen wegfällt (Wagner, Schütze & Lang, 1996, S. 316–317). Bei der Erklärung der gleichbleibenden Lebensqualität in Bezug auf soziale Beziehungen gilt es zudem zu bedenken, dass mit zunehmendem Alter soziale Kontakte in unmittelbarer Nähe mehr Bedeutung gewinnen (Voges, 2008, S. 76–77), soziale Netzwerke und Kontakte bei älteren Menschen grundsätzlich abnehmen (Bowling, Farquhar & Grundy, 1996, S. 1077) und dies durch den Einzug bzw. Umzug in das Pflegeheim oft noch verstärkt wird, da die bestehenden sozialen Kontakte schwerer zu erhalten sind (BMFSFJ, 2002, S. 75). Bei Pflegeheimbewohner/innen treffen häufig Einsamkeit, wenige soziale Beziehungen und Isolation als begünstigende Faktoren zusammen (Backes & Clemens, 2013, S. 266–267).

Aus den Ergebnissen der im Rahmen der vorliegenden Studie durchgeführten Mehrebenenanalyse zeigt sich, dass Personen, die die Tatsache, dass sie allein lebten, als Grund für den Einzug in das Pflegeheim angaben, im Vergleich zu jenen Personen, die in das Pflegeheim einzogen, weil die Pflegebedürftigkeit nicht mehr bewältigbar war, die beste Lebensqualität haben (der Schätzwert liegt bei 6,27). Auch jene Personen, die angaben, dass das Pflegeheim für sie die beste Option war, haben in diesem Vergleich eine bessere Lebensqualität (der Schätzwert liegt bei 0,34), während jene Personen, die angaben, dass ihre Angehörigen die Pflege nicht übernehmen konnten, eine schlechtere Lebensqualität haben (der Schätzwert liegt bei −0,85). Dies deckt sich mit den in Abschnitt 2.4 erläuterten Befunden aus der Literatur, nach denen sich ein Gefühl von Kontrolle beim Umzug in das Pflegeheim positiv auf die erfolgreiche Adaption auswirkt (Saup, 1993; Ackermann, 2005; Baumann et al., 2002).

Ob sich der Einzug in das Pflegeheim nun positiv oder negativ auf die Lebensqualität auswirkt, hängt zusammengefasst, wie vorangehend beschrieben, von vielen Faktoren ab, wie der bisherigen Lebenssituation, dem Familienstand oder dem Charakter einer Person. Das aus der vorliegenden Studie resultierende gleichbleibende Ergebnis der Lebensqualität in Bezug auf die sozialen Beziehungen ist dadurch erklärbar, dass, wie die angeführten bisherigen Forschungsergebnisse zur Thematik zeigen, sowohl positive, als auch negative Einflussfaktoren auf die soziale Lebensqualität identifierbar sind.

Die Ergebnisse der qualitativen Erhebung liefern kaum Gründe für die Verschlechterung der Lebensqualität in Bezug auf die Sinnesfunktionen, zumal kaum Aussagen in diesem Zusammenhang fallen. Lediglich ein/e Interviewpartner/in nennt den negativen Einfluss der Sehkraft auf die Lebensqualität, während ein/e weitere/r Interviewpartner/in seit dem Einzug eine Verbesserung die Sinnesfunktionen betreffend nennt. Auch aus der Literaturrecherche resultierten keine Erklärungen für dieses Ergebnis. Amann, Bischof und Salmhofer (2016, S. 30) erwähnen in ihrer Studie den negativen Einfluss der sich mit zunehmendem Alter verschlechternden Sinnesfunktionen auf die subjektive Lebensqualität. Studien zur Lebensqualität zeigen lediglich den wesentlichen Einfluss der Gesundheit und hier vor allem des subjektiven Gesundheitszustands (s. Ausführungen unter Abschnitten 3.5 und 3.6). Die im Rahmen dieser Studie durchgeführte Mehrebenenanalyse zeigte einen negativen Einfluss des subjektiven Gesundheitszustands sowie der Beeinträchtigung der Erkrankung auf die Lebensqualität, jedoch ist das Ergebnis nicht signifikant.

In einer Runde von Pflegeexpert/innen wurden aus der Diskussion dieser Ergebnisse in Bezug auf die Verschlechterung der Lebensqualität die Sinnesfunktionen betreffend folgende Ansätze zur Erklärung erarbeitet:

- Den Bewohner/innen werden durch den Pflegeheimeinzug Defizite einerseits durch den Vergleich mit anderen, andererseits dadurch, dass sie sich im neuen Umfeld erst orientieren müssen, bewusst.
- Durch die in der Pflege und Betreuung vorherrschende Defizitorientierung werden den Bewohner/innen ihre Beeinträchtigungen noch deutlicher gemacht, womit in weiterer Folge eine schlechtere subjektive Einschätzung einhergeht.
- Der Versuch, sich beim Einzug in das Pflegeheim besser darzustellen und vorhandene Defizite überspielen zu wollen, könnte ebenfalls zu einer schlechteren subjektiven Lebensqualität in diesem Bereich führen.
- Eine Verschlechterung des Gesundheitszustands sowie eine zunehmende Pflegebedürftigkeit könnten ebenfalls zu einer schlechteren Lebensqualität in diesem Bereich führen.
- Dadurch dass den Bewohner/innen auch alltägliche Dinge wie zum Beispiel Kochen, Waschen etc. abgenommen werden und dadurch die Sinne auch nicht gefördert werden, könnte es zu einer objektiven Verschlechterung der Sinnesfunktionen kommen.
- Angebote zur Förderung bzw. zum Erhalt der Sinne könnten zu allgemein sein und zu wenig individuelle Vorteile bringen.

Die Lebensqualität in Bezug auf die Sinnesfunktionen betreffend, bedarf es zukünftig jedenfalls an weiterer Forschung, die auch die wissenschaftliche Überprüfung der in der Expert/innenrunde erarbeiteten Erklärungen beinhaltet.

Wie bereits in vorangegangenen Kapiteln erwähnt, erscheint das gleichbleibende Ergebnis zur Lebensqualität in Bezug auf den Bereich Tod und Sterben sowie die sehr niedrigen Lebensqualitätswerte wenig überraschend, da schon durch den Einzug in das Pflegeheim eine direkte Konfrontation mit dem Thema Tod und Sterben gegeben ist und sehr häufig eine bewusste Auseinandersetzung mit diesem Thema einhergeht. Auch sind ältere Menschen und vor allem Bewohner/innen von Pflegeheimen sehr häufig jene Personengruppe, die bereits den Tod eines nahen Angehörigen, Partners/Partnerin und Freundes/Freundin mit erlebt haben und sich daher mit dem Thema Tod und Sterben auseinandersetzen mussten (Amann et al., 2016, S. 30). Für weitere Forschung in diesem Bereich wäre eine Auseinandersetzung mit weiteren Merkmalen auf Ebene der Pflegeheime, wie beispielsweise dem Vorhandensein von speziellen Konzepten zu Hospiz- und Palliative Care oder dem Vorsorgedialog empfehlenswert.

Trotz der konträren Ergebnisse in Bezug auf den Zusammenhang zwischen dem Pflegeheimeinzug und der Lebensqualität – in der Literatur wird einerseits von einer negativen Wirkung (z. B. Cobo, 2014, S. 1016), anderseits von einer positiven Auswirkung auf die Lebensqualität (z. B. Maun, 2010, S. 54) berichtet – kann abschließend auf die Frage, wie die Lebensqualität der Zielgruppe und der Einzug in das Pflegeheim zusammenhängen, geantwortet werden, dass sich auf Basis der Ergebnisse der vorliegenden Studie die Lebensqualität durch den Einzug in das Pflegeheim verbessert und ein positiver Einfluss auf die Gesamt-Lebensqualität sowie den Großteil der weiteren analysierten Teilbereiche der Lebensqualität pflege- und betreuungsbedürftiger älterer Menschen vorhanden ist.

10.2   Lawtons multidimensionales Modell zur Lebensqualität älterer Menschen

Vorliegendes Kapitel umfasst die Beantwortung nachfolgender Forschungsfrage:

- *Wie kann die Anwendung von Lawtons Modell dazu beitragen, den Einfluss des Pflegeheimeinzugs auf die Lebensqualität der Zielgruppe zu erklären?*

Wie in Abschnitt 3.3 näher erläutert, versteht Lawton Lebensqualität als multidimensional, er berücksichtigt sowohl objektive als auch subjektive Indikatoren und bezieht eine Selbst- und Fremdperspektive der Lebensqualität ein (Holzhausen, 2009, S. 31). Dies stellt er in seinem Modell der Lebensqualität älterer Menschen dar, in dem er die Lebensqualität in die vier Bereiche Verhaltenskompetenz, objektive Umweltbedingungen (objektive Dimensionen), wahrgenommene Lebensqualität, und psychisches Wohlbefinden (subjektive Dimensionen) (Lawton, 1983, zitiert nach Lawton, 1991, S. 8) unterteilt.

In der vorliegenden Studie wurden die vier Bereiche der Lebensqualität nach Lawton durch Indikatoren (bzw. Fragen aus den verwendeten Fragebögen) abgebildet. Es wurde der Einfluss der einzelnen Bereiche auf die Gesamt-Lebensqualität (errechneter Gesamtwert der Gesamtlebensqualität aus dem WHO-QOL OLD) analysiert und Aspekte zur Erweiterung des Modells, um eine umfänglichere Betrachtung der Lebensqualität pflege- und betreuungsbedürftiger älterer Menschen zu gewährleisten, vorgeschlagen.

Die *Verhaltenskompetenz,* die die Fremdeinschätzung der körperlichen Funktionsfähigkeit sowie der kognitiven Einschränkungen einer Person umfasst, kann in der vorliegenden Studie durch die Pflegebedürftigkeit gemessen an der Pflegegeldstufe nach Bundespflegegeldgesetz abgebildet werden. Die Fremdeinschätzung der kognitiven Einschränkungen kann nur bedingt durch den Anteil der Bewohner/innen, die aufgrund kognitiver Einschränkungen nicht an der Erhebung teilnehmen konnten, abgebildet werden.

Die wahrgenommene Lebensqualität, die die Selbsteinschätzung der Verhaltenskompetenz und somit die Selbsteinschätzung der Gesundheit umfasst, wird in der vorliegenden Studie durch die Fragen nach einer momentanen Erkrankung, der Einschätzung der Einschränkung durch diese Erkrankung sowie durch die Domäne physische Lebensqualität im WHOQOL BREF sowie die Facette Sinnesfunktionen im WHOQOL OLD abgebildet.

Die *objektiven Umweltbedingungen* umfassen die Fremdeinschätzung der Wohnumgebung. Die Abbildung dieses Bereichs erfolgt in der vorliegenden Studie durch die Strukturmerkmale der Pflegeheime. Ergänzt wird der Bereich durch eine Selbsteinschätzung der Bewohner/innen durch die Domäne Umgebung im WHOQOL BREF.

Der Bereich des *psychischen Wohlbefindens* umfasst die subjektive Bewertung, die psychische Gesundheit und das kognitive Urteilsvermögen der Gesamt-Lebenszufriedenheit. In der vorliegenden Studie wird dieser Bereich durch die Domäne psychische Lebensqualität im WHOQOL BREF und die Fragen zur Gesamt-Lebensqualität im WHOQOL BREF abgebildet.

Es zeigt sich, dass die von Lawton dargestellten Bereiche der Lebensqualität auch in der vorliegenden Studie abgebildet werden, jedoch werden in der vorliegenden Studie weitere Teilbereiche berücksichtigt. Es sind dies vor allem

Domänen bzw. Facetten der verwendeten Fragenbögen der WHOQOL: Lebensqualität in Bezug auf soziale Beziehungen, Autonomie, Aktivitäten in Gegenwart, Vergangenheit und Zukunft, soziale Partizipation, Tod und Sterben sowie Intimität. Bei dieser Aufzählung fällt auf, dass dies vor allem Facetten aus dem WHOQOL OLD sind, also Bereiche, die laut den Forschungsergebnissen der WHO Quality of Life Group besonders für ältere Menschen von Bedeutung sind.

Zur Untersuchung, inwiefern Lawtons Modell zur Erklärung des Einflusses des Pflegeheimeinzugs auf die Lebensqualität pflege- und betreuungsbedürftiger älterer Menschen beitragen kann, wurden die Zusammenhänge (mittels Korrelationskoeffizient nach Pearson bzw. dem ETA-Koeffizienten) bzw. Einflüsse (mittels linearer Regressionsanalysen) der von Lawton genannten Bereiche auf die Gesamt-Lebensqualität (errechneter Gesamtwert der Gesamt-Lebensqualität aus dem WHOQOL OLD) analysiert bzw. ermittelt.

Es zeigt sich, dass jene Indikatoren, die dem Bereich psychisches Wohlbefinden zugeordnet werden (psychische Lebensqualität und Fragen zur Gesamt-Lebensqualität nach dem WHOQOL BREF), den stärksten Zusammenhang mit der Gesamt-Lebensqualität (errechneter Gesamtwert nach dem WHOQOL OLD) aufweisen (r = 0,52 und r = 0,47), gefolgt von jenen, die den Bereich wahrgenommene Lebensqualität abbilden (physische Lebensqualität r = 0,32 und Sinnesfunktionen r = 0,18). Die weiteren Bereiche stehen in einem sehr schwachen Zusammenhang. Dies zeigt wiederum die wesentliche Bedeutung der subjektiven Indikatoren bzw. Einschätzung für die Lebensqualität, wie auch in Kapitel 3 näher ausgeführt wird. Die Ergebnisse der Regressionsanalysen spiegeln dies ebenfalls wider, in denen lediglich die psychische Lebensqualität einen signifikanten Einfluss auf die Gesamt-Lebensqualität hat. In den getrennten Analysen der Einflüsse auf die Gesamt-Lebensqualität je Bereich erklärt das psychische Wohlbefinden 30 Prozent der Varianz ($R^2 = 0,30$).

Jedoch zeigt die Berücksichtigung der Ebene der Pflegeheime, dass auch die Umgebung und somit objektive Rahmenbedingungen einen Einfluss auf die Lebensqualität haben. Die Ergebnisse der durchgeführten Mehrebenenanalyse zeigen, dass 15 Prozent der Varianz in der Lebensqualität durch die Tatsache, dass die teilnehmenden Personen in unterschiedlichen Pflegeheimen leben, erklärt werden. Aus den qualitativen Interviews geht hervor, dass auch die Tatsache, in einem Einzel- oder Doppelzimmer zu leben, einen Einfluss auf die Lebensqualität hat.

In der vorliegenden Studie wurde zudem der Einfluss weiterer Indikatoren auf die Lebensqualität v. a. Aspekte sozialer Ungleichheit untersucht. Die Ergebnisse der quantitativen Erhebung zeigen, dass vor allem auch die Bildung und das Geschlecht einen wesentlichen Einfluss auf die Lebensqualität älterer pflege-

und betreuungsbedürftiger Menschen haben. Daher sollten sie in einem Modell zur Lebensqualität älterer Menschen Berücksichtigung finden.

Aus den Ergebnissen der Mehrebenenanalyse wie auch der qualitativen Interviews zeigt sich, dass auch den sozialen Kontakten, darunter v. a. die Häufigkeit der Besuche, ein wesentlicher Einfluss auf die Lebensqualität zukommt. Daher sollten auch diese in dem Modell integriert werden.

Insgesamt bietet das Modell nach Lawton in seiner Verbindung von subjektiven und objektiven Indikatoren der Lebensqualität einen hilfreichen Rahmen für die Erklärung der Lebensqualität pflege- und betreuungsbedürftiger Menschen sowie der Frage nach dem Einfluss des Pflegeheimeinzugs auf deren Lebensqualität. Wie in diesem Kapitel ausgeführt, kommt der subjektiven Bewertung der Lebensqualität eine maßgebliche Bedeutung zu. Die Ergebnisse der vorliegenden Studie zeigen auch, dass weitere Bereiche in einer umfänglichen Betrachtung der Lebensqualität zu berücksichtigen sind. Nachfolgende Grafik (s. Abbildung 10.2) zeigt das Modell nach Lawton um die genannten aus der vorliegenden Studie resultierenden wesentlichen Aspekte erweitert.

10.3 Lebensqualität und soziale Ungleichheiten im Pflegeheim

In diesem Kapitel wird die zweite zentrale Forschungsfrage beantwortet:

- *Wie beeinflussen soziale Ungleichheiten im Pflegeheim die Lebensqualität pflege- und betreuungsbedürftiger älterer Menschen?*

Ebenfalls soll das Kapitel weitere zwei Forschungsfragen beantworten:

- *Welchen Einfluss haben ausgewählte vertikale Merkmale sozialer Ungleichheit (Einkommen, Bildung) sowie ausgewählte horizontale Merkmale sozialer Ungleichheit (Alter, Geschlecht) auf die Lebensqualität der Zielgruppe?*
- *Wie können die im Pflegeheim eintretenden Personen in Bezug auf ausgewählte Aspekte sozialer Ungleichheit charakterisiert werden?*

Wie in Abschnitt 8.4.2 ausführlich erläutert, sind die Personen, die im Studienzeitraum in die teilnehmenden Pflegeheime eingezogen sind und an der Studie teilnahmen, überwiegend weiblich (70,6 %). Sie waren zwischen 60 und 98 Jahre alt, der größte Teil (44,4 %) jedoch über 85 Jahre (2 % – 60–65 Jahre;

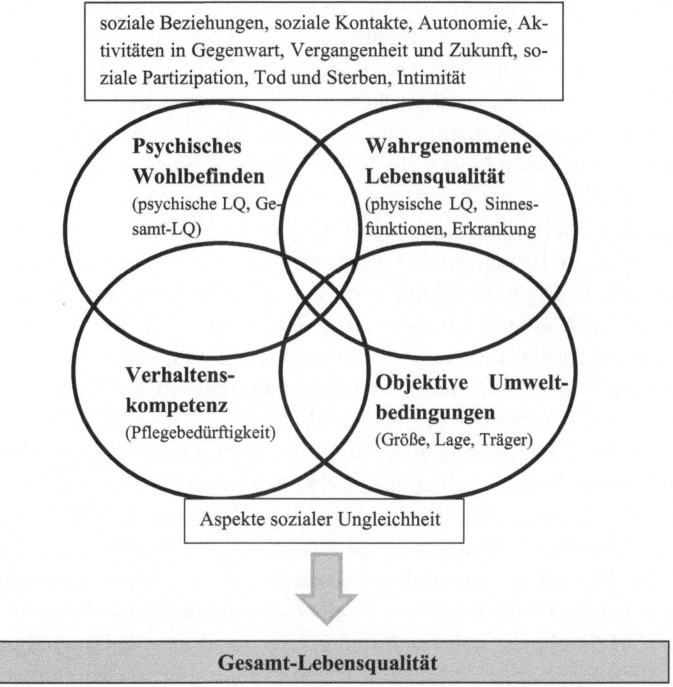

Abbildung 10.2 Erweitertes multidimensionales Modell der Lebensqualität älterer Menschen nach Lawton. (Quelle: Eigene Erstellung in Anlehnung an Lawton (1991, S. 8))

7 % – 66–70 Jahre; 11 % – 71–75 Jahre; 18 % – 76–80 Jahre; 18 % – 81–85 Jahre). Dies spiegelt die Verteilung der Merkmale Alter und Geschlecht unter den Bewohner/innen in den österreichischen Pflegeheimen gut wider.

Die ausgewählten Merkmale vertikaler sozialer Ungleichheit Einkommen und Bildung betreffend, zeigt sich Folgendes: Die teilnehmenden Bewohner/innen haben vorwiegend eine niedrige Bildung (46,8 % kein Abschluss und 23,0 % Hauptschulabschluss). Nur 26 Prozent haben einen Lehrabschluss, vier Prozent eine höhere Bildung (Matura, Fachhochschul- oder Universitätsabschluss). Die Indikatoren, anhand derer das Einkommen gemessen wird, zeigen, dass die Bewohner/innen, die in das Pflegeheim einziehen, zumeist (69,0 %) zuletzt

Arbeiter/innen waren, nicht Sozialhilfeempfänger/in[1] sind (60,3 %), im Doppelzimmer wohnen (56,3 %) und Eigentümer/in der Wohnung bzw. des Hauses vor dem Einzug in das Pflegeheim waren (63,5 %). In Bezug auf das Einkommen, kann daher von einem durchschnittlichen Einkommen der teilnehmenden Bewohner/innen gesprochen werden. Jedoch weisen die Studienteilnehmer/innen in Bezug auf die genannten Merkmale deutlich Ähnlichkeiten auf. Daraus zeigt sich, dass das Einkommen und die Bildung, neben der von Voges (2009) genannten Schichtzugehörigkeit, ebenfalls Auswirkungen auf die Versorgungsform haben. Die Ergebnisse in Bezug auf die Bildung – im Pflegeheim leben vorwiegend Menschen mit niedrigerem Bildungsniveau – spiegeln vorhandene Forschungsergebnisse, wie in Abschnitt 3.6 näher ausgeführt, wider (z. B. Berliner Altersstudie Mayer & Baltes, 1996; Backes & Clemens, 2013; Cobo, 2014).

Neben der Bildung der Pflege- und Betreuungsbedürftigen ist auch jene ihrer Angehörigen zu berücksichtigen – wie Blinkert (2009) beispielsweise ausführt. Die Bereitschaft, Pflegetätigkeiten zu übernehmen, unterscheidet sich in den sozialen Milieus. Bei der Einteilung der Milieus werden hier *„strukturelle Ressourcen"* wie die Ausbildung, der Beruf, das Einkommen und *„symbolische Ressourcen"* wie der Lebensentwurf berücksichtigt. Personen aus den *„Verlierer-Milieus"* mit Mangel an strukturellen Ressourcen, also mit niedriger Bildung, sind dabei eher bereit, Pflegetätigkeiten zu übernehmen, während Personen aus den *„Gewinner-Milieus"*, mit höherer Bildung, eher nicht dazu bereit sind und daher eher die Versorgungsform Pflegeheim wählen. Vorrangig spielen demnach strukturelle Ressourcen eine Rolle in der Versorgungswahl unter Berücksichtigung der Kosten. (Blinkert, 2005, S. 149–152) Für zukünftige Forschungsaktivitäten empfiehlt sich diese Ausführungen berücksichtigend zudem eine Beforschung der Verteilung der Merkmale sozialer Ungleichheit unter den Angehörigen sowie den Bezugspersonen der Pflege- und Betreuungsbedürftigen.

Die untergeordnete Rolle des Einkommens lässt sich durch die vorherrschende Finanzierung der Pflegeheime erklären (Details siehe Abschnitt 2.1.2 sowie die Ausführungen in Abschnitt 8.4.2). In zukünftigen Forschungsaktivitäten sollten in weiterer Folge auch weitere Pflege- und Betreuungsangebote (s. Abschnitt 2.1.1) eingeschlossen werden, um auch Aussagen über beispielsweise höher Gebildete oder Personen mit höherem Einkommen machen zu können, die nicht in Pflegeheimen versorgt werden.

---

[1]Die Tatsache, nicht Sozialhilfeempfänger/in zu sein, wird in der vorliegenden Studie mit einem höheren Einkommen assoziiert. Das hat mit der Finanzierung der Pflegeheime zu tun, da all jene Personen, die die Kosten für einen Pflegeheimplatz nicht durch ihr Einkommen und Vermögen decken können, Sozialhilfeempfänger/innen werden. Nähere Ausführungen finden sich in Abschnitt 2.1.2.

Der Einfluss sozialer Ungleichheiten auf die Lebensqualität pflege- und betreuungsbedürftiger älterer Menschen wurde in der vorliegenden Studie durch den Einfluss ausgewählter Merkmale sozialer Ungleichheit, nämlich Alter, Geschlecht, Einkommen und Bildung, analysiert. Aus der durchgeführten explorativen Analyse ergeben sich nur schwache Zusammenhänge der Indikatoren mit der Lebensqualität der Zielgruppe, während andere Studienautor/innen über hohe Zusammenhänge des ökonomischen Status und der Bildung mit der Lebensqualität – allerdings von zu Hause lebenden älteren Menschen – berichten (z. B. Even-Zohar, 2014). Aus der Europäischen Lebensqualitätserhebung ergibt sich beispielsweise ein positiver Zusammenhang zwischen dem Einkommen sowie der Bildung und der Lebenszufriedenheit (Eurofound, 2017, S. 17). Auch im OASIS Projekt konnte ein Zusammenhang zwischen sozialer Ungleichheit – hier gemessen an Einkommen und Bildung – und (subjektiver) Lebensqualität gezeigt werden (Tesch-Römer, Motel-Klingebiel & von Kondratowitz, 2003, S. 266, 273).

Ein signifikanter Zusammenhang im Bereich $p < 0{,}05$ ergibt sich aus der explorativen Analyse für die Variable Geschlecht und im Bereich $p < 0{,}001$ für die Variable höchster Schulabschluss. Die weiteren Indikatoren, die die ausgewählten Merkmale sozialer Ungleichheit messen, Alter, Sozialhilfeempfänger/in, letzter Beruf, letztes Wohneigentum, Einzel- oder Doppelzimmer, hängen nicht signifikant mit der Lebensqualität zusammen. **Frauen** haben über alle drei Erhebungszeitpunkte hinweg eine bessere Lebensqualität als Männer, die Lebensqualität verbessert sich über alle Erhebungszeitpunkte hinweg. Das **Alter** betreffend ergeben sich kaum Differenzen in der Lebensqualität mit einer leicht positiven Tendenz für höhere Altersgruppen. In Bezug auf die **Bildung** zeigt sich, dass Personen mit niedriger Bildung (kein Abschluss, Hauptschulabschluss) eine bessere Lebensqualität haben, als jene mit Lehrabschluss (Personen mit höherer Bildung– Matura, Fachhochschul- oder Universitätsabschluss – sind in der Studie stark unterrepräsentiert). In Bezug auf das **Einkommen**, das durch die Indikatoren Sozialhilfeempfänger/in, Wohneigentum, Zimmer und zuletzt ausgeübter Beruf gemessen wird, ergibt sich eine unterschiedliche Verteilung der Lebensqualität. Während Personen, die Sozialhilfeempfänger/innen[2] sind und Arbeiter/innen waren, was mit einem geringeren Einkommen assoziiert wird, eine höhere Lebensqualität haben, ergibt sich bei Personen, deren letzte Wohnung

---

[2]Die Tatsache, nicht Sozialhilfeempfänger/in zu sein, wird in der vorliegenden Studie mit einem höheren Einkommen assoziiert. Das hat mit der Finanzierung der Pflegeheime zu tun, da all jene Personen, die die Kosten für einen Pflegeheimplatz nicht durch ihr Einkommen und Vermögen decken können, Sozialhilfeempfänger/innen werden. Nähere Ausführungen finden sich in Abschnitt 2.1.2.

im Eigentum war und die im Einzelzimmer leben, was ein höheren Einkommen widerspiegelt, eine bessere Lebensqualität.

Das **Alter** beeinflusst die Lebensqualität, wie aus den Ergebnissen der linearen Regressionsanalyse und der Mehrebenenanalyse hervorgeht, nicht signifikant. Die Richtung des Einflusses ist je nach gerechnetem Modell in der Mehrebenenanalyse unterschiedlich (die Schätzwerte liegen zwischen −0,07 und 0,04). Die Schätzwerte zeigen jedoch, dass der Einfluss des Alters bei den betrachteten Altersgruppen auf die Lebensqualität der Zielgruppe gering ist.

Es zeigen sich Parallelen zu anderen Forschungsergebnissen (Estermann & Kneubühler, 2008; BMFSFJ, 2002; Motel-Klingebiel, 2001). Auch die Europäische Erhebung zur Lebensqualität zeigt in Bezug auf den Einfluss des Alters auf die Lebensqualität kein eindeutiges Bild: In einigen Ländern kommt es zu einer Verschlechterung, in anderen kommt es in der Altersgruppe von 35 bis 64 Jahren zu einer Verschlechterung und dann zu einer Verbesserung, wiederum in anderen zeigt sich eine gleichbleibende Lebensqualität (Eurofound, 2017, S. 15). Auch aus Ausführungen des BMFSFJ (2002) geht hervor, dass die subjektive Lebensqualität im Alter relativ stabil bleibt.

Eine mögliche Begründung für den wenig eindeutigen Effekt des Alters auf die Lebensqualität liefern Forschungsergebnisse, die darauf hinweisen, dass Krankheit und Pflegebedürftigkeit einen wesentlichen Einfluss auf die Lebensqualität haben, das Risiko an einer bzw. mehreren Krankheiten zu leiden oder pflegebedürftig zu werden, mit dem Alter zunimmt und daher das Alter die Lebensqualität indirekt beeinflusst (z. B. Hellström, Persson & Hallberg, 2004; Saks, et al., 2008; Klimes, 2013; Cappell, 2005; Amann, Bischof & Salmhofer, 2016). Krankheit und Pflegebedürftigkeit stellen damit im Vergleich zum Alter die wesentlicheren Einflussfaktoren für die Lebensqualität dar. Das zeigen auch die Ergebnisse der vorliegenden Studie (siehe dazu auch die Ausführungen in Abschnitt 10.5). Diese Ausführungen könnten auch den geringen Einfluss des Alters auf die Lebensqualität pflege- und betreuungsbedürftiger älterer Menschen erklären, da die Teilnehmer/innen der Studie in Bezug auf die Merkmale Vorhandensein von Krankheit und Pflegebedürftigkeit als eine relativ homogene Gruppe zu betrachten sind. Jedoch zeigen die vorliegenden Studienergebnisse auch, dass individuelle Unterschiede in Bezug auf den Umgang mit der Erkrankung bzw. Pflegebedürftigkeit feststellbar sind (dies ist vor allem durch die unterschiedlichen Antworten auf die Frage zur subjektiven Beeinträchtigung durch die Krankheit feststellbar), die wiederum zur Erklärung des positiven bzw. negativen Einflusses des Alters beitragen können.

Aus den Ergebnissen der Mehrebenenanalyse zeigt sich auch, dass Frauen in allen gerechneten Modellen eine bessere Gesamt-Lebensqualität haben – im finalen Modell liegt der Schätzwert bei 1,40 (95 % CI −0,13 − 2,93). Im finalen Modell der Mehrebenenanalyse mit allen in den getrennten Analysen signifikanten Merkmalen auf Personen- und Pflegeheimebene hat das **Geschlecht** jedoch keinen signifikanten Einfluss.

Dieses Ergebnis steht im Widerspruch zu anderen Forschungsergebnissen wie beispielsweise der Berliner Altersstudie, aus der für Männer – allerdings wird auf zu Hause lebende Menschen Bezug genommen – eine bessere Lebensqualität resultiert (Smith et al., 1996, S. 513). Ein Erklärungsversuch für die bessere Lebensqualität der Frauen könnte aus den weiteren Ergebnissen der Arbeit hergeleitet werden: Frauen sind häufig niedriger gebildet als Männer (z. B. Backes & Clemens, 2013, S. 91–92); aus der quantitativen Studie resultiert, wie nachfolgend erläutert wird, eine bessere Lebensqualität bei niedriger Bildung. Die bessere Lebensqualität von Frauen innerhalb der Zielgruppe der Arbeit könnte auch damit begründet werden, dass Frauen aufgrund ihrer höheren Lebenserwartung häufiger ihre Männer zu Hause pflegen und erst einige Zeit nach dem Tod des Ehegatten in ein Pflegeheim einziehen. (Backes & Clemens, 2013, S. 91; Voges, 2008, S. 246, 254) Diese Begründung weiterführend, würde sich ein positver Effekt des Pflegeheims in Bezug auf die Vereinsamung zeigen. Wesentlichen Einfluss hat dabei auch der Familienstand. Befunde aus der Literatur zeigen auch, dass Männer und Frauen unterschiedlich mit dem Umzug in das Pflegeheim umgehen: Frauen scheinen damit besser zu Recht zu kommen (Voges & Borchert, 2008, S. 198, 203, 208). Auch dies könnte einen Beitrag zur Erklärung der besseren Lebensqualität der Frauen innerhalb der Zielgruppe liefern.

Die vorhandenen Forschungsergebnisse zur Lebensqualität im Alter (z. B. Berliner Altersstudie; Estermann & Kneubühler, 2008) zeigen, dass objektive Indikatoren im Vergleich zu subjektiven die Lebensqualität weniger beeinflussen (s. Abschnitten 3.5 und 3.6). In der vorliegenden Studie erklären das Alter und das Geschlecht lediglich vier Prozent der Varianz in der Lebensqualität ($R^2 = 0{,}04$). Von den objektiven Indikatoren hat das Geschlecht, wie auch die vorliegenden Ergebnisse zeigen, jedoch den größten Einfluss – aus der Berliner Altersstudie resultiert eine bessere Lebensqualität bei Männern, allerdings wurden hier vorwiegend zu Hause Lebende befragt (Smith et al., 1996, S. 513).

Das **Einkommen** wurde in der vorliegenden Studie durch die Indikatoren Sozialhilfeempfänger/in, Wohneigentum, Zimmer und zuletzt ausgeübter Beruf gemessen, wobei Sozialhilfeempfänger/in[3] zu sein, die letzte Wohnung gemietet zu haben, in einem Doppelzimmer zu leben und Arbeiter/in gewesen zu sein, mit einem geringeren Einkommen assoziiert wird. Aus der Mehrebenenanalyse geht hervor, dass Sozialhilfeempfänger/innen eine bessere Lebensqualität haben (die Schätzwerte liegen bei 0,17 bzw. 0,89), wodurch auf Basis des Effekts dieses Indikators auf die Lebensqualität von einem negativen Einfluss des Einkommens auf die Lebensqualität ausgegangen werden kann. Arbeiter/innen haben im Vergleich zu Angestellten eine schlechtere Lebensqualität (der Schätzwert liegt bei − 0,25) − auf Basis dieses Ergebnisses kann von einem positiven Einfluss des Einkommens auf die Lebensqualität geschlossen werden. Mieter/in bei der letzten Wohnung gewesen zu sein, wirkt sich negativ auf die Lebensqualität aus (Schätzwert von −2,59; 95 % CI −5,53 − 0,35), wodurch sich ein positiver Einfluss des Einkommens auf die Lebensqualität zeigt. Ob sich ein Doppelzimmer positiv oder negativ auf die Lebensqualität auswirkt, ist − wie die Ergebnisse der Analyse der qualitativen Interviews zeigen − sehr individuell und hängt neben dem Charakter der betroffenen Person auch davon ab, wie gut das Zusammenleben mit dem/der Zimmerkolleg/in funktioniert. Von den Indikatoren, die das Einkommen messen, beeinflusst nur die Tatsache bei der letzten Wohnung Mieter/in gewesen zu sein, die Lebensqualität signifikant (p<0,05). Auf Basis der erläuterten Ergebnisse kann weder ein positiver noch ein negativer Einfluss des Einkommens auf die Lebensqualität der Zielgruppe bestätigt werden. Der schwache Zusammenhang zwischen dem Einkommen und der Lebensqualität der Zielgruppe in der vorliegenden Studie kann dadurch begründet werden, dass nur wenige Personen mit hohem Einkommen in der Stichprobe waren. Der Großteil der Studienteilnehmer/innen hatte durchschnittliches Einkommen.

In den bestehenden Forschungsergebnissen wird zumeist von einem positiven Effekt des Einkommens bzw. eines guten ökonomischen Status auf die Lebensqualität berichtet (z. B. Bowling & Windsor, 2001; Even-Zohar, 2014). Es gilt jedoch keineswegs als bewiesen, dass eine gute ökonomische Lage mit hoher (v. a. subjektiver) Lebensqualität einhergeht (vgl. dazu das Zufriedenheitsparadoxon). Das Bewusstsein, ein sicheres Einkommen zu haben, sowie die Einkommensquelle beeinflussen des Weiteren die subjektive Lebensqualität. So hat laut dem BMFSFJ (2002) beispielsweise der Bezug von Sozialhilfe und somit

---

[3]Die Tatsache, nicht Sozialhilfeempfänger/in zu sein, wird in der vorliegenden Studie mit einem höheren Einkommen assoziiert. Das hat mit der Finanzierung der Pflegeheime zu tun, da all jene Personen, die die Kosten für einen Pflegeheimplatz nicht durch ihr Einkommen und Vermögen decken können, Sozialhilfeempfänger/innen werden. Nähere Ausführungen finden sich in Abschnitt 2.1.2.

die Abhängigkeit vom Staat negative Auswirkungen auf die Lebensqualität. In der vorliegenden Studie zeigt sich ein gegenteiliger Einfluss.

Es gilt jedoch festzuhalten, dass der Einfluss des Einkommens auf die Lebensqualität pflege- und betreuungsbedürftiger älterer Menschen im Pflegeheim weiterer Forschung bedarf, da vor allem der Einfluss der Einkommens- und Vermögenssituation bei zu Hause Lebenden nicht direkt auf im Pflegeheim Lebenden übertragen werden kann. Hier spielt die Finanzierungssituation der Pflegeheime eine wesentliche Rolle, die bei weiteren Forschungsaktivitäten jedenfalls auch berücksichtigt werden muss.

Die Ergebnisse der Mehrebenenanalyse zeigen, dass sich die **Bildung**, gemessen durch den höchsten Schulabschluss, negativ auf die Lebensqualität auswirkt – dieser Einfluss ist sowohl bei getrennter Analyse als auch im finalen Modell signifikant (p<0,001). Im finalen Modell der Mehrebenenanalyse mit den erklärenden Variablen auf Personen- und Pflegeheimebene haben Personen mit einer höheren Bildung als einen Hauptschulabschluss eine um 4,75 schlechtere Lebensqualität (95 % CI −8,22 – −1,28) als Personen ohne Abschluss, mit Volks- oder Hauptschulabschluss.

Ein negativer Effekt der Bildung auf die subjektive Lebensqualität resultiert auch aus einer Studie von Bowling und Windsor (2001). Im Gegensatz zu den Ergebnissen dieser und der vorliegenden Studie ergibt sich aus anderen ein positiver Einfluss der Bildung auf die Lebensqualität (Tesch-Römer, Wiest & Wurm, 2008; Noro & Aro, 1996; Amann, Bischof & Salmhofer, 2016). Die Tatsache, dass Pflegeheimbewohner/innen mit niedriger Bildung eine bessere Lebensqualität haben, könnte dadurch begründet sein, dass die Personen mit niedriger Bildung überrepräsentiert sind und somit die größere Gruppe darstellen. Höher gebildete Menschen, die den kleineren Anteil darstellen, könnten sich subjektiv weniger integriert fühlen und wenig Anschluss in der Gruppe finden, da sie womöglich unterschiedliche Interessen aufgrund ihres Bildungsniveaus haben. Ein weiterer Grund für den negativen Einfluss der Bildung auf die Lebensqualität der Zielgruppe könnte in einer Selektion liegen: insofern, dass eher einsame, schlechter gestellte Personen mit hoher Bildung in das Pflegeheim einziehen und diese eine schlechtere Lebensqualität haben. Gründe für die negative Auswirkung der Bildung auf die Lebensqualität bedürfen ebenfalls einer weiteren vertieften Forschung.

In der vorliegenden Studie erklären das Alter, Geschlecht und Einkommen nur sechs Prozent der Varianz der Lebensqualität ($R^2 = 0,06$ im Vergleich zu Alter, Geschlecht mit $R^2 = 0,04$), während durch ein Hinzufügen der Bildung 13 Prozent der Varianz erklärt werden können ($R^2 = 0,13$). Die geringe Erklärungskraft von objektiven Indikatoren, die von anderen Studienautor/innen genannt wird

(z. B. Bowling & Windsor, 2001; Smith et al., 1996; BMFSFJ, 2002; Spellerberg, 1996), kann auch aus der vorliegenden Studie bestätigt werden.

Die Frage, inwiefern soziale Ungleichheiten im Pflegeheim die Lebensqualität pflege- und betreuungsbedürftiger älterer Menschen beeinflussen, kann somit zusammenfassend wie folgt beantwortet werden: Insgesamt zeigt sich in der vorliegenden Studie ein geringer und anderen Faktoren untergeordneter Einfluss sozialer Ungleichheit, gemessen durch die ausgewählten Merkmale Alter, Geschlecht, Einkommen und Bildung, auf die Lebensqualität pflege- und betreuungsbedürftiger Menschen im Pflegeheim. Die Indikatoren, die diese ausgewählten Merkmale widerspiegeln erklären gemeinsam 13 Prozent der Varianz in der Lebensqualität der Zielgruppe. Von den vier genannten Merkmalen haben das Geschlecht und die Bildung den wesentlicheren Einfluss. Dies zeigt die Notwendigkeit horizontaler Merkmale sozialer Ungleichheit neben den vielfach herangezogenen vertikalen zu berücksichtigen (z. B. Spellerberg, 1996, S. 46, 51). Für zukünftige Forschungen zum Einfluss sozialer Ungleichheit auf die Lebensqualität pflege- und betreuungsbedürftiger älterer Menschen in Pflegeheimen sollten jedenfalls noch weitere Merkmale sozialer Ungleichheit berücksichtigt werden.

Die Erkenntnis von Kohli (2000, S. 333), dass sowohl Argumente zur Bestätigung, als auch zur Widerlegung aller drei **Erklärungsansätze zu sozialer Ungleichheit im Alter, die Kontinuitätsthese, die Kumulations- bzw. Destrukturierungsthese sowie die These der Altersbedingtheit**, gefunden werden können, zeigen auch die Ergebnisse der vorliegenden Arbeit. Für die Wahl des Pflegeheims als Versorgungsform sowie in weiterer Folge die Lebensqualität kommt dem Einkommen der betroffenen Personen aus den vorliegenden Studienergebnissen aufgrund der in Österreich vorherrschenden Finanzierung der Pflegeheime eine untergeordnete Rolle zu. Einen wesentlichen Einfluss hat die Bildung, wie bereits erläutert wurde.

Der geringe Einfluss des Einkommens auf die Versorgungswahl bzw. die Lebensqualität aufgrund des Finanzierungssystems im Pflegeheim spricht gegen die **Kontinuitätsthese**, nach der soziale Ungleichheit wesentlich vom sozialen Status im Erwerbsleben abhängt (Kohli et al., 2000, S. 319; Mayer & Wagner, 1996, S. 254). Für die Kontinuitätsthese spricht der wesentliche Einfluss der Bildung sowohl bei der Wahl der Versorgungsform als auch auf die Lebensqualität.

Auch Gründe für eine Bestätigung der **Kumulations- bzw. Destrukturierungsthese** können aus den vorliegenden Studienergebnissen abgeleitet werden. Für die Kumulationsthese, nach der sich die Auswirkungen sozialer Ungleichheit im Alter verschärfen, spricht, dass die Personen, die im Pflegeheim leben, in Bezug auf die Merkmale sozialer Ungleichheit Alter, Geschlecht, Bildung als relativ homogen (z. B. in Bezug auf Alter, Bildung) zu beschreiben sind bzw. zumindest eine Tendenz zu einer Merkmalsausprägung besteht (z. B. in Bezug auf das Geschlecht). Die Auswirkungen sozialer Ungleichheit werden demnach durch die Versorgungsauswahl nochmals verschärft. Wie die deskriptive Darstellung auf Personenebene zeigt, leben vorwiegend Menschen aus niedrigeren sozialen Schichten (subjektive Schichteinstufung) in Pflegeheimen. Für die Destrukturierungsthese, die davon ausgeht, dass sich die Auswirkungen sozialer Ungleichheit mit dem Alter abschwächen, spricht, dass durch das vorherrschende Finanzierungssystem in Pflegeheimen, das Einkommen und somit der soziale Status eine untergeordnete Rolle spielt.

Der Fokus der vorliegenden Forschung liegt auf der Gruppe pflege- und betreuungsbedürftiger älterer Menschen und da diese Gruppe nur einen Teil der Gruppe „älterer Menschen" abbildet, kann die **These der Altersbedingtheit**, die das Alter an sich als Ursache für soziale Ungleichheit sieht, betreffend keine umfängliche Bestätigung oder Widerlegung erfolgen. Innerhalb der in der Studie betrachteten Altersspanne spielt das Alter sowohl in Bezug auf den Einzug in das Pflegeheim als auch auf den Einfluss auf die Lebensqualität eine untergeordnete Rolle. Ausschlaggebend ist in diesem Zusammenhang vielmehr das Vorhandensein von Pflegebedürftigkeit. Auf Basis dieser Erkenntnisse kann die These der Altersbedingtheit für die gewählte, eingegrenzte Zielgruppe der Arbeit nicht bestätigt werden.

10.4 Bourdieus Modell des sozialen Raums

Vorliegendes Kapitel widmet sich der Beantwortung folgender Forschungsfrage:

- *Inwiefern kann Bourdieus Modell des sozialen Raums dazu beitragen, den Einfluss ausgewählter Aspekte sozialer Ungleichheit (Einkommen, Bildung, Alter, Geschlecht) auf die Lebensqualität der Zielgruppe zu erklären?*

Zur Beantwortung der Frage, inwiefern Bourdieus Modell des sozialen Raums dazu beitragen kann, den Einfluss ausgewählter Aspekte sozialer Ungleichheit auf die Lebensqualität zu erklären, wurden die von Bourdieu beschriebenen Kapitalarten, ökonomisches, kulturelles, soziales und symbolisches Kapital durch Indikatoren aus den verwendeten Fragebögen abgebildet. Dadurch wurden die Pflegeheimbewohner/innen nach ihrer Kapitalausstattung charakterisiert und ihre

Position im sozialen Raum auf Basis ihrer Kapitalstruktur und ihres Kapitalvolumens bestimmt.

In der vorliegenden Studie wird das kulturelle Kapital und hierbei das inkorporierte bzw. das institutionelle durch die Bildung, die am höchsten Schulabschluss gemessen wird, abgebildet. Objektiviertes kulturelles Kapital wird nicht abgebildet.

Die Abbildung des ökonomischen Kapitals erfolgt durch die Indikatoren, die der Dimension Einkommen zugeordnet sind. Es sind dies die Fragen aus dem Fragebogen zu soziodemografischen Daten der Bewohner/innen nach dem letzten Wohneigentum, dem zuletzt ausgeübten Beruf, der Tatsache, ob die befragte Person Sozialhilfeempfänger/in[4] ist, bzw. in einem Einzel- oder Doppelzimmer lebt. Die subjektive Einschätzung der finanziellen Mittel wird im Fragebogen zur Lebensqualität (Frage 12 „Haben Sie genug Geld, um Ihre Bedürfnisse erfüllen zu können?") erhoben.

Das soziale Kapital wird durch die Fragen nach der Häufigkeit der Besuche durch Angehörige, Freunde/innen, Bekannte und Nachbarn zu Hause und im Pflegeheim abgebildet, zudem durch den Familienstand, die Anzahl der Kinder sowie die Anzahl der Personen, mit denen der/die Bewohner/in zuletzt im Haushalt gelebt hat. Die Zufriedenheit mit den persönlichen Beziehungen, der Unterstützung durch Freunde/innen bzw. Angehörige wird im Fragebogen zur Lebensqualität abgefragt (Frage 19, 21, 22).

Das symbolische Kapital bilden die Fragen im Fragebogen zu den soziodemografischen Daten der Bewohner/innen nach der Bildung gemessen am höchsten Schulabschluss, dem zuletzt ausgeübten Beruf sowie der subjektiven Schichteinstufung und die Frage nach der Anerkennung im Fragebogen zur Lebensqualität ab (Frage 39 „Haben Sie das Gefühl, dass Sie im Leben die Anerkennung bekamen, die Sie verdient haben?").

Wie aus der deskriptiven Datenanalyse hervorgeht (s. Abschnitt 8.4.2), sind die Studienteilnehmer/innen vorwiegend niedrig gebildet (46,8 % kein Abschluss und 23,0 % Hauptschulabschluss), sie verfügen also demnach über wenig kulturelles Kapital.

---

[4]Die Tatsache, nicht Sozialhilfeempfänger/in zu sein, wird in der vorliegenden Studie mit einem höheren Einkommen assoziiert. Das hat mit der Finanzierung der Pflegeheime zu tun, da all jene Personen, die die Kosten für einen Pflegeheimplatz nicht durch ihr Einkommen und Vermögen decken können, Sozialhilfeempfänger/innen werden. Nähere Ausführungen finden sich in Abschnitt 2.1.2.

In Bezug auf ökonomisches Kapital sind sie größtenteils nicht Sozialhilfeempfänger/innen[5] (60,3 %), wohnen im Doppelzimmer (56,3 %) und waren Eigentümer/in der Wohnung bzw. des Hauses vor dem Einzug in das Pflegeheim (63,5 %). Somit ist die Einschätzung des ökonomischen Kapitals weniger eindeutig als dies beim kulturellen Kapital der Fall ist. Es kann als gering bis mittelmäßig eingestuft werden. Subjektiv sind die Befragten mit ihren finanziellen Ressourcen überwiegend zufrieden – 57 Prozent bejahen die Frage, ob sie genug Geld haben, um ihre Bedürfnisse zu erfüllen, völlig oder überwiegend.

Das Sozialkapital betreffend zeigt sich, dass die Studienteilnehmer/innen überwiegend Kinder haben (84,9 %), mit einer weiteren Person im Haushalt lebten (49,2 %), verwitwet sind (64,3 %), im Pflegeheim öfter als einmal pro Woche von Angehörigen (63,5 %) oder Freund/innen, Bekannten, Nachbarn (31,7 %) besucht werden. Größtenteils sind sie mit der Unterstützung durch die Familie bzw. Freunde/innen sehr zufrieden oder zufrieden (72 % bzw. 59 %). Der überwiegende Anteil der Studienteilnehmer/innen ist auch mit den persönlichen Beziehungen zufrieden oder sehr zufrieden (50 % bzw. 22,4 %). Das Sozialkapital kann demnach als relativ hoch beurteilt werden.

Das symbolische Kapital ist als gering zu bewerten, da sich die meisten Studienteilnehmer/innen subjektiv in niedrige Schichten (53,2 % in die Arbeiterschicht) einstufen, ihre Bildung niedrig ist (46,8 % kein Abschluss und 23,0 % Hauptschulabschluss) und sie zuletzt Arbeiter/innen waren (69,0 %). Dennoch hat der überwiegende Anteil der Studienteilnehmer/innen das Gefühl, die verdiente Anerkennung im Leben erhalten zu haben (39,1 % überwiegend bzw. 29,2 % völlig). Die Feststellung einer geringen Ausstattung von Pflegeheimbewohner/innen mit symbolischem Kapital deckt sich mit Befunden aus der Literatur (z. B. Voges, 2008, S. 74–75) und hängt mit dem negativen gesellschaftlichen Bild alter Menschen sowie dem oft negativen Image der Pflegeheime zusammen (Heinzelmann, 2004, S. 232).

Die Bestimmung der Position im sozialen Raum erfolgt je nach Verfügbarkeit der einzelnen Kapitalarten, wobei hier in Bourdieus Modell lediglich ökonomisches und kulturelles Kapital berücksichtigt wird (Bourdieu, 1985, S. 11). Werden das ökonomische Kapital – in der vorliegenden Studie abgebildet durch die Indikatoren, die der Dimension Einkommen zugeordnet sind (letztes Wohneigentum, zuletzt ausgeübten Beruf, Sozialhilfeempfänger/in, Einzel- oder Doppelzimmer)

---

[5]Die Tatsache, nicht Sozialhilfeempfänger/in zu sein, wird in der vorliegenden Studie mit einem höheren Einkommen assoziiert. Das hat mit der Finanzierung der Pflegeheime zu tun, da all jene Personen, die die Kosten für einen Pflegeheimplatz nicht durch ihr Einkommen und Vermögen decken können, Sozialhilfeempfänger/innen werden. Nähere Ausführungen finden sich in Abschnitt 2.1.2.

– auf der horizontalen Achse und das kulturelle Kapital – in der vorliegenden Studie gemessen durch den höchsten Schulabschluss – auf der vertikalen Achse aufgetragen, zeigt sich für die Studienteilnehmer/innen nachfolgendes Bild (s. Abbildung 10.3):

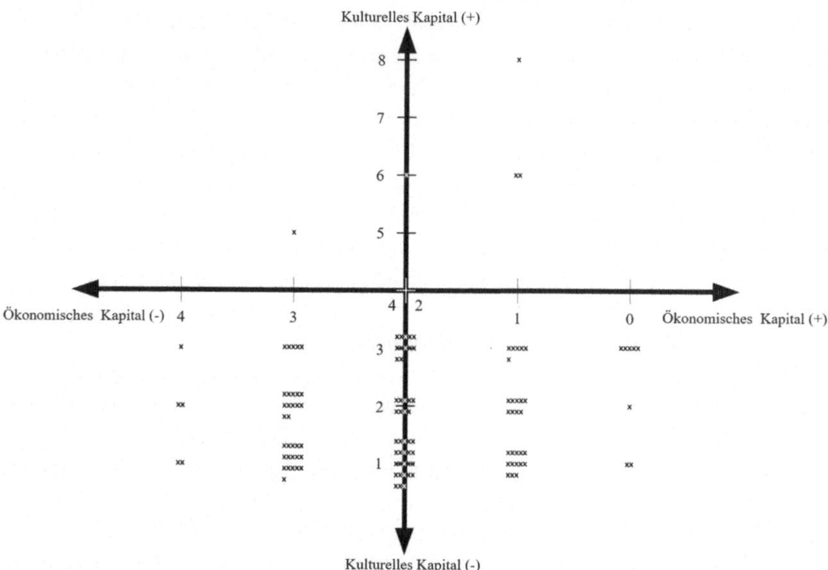

Abbildung 10.3 Veranschaulichung der Ausstattung der Studienteilnehmer/innen mit ökonomischem und kulturellem Kapital. (Quelle: Eigene Erstellung)

Der Großteil der befragten Bewohner/innen lässt sich in die untere Hälfte mit geringem kulturellem Kapital einordnen. In Bezug auf ökonomisches Kapital zeigt sich eine breitere Streuung, jedoch mit einer Zentrierung bei einer mittelmäßigen ökonomischen Kapitalausstattung. Die Kreuzerl in Abbildung 10.3 stellen Studienteilnehmer/innen basierend auf ihrer Ausstattung an kulturellem bzw. ökonomischem Kapital dar. Soziales und symbolisches Kapital werden für die Darstellung nicht herangezogen, da diese auch nicht im Abbild des sozialen Raums nach Bourdieu Berücksichtigung finden. In Bezug auf das kulturelle Kapital wird der höchste Schulabschluss mit Variablenwerten von eins bis acht dargestellt, wobei ein Wert von acht die höchste Bildung (nämlich postgraduiert) und ein Wert von eins die niedrigste Bildung (nämlich kein Abschluss) darstellt. Das ökonomische Kapital betreffend werden die Werte der Variablen letztes Wohneigentum (0 = Eigentum, 1 = Miete), zuletzt ausgeübter Beruf (0 = Angestellte/r, 1 = Arbeiter/in), Sozialhilfeempfänger/in (0 = nein, 1 = ja), Einzel- oder Doppelzimmer (0 = Einzelzimmer, 1 = Doppelzimmer) herangezogen. Höhere Werte (der höchste Wert von vier bildet eine Person ab, deren letzte Wohnung im Eigentum stand, die Angestellte und kein Sozialhilfeempfänger/in war und in einem Einzeltimmer lebt) bilden somit ein höheres Einkommen und somit eine bessere Ausstattung an ökonomischem Kapital ab. In weiterer Folge soll diese Veranschaulichung (s. Abbildung 10.3) dabei helfen, die Position der Studienteilnehmer/innen im sozialen Raum zu ermitteln (s. Abbildung 10.4), in dem neben der Ausstattung an ökonomischem und kulturellem Kapital (bzw. welche Kapitalart den Überhang hat) auch die Gesamtkapitalausstattung, das Kapitalvolumen, – wie in Abschnitt 4.2 näher ausgeführt wurde – dargestellt wird.

Die Abbildung (s. Abbildung 10.3) zeigt, dass die Studienteilnehmer/innen – wie bereits ausgeführt wurde – eine eher geringe Ausstattung an kulturellem Kapital haben. Das ökonomische Kapital kann als gering bis mittelmäßig eingestuft werden. Im Anschluss werden die Pflegeheimbewohner/innen basierend auf ihrer beschriebenen Kapitalausstattung (s. Abbildung 10.3 und Ausführungen der deskriptiven Datenanalyse wie im vorliegenden Kapitel beschrieben) in nachfolgende Darstellung von Eder (1989, S. 21) im eingerahmten Bereich eingeordnet (s. Abbildung 10.4). Es zeigt sich ebenfalls, dass die Pflegeheimbewohner/innen dem unteren Bereich der Grafik zuzuordnen sind, dies spiegeln auch die zuletzt ausgeübten Berufe der befragten Bewohner/innen wider. Wie auch Bourdieu (1982, S. 202–204) festgehalten hat, kommen durch die Position im sozialen Raum Berufsgruppen zum Vorschein. Die zuletzt ausgeübten Berufe der Pflegeheimebewohner/innen wurden in der vorliegenden Studie im Fragebogen zu den soziodemografischen Daten der Bewohner/innen abgefragt und sind mit den von Eder (1989, S. 21) im unteren Teil der Grafik angeführten Berufen vergleichbar.

Aus den Ergebnissen der quantitativen Erhebung zur sozialen Ungleichheit (s. Abschnitt 8.4.2) geht hervor, dass die Pflegeheimbewohner/innen großteils niedrigeren sozialen Schichten zuzuordnen sind. In Anlehnung an die von Bourdieu definierten (Haupt-)Klassen (herrschende Klasse, Mittel- und Volksklasse) (Bourdieu, 1997, S. 35–38) sind die Pflegeheimbewohner/innen aufgrund ihrer Kapitalausstattung sowie ihrer zuletzt ausgeübten Berufe der Mittel- und Volksklasse (geringes ökonomisches und kulturelles Kapital sowie Arbeiter/innen) zuzuordnen. Bourdieus Ausführungen, dass die Klasse den Lebensstil prägt, können insofern durch die vorliegenden Ergebnisse unterstrichen werden, als dass

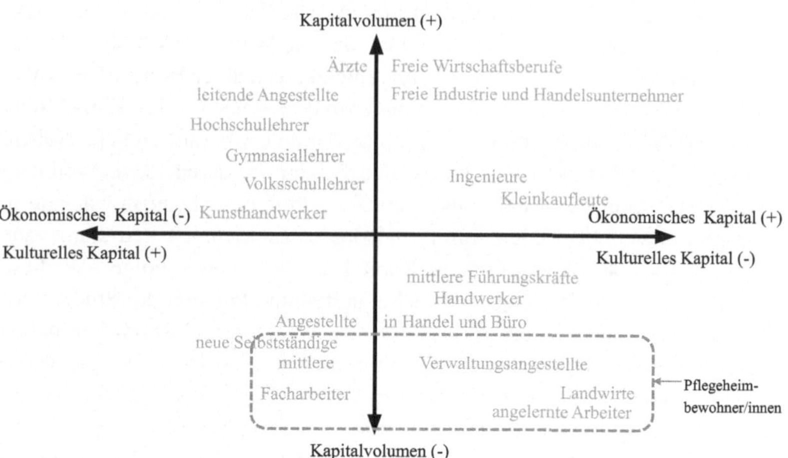

Abbildung 10.4 Abbildung der Pflegeheimbewohner/innen im Raum der objektiven Klassenlage in Deutschland. (Quelle: Eder, 1989, S. 21 von der Autorin um die Einordnung der Pflegeheimbewohner/innen erweitert)

die Pflegeheimbewohner/innen in Bezug auf ihre Kapitalausstattung eine relativ homogene Gruppe sind und die Auswahl des Pflegeheims als Versorgungsmöglichkeit Ausdruck eines ähnlichen Lebensstils sein könnte. Die Benachteiligung hochaltriger und pflegebedürftiger Menschen in Bezug auf soziale Ungleichheiten wird auch in der Literatur beschrieben (z. B. Backes & Amrhein, 2008, S. 72; Mayer & Wagner, 1996, S. 253). Auch ergeben sich aus der Literatur Hinweise darauf, dass die Kapitalausstattung Einfluss auf das Risiko der Pflegebedürftigkeit hat (Bauer & Büscher, 2008, S. 29), was die relativ homogene Kapitalausstattung der Zielgruppe pflege- und betreuungsbedürftiger älterer Menschen im Pflegeheim erklären könnte.

Eine Abnahme des Kapitals, das pflege- und betreuungsbedürftigen älteren Menschen zur Verfügung steht, geht aus der vorliegenden Studie im Gegensatz zu den Ausführungen von Schroeter (2005, S. 96), dass es Pflegebedürftigen an Kapital mangelt, nicht hervor. Lediglich auf die Ausstattung an symbolischem Kapital könnte der Einzug in das Pflegeheim eine Auswirkung haben. Nämlich dahingehend, dass dieses durch den Einzug in das Pflegeheim, durch den negativen Ruf der Pflegeheime, abnehmen könnte. Die festgestellte niedrige Ausstattung an kulturellem Kapital ist nicht durch den Pflegeheimeinzug begründet, sondern bereits durch den bisherigen Lebenslauf (v. a. die Ausbildung).

Wird das Pflegeheim als „*Feld*" im Sinne von Bourdieu angesehen, stellt das Vorhandensein von Pflegebedürftigkeit im Wesentlichen das Eintrittskriterium in das „Feld Pflegeheim" dar. Pflegebedürftigkeit könnte dabei als ein negatives Kapital bezeichnet und als feldspezifisches Kapital tituliert werden. Je weniger Pflegebedürftigkeit vorhanden ist, umso mehr „*Macht*" – im Sinne von Mitgestaltungs-, Partizipationsmöglichkeiten etc. – könnte einer Person im „Feld des Pflegeheims" zugeschrieben werden. Demnach könnte das Kapital „niedrige Pflegebedürftigkeit" als positives feldspezifisches Kapital aufgefasst werden. Ebenso könnte das geringe kulturelle Kapital als spezifisch für das „Feld Pflegeheim" betrachtet werden.

Die Ergebnisse der quantitativen Erhebung zeigen einen wesentlichen Einfluss der Bildung, gemessen am höchsten Schulabschluss, sowie der Häufigkeit der Besuche auf die Lebensqualität pflege- und betreuungsbedürftiger älterer Menschen. Demnach beeinflussen das kulturelle sowie das soziale Kapital die Lebensqualität der Zielgruppe am meisten. Aus der quantitativen Erhebung zeigt sich allerdings, dass Bewohner/innen mit niedrigerer Bildung eine bessere Lebensqualität haben. Dies berücksichtigend würde sich ein geringes kulturelles Kapital positiv auf die Lebensqualität auswirken, was mit dem von Glatzer und Zapf (1984) beschriebenem Zufriedenheitsparadoxon (s. Abschnitt 3.1) erklärbar ist. Zudem könnte die Tatsache, dass Personen mit höherer Bildung unter den Pflegeheimbewohner/innen unterrepräsentiert sind und sich in weiterer Folge dadurch weniger zur Gruppe gehörend fühlen, eine Begründung dafür sein. Dies könnte in weiterer Folge auch bedeuten, dass höher gebildete Personen im Pflegeheim weniger soziales Kapital im Sinne der Zugehörigkeit zur Gruppe der Pflegeheimbewohner/innen haben. Das Sozialkapital betreffend, zeigt sich eine positive Wirkung auf die Lebensqualität. Das soziale Kapital wird, wie erwähnt, durch die Fragen nach der Häufigkeit der Besuche durch Angehörige, Freunde/innen, Bekannte und Nachbarn zu Hause und im Pflegeheim abgebildet, zudem durch den Familienstand, die Anzahl der Kinder sowie die Anzahl der Personen, mit denen der/die Bewohner/in zuletzt im Haushalt gelebt hat. Die Zufriedenheit mit den persönlichen Beziehungen, der Unterstützung durch Freunde/innen bzw. Angehörige wird im Fragebogen zur Lebensqualität abgefragt (Frage 19, 21, 22). Die wesentliche Bedeutung des Sozialkapitals, im Sinne von sozialen Kontakten zu Angehörigen, Freunden/innen und anderen Bewohner/innen sowie die Zufriedenheit damit, für die Lebensqualität resultiert auch aus den Ergebnissen der qualitativen Erhebung. Die befragten Bewohner/innen erwähnen soziale Kontakte als wichtig für ihre Lebensqualität und bewerten diese positiv (detaillierte Ergebnisse s. Abschnitt 9.4).

Den Ausführungen in Bezug auf den Einfluss der einzelnen Kapitalarten auf die Lebensqualität nach, haben das soziale sowie kulturelle Kapital (im Sinne von Bildung) den wesentlicheren Einfluss, v. a. ökonomisches Kapital, zumindest ab dem Zeitpunkt, zu dem eine Person in das „Feld Pflegeheim" eingetreten ist, einen untergeordneten. Die „*illusio*", der von den zum Feld Gehörenden geteilte Glaube an die Sinnhaftigkeit des Spieles (Bourdieu, 1998a, S. 141–143), könnte sich durch die aus der Studie resultierende gute Lebensqualität sowie die hohe Zufriedenheit ausdrücken. Auch könnte dieser „*gemeinsam geteilte Glaube*" einen Grund für die Verbesserung der Lebensqualität bereits nach einer Woche nach dem Einzug in das Pflegeheim darstellen. Diese Ausführungen bedürfen jedoch weiterer Forschungsaktivitäten. Auch würden aus einer vertieften Beforschung des Wertes sowie der Hierarchie der verschiedenen Kapitalarten im „Feld Pflegeheim" detailliertere Ergebnisse resultieren.

Aufgrund der wesentlichen Bedeutung des Sozialkapitals für die Lebensqualität der Zielgruppe sollte dieses verstärkt in Bourdieus Modell des sozialen Raums einfließen. Die wesentliche Bedeutung von Sozialkapital für ältere Menschen sowie für die Beschreibung von sozialer Ungleichheit im Alter unterstreicht auch Kohli (1990, S. 400) in seinen Ausführungen zur Thematik.

Aufgrund der vorherrschenden Finanzierung des Pflegeheims aus Sicht der Bewohner/innen spielt ökonomisches Kapital in Form von Einkommen im Pflegeheim eine untergeordnete Rolle, da alle Personen unabhängig von ihrem ökonomischen Kapital die gleiche Versorgung erhalten. Lediglich die Tatsache, den Zuschlag für ein Einzelzimmer bezahlen zu können, zeigt einen Einfluss des ökonomischen Kapitals auf die Lebensqualität Pflege- und Betreuungsbedürftiger im Pflegeheim. Die Tatsache, dass Personen aus niedrigeren sozialen Schichten, mit niedrigerer Bildung und geringerer finanzieller Ressourcenausstattung häufiger im Pflegeheim versorgt werden, zeigt die Bedeutung des ökonomischen und kulturellen Kapitals für die Wahl der Versorgungsform, jedoch nur indirekt den Einfluss auf die Lebensqualität.

Die Aspekte Alter und Geschlecht finden in Bourdieus Modell keinen Eingang. Da jedoch auch das Geschlecht einen wesentlichen Einfluss auf die Lebensqualität zeigt, sollte es ebenfalls ins Modell integriert werden.

Bourdieus Modell des sozialen Raums kann die vorangehenden Ausführungen berücksichtigend dazu beitragen, die Pflegeheimbewohner/innen nach ihrer

Kapitalausstattung zu charakterisieren und ihre Position im sozialen Raum auf Basis ihrer Kapitalstruktur und ihres Kapitalvolumens bestimmt. Es bedarf jedoch einer Erweiterung dahingehend, dass wesentliche Merkmale, die die Lebensqualität der Zielgruppe beeinflussen, ins Modell integriert werden. Ebenfalls sollten die Kapitalarten, ökonomisches, kulturelles, soziales und symbolisches Kapital, entsprechend ihres Einflusses auf die Lebensqualität im Modell gewichtet und dargestellt werden.

10.5 Lebensqualität und Pflegebedürftigkeit

Im Rahmen dieses Kapitels soll näher auf den Zusammenhang zwischen der Lebensqualität pflege- und betreuungsbedürftiger älterer Menschen und der Pflegebedürftigkeit eingegangen werden und dabei folgende Forschungsfrage beantwortet werden:

- *Welcher Zusammenhang besteht zwischen der Pflegebedürftigkeit, dargestellt durch die Pflegegeldstufe nach Bundespflegegeldgesetz, und der Lebensqualität der Zielgruppe?*

Der Zusammenhang zwischen dem Ausmaß der Pflegebedürftigkeit, gemessen durch die Pflegegeldstufe nach Bundespflegegeldgesetz, und der Lebensqualität der Zielgruppe wurde in der vorliegenden Studie einerseits explorativ durch Berechnung des ETA-Koffizienten sowie durch Betrachtung der Mittelwerte analysiert, andererseits wurde der Einfluss der Pflegebedürftigkeit. gemessen durch Pflegegeldstufe nach Bundespflegegeldgesetz. auf die Lebensqualität überprüft.

Aus der explorativen Analyse resultiert ein signifikanter Zusammenhang ($p < 0{,}01$) zwischen der Pflegebedürftigkeit und der Gesamt-Lebensqualität.

Aus der Mehrebenenanalyse ergibt sich ein negativer Einfluss (der Schätzwert liegt bei $-0{,}94$; CI 95 % $-2{,}19$; $0{,}31$) der Pflegebedürftigkeit auf die Gesamt-Lebensqualität. Der Einfluss ist nicht signifikant, weshalb die Pflegebedürftigkeit nicht als erklärende Variable ins abschließende Modell der Mehrebenenanalyse aufgenommen wurde. Dies ist auch in allen anderen Teilbereichen der Lebensqualität außer der Lebensqualität die sozialen Beziehungen betreffend, der Fall. Die Pflegebedürftigkeit wirkt sich hier signifikant ($p < 0{,}05$) negativ auf die Lebensqualität in Bezug auf soziale Beziehungen aus (der Schätzwert liegt bei $-2{,}95$; 95 % CI $-5{,}48$ – $-0{,}42$). Im finalen Modell der Mehrebenenanalyse liegt der Wert bei $-3{,}96$ (95 % CI $-6{,}64$ – $-1{,}29$; $p < 0{,}01$).

Die Ergebnisse decken sich mit weiteren Studien zur Lebensqualität älterer Menschen, zum Beispiel der von Saks et al. (2008) in der das Ausmaß der Pflegebedürftigkeit nicht als Schlüsseleinflussfaktor für die Lebensqualität definiert wurde. Zu einem gegenteiligen Ergebnis kommen andere Autor/innen (z. B. Estermann & Kneubühler, 2008; Hellström, Persson & Hallberg, 2004).

Die gegensätzlichen Ergebnisse verschiedener Studien in Bezug auf den Einfluss der Pflegebedürftigkeit auf die Lebensqualität könnten sich durch unterschiedliche Definitionen und Operationalisierungen von Pflegebedürftigkeit (s. Abschnitt 2.2) erklären lassen. Zudem muss der negative Einfluss der Abhängigkeit von anderen Personen, die mit Pflegebedürftigkeit einhergeht, auf die Lebensqualität berücksichtigt werden (Hellström, Persson & Hallberg, 2004, S. 589, 592).

Die Pflegebedürftigkeit sowie der Gesundheitszustand stehen in enger Verbindung und werden in einer Vielzahl an Studien zur Lebensqualität älterer Menschen gemeinsam untersucht (z. B. Hellström, Persson & Hallberg, 2004; Saks et al., 2008). Es zeigt sich, dass das Vorhandensein von Pflegebedürftigkeit und Krankheit oft mit einer verringerten Lebensqualität einher geht (z. B. Hellström, Persson & Hallberg, 2004; Saks et al., 2008, S. 196).

Eine momentane Erkrankung wirkt sich in der vorliegenden Studie ebenfalls negativ auf die Gesamt-Lebensqualität aus (der Schätzwert liegt bei $-1,95$; 95 % CI $-4,93 - 1,03$) und ist ebenfalls nicht signifikant. Auf die physische und psychische Lebensqualität, die Lebensqualität in Bezug auf die Umgebung, die Sinnesfunktionen, die Autonomie, Aktivitäten sowie die soziale Partizipation hat eine momentane Erkrankung einen signifikanten Einfluss (je nach Lebensqualitätsbereich $p<0,05$ bzw. $p<0,01$): dies sowohl in den getrennten Modellen, als auch im finalen Modell der Mehrebenenanalyse. Nicht signifikant ist der Einfluss auf die Lebensqualität in Bezug auf die Intimität sowie Tod und Sterben sowie die sozialen Beziehungen.

Daraus lässt sich schließen, dass die subjektive Gesundheit, gemessen durch das Vorhandensein einer momentanen Erkrankung, eine wesentlichere Rolle für die Lebensqualität pflege- und betreuungsbedürftiger älterer Menschen hat als die Pflegebedürftigkeit.

Aus der Mehrebenenanalyse zeigt sich, dass das Modell mit den unabhängigen Variablen Zeit, Alter, Geschlecht, Pflegebedürftigkeit, momentane Erkrankung, Versorgung vor dem Pflegeheim und Grund für den Einzug in das Pflegeheim elf Prozent der Varianz in der Gesamt-Lebensqualität erklärt. Von den gerechneten Modellen hat dieses Modell neben jenem mit erklärenden Variablen der sozialen Ungleichheit den höchsten Anteil an erklärter Varianz unter den Modellen mit erklärenden Variablen auf Personenebene. Dies zeigt den wesentlichen Einfluss des Gesundheitszustands und damit eng verbunden der Pflegebedürftigkeit auf die Lebensqualität und ist durch die tiefgreifenden Auswirkungen auf die Lebenslage zu begründen (Cappell, 2005, S. 197–198).

10.6 Lebensqualität und der Einfluss des Pflegeheims

Im vorliegenden Kapitel werden im ersten Unterkapitel die Einflüsse der ausgewählten strukturellen Merkmale sowie der Ebene der Organisation auf die Lebensqualität beleuchtet. Das abschließende Unterkapitel fasst in kompakter Form die wesentlichen Erkenntnisse aus der vorliegenden Studie in Bezug auf die Anwendbarkeit des in Abschnitt 2.3.1 näher erläuterten Modells der „Totalen Institution" (Goffman, 1961 bzw. 1973) auf die heutigen Pflegeheime in Österreich zusammen.

10.6.1 Strukturelle Merkmale und die Ebene der Organisation

Dieses Kapitel setzt sich mit dem Einfluss des Pflegeheims auf die Lebensqualität der Zielgruppe auseinander und soll folgende Forschungsfragen beantworten:

- *Ergeben sich signifikante Unterschiede in der Lebensqualität der Zielgruppe aufgrund von ausgewählten Merkmalen von Pflegeheimen (Größe, Lage–Stadt/Land, Träger – privat/öffentlich/gemeinnützig)?*
- *Welchen Einfluss hat die organisationale Ebene auf die Lebensqualität der Zielgruppe?*

Der **Einfluss des Pflegeheims** auf die Lebensqualität pflege- und betreuungsbedürftiger älterer Menschen wurde in der vorliegenden Studie durch den Einfluss von ausgewählten **strukturellen Merkmalen** auf die Lebensqualität analysiert. Zudem wurde untersucht, ob Unterschiede in der Entwicklung der Lebensqualität zwischen Personen in unterschiedlichen Pflegeheimen feststellbar sind.

Ob Unterschiede in der Entwicklung der Lebensqualität zwischen den Pflegeheimen vorhanden sind, wurde zum einen explorativ, zum anderen im Rahmen der Mehrebenenanalyse überprüft. Aus der Darstellung der Mittelwerte (s. Abbildung 10.5) zeigen sich bereits deutliche Unterschiede in der Entwicklung der Lebensqualität je Pflegeheim.

Aus der explorativen Analyse zeigt sich ein starker signifikanter Zusammenhang zwischen dem Pflegeheim und der Lebensqualität ($p < 0,001$).

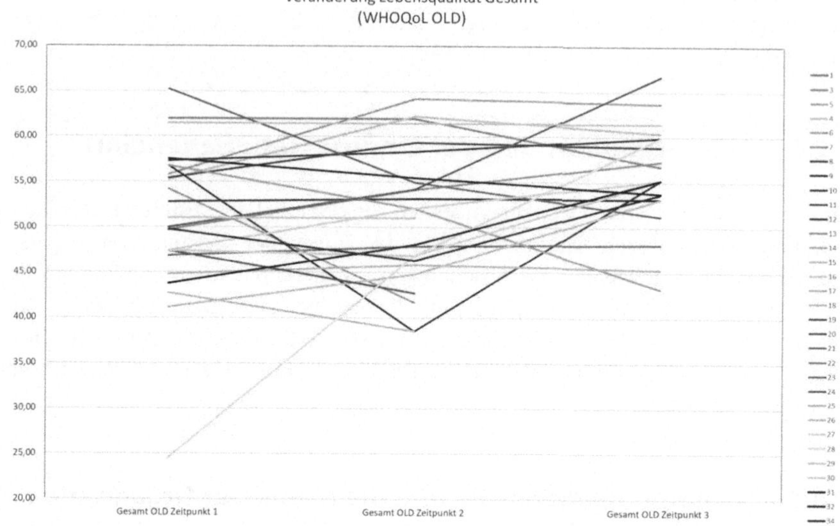

Abbildung 10.5 Mittelwerte der Lebensqualität je Pflegeheim zu den drei Erhebungszeitpunkten. (Quelle: Eigene Erstellung)

Im Rahmen der Mehrebenenanalyse wurde für das Nullmodell, jenes Modell ohne erklärende Variablen, der ICC für die Ebene der Pflegeheime (Ebene drei) mit 0,15 berechnet. Dies zeigt, dass die Ebene der Pflegeheime 15 Prozent der Varianz in der Lebensqualität erklärt. Daraus kann gefolgert werden, dass Unterschiede zwischen den Pflegeheimen in Bezug auf die Lebensqualität vorhanden sind. Es gilt jedoch auch festzuhalten, dass ein größerer Anteil an Varianz durch die Ebene der Personen (55 %) sowie der Erhebungszeitpunkt, also der Zeit (30 %) erklärt werden kann.

Von Unterschieden in der Lebensqualität der Bewohner/innen durch Unterschiede der Pflegeheime kann auch aufgrund von bereits durchgeführten Studien anderer Autor/innen ausgegangen werden (z. B. Liu, Wenig & Wu, 2014; Marventano et al., 2015), die von Unterschieden in der Lebensqualität aufgrund der subjektiv bewerteten Pflegequalität, der Größe, Lage und Ausstattung der Pflegeeinrichtung berichten.

Aus der explorativen Analyse ergibt sich ein signifikanter Zusammenhang zwischen der Größe des Pflegeheims, gemessen durch die Anzahl der Pflegeplätze und der Gesamt-Lebensqualität (p < 0,01). Ebenfalls zeigt sich bei einer

Betrachtung der Mittelwerte je Erhebungszeitpunkt, dass Bewohner/innen in Städten über alle drei Erhebungszeitpunkte eine bessere Lebensqualität haben. Eine bessere Lebensqualität zu allen drei Erhebungszeitpunkten haben Personen, die in Pflegeheimen mit öffentlich-rechtlichen Trägern leben.

Aus der Mehrebenenanalyse resultiert ein signifikanter Einfluss der Lage des Pflegeheims, es wird zwischen urbaner und ländlicher Lage unterschieden, sowie des Trägers auf die Lebensqualität ($p < 0,05$) in den getrennt gerechneten Modellen, während die Größe des Pflegeheims, gemessen an der Anzahl der Plätze, keinen signifikanten Einfluss hat. Bewohner/innen von Pflegeheimen am Land haben eine schlechtere Lebensqualität (Schätzwert $-2,68$ mit 95 % CI $-5,91 - 0,55$) als jene von Pflegeheimen in der Stadt. Die Anzahl der Plätze wirkt sich positiv auf die Lebensqualität aus (der Schätzwert liegt bei 0,04 in der getrennten Analyse). Dies könnte dadurch begründet sein, dass in größeren Pflegeheimen durch die Nutzung von Synergieeffekten eine größere Vielfalt an Aktivitäten, Veranstaltungen und Räumlichkeiten geboten wird und auch die Möglichkeit besteht, Kontakte zu mehreren Bewohner/innen aufzubauen bzw. auch hier eine größere „Auswahl" besteht. Möglicherweise werden in größeren Heimen auch schneller Plätze frei (durch eine größere Fluktuation der Bewohner/innen), wodurch die Wartezeit auf einen Platz im Pflegeheim kürzer ist. Personen, die in öffentlich-rechtlichen Pflegeheimen wohnen, haben eine bessere Lebensqualität als in privaten (Schätzwert $-0,70$ mit 95 % CI $-3,91 - 2,51$). Dies könnte damit begründet werden, dass öffentlich-rechtliche Träger durch ihre Verpflichtung ein ausgeglichenes Geschäftsergebnis zu erzielen und keinen Gewinn, finanzielle Ressourcen eher in qualitative Maßnahmen investieren. Der Einfluss des Trägers und der Lage des Pflegeheims ist im finalen Modell der Mehrebenenanalyse mit erklärenden Variablen auf Personen- und Pflegeheimebene jedoch ebenfalls nicht signifikant.

Die Ergebnisse der vorliegenden Studie bestätigen zum Teil Ergebnisse aus anderen Studien – den positiven Einfluss eines öffentlich-rechtlichen Trägers (Marventano et al., 2015) sowie den negativen Einfluss einer ländlichen Lage des Pflegeheims auf die Lebensqualität (Sonntag et al., 2015) – während sie in Bezug auf den Einfluss der Größe des Pflegeheims auf die Lebensqualität die Ergebnisse anderer Studien widerlegen. Estermann und Kneubühler (2008) berichten von einer schlechteren Lebensqualität in größeren Pflegeheimen, während sich in der vorliegenden Studie die Größe des Pflegeheims positiv auf die Lebensqualität der Zielgruppe auswirkt. Das Ergebnis ist jedoch nicht signifikant.

Amann, Bischof und Salmhofer (2016, S. 100, 156) schließen aus ihren Untersuchungen zur Diversität zwischen Stadt und Land in Bezug auf die intergenerationelle Lebensqualität, dass die regionalen Unterschiede zwischen Stadt und

Land größtenteils die Unterschiede in der subjektiven Lebensqualität in ihrer Studie erklären können: Dazu zählen unter anderem die schlechteren Bedingungen in Bezug auf die Mobilität und Infrastruktur im ländlichen Bereich, während die Verbundenheit mit Personen aus der Wohnumgebung in ländlichen, dünn besiedelten Gebieten höher ist. Dies könnte zu einer möglichen Erklärung für die niedrigere Lebensqualität in Pflegeheimen mit ländlicher Lage führen: Menschen in ländlichen Gebieten fühlen sich mit Personen aus ihrer Wohnumgebung verbundener, die Personen aus ihrer Wohnumgebung können sie jedoch aufgrund der eingeschränkten Mobilität weniger im Pflegeheime besuchen kommen, als dies womöglich in der Stadt der Fall ist. Entgegen dieser Erklärung spricht, dass die befragten Bewohner/innen ihre sozialen Kontakte als gut beurteilen. Auch zeigen die Ergebnisse der qualitativen Erhebung, dass die sozialen Kontakte der Bewohner/innen im Wesentlichen ihre Angehörigen ausmachen und seltener Nachbarn als wichtige soziale Kontakte genannt werden. Eine weitere mögliche Erklärung für die schlechtere Lebensqualität in ländlichen Pflegeheimen könnte aus der geringeren Auswahlmöglichkeit an Pflegeheimen am Land als in der Stadt herleitbar sein.

Der Anteil der erklärten Varianz in der Mehrebenenanalyse durch die erklärenden Variablen auf Pflegeheimebene liegt bei vier Prozent und ist damit als gering zu beurteilen. Wenn laut der Berechnung des ICC der Ebene der Pflegeheime, das Pflegeheim 15 Prozent der Varianz in der Lebensqualität erklärt und die erklärenden Variablen auf Pflegeheimebene nur vier Prozent erklären, sollten in zukünftigen Forschungsaktivitäten weiteren erklärende Variablen auf Pflegeheimebene gefunden werden, die den Unterschied in der Lebensqualität erklären können.

Insgesamt sind Forschungsergebnisse, die sich auf die Erklärung von Unterschieden in der Lebensqualität durch Merkmale der Pflegeheime beziehen, sehr spärlich vorhanden. In Österreich konnte im Rahmen der umfangreichen Literaturrecherche keine derartige Studie gefunden werden. Da die gesetzlichen, politischen und finanziellen Rahmenbedingungen für Pflegeheime zwischen verschiedenen Ländern und in Österreich bedingt durch den Föderalismus auch zwischen den Bundesländern sehr unterschiedlich sind, können Ergebnisse nur bedingt auf andere Länder umgelegt werden. Daher kann die Empfehlung weiterer Forschung, die sich auf die Erklärung von Unterschieden in der Lebensqualität bzw. Einflüssen auf die Lebensqualität bezieht, nochmals unterstrichen werden.

Welchen **Einfluss die Ebene der Organisation** auf die Lebensqualität pflege- und betreuungsbedürftiger Menschen hat, wurde in der vorliegenden Studie ebenfalls explorativ sowie im Rahmen der Mehrebenenanalyse überprüft. Eine vertiefte, ergänzende Beforschung erfolgte im Rahmen der Analyse der qualitativen Interviews. Analysiert wurde jeweils der Einfluss der organisationalen Ebene gesamt (Index aus den einzelnen Dimensionen) sowie der einzelnen Dimensionen Hierarchie, Zusammenarbeit, Kommunikation, Information, Arbeitszufriedenheit, Lebensqualität der Mitarbeiter/innen und Beitrag zur Lebensqualität der Bewohner/innen.

Aus der explorativen Analyse zeigt sich, dass die Zusammenhänge sowohl zwischen der organisationalen Ebene gesamt als auch den einzelnen Dimensionen und der Lebensqualität sehr klein sind (Korrelationskoeffizient nach Pearson $< 0{,}1$).

Im Rahmen der Mehrebenenanalyse wurden die Einflüsse der organisationalen Ebene sowie ihrer Dimensionen auf die Lebensqualität getrennten analysiert. Aus den Analysen geht hervor, dass weder die organisationale Ebene gesamt noch die einzelnen Dimensionen unter Kontrolle des Geschlechts und Alters einen signifikanten Einfluss auf die Lebensqualität haben. Alle Dimensionen haben einen negativen Einfluss auf die Lebensqualität, lediglich die Dimension Zusammenarbeit beeinflusst die Lebensqualität der Bewohner/innen positiv. Werden die angegebenen Konfidenzintervalle betrachtet, zeigt sich, dass diese sehr breit sind, wodurch die Ergebnisse in Bezug auf die organisationale Ebene als eher wenig genau beurteilt werden können. Der Anteil der erklärten Varianz durch die organisationale Ebene mit vier Prozent ist gering.

Aus der Analyse der qualitativen Interviews geht hervor, dass die Interviewpartner/innen vor allem einen Einfluss der Kommunikation, der Zusammenarbeit im Team sowie der Arbeitszufriedenheit und Lebensqualität der Mitarbeiter/innen auf die Lebensqualität vermuten. Sie sehen den Einfluss der Ebene der Organisation jedoch im Vergleich zu anderen Aspekten als gering an.

Forschungsergebnisse zum Einfluss der Ebene der Organisation auf die Lebensqualität pflege- und betreuungsbedürftiger Menschen in Pflegeheimen sind bis dato kaum vorhanden. Im Rahmen der Literaturrecherche konnte lediglich ein Hinweis auf die Berücksichtigung der organisationalen Ebene in der Beforschung der Lebensqualität im Pflegeheim gefunden werden. Auch aus der genannten Studie von Saks et al. (2008) resultiert ein geringer Einfluss der Kommunikation auf die Lebensqualität, der anderen Indikatoren deutlich untergeordnet ist. Im Jahresbericht der Volksanwaltschaft (2018, S. 188) werden die Arbeitsbedingungen der Mitarbeiter/innen in einem direkten Zusammenhang mit der Lebensqualität der Bewohner/innen dargestellt. Dies wird allerdings nicht durch Studienergebnisse untermauert.

Zusammenfassend zeigt sich insgesamt in Bezug auf die organisationale Ebene weiterer Forschungsbedarf. Hier gilt vertieft zu beforschen, welche Aspekte

Einfluss auf die Lebensqualität haben bzw. wie diese operationalisiert werden können.

10.6.2 Pflegeheime als Totale Institution?

Wie in Abschnitt 2.3.1 näher ausgeführt, bietet das Modell der „Totalen Institution" von Goffman einen Bezugsrahmen in der Auseinandersetzung mit Alten- und Pflegeheimen aus soziologischer Sicht (Heinzelmann, 2004, S. 53–54). Als wesentliche Merkmale „Totaler Institutionen" sind zu nennen (Goffman, 1973, S. 11, 17–19; Koch-Straube, 1997, S. 343; Koch-Straube, 2005, S. 212):

- eine relativ homogene Gruppe von Menschen mit nur eingeschränktem Kontakt zur Außenwelt, die darin lebt
- keine örtliche Trennung der Orte des Lebens, Arbeitens und der Freizeit
- das Vorherrschen von klaren Regeln
- eine autoritäre Führung
- Kontrolle
- eine klare Trennung der Gruppe der „*Insassen*" und des „*Personals*"
- eine unfreiwillige Unterbringung von Menschen in diesen Einrichtungen

Als gesellschaftlicher Auftrag von Pflegeheimen lässt sich die Versorgung kranker, alter und behinderter Menschen in einem arbeitsteiligen Prozess festschreiben (Koch-Straube, 1997, S. 340). Dies macht deutlich, dass die dort stattfindenden Tätigkeiten an die offiziellen Ziele der Einrichtung gebunden sind.

Aus den Ergebnissen der vorliegenden Studie kann abgeleitet werden, dass die Anwendbarkeit des von Goffman (1961 bzw. 1973) beschriebenen Modells der „Totalen Institution" für die Pflegeheime der Gegenwart in Österreich, die an der Studie teilnahmen, kaum mehr gegeben ist. Dies lässt sich vor allem aus dem Ergebnis einer Verbesserung der Lebensqualität der Teilnehmer/innen der Studie zwischen dem Einzug, einer Woche bzw. drei Monate danach in Bezug auf die Gesamt-Lebensqualität sowie beinahe alle weiteren betrachteten Teilbereiche der Lebensqualität folgern (siehe dazu die detaillierten Ausführungen in Abschnitt 10.1). Das Vorhandensein des Merkmals der Autorität (Goffmann, 1973, S. 17) bzw. Kontrolle (Koch-Straube, 2005, S. 212) kann durch die Verbesserung der Lebensqualität im Bereich Autonomie (unter diesem Bereich sind die Ergebnisse der Fragen in Bezug auf den persönlichen Entscheidungsfreiraum, der Unabhängigkeit sowie das Ausmaß, das zu tun, was der/die Betroffene will, subsummiert) verneint bzw. zumindest deutlich in Frage gestellt werden.

Kritisch zu betrachten ist in Bezug auf die Anwendung des Modells der „Totalen Institution" zudem, ob Menschen tatsächlich zwanghaft in Pflegeheimen untergebracht werden. Dafür spricht, dass Pflegeheime zum einen für Menschen mit fortschreitender Pflege- und Betreuungsbedürftigkeit häufig die einzige Versorgungsmöglichkeit darstellen und sie somit gezwungen sind, dort zu leben (Koch-Straube, 1997, S. 343). Zum anderen aber können die Betroffenen dennoch grundsätzlich selbst entscheiden, ob sie in ein Pflegeheim ziehen oder nicht, da wie in Abschnitt 2.1.1 beschrieben, auch andere Versorgungsangebote existieren. Und auch im Pflegeheim besteht die Möglichkeit für die Bewohner/innen eigenständig zu entscheiden, auch wenn die Abläufe abhängig von den Personalpräsenzen sind und somit auch Einschränkungen in den Handlungs- und Entscheidungsspielräumen der Bewohner/innen festzustellen sind. (Ackermann, 2005, S. 31, 34) Das Pflegeheim als Lebensraum bzw. Arbeitsplatz stellt die Forderung nach Anpassung und erzeugt auch Abhängigkeiten (Prahl & Schroeter, 1996, S. 169).

Die Frage der Machtausübung der Institution muss in Bezug auf Pflegeheime ebenfalls differenziert betrachtet werden: In Pflegeheimen unterstützt das Personal die Bewohner/innen durch diverse Tätigkeiten in vielerlei Hinsicht. Gerade aber diese Unterstützung bzw. das Verwehren dieser Unterstützung kann zur Ausübung von Macht durch das Personal genutzt werden. (Ackermann, 2005, S. 34)

Koch-Straube (1997, S. 340) spricht in diesem Zusammenhang vom *„Doppelcharakter der Institution"* Pflegeheim. Das Pflegeheim gibt den Bewohnern/innen einerseits ein Gefühl von Sicherheit, Schutz und Unterstützung, anderseits aber bringt es Einschränkungen in Bezug auf die Privatsphäre bzw. fordert es die Einhaltung der in der Einrichtung geltenden Regeln. Das Fehlen von Privatsphäre sowie die ungleiche Beziehung zwischen den Mitarbeitern/innen und den Bewohner/innen nennen auch Prahl und Schroeter (1996, S. 171–174) als Merkmale der „Totalen Institution", die in heutigen Pflegeheimen zu finden sind.

Auch Heinzelmann (2004, S. 228–230) beschreibt einige Aspekte, die dagegensprechen, heutige Pflegeheime als „Totale Institutionen" zu bezeichnen. Er nennt dabei die Möglichkeit, den Alltag individuell zu gestalten, das Pflegeheim oder auch das eigene Zimmer zu verlassen, sowie die Heterogenität der Bewohner/innen (im Gegensatz zur „homogenen Masse der Mitglieder" in der „Totalen Institution"). Auch die Ausübung von Kontrolle durch das Personal sieht er als kaum gegeben. In der starken Strukturierung des Tagesablaufes, den Einschränkungen der Privatsphäre sowie der Tatsache, dass alle Alltagsaktivitäten an ein- und demselben Ort stattfinden, sieht Heinzelmann (2004, S. 228–230) nach wie vor Gemeinsamkeiten mit „Totalen Institutionen". Auch Koch- Straube (1997,

S. 344) sieht in der exakten Tagesstrukturierung, der Beschränkung der Aktivitäten auf einen Ort sowie dem geringen Kontakt der Bewohner/innen zur Außenwelt deutliche Verbindungen zu einer „Totalen Institution". Das Ausmaß des Kontaktes zur Außenwelt sieht Heinzelmann (2004, S. 62) von der Lage des Pflegeheims abhängig und betont dabei, die Großteils sehr gute Anbindung der Pflegeheime. Er gibt jedoch auch die Grenzen der Mobilität der Bewohner/innen zu bedenken. Backes und Clemens (2013, S. 266) nennen eine Reihe von negativen Eigenschaften, die Pflegeheimbewohner/innen im Vergleich zur älteren zu Hause lebenden Bevölkerung aufweisen: Weniger soziale Kontakte, weniger Aktivitäten, geringere Zufriedenheit mit dem eigenen Leben, vermehrte Einsamkeit, weniger interessiert, eingeschränkte Leistungsfähigkeit und höhere Mortalität. Auch das negative gesellschaftliche Bild alter Menschen ist an dieser Stelle anzuführen (Heinzelmann, 2004, S. 232). Jedoch können diese genannten negativen Eigenschaften zum Teil durch die durchgeführte Studie widerlegt werden, in der vor allem aus der qualitativen Analyse zur Lebensqualität von Bewohner/innen eine hohe Zufriedenheit mit den sozialen Kontakten, mit den Aktivitäten und Verbesserungen durch den Einzug in das Pflegeheim genannt werden. Auch spricht die aus der quantitativen Analyse resultierende Verbesserung der Lebensqualität in Bezug auf die Umwelt gegen den eingeschränkten Kontakt zur Außenwelt. Die Verbesserung der Lebensqualität in Bezug auf Aktivitäten sowie soziale Partizipation, die ebenfalls aus der quantitativen Studie resultiert, zeigt, dass die genannten negativen Merkmale für die Teilnehmer/innen an der vorliegenden Studie nur bedingt zutreffen.

Pflegeheime als „Totale Institution" anzusehen, hat auch Auswirkungen auf die Befragung der Bewohner/innen, die dort leben, in Bezug auf ihre Zufriedenheit mit den angebotenen Dienstleistungen. Bewohner/innen können, wenn Pflegeheime als „Totale Institution" gesehen werden, aufgrund der beschriebenen ungleichen Machtverhältnisse und Abhängigkeiten nur zurückhaltend auf Fragen der Qualität und Zufriedenheit antworten. (Kelle & Niggemann, 2002, S. 107–108)

Trotz aller Einschränkungen sind Pflegeheime als jene Orte zu sehen, in denen versucht wird, die Autonomie und Lebensqualität der dort lebenden pflege- und betreuungsbedürftigen Menschen weitgehend zu fördern bzw. beizubehalten (Ackermann, 2005, S. 34). Vorwiegende Zielsetzung ist das Wohlbefinden der Bewohner/innen (Prahl & Schroeter, 1996, S. 167). Dies stellt das Pflegeheim und die dort arbeitenden Menschen vor die Herausforderung, die Bedürfnisse der Bewohner/innen nicht hinter die Bedürfnisse der Organisation/Institution zu stellen (Koch-Straube, 1997, S. 343). Die Ausrichtung der Tätigkeiten an den Bedürfnissen der Bewohner/innen, die in heutigen Pflegeheimen vorrangig ist sowie auch die Berücksichtigung dieser bei baulichen Maßnahmen lässt eine Ablehnung immer mehrerer Merkmale bzw. des Modells der „Totalen Institution" in Bezug auf Pflegeheime zu (Heinzelmann, 2004, S. 61–63, 228, 232–233). Ob eine Institution als „Totale Institution" bezeichnet werden kann, hängt zusammengefasst von der *„Unterdrückung von Individualität, durch die vorrangige Orientierung an institutionsgeleiteten Zielen, Normen und Aufgabenstrukturen [ab], die dazu führen, daß [sic!] die Mitglieder der Institution unter entfremdenden Bedingungen leben und arbeiten"*. (Hofmann, 1983, S. 39)

Dass Bewohner/innen nur selten das Pflegeheim verlassen (Koch-Straube, 2005, S. 212), ist vorwiegend ihrem Gesundheitszustand bzw. ihrer Pflegebedürftigkeit geschuldet, nicht dem Zwang der Organisation. Die Ergebnisse der qualitativen Erhebung und Analyse zeigen, dass vorwiegend ein sehr gutes Verhältnis zum Personal besteht, das den Bewohner/innen sehr höflich und wertschätzend gegenübertritt. Der in den qualitativen Interviews von den Bewohner/innen oftmals angesprochene Mangel an Zeit spricht allerdings für die Anwendbarkeit des Modells der „Totalen Institution" – ebenso wie die Tatsache, dass die Studienteilnehmer/innen vor allem in Bezug auf die betrachteten Merkmale sozialer Ungleichheit als eine relativ homogene Gruppe zu betrachten sind. Mehrere Bewohner/innen sprechen in den qualitativen Interviews darüber, *„absolut freiwillig"* im Pflegeheim zu sein, was abermals gegen Goffmans Modell spricht. Dennoch erwähnen viele Interviewpartner/innen die Tatsache, nicht mehr zu Hause sein zu können, als negativ. Der in den qualitativen Interviews geäußerte Wunsch der Bewohner/innen nach mehr Besuchen durch Angehörige könnte die von Koch-Straube getätigte Aussage, dass der Kontakt der Bewohner/innen zu ihren primären Ansprechpersonen durch den Einzug geringer wird (Koch-Straube, 2005, S. 222), zeigen, was wiederum für die Anwendbarkeit des Modells der „Totalen Institution" spricht.

Fazit und Schlussfolgerungen 11

Dieses abschließende Kapitel der vorliegenden Arbeit beinhaltet eine Zusammenfassung, wobei die zentralen Ergebnisse in prägnanter Form dargestellt werden sollen (s. Abschnitt 11.1). Darauffolgend werden die Ergebnisse kritisch reflektiert – in diesem Rahmen wird auf die Limitationen der Arbeit Bezug genommen (s. Abschnitt 11.2). Das abschließende Unterkapitel widmet sich den Schlussfolgerungen für die Forschung, hier werden Hinweise für weiteren Forschungsbedarf gegeben, sowie für die Praxis. An dieser Stelle wird zudem ein Ausblick gegeben (s. Abschnitt 11.3).

11.1 Zusammenfassung

Der demografische Wandel, einhergehend mit dem wachsenden Anteil an älteren sowie in weiterer Folge betreuungs- und pflegebedürftigen Menschen, und die gesellschaftlichen Entwicklungen führen dazu, dass Pflegeheime eine wesentliche Bedeutung in der Betreuung und Pflege dieser Personengruppe einnehmen. Die Lebensqualität unserer älteren Mitmenschen, auch wenn sie betreuungs- und pflegebedürftig werden, aufrecht zu erhalten und zu fördern, wird zu einem wesentlichen gesellschaftlichen und politischen Ziel. Ob dieser Forderung durch die Betreuung und Pflege in Pflegeheimen auch tatsächlich nachgegangen werden kann, blieb bis dato mangels dahingehender Forschungsaktivitäten, vor allem quantitativer Art, wie in Abschnitt 1.4 erläutert, offen.

Die vorliegende Arbeit zielte auf die Beforschung des Einflusses des Pflegeheimeinzugs und der dort stattfindenden Versorgung sowie ausgewählter Aspekte sozialer Ungleichheit auf die Lebensqualität von pflege- und betreuungsbedürftigen älteren Menschen ab. Empirische Ergebnisse zur Lebensqualität der

R. Winkler, *Lebensqualität pflegebedürftiger älterer Menschen*,
https://doi.org/10.1007/978-3-658-31886-4_11

Zielgruppe pflege- und betreuungsbedürftiger älterer Menschen in Pflegeheimen sollten aus der Arbeit resultieren und damit ein Beitrag zu einer zielgerichteteren Versorgung geleistet werden. Wissenschaftliche und praktisch relevante Ergebnisse sollten auch für den ebenfalls kaum erforschten Einfluss sozialer Ungleichheit auf die Lebensqualität der gewählten Zielgruppe resultieren.

Dazu erfolgte einem Mixed-Methods-Ansatz folgend, eine quantitative Beforschung der Lebensqualität und sozialen Ungleichheit pflege- und betreuungsbedürftiger älterer Menschen. Diese wurde durch eine vertiefte qualitative Erforschung einzelner Aspekte ergänzt. Besonderes Augenmerk wurde auf die Definition der Zielgruppe und damit einhergehender Herausforderungen gelegt.

Quantitativ wurde die Lebensqualität durch die Instrumente WHOQOL BREF und WHOQOL OLD, welche durch Fragen zu ausgewählten Aspekten sozialer Ungleichheit ergänzt wurden, zu drei Zeitpunkten, beim Einzug in das Pflegeheim, eine Woche und drei Monate danach, erhoben. Zusätzlich wurden die Strukturmerkmale der teilnehmenden Pflegeheime mit einem selbst konstruierten Fragebogen erhoben und ein ebenfalls selbst konstruierter Online-Fragebogen zum Einfluss der organisationalen Ebene auf die Lebensqualität an die Mitarbeiter/innen der Pflege in den teilnehmenden Pflegeheimen gesendet. Insgesamt haben 47 Pflegeheime und 126 Bewohner/innen an der Erhebung der Lebensqualität und sozialen Ungleichheit sowie 199 Personen an der Erhebung zur organisationalen Ebene teilgenommen. Als Kernstück der Auswertung der quantitativen Erhebung ist die Mehrebenenanalyse zu nennen, die die Ebene der Personen sowie die Ebene der Pflegeheime und jeweils erklärende Variablen auf diesen Ebenen berücksichtigte.

Einzelne Aspekte, die als überraschende Ergebnisse der quantitativen Erhebung und Auswertung gelten, in Bezug auf die Lebensqualität, die sozialen Beziehungen sowie die Sinnesfunktionen betreffend, und den Einfluss der organisationalen Ebene auf die Lebensqualität der Zielgruppe, wurden durch qualitative Leitfadeninterviews vertiefend erforscht. Dabei wurden 16 Bewohner/innen (aus vier Pflegeheimen), neun Mitarbeiterinnen (ebenfalls aus den gleichen vier Pflegeheimen) und fünf Angehörige (aus einem Pflegeheim) interviewt. Die Auswertung der qualitativen Leitfadeninterviews erfolgte nach einem von Lamnek (2010, S. 366–370) beschriebenen Ablauf.

Die Ergebnisse der Forschungsarbeit lassen sich in die Themenbereiche Lebensqualität und der Einzug in das Pflegeheim, Lebensqualität und soziale Ungleichheit, Lebensqualität und Pflegebedürftigkeit sowie Lebensqualität und der Einfluss des Pflegeheims untergliedern.

In Bezug auf die **Lebensqualität und den Einzug in das Pflegeheim** wurden der Einfluss der Zeit auf die Gesamt-Lebensqualität sowie die weiteren Teilbereiche der Lebensqualität, die die Facetten und Domänen der WHOQOL BREF und WHOQOL OLD widerspiegeln, analysiert. Aus den durchgeführten Analysen hat sich gezeigt, dass sich die Zeit positiv auf die Gesamt-Lebensqualität sowie auf die Bereiche physische, psychische Lebensqualität, Umwelt, Autonomie, soziale Partizipation, Aktivitäten in Vergangenheit, Gegenwart und Zukunft und Intimität auswirkt. Überraschenderweise ist die Verbesserung vor allem innerhalb der ersten Woche bemerkbar und flacht dann ab. Das verstärkte Auftreten positiver Effekte durch die Versorgung im Pflegeheim (z. B. durch die pflegerische und medizinische Versorgung, geregeltes Essen etc.) wird dafür als mögliche Erklärung angeführt. Lediglich auf die Lebensqualität in den Bereichen Sinnesfunktionen, soziale Beziehungen sowie Tod und Sterben wirkt sich die Zeit negativ aus. Aus den qualitativen Interviews konnten einige Erklärungen für die Verbesserung der Lebensqualität durch den Einzug in das Pflegeheim – dabei vor allem das Gefühl von Sicherheit, die Gemeinschaft, das Gefühl, sich nicht allein zu fühlen sowie die sozialen Kontakte –gefunden sowie Befunde aus der Literatur bestätigt werden. Vor allem aber wirft die Verschlechterung der Lebensqualität im Bereich der Sinnesfunktionen Fragen für weitere Forschung auf – hierzu konnten auch die qualitativen Ergebnisse keine Erklärung liefern. Die Untersuchung, inwiefern Lawtons multidimensionales Modell zur Lebensqualität älterer Menschen dazu beitragen kann, die Lebensqualität der Zielgruppe zu erklären, erfolgte durch Abbildung der vier Bereiche der Lebensqualität nach Lawton durch Indikatoren (bzw. Fragen aus den Fragebögen) sowie durch Analyse des Einflusses dieser vier Bereiche auf die Gesamt-Lebensqualität. Es konnte vor allem gezeigt werden, dass der subjektiven Bewertung der Lebensqualität eine entscheidende Rolle für die Gesamt-Lebensqualität zukommt. Den Themenbereich Lebensqualität und den Einzug in das Pflegeheim betreffend, resultieren aus der vorliegenden Arbeit Anregungen für eine Erweiterung des multidimensionalen Modells zur Lebensqualität älterer Menschen von Lawton.

Die Beforschung des Einflusses der **sozialen Ungleichheit auf die Lebensqualität** der Zielgruppe bildet den zweiten zentralen Themenbereich der Arbeit ab. Hier wurde zum einen der Einfluss ausgewählter Merkmale sozialer Ungleichheit, Alter, Geschlecht, Bildung und Einkommen auf die Lebensqualität untersucht, eine Charakterisierung der Personen, die in das Pflegeheim einziehen, auf Basis dieser Merkmale unternommen und die Gültigkeit der vorherrschenden Erklärungsansätze zur sozialen Ungleichheit im Alter für die Zielgruppe kritisch reflektiert. Zum anderen wurde untersucht, inwiefern Bourdieus Modell des sozialen Raums zur Erklärung des Einflusses sozialer Ungleichheit auf die

Lebensqualität der Zielgruppe beitragen kann. Dahingehend wurde der Versuch unternommen, mögliche Erweiterungen des Modells, die Besonderheiten der Zielgruppe berücksichtigend, anzuführen. Die Ergebnisse zeigen, dass vor allem Frauen über 75 Jahren mit niedriger Bildung in das Pflegeheim einziehen. In Bezug auf das Einkommen lassen sich weniger eindeutige Aussagen treffen.

In Bezug auf den Einfluss der ausgewählten Merkmale sozialer Ungleichheit auf die Lebensqualität pflege- und betreuungsbedürftiger älterer Menschen zeigt sich ein anderen (v. a. subjektiven) Indikatoren untergeordneter Einfluss. Von den vier genannten Merkmalen haben das Geschlecht und die Bildung den wesentlicheren Einfluss. Als besonders überraschendes Ergebnis geht der negative Einfluss der Bildung auf die Lebensqualität hervor. Hierzu wurden mögliche Erklärungsversuche unternommen.

Die Überprüfung der Gültigkeit der vorliegenden Erklärungsansätze zu sozialer Ungleichheit im Alter, die Kontinuitätsthese, die Kumulations- bzw. Destrukturierungsthese sowie die These der Altersbedingtheit bestätigt die Erkenntnis von Kohli (2000, S. 333): Für alle drei Erklärungsansätze für das hohe Alter können auch in der vorliegenden Studie Gründe für eine Bestätigung bzw. Widerlegung der Erklärungsansätze gefunden werden.

Durch die Abbildung der von Bourdieu beschriebenen Kapitalarten durch Indikatoren aus den verwendeten Fragebögen konnten die Pflegeheimbewohner/innen nach ihrer Kapitalausstattung charakterisiert und ihre Position im sozialen Raum auf Basis ihrer Kapitalstruktur und ihres Kapitalvolumens bestimmt werden. Bourdieus Modell des sozialen Raums kann demnach eine Charakterisierung der Pflegeheimbewohner/innen nach ihrer Kapitalausstattung unterstützen, jedoch sollte es an die Zielgruppe angepasst werden. Essentiell erscheint hier vor allem die wesentliche Bedeutung des Sozialkapitals für die Zielgruppe, während entgegen Bourdieus Ausführungen das ökonomische Kapital eine untergeordnete Rolle zu haben scheint.

Der negative Einfluss der **Pflegebedürftigkeit auf die Lebensqualität** konnte in der vorliegenden Studie bestätigt werden. Jedoch beeinflusst eine momentane Erkrankung, den Ergebnissen (sowohl der quantitativen als auch der qualitativen) der Arbeit zufolge, die Lebensqualität bedeutender als das Vorhandensein von Pflegebedürftigkeit.

Dem Themenbereich **Lebensqualität und der Einfluss des Pflegeheims** lässt sich die Untersuchung, ob bzw. inwieweit Unterschiede in der Entwicklung der Lebensqualität zwischen Pflegeheimen bestehen sowie welche strukturellen Merkmale diese Unterschiede erklären können, zuordnen. Ebenso wurde in diesem Rahmen untersucht, inwieweit „das Funktionieren des Pflegeheims" aus Sicht der Mitarbeiter/innen (als Ebene der Organisation) Einfluss auf die Lebensqualität pflege- und betreuungsbedürftiger älterer Menschen hat. Ein Unterkapitel beinhaltet eine Reflexion, inwiefern das Modell der „Totalen Institution" von Goffman für die heutigen Pflegeheime anwendbar ist.

Auf Basis der explorativen Analyse sowie der Berechnung des ICC für die Ebene der Pflegeheime im Rahmen der Mehrebenenanalyse konnte gezeigt werden, dass Unterschiede in Bezug auf die Lebensqualität auf die Pflegeheime zurückzuführen sind. Von den berücksichtigten strukturellen Merkmalen, Lage, Größe und Trägerschaft, zeigte sich ein wesentlicher Einfluss der Lage sowie der Trägerschaft des Pflegeheims auf die Lebensqualität. Entgegen den Befunden aus der Literatur zeigt sich ein positiver Einfluss der Größe des Pflegeheims auf die Lebensqualität.

Ein nur sehr geringer Einfluss der organisationalen Ebene auf die Lebensqualität der Zielgruppe resultiert ebenfalls aus der Studie. Überraschend zeigte sich aus der quantitativen Analyse der negative Einfluss aller betrachteten Dimensionen, außer der Zusammenarbeit, auf die Lebensqualität. Die qualitativen Ergebnisse zeigen einen Einfluss der organisationalen Ebene auf die Lebensqualität der Zielgruppe, der im Vergleich zu anderen Aspekten nur bedingt gegeben ist. Aus den Ergebnissen der quantitativen sowie qualitativen Analyse schließt die Autorin, dass das Modell der „Totalen Institution" für die heutigen Pflegeheime in Österreich kaum mehr anwendbar erscheint. Dies lässt sich vor allem durch den positiven Einfluss des Pflegeheimeinzugs – dargestellt durch den Einfluss der Zeit – auf die Lebensqualität der Zielgruppe begründen.

11.2 Kritische Reflexion

Im vorliegenden Kapitel soll das Vorgehen im Rahmen der Forschungsarbeit kritisch beleuchtet werden, wobei die einzelnen Schritte des Studienverlaufs reflektiert werden sollen. In den vorangegangenen Kapiteln wurden bereits an mehreren Stellen mögliche Limitationen bzw. Kritikpunkte ausgeführt, diese sollen an dieser Stelle ergänzt werden. Bereits Erwähntes wird nicht nochmals detailliert erörtert. Zuerst werden die einzelnen Schritte der quantitativen Erhebung und Analyse kritisch reflektiert, am Ende des Unterkapitels der qualitative Teil der Studie.

Von bisherigen Studien zur Lebensqualität älterer Menschen grenzt sich die im Rahmen dieser Forschungsarbeit durchgeführte, vor allem durch die gewählte Zielgruppe, das Längsschnittdesign in der Datenerhebung sowie die Berücksichtigung der Ebene der Pflegeheime und Auswertung in einer Mehrebenenanalyse ab. Das Ziel (erste) empirische Daten zur Lebensqualität pflege- und betreuungsbedürftiger älterer Menschen in Pflegeheimen zur Verfügung zu stellen, wurde erreicht – wenn auch Einschränkungen damit einhergehen, die nachfolgend erläutert werden.

Unter Berücksichtigung des aktuellen Stands der Wissenschaft kann die gewählte **Zielgruppe** der Arbeit, nämlich pflege- und betreuungsbedürftige ältere Menschen, die in das Pflegeheim einziehen, als besonders gewertet werden. Die gewonnenen Erkenntnisse können insofern eine Lücke in der bisherigen Forschung zur Lebensqualität und sozialen Ungleichheit füllen, als dass sie die Lebensqualität als multidimensionales Konstrukt betrachten und ein breites Spektrum an relevanten Bereichen für die Lebensqualität betrachten – entgegen anderen Studien zur Lebensqualität älterer Menschen, die nur einzelne Aspekte berücksichtigen. Vor allem wurde der Einfluss sozialer Ungleichheit auf die Lebensqualität der Zielgruppe im Pflegeheim von der bisherigen Forschung ausgegrenzt.

Die gewählte Zielgruppe kann auch insofern als Stärke der Studie betrachtet werden, da durch die sehr breit definierten Einschluss- bzw. Ausschlusskriterien – jeder, der neu in das Pflegeheim einzieht, an der Erhebung teilnehmen kann und möchte – die Realität der in österreichischen Pflegeheimen lebenden Personengruppe gut widergespiegelt wird. Zudem wird kein Krankheitsbild von vorne ausgeschlossen. Den Besonderheiten der Zielgruppe (s. Abschnitt 7.5) sollte über den gesamten Studienverlauf hinweg, vor allem aber in der Planung und Durchführung der Erhebung, Rechnung getragen werden, was aus Sicht der Autorin gut gelungen ist. Die besondere Berücksichtigung des Versorgungswechsels (von zu Hause oder anderen Versorgungsformen in das Pflegeheim) sowie dessen Einfluss auf die Lebensqualität schließt eine weitere Lücke in der bisherigen Forschung.

Die **Berücksichtigung der Ebene der Pflegeheime**, die eine Analyse des Einflusses struktureller Merkmale der Pflegeheime ermöglicht, ist als eine weitere Besonderheit der vorliegenden Forschungsarbeit anzuführen. Die daraus gewonnenen Erkenntnisse können weitere Erklärungen für Unterschiede in der Lebensqualität der Zielgruppe liefern und Inputs für die Praxis in Hinblick auf eine zielgerichtetere Versorgung der in den Pflegeheimen lebenden Menschen geben.

Die im Rahmen der Recherche zur Lebensqualität und sozialen Ungleichheit **analysierten Studien**, die die Grundlage für die formulierten Forschungsfragen und Hypothesen bilden, können ebenfalls kritisch betrachtet werden, da ihre Vergleichbarkeit vor allem in Bezug auf die dahinterliegenden Operationalisierungen von Lebensqualität nur begrenzt gegeben war. Die Vergleichbarkeit der Studienergebnisse ist auch in Hinblick auf deren Stichprobenziehung sowie die verwendeten Messinstrumente nur in einem eingegrenzten Umfang möglich. Auch ist an dieser Stelle auf die Einschränkungen der Vergleichbarkeit von Studienergebnissen aus verschiedenen Ländern aufgrund unterschiedlicher Gesundheits- und Sozialsysteme, gesetzlicher, politischer und finanzieller Rahmenbedingungen hinzuweisen.

Wird die **Operationalisierung** der theoretisch relevanten Begrifflichkeiten kritisch beleuchtet, so ist jene des Begriffs „Lebensqualität" als am weitesten ausgereift und jene des Begriffs „organisationale Ebene" als am wenigsten gediehen zu bewerten. Dahingehend könnte weitere Kritik geäußert werden. Dies ist durch den Fokus der Arbeit auf die „Lebensqualität" bedingt – die Berücksichtigung der „organisationalen Ebene" stellt eine Erweiterung des Betrachtungsumfangs dar, nicht jedoch die zentrale Fragestellung. Mit dem Einbeziehen der „organisationalen Ebene" wurde der Versuch unternommen, den Einfluss des Funktionierens der Organisation auf die Lebensqualität zu überprüfen. Dies hätte auch in einem erweiterten Umfang stattfinden können – hier hätten neben der Zufriedenheit der Mitarbeiter/innen mit Teilbereichen sowie ihrer Einschätzung weitere Messgrößen der Qualität einer Organisation, wie beispielsweise Bewertungen bei Qualitätsmanagementzertifizierungen oder die Pflegequalität, herangezogen werden können.

Die folgenden Ausführungen beziehen sich speziell auf den **„quantitativen Teil" der Forschungsarbeit.** Einleitend soll dazu festgehalten werden, dass die gesamte Studie beginnend mit der Auswahl der Instrumente zur Erhebung der Lebensqualität, die Konstruktion der Fragebögen zu den soziodemografischen Daten, den strukturellen Merkmalen der Pflegeheime und der organisationalen Ebene, über die Rekrutierung der teilnehmenden Pflegeheime, die Schulung der Interviewer/innen, die Unterstützung der Interviewer/innen im Rahmen der Erhebung, die Dateneingabe bis hin zur Auswertung durch die Autorin als „Einzelperson" erfolgte. Dem Vorteil, dass die gesamte Studie „aus einer Hand" durchgeführt wurde, steht der Nachteil eingeschränkter Ressourcen, zeitlicher, personeller und finanzieller Art, sowie beschränkter Zugänge zu unterschiedlichsten Daten und Quellen im Vergleich zu größeren Forschungseinrichtungen (z. B. Forschungsinstitute, Universitäten, etc.) gegenüber. Die Daten wurden von der Autorin für die konkrete Studie erhoben, es wurden keine bestehenden Datensätze (z. B. von größer angelegten Studien) genutzt, was den Vorteil einer „hohen Passgenauigkeit" für die Fragestellung hat.

Die **Auswahl der Instrumente zur Messung der Lebensqualität** kann insofern als Stärke gewertet werden, da die gängigen Instrumente der Messung der Lebensqualität kritisch in Bezug auf die Anwendbarkeit für die vorliegende Zielgruppe analysiert wurden. Eine Gegenüberstellung ausgewählter Instrumente erfolgte in Abschnitt 3.4. Schließlich fiel die Wahl auf die beiden Instrumente der WHOQOL Group sowohl aufgrund theoretischer Gesichtspunkte (Definition und Operationalisierung der Begrifflichkeit „Lebensqualität" deckt sich mit den in der Arbeit verwendeten) als auch aufgrund seiner von bisherigen Anwender/innen mit sehr gut bewerteten Anwendbarkeit für ältere Menschen. Zum anderen kann die Wahl des Messinstruments als möglicher Kritikpunkt angeführt werden, da aufgrund der Fülle an Instrumenten zur Messung der Lebensqualität (allein in der Medizin über 100) nicht alle im Detail gesichtet und analysiert werden konnten. Dies hat einerseits mit dem Umfang einer dahingehenden Analyse zu tun, andererseits und hauptsächlich mit der Verfügbarkeit der Instrumente sowie der dahinterliegenden theoretischen Fundierung bzw. Ausformulierung dieser. Trotz seiner Eignung im Einsatz bei körperlich oder psychisch beeinträchtigten Menschen (Angermeyer, Kilian & Matschinger, 2000, S. 25) sowie der ohne Hinweise auf Schwierigkeiten durchgeführten Pretests (s. Abschnitt 8.1.1) war der Fragebogen für mehrere Personen, die an der Erhebung teilnahmen, zu lang und einzelne Fragen wurden nicht verstanden. Auch zeigt die Darstellung der Stichprobe bzw. der Non-Response (s. Abschnitt 8.2.1), dass trotz der von der WHOQOL Group berichteten guten Eignung sowie speziellen Ausrichtung für ältere Menschen, ein großer Anteil an Personen, die in das Pflegeheim einziehen, nicht an der Erhebung teilnehmen konnten – nämlich 66,78 Prozent. Wie bereits in Abschnitt 8.2.1 ausgeführt, ist davon auszugehen, dass der dargestellte Anteil an Non-Response aufgrund Nicht-Befragbarkeit und Non-Response aufgrund Verweigerung in der Realität etwas niedriger ist, da mehrere Heim- bzw. Pflegedienstleiter/innen im persönlichen Gespräch mit der Autorin angaben, dass sie nicht immer alle Personen, die neu in das Pflegeheim einzogen, konsequent nach der Bereitschaft zur Teilnahme fragten. Dies führt natürlich zu einer Verzerrung der Stichprobengröße bzw. der Non-Response-Rate und lässt sich als Kritikpunkt anführen.

Den selbst konstruierten Fragebogen zu den soziodemografischen Daten betreffend sind im Laufe der Erhebung Verbesserungspotenziale aufgefallen – die im Rahmen dieser kritischen Reflexion angeführt werden sollen. Vor allem die Fragen zur Anzahl der Personen im Haushalt, zum zuletzt ausgeübten Beruf sowie zur Besuchshäufigkeit hätten genauer definiert werden können (s. Abschnitt 8.1.2).

In Bezug auf die **Erhebungsmethode** soll nochmals darauf hingewiesen werden, dass hier besonders Rücksicht auf aus den Besonderheiten der Zielgruppe resultierende Empfehlungen aus der Literatur genommen wurde und im Rahmen der quantitativen Erhebung persönliche Einzelinterviews durchgeführt wurden. Jedoch kann hier aufgrund der Verzerrungsmöglichkeiten sowie mit dieser Erhebungsmethode einhergehende Bias (Interviewer-Effekt, soziale

Erwünschtheit etc.) Kritik geübt werden. Für die Autorin standen eine möglichst vollständige Beantwortung der Fragen sowie eine möglichst geringe Anzahl an Non-Response jedoch im Vordergrund. Die Befragung zur organisationalen Ebene betreffend, kann die durch die Online-Befragung gewährleistete Anonymität als Stärke genannt werden. Die Rücklaufquote von beinahe einem Viertel wertet die Autorin als gut.

Vor allem die quantitative Erhebung der Lebensqualität im **Längsschnitt** ist als Stärke, und gleichzeitig Besonderheit, der im Rahmen der Forschungsarbeit durchgeführten Studie anzusehen. Kritisch könnten jedoch die Anzahl der Erhebungszeitpunkte sowie die Tatsache, dass nur die Lebensqualität mehrmals erhoben wurde – auch weitere Fragen aus dem Fragebogen zu den soziodemografischen Daten hätten mehrmals erhoben werden können (subjektive Einschätzung einer momentanen Erkrankung, Pflegegeldstufe, die beim Einzug in das Pflegeheim oft nach Bescheid noch zu niedrig ist, Häufigkeit der Besuche) – gewertet werden.

Eine besondere Schwierigkeit in Bezug auf die **Grundgesamtheit** waren die fehlenden öffentlich zugänglichen Daten – vor allem die ausgewählten Strukturmerkmale der Pflegeheime betreffend (s. Abschnitt 2.1.3). Die Konzentration auf die geringe Anzahl an ausgewählten Strukturmerkmalen könnte als Kritikpunkt angeführt werden, liegt aber in der mangelnden Verfügbarkeit an Informationen begründet. Die Recherche der Verteilung der gewählten Merkmale in der Grundgesamtheit ist aus Sicht der Autorin jedoch trotz dieser Schwierigkeiten durch Nutzung beruflicher Kontakte gut gelungen.

In Bezug auf die **Stichprobe** ist auf die Schwierigkeit einer Teilnahmebereitschaft der Pflegeheime hinzuweisen. Eine besondere Herausforderung lag dabei vor allem darin, privat-gewinnorientierte, kleinere Pflegeheime zur Teilnahme zu bewegen. Eingeladen wurden, wie in Abschnitt 8.2.1 beschrieben, beinahe alle Pflegeheime in Österreich (durch den Newsletter des Bundesverbands der Alten- und Pflegeheime Österreichs), in die Stichprobe aufgenommen wurden schließlich jene, die sich freiwillig zur Teilnahme bereit erklärten. Dies könnte als Kritik an der Stichprobenziehung geäußert werden. Diesem Kritikpunkt kann entgegengehalten werden, dass die teilnehmenden Bewohner/innen jedoch „zufällig" in die Stichprobe aufgenommen wurden – nämlich jede/r der/die teilnehmen wollte und konnte. Die Quote in Bezug auf die Trägerschaft in der ursprünglichen Dreiteilung (öffentlich-rechtlich, privat-gewinnorientiert, privat-gemeinnützig) konnte trotz vielfältiger Bemühungen nicht erreicht werden, was ebenfalls als Limitation zu sehen ist. Positiv zu werten ist jedoch, dass die gewünschte Verteilung in Bezug auf die Größenkategorie sowie die Zweiteilung der Trägerschaft in privat und öffentlich erreicht werden konnte. Obwohl das Ziel der Autorin in Bezug auf die Anzahl an teilnehmenden Pflegeheimen erreicht wurde, kann an der Stichprobengröße und vor allem der Anzahl an Personen, die tatsächlich an der Erhebung und schließlich an allen drei Erhebungszeitpunkten teilgenommen haben, Kritik geäußert werden. Die Ergebnisse sind jedenfalls in Hinblick auf die Einschränkungen durch die Stichprobengröße, Drop Outs sowie Non-Response nicht als repräsentativ für die Grundgesamtheit aller in die österreichischen Pflegeheime einziehenden Personen zu sehen. Hierzu möchte die Autorin festhalten, dass eine repräsentative Erhebung auch nicht Intention der Forschungsarbeit war – es galt vor allem erste empirische und vor allem quantitative Befunde zur Thematik zu erhalten.

Kritik könnte daran geäußert werden, dass die **Einschätzung, ob ein/e Bewohner/in, der/die neu in das Pflegeheim einzieht, an der Erhebung teilnehmen kann** oder nicht durch die verantwortlichen Leitungen in den Pflegeheimen getroffen wurde. Für diese Einschätzung wurde kein spezielles (Assessment-)Instrument eingesetzt. Die Einschätzung könnte folglich als subjektiv gewertet werden. Nach sorgfältiger Abwägung der Vor- und Nachteile dieses Vorgehens hat sich die Autorin jedoch aus Gründen einer möglichst unkomplizierten Vorgehensweise bzw. des Ressourcensparens aus Sicht der teilnehmenden Heime sowie um die Länge der Befragung auch aus Sicht der Bewohner/innen möglichst kurz zu halten, entschieden. Hier wurden vor allem auch die Besonderheiten in der Befragbarkeit älterer Menschen (s. Abschnitt 7.5), verminderte Konzentrationsfähigkeit, vermindertes Durchhaltevermögen, schnellere Müdigkeit etc., berücksichtigt. Auch erhielten die Interviewer/innen in den Pflegeheimen im Rahmen der Interviewschulung, die Anweisung jeden/jede Bewohner/in, der/die neu in das Pflegeheim einzieht, zu befragen zu versuchen, wodurch die Auswahl der „befragbaren Bewohner/innen" weniger subjektiv zu werten ist.

Bei Betrachtung der quantitativen **Datenerhebung** lässt sich an den unterschiedlichen Interviewer/innen Kritik üben. Die Durchführung aller Erhebungen zur Lebensqualität durch die Autorin oder nur eine bzw. wenige Personen war praktisch nicht umsetzbar, da die Personen beim Einzug (bzw. in weiterer Folge eine Woche bzw. drei Monate danach) befragt wurden und dies aufgrund der regionalen und zeitlichen Streuung für eine (bzw. nur wenige Personen) nicht umsetzbar ist. Relativiert kann dieser Kritikpunkt dadurch werden, dass darauf geachtet wurde, dass alle drei Erhebungen bei einem/einer Bewohner/in durch den-/dieselbe/n Interviewer/in durchgeführt wurde und somit mögliche Intervieweffekte möglichst konstant gehalten wurden. Auch wurden alle Interviewer/innen-Schulungen durch die Autorin gehalten, wodurch alle Interviewer/innen dieselben Informationen und Instruktionen erhalten haben. Als Kritikpunkt die Erhebung zur organisationalen Ebene betreffend, könnte die für einen Teil der teilnehmenden Pflegeheime zu wenig präzise Instruktion, an wen der Link zum Fragebogen geschickt werden soll (in einigen Häusern wurde er nur an die Pflegedienstleitungen und nicht alle Pflegemitarbeiter/innen gesendet), genannt werden.

Im Hinblick auf die Auseinandersetzung mit der Frage, ob **Bourdieus Modell** des sozialen Raums zur Erklärung des Einflusses sozialer Ungleichheit auf die Lebensqualität pflege- und betreuungsbedürftiger älterer Menschen beitragen kann, kann ebenfalls Kritik geäußert werden. Dahingehend, dass weitere Indikatoren, die die einzelnen Kapitalarten messen, in der Datenerhebung eingesetzt hätten werden können. Aufgrund der bereits ausgeführten Gründe, die Befragung möglichst zeitsparend zu halten, wurde darauf jedoch verzichtet. Eine derartige Erhebung von z. B. Vermögensbeständen, die sich beispielsweise dem ökonomischen oder kulturellen Kapital zuordnen lassen (wie z. B. Bücher, Gemälde etc.), hätte zu weiteren Non-Response-Fällen geführt, da vor allem dementiell erkrankte Personen zwar zumeist noch gut ihren momentane subjektive Einschätzung abgeben können, jedoch in Bezug auf Fragen, die eine Abfrage aus dem Gedächtnis erfordern, häufig deutlich eingeschränkter sind (s. Abschnitt 7.5). Einen weiteren Kritikpunkt in diesem Zusammenhang stellt die Fokussierung der Position der Studienteilnehmer/innen im sozialen Raum und die geringere Beleuchtung der damit verbundenen Lebensstile dar. Eine fokussierte Auseinandersetzung wird für zukünftige Forschungsaktivitäten empfohlen. Dies könnte auch Aufschluss über den Zusammenhang zwischen dem Lebensstil und der Lebensqualität geben.

Die **Auswertung** der quantitativen Erhebung im Rahmen einer Mehrebenenanalyse sieht die Autorin als wesentliche Stärke der Arbeit. Dadurch wird der hierarchischen Struktur der Daten Rechnung getragen (s. Abschnitt 8.3.2). Es wurden, wie erläutert, drei Ebenen, nämlich die Erhebungszeitpunkte, die Personen und die Pflegeheime betrachtet. Kritisch könnte die nur sehr kurz gehaltene theoretische Auseinandersetzung mit der Methode der Mehrebenenanalyse betrachtet werden. Dem kann entgegnet werden, dass die Mehrebenenanalyse primär dazu dienen sollte, Inhalte, die für den Themenbereich relevant sind, zu generieren. Ziel war hier keine theoretische Abhandlung der Methode der „Mehrebenenanalyse", weshalb auf die Anführung von mathematischen Formeln im Wesentlichen verzichtet wurde. Am für eine Mehrebenenanalyse eingeschränkten Stichprobenumfang könnte jedenfalls auch Kritik geäußert werden. Dies wird in der Methodenliteratur jedoch kontroversiell diskutiert (s. Abschnitt 8.3.2). Wie in Abschnitt 8.4.9 ausgeführt, betrachtet die Autorin die Durchführung einer Mehrebenenanalyse im Rahmen der vorliegenden Forschungsarbeit als gerechtfertigt.

Die sehr ausführliche und transparente Darstellung der Analyse- und Auswertungsschritte der quantitativen Beforschung des Themas lässt sich abschließend als Stärke der Arbeit anführen.

Weitere Kritik könnte am **Umfang der qualitativen Vertiefung** im Rahmen des qualitativen Teils der Studie geäußert werden. Dies ist dadurch zu relativieren, dass, wie auch mehrmals in den bisherigen Ausführungen genannt, die qualitativen Leitfadeninterviews sowie deren Auswertung als Ergänzung einzelner ausgewählter Aspekte zu sehen sind. Im Besonderen sollten für die Autorin überraschende Ergebnisse – darunter die Lebensqualität in Bezug auf die sozialen Beziehungen sowie die Sinnesfunktionen und den Einfluss der organisationalen Ebene – aus der quantitativen Erhebung und Analyse vertieft beforscht werden. Die vorliegende qualitative Erhebung ist zumindest als offene Befragung einzustufen, in der ein qualitatives Vorgehen zumindest in Teilen umgesetzt wurde. Die Auswertung der qualitativen Leitfadeninterviews lieferten mögliche Erklärungen bzw. Ansatzpunkte für Erklärungsversuche, bedürfen aber, wie bereits festgehalten weiterer Forschung. Fokussiert wurde bei der Auswertung der qualitativen Interviews die generalisierende Analyse. Kritisch könnte angemerkt werden, dass auch eine vertiefte Betrachtung der Einzelfälle hätte stattfinden können. Bewusst wurde das Augenmerk auf die Analyse von Gemeinsamkeiten und Unterschiede der Interviews und vor allem der drei Interviewgruppen „Bewohner/innen", „Mitarbeiter/innen", „Angehörige" und somit die generalisierende Analyse gelegt.

Als Stärke der qualitativen Erhebung kann die gezielte **Auswahl der Interviewpartner/innen** nach theoretischen Gesichtspunkten gesehen werden. Hier sollten vor allem zur quantitativen Erhebung ergänzende Perspektiven auf die Lebensqualität aufgenommen werden. Die Befragung von Bewohner/innen, die auch bei der quantitativen Erhebung teilgenommen haben, ist jedenfalls als Stärke zu betrachten, da hier vor allem darauf geachtet wurde, dass diese in Pflegeheimen mit hoher bzw. niedriger Lebensqualität lebten bzw. Personen mit hoher und niedriger Lebensqualität waren. Auch den Blickwinkel von Mitarbeiter/innen aus den teilnehmenden Pflegeheimen einzubringen, sieht die Autorin ebenfalls als Stärke an. Die gezielte Auswahl von Angehörigen von Bewohner/innen mit kognitiven Beeinträchtigungen, die nicht an der quantitativen Erhebung teilnehmen konnten, bietet nochmals einen umfangreicheren Einblick.

Trotz Einsatz eines Interviewleitfadens wurde die nötige Offenheit für individuelle Relevanzsetzungen geboten. Die Tatsache, dass die Autorin alle Interviews selbst geführt hat, trägt dazu bei, mögliche Intervieweffekte möglichst konstant zu halten. Auch die Transkription der Interviews hat die Autorin selbst durchgeführt, was neben der Durchführung der Interviews durch die Autorin bereits vor der Auswertung zu einem guten Überblick über das Datenmaterial beitrug.

Abschließend soll der **subjektive Standpunkt der Autorin**, der ihr über den gesamten Studienverlauf bewusst war, kritisch reflektiert werden. Die Reflexion soll zu einer besseren Objektivierung beitragen. Als Geschäftsführerin eines Verbands öffentlich-rechtlicher Pflegeheime bin ich, die Autorin der vorliegenden Forschungsarbeit, eine direkte Beteiligte, wenn es darum geht, die Versorgung pflege- und betreuungsbedürftiger älterer Menschen zu gewährleisten und zu gestalten. Diese Position gibt mir einen direkten Einblick in das „Feld der Altenpflege" wie auch in dessen Funktionsweise und Abläufe. Sie hat mir auch in der Rekrutierungsphase der teilnehmenden Pflegeheime sowie im Sammeln von Informationen über das „Feld der Altenpflege" eine wesentliche Unterstützung geboten. Durch meinen Aufgabenbereich im Verwaltungs- und administrativen Bereich, glaube ich, den notwendigen Abstand zu meinem konkreten Forschungsgegenstand, nämlich der Lebensqualität pflege- und betreuungsbedürftiger älterer Menschen, zu haben. Umso mehr richtet sich mein persönliches Interesse auf den Einfluss der Ebene der Pflegeheime sowie der Ebene der Organisation auf die Lebensqualität, da mir meine Tätigkeit auf dieser Ebene einen gewissen Gestaltungsspielraum einräumt. Nichtsdestotrotz habe ich im Rahmen meiner vorliegenden Forschungstätigkeiten stets versucht, primär die Rolle der Forscherin einzunehmen.

11.3 Schlussfolgerungen und Ausblick

Die Forschungsarbeit liefert Anregungen für weitere Forschungsaktivitäten sowie Handlungsempfehlungen und Schlussfolgerungen für die Praxis, die in diesem Kapitel zusammengefasst werden sollen. Daneben beinhaltet dieses Kapitel einen Ausblick.

Wie bereits in vorangegangenen Kapiteln ausgeführt, stellt das im Rahmen der Arbeit verfolgte **quantitative Design mit anschließender qualitativer Vertiefung** eine Besonderheit in der vorhandenen Forschung zur Lebensqualität der Zielgruppe dar. Daraus lässt sich die Empfehlung weiterer quantitativer Forschungsaktivitäten ableiten. Wie in Abschnitt 1.4 dargestellt, sind größtenteils qualitative Studien im Bereich der Lebensqualitätsforschung vorhanden, die ihren Fokus auf das Erforschen jener Lebensbereiche richten, die aus Sicht der älteren Menschen für ihre Lebensqualität wichtig sind. Vor allem für die Praxis, für die Weiterentwicklung und Verbesserung der bisherigen Versorgung älterer pflege- und betreuungsbedürftiger Menschen, bedarf es quantitativer Forschungszugänge und Ergebnisse. Hierbei sind vor allem auch **Längsschnittstudien** zu bevorzugen. Das vorliegende Forschungsdesign stellt hierzu ein in der bisherigen Forschung einmaliges Beispiel dar und liefert Implikationen für weitere Forschungsaktivitäten. Eine Ausweitung der vorliegenden Studie dahingehend, dass weitere Pflegeheime daran teilnehmen sowie zumindest ein weiterer Erhebungszeitpunkt (z. B. sechs Monate nach dem Einzug) ergänzt werden sollte, könnten zu einem vertieften Verständnis des Forschungsgegenstands führen. Ebenso würde es im Rahmen einer Folgestudie einer Berücksichtigung der in der kritischen Reflexion (s. Abschnitt 11.2) ausgeführten Verbesserungspotenziale bedürfen.

In weiterer Folge bedarf es auch weiterer Forschung mit der **Zielgruppe** der pflege- und betreuungsbedürftigen älteren Menschen in Pflegeheimen, die wie in Abschnitt 1.4 dargestellt, bis dato von der Forschung vernachlässigt und vor allem in groß angelegten Studien ausgeschlossen oder nur rudimentär berücksichtigt wurden.

Wie bereits bei der Darstellung der Ergebnisse und Überleitung dieser in die Theorie ausgeführt wurde, ergeben sich folgende **exemplarisch angeführte Empfehlungen für weitere Forschungsaktivitäten**:

- **Lebensqualität** Die Thematik der Lebensqualität pflege- und betreuungsbedürftiger älterer Menschen bietet eine Zahl an weiteren Anknüpfungspunkten für zukünftige Forschungsaktivitäten. Anregungen dazu könnten sein:
  - **Vertiefte Berücksichtigung objektiver Indikatoren:** Da der Fokus der vorliegenden Studie der subjektiven Lebensqualität galt, könnte in weitere Forschung vermehrt eine objektive Betrachtung der untersuchten Bereiche eingeschlossen werden (z. B. objektiver Gesundheitszustand, objektive Einschätzung der kognitiven Beeinträchtigung etc.).
  - **Lebensqualität in Bezug auf die Sinnesfunktionen:** Hier sollten sich zukünftige Forschungsaktivitäten möglichen Gründen für eine Verschlechterung in diesem Lebensqualitätsbereich widmen. Die gemeinsam mit Pflege-Expert/innen gesammelten Gründe sollten daher berücksichtigt werden. Auch könnten weitere objektive Indikatoren, wie beispielsweise das tatsächliche Hör- oder Sehvermögen, in eine derartige Untersuchung aufgenommen werden. Aus den durchgeführten qualitativen Interviews resultierten diesen Bereich betreffend, kaum Erklärungsansätze.
  - **Lebensqualität in Bezug auf soziale Beziehungen:** Diesen Lebensqualitätsbereich betreffend, lieferten die qualitativen Interviews erste Erklärungsansätze. Es bedarf jedoch weiterer Forschung, um auch die Zusammenhänge

zwischen sozialen Kontakten, sozialem Kapital, sozialen Netzwerken und der Lebensqualität fundiert zu beforschen. Vor allem die von den befragten Bewohner/innen sowohl im Rahmen der quantitativen Erhebung, als auch in den qualitativen Interviews besonders positiv hervorgehobenen sozialen Kontakte und die dennoch nur gleichbleibende Lebensqualität in Bezug auf soziale Beziehungen werfen weitere Forschungsfragen auf.

- **Lebensqualität in Bezug auf Tod und Sterben:** Die gleichbleibende bzw. sehr niedrige Lebensqualität in diesem Bereich lässt sich durch die direkte Konfrontation mit dem Thema Tod und Sterben sowie weitere in Abschnitt 8.4.9 angeführte Gründe erklären. Weitere Forschungsaktivitäten könnten ihren Fokus auf Einflussfaktoren bzw. protektive Faktoren richten, sodass auch in diesem Bereich die Lebensqualität gefördert werden könnte. Auch könnten dahingehend Einflussfaktoren auf Ebene der Pflegeheime bzw. die Wirkung von Konzepten auf Pflegeheimebene wie z. B. die Implementierung des „Vorsorgedialogs" untersucht werden.

- **Erklärende Variablen (struktureller Merkmale) auf Pflegeheimebene:** Die Tatsache, dass in der vorliegenden Studie nur vier Prozent der Varianz in der Lebensqualität durch die ausgewählten erklärenden Variablen auf Pflegeheimebene erklärt werden konnten, zeigt Bedarf an der Erforschung weiterer struktureller Merkmale zur Erklärung der Unterschiede zwischen den Pflegeheimen in der Lebensqualität. Beispielsweise könnten Unterschiede in der Bauform, regionale Unterscheide (Stadt/Land), die Anbindung an einen großen Träger (mit mehreren Pflegeheimen), der direkte Anschluss an ein Krankenhaus, das Vorhandensein von speziellen Räumlichkeiten oder Angeboten sowie Berufsgruppen oder auch organisatorische Aspekte, wie das Vorhandensein eines Qualitätsmanagementsystems, oder der Anteil an Mitarbeiter/innen mit Migrationshintergrund (mit Berücksichtigung der Auswirkungen von sprachlichen Barrieren etc.) mögliche Anregungen für weitere Forschungsaktivitäten sein. Hier gilt es vor allem auch unterschiedliche gesetzliche Vorschriften, finanzielle Regelungen oder Vorgaben von Seiten der Träger zu berücksichtigen.

- **Einfluss der organisationalen Ebene auf die Lebensqualität:** Der nur sehr geringe und für den Großteil der betrachteten Dimensionen negative Einfluss auf die Lebensqualität stellt ein weiteres Feld für zukünftige Forschung dar. Diese könnte eine vertiefte Betrachtung möglicher Operationalisierungen der „Ebene der Organisation", eine Ausweitung der Stichprobe auf alle Mitarbeiter/innen, Bewohner/innen und Angehörige sowie auch qualitative Erhebungen und Auswertungen beinhalten. Ebenso könnten weitere erklärende Variablen, wie beispielsweise die Qualität der Pflege, berücksichtigt werden.

- **Soziale Ungleichheit**: Die Thematik sozialer Ungleichheit im Alter bietet an sich zahlreiche Felder für zukünftige Forschungsaktivitäten – vor allem auch in Pflegeheimen. Auch den Zusammenhang sozialer Ungleichheit und Lebensqualität gilt es zukünftig weiter zu beforschen. Anregungen dazu könnten sein:
  - **Berücksichtigung weiterer Merkmale sozialer Ungleichheit bei der Beforschung des Einflusses auf die Lebensqualität**: Neben den in der Arbeit ausgewählten Merkmalen könnten weitere Merkmale sozialer Ungleichheit wie die Schichtzugehörigkeit, Beruf, Familienstand, die Vermögenssituation, die regionale Herkunft der Bewohner/innen (Stadt/Land) in zukünftiger Forschung zum Einfluss sozialer Ungleichheit auf die Lebensqualität betrachtet werden.
  - **Verteilung von Merkmalen sozialer Ungleichheit unter den Angehörigen der Pflege- und Betreuungsbedürftigen**: Da Angehörige und Vertrauenspersonen wesentlichen Einfluss auf z. B. die Wahl der Versorgungsform haben, sollte auch die Verteilung der in den jeweiligen Forschungsaktivitäten berücksichtigten Merkmale sozialer Ungleichheit unter ihnen in zukünftigen Forschungsaktivitäten Berücksichtigung finden.
  - **Bourdieus Modell des sozialen Raums**: Es bedarf einer Erweiterung des Modells die Besonderheiten der Zielgruppe berücksichtigend (s. Abschnitt 10.4) und einer weiteren Überprüfung, inwiefern das Modell in adaptierter Form dazu beitragen kann, den Einfluss sozialer Ungleichheit auf die Lebensqualität der Zielgruppe zu erklären. Ebenfalls bedürfen der Einfluss des Habitus sowie des Lebensstils auf eine erfolgreiche Adaptierung an neue Situationen sowie auf die Lebensqualität weiterer Forschung.
  - **Einfluss des Einkommens auf die Lebensqualität**: Da die Ergebnisse der vorliegenden Studie weder einen positiven noch einen negativen Einfluss des Einkommens auf die Lebensqualität zeigten, bedarf es auch in diesem Zusammenhang weiterer Forschung. Auch hier sind die geltenden gesetzlichen Bestimmungen in Bezug auf die Finanzierung der jeweiligen Versorgungsform zu berücksichtigen. Auch sollten Pflege- und Betreuungsangebote, wie beispielsweise Seniorenresidenzen, die durch ihr höheres Preisniveau vorwiegend für vermögendere Menschen, mit höherem Einkommen, als Versorgungsform gewählt werden, bei zukünftigen Forschungsaktivitäten in die Stichprobe einbezogen werden. So könnten auch

vermehrt Personen höheren Einkommens (und wahrscheinlich auch höherer Bildung) einbezogen und wissenschaftliche Aussagen zur Lebensqualität dieser Personengruppe gemacht werden.

– **Berücksichtigung weiterer Indikatoren zur Messung des Einkommens:** Das Einkommen wurde in der vorliegenden Studie durch die ausgewählten Indikatoren indirekt gemessen. Hier empfiehlt sich eine Berücksichtigung weiterer Indikatoren, die das Einkommen direkter widerspiegeln wie beispielsweise die Höhe der Pension. Der Zugang zu derartigen Daten könnte allerdings mit besonderen Herausforderungen verbunden sein. Um eine korrekte Erfassung zu gewährleisten, bräuchte es hierzu die Pensionsbescheide, die vor allem aufgrund der geltenden gesetzlichen Regelungen zum Datenschutz schwer zugänglich sind.

– **Einfluss der Bildung auf die Lebensqualität:** Die Arbeit liefert erste Ansätze zur Erklärung des negativen Einflusses der Bildung auf die Lebensqualität. Diese gilt es einer wissenschaftlichen Untersuchung zu unterziehen sowie weitere Gründe zu erforschen.

Trotz seiner Eignung im Einsatz bei körperlich oder psychisch beeinträchtigten Menschen (Angermeyer, Kilian & Matschinger, 2000, S. 25) konnte ein wesentlicher Anteil der Personen, die in die teilnehmenden Pflegeheime einzogen, vor allem aufgrund kognitiver Einschränkungen nicht an der Erhebung teilnehmen. Dies verdeutlicht den zunehmenden Anteil an Menschen mit kognitiven Beeinträchtigungen in Pflegeheimen. Diese Tatsache fordert jedoch auch die **Konstruktion weiterer Instrumente zur Erhebung der Lebensqualität**, die vor allem auch in der Praxis einfach und ohne großen Ressourcenaufwand einsetzbar sind. Es bedarf zudem aufgrund dieser Entwicklung an Instrumenten und Verfahren, die die „klassischen Zufriedenheitsbefragungen" ersetzen können und deren Einsatz auch bei Menschen mit dementiellen Erkrankungen möglich ist.

Für die Praxis könnte das vorliegende Studiendesign, aufgrund der Berücksichtigung der Ebene der Pflegeheime, dazu beitragen, **Unterschiede zwischen Pflegeheimen aufgrund struktureller Merkmale** sichtbar zu machen (z. B. ob die Lebensqualität in Pflegeheimen mit Qualitätsmanagementsystemen besser ist als in jenen ohne derartige Systeme, Unterschiede aufgrund des Vorhandenseins von Konzepten, Unterschiede aufgrund von Bauformen, etc.). Dies könnte u. a. auch in Finanzierungsentscheidungen unterstützen oder eine Entscheidungsgrundlage für die Verwendung von Ressourcen darstellen.

Aufgrund des prognostizierten Zuwachses an älteren und vor allem auch pflege- und betreuungsbedürftigen Menschen (s. Kapitel 1) wird nicht nur die Aufrechterhaltung und Förderung der Lebensqualität eine zentrale Bedeutung einnehmen, sondern auch die Finanzierbarkeit der Versorgung dieser Personengruppe. Auch aus diesem Blickwinkel kann die vorliegende Forschungsarbeit, die daraus gewonnenen Erkenntnisse sowie das genutzte Forschungsdesign einen wesentlichen Mehrwert sowohl für die Forschung als auch für die Praxis bringen.

Verzeichnisse

Literaturverzeichnis

Abbott, K. M., Bettger, J. P., Hampton, K. N. & Kohler, H.-P. (2015). The feasibility of measuring social networks among older adults in assisted living and dementia special care units. *Dementia, 14* (2), 199–219.

Abele, A. & Becker, P. (Hrsg.). (1991). *Wohlbefinden. Theorie, Empirie, Diagnostik.* Weinheim: Juventa.

Ackermann, A. (2005). *Empirische Untersuchungen in der stationären Altenhilfe. Relevanz und methodische Besonderheiten der gerontologischen Interventionsforschung mit Pflegeheimbewohnern.* Münster: Lit Verlag Münster.

Albers, S., Klapper, D., Konradt, U., Walter, A. & Wolf, J. (Hrsg.). (2009). *Methodik der empirischen Forschung* (3., überarbeitete und erweiterte Auflage). Wiesbaden, s. l.: Gabler Verlag.

Alle, K. & Kallfaß-de Frênes, V. (2016). Nachbarschaft und Nachbarschaftlichkeit. In S. Kallfaß (Hrsg.), *Altern und Versorgung im nachbarschaftlichen Netz eines Wohnquartiers. Zur Konzeption eines Altenhilfeträgers und einer Wohnbaugenossenschaft bei der quartiersbezogenen Gemeinwesenarbeit* (S. 11–40). Wiesbaden: Springer.

Amann, A., Bischof, C. & Salmhofer, A. (Hrsg.). (2016). *Intergenerationelle Lebensqualität. Diversität zwischen Stadt und Land* (Sozialpolitische Studienreihe, Band 21). Wien: Verlag des ÖGB GmbH. Zugriff am 25.11.2018. Verfügbar unter https://www.ssoar.info/ssoar/handle/document/51036

Amman, A. (2009). Lebensqualität und Lebenszufriedenheit. In Bundesministerium für Arbeit, Soziales und Konsumentenschutz (Hrsg.), *Hochaltrigkeit in Österreich. Eine Bestandsaufnahme* (S. 201–218).

Amrhein, L. (2008). *Drehbücher des Alter(n)s. Die soziale Konstruktion von Modellen und Formen der Lebensführung und -stilisierung älterer Menschen* (Alter(n) und Gesellschaft, Bd. 17). Univ., Diss.-Vechta, 2007. Wiesbaden: VS Verlag für Sozialwissenschaften / GWV Fachverlage GmbH Wiesbaden.

Amt der Burgenländischen Landesregierung. (2016). *Alten- und Pflegeheime im Burgenland.* Zugriff am 15.12.2018. Verfügbar unter https://www.burgenland.at/gesundheit-

"

soziales-arbeit/soziales/altenwohn-und-pflegeheime/altenwohn-und-pflegeheime-im-bur
genland

Amt der Kärntner Landesregierung. (2014). *Kärntner Pflegeatlas.* Zugriff am 15.12.2018.
Verfügbar unter https://www.personenbetreuung.at/fileadmin/content/pdf/Kaerntner_Pfl
egeatlas.pdf

Amt der niederösterreichischen Landesregierung. (2016). *Stationäre Pflege – Langzeitpflege.* Zugriff am 15.12.2018. Verfügbar unter https://www.noe.gv.at/Gesundheit/Pfl
ege/Spezielle-Pflegeangebote/Stationaere_Pflege_Langzeitpflege.html

Amt der Steiermärkischen Landesregierung. (2015). *Versorgungsbericht 2013. Extramu-
rale Betreuungs- und Pflegedienste für ältere Menschen in der Steiermark.* Zugriff am
18.11.2018. Verfügbar unter https://www.gesundheit.steiermark.at/cms/dokumente/116
45349_72563038/c2ee349a/Versorgungsbericht%202013%20Land%20STMK_v2_End
version.pdf

Andreae, S. (2008). *Thiemes Altenpflege in Lernfeldern. Schnell finden – schnell lesen
– schnell verstehen; 106 Tabellen.* Stuttgart: Thieme.

Andrews, M. F. (1974). Social Indicators of perceived life quality. *Social Indicators
Research, 1* (3), 279–299.

Angermeyer, M. C., Kilian, R. & Matschinger, H. (2000). *WHOQoL-100 und WHOQoL-
BREF. Handbuch für die deutschsprachige Version der WHO Instrumente zur Erfassung
von Lebensqualität.* Göttingen: Hofgrefe Verlag.

Arnold, S. B. (1991). Measurement of Quality of Life in the Frail Elderly. In J. E. Birren,
J. E. Lubben, J. C. Rowe & D. E. Deutchman (Hrsg.), *The Concept and Measurement
of Quality of Life in the Frail Elderly. San Diego* (S. 50–75). San Diego: Academic
Press.

Auer, S. R., Höfler, M., Linsmayer, E., Beránková, A., Prieschl, D., Ratajczak, P. et al.
(2018). Cross-sectional study of prevalence of dementia, behavioural symptoms, mobi-
lity, pain and other health parameters in nursing homes in Austria and the Czech
Republic: results from the DEMDATA project. *BMC geriatrics, 18* (1), 178.

Bäcker, G., Naegele, G., Bispinck, R., Hofemann, K. & Neubauer, J. (2010). *Sozialpolitik
und soziale Lage in Deutschland* (5., durchges. Aufl.). Wiesbaden: VS Verlag für
Sozialwissenschaften / Springer Fachmedien Wiesbaden GmbH.

Backes, G. M. & Amrhein, L. (2008). Potenziale und Ressourcen des Alter(n)s im
Kontext von sozialer Ungleichheit und Langlebigkeit. In H. Künemund & K. R. Schro-
eter (Hrsg.), *Soziale Ungleichheiten und kulturelle Unterschiede in Lebenslauf und
Alter. Fakten, Prognosen und Visionen* (Alter(n) und Gesellschaft, Bd. 15, S. 71–
84). Wiesbaden: VS Verlag für Sozialwissenschaften | GWV Fachverlage GmbH
Wiesbaden.

Backes, G. M. & Clemens, W. (2013). *Lebensphase Alter. Eine Einführung in die sozial-
wissenschaftliche Alternsforschung* (Grundlagentexte Soziologie, 4., überarb. und erw.
Aufl.). Weinheim: Beltz Juventa.

Backes, G. M., Clemens, W. & Künemund, H. (Hrsg.). (2004). *Lebensformen und
Lebensführung im Alter.* Wiesbaden: VS Verl. für Sozialwissenschaften.

Backes, G. M., Clemens, W. & Schroeter, K. R. (2001). Zur Konstruktion sozialer Ord-
nungen des Alter(n)s. In G. M. Backes, W. Clemens & K. R. Schroeter (Hrsg.), *Zur
Konstruktion sozialer Ordnungen des Alter(n)s* (Reihe Alter(n) und Gesellschaft, Bd. 5,
S. 7–30). Wiesbaden: VS Verlag für Sozialwissenschaften.

Backes, G. M., Clemens, W. & Schroeter, K. R. (Hrsg.). (2001). *Zur Konstruktion sozialer Ordnungen des Alter(n)s* (Reihe Alter(n) und Gesellschaft, Bd. 5). Wiesbaden: VS Verlag für Sozialwissenschaften.

Baltes, P. & Mittelstraß, J. (Hrsg.). (1992). *Zukunft des Alterns und gesellschaftliche Entwicklung*. Berlin, New York: Walter de Gruyter.

Band, H. & Müller, H.-P. (2001). Lebensbedingungen, Lebensformen und Lebensstile. In B. Schäfers, W. Zapf & B. Lehmann (Hrsg.), *Handwörterbuch zur Gesellschaft Deutschlands* (2., erw. und aktualisierte Aufl., S. 427–435). Opladen: Leske + Budrich.

Bartholomeyczik, S. (2002). Analyse des Pflegebedarfs Schwerstpflegebedürftiger im außerstationären Bereich. In D. Schaeffer & M. Ewers (Hrsg.), *Ambulant vor stationär. Perspektiven für eine integrierte Pflege Schwerkranker* (S. 199–217). Bern: Hans Huber.

Bauer, U. & Büscher, A. (2008). Soziale Ungleichheit in der pflegerischen Versorgung – ein Bezugsrahmen. In A. Büscher & U. Bauer (Hrsg.), *Soziale Ungleichheit und Pflege. Beiträge sozialwissenschaftlich orientierter Pflegeforschung* (Gesundheit und Gesellschaft, S. 7–45). Wiesbaden: VS Verlag für Sozialwissenschaften / GWV Fachverlage GmbH Wiesbaden.

Baumann, U., Mitmansgruber, H., Thiele, C. & Feichtinger, L. (2002). Übergang ins Seniorenheim: eine Herausforderung für Senioren – und für Psychologen. In A. Maercker (Hrsg.), *Alterspsychotherapie und klinische Gerontopsychologie* (S. 283–318). Berlin: Springer.

Baur, N. & Blasius, J. (Hrsg.). (2014). *Handbuch Methoden der empirischen Sozialforschung*. Wiesbaden: Springer VS.

Beck, U. (1986). *Risikogesellschaft. Auf dem Weg in eine andere Moderne* (Edition Suhrkamp). Frankfurt am Main: Suhrkamp.

Beckie, T. M. & Hayduk, L. A. (1997). Measuring quality of life. *Social Indicators Research, 42*, 21–39.

Beerens, H. C., Zwakhalen, S. M., Verbeek, H., Ruwaard, D., Ambergen, A. W., Leino-Kilpi, H. et al. (2015). Change in quality of life of people with dementia recently admitted to long-term care facilities. *Journal of Advanced Nursing, 71* (6), 1435–1447.

Behr, T. (2014). *Komplexitätsbewältigung in Betrieben der Sozialwirtschaft. Anforderungen an ein erfolgreiches Management*. Wiesbaden: Springer.

Behrens, J. (2008). Ökonomisches, soziales und kulturelles „Kapital" und die soziale Ungleichheit in der Pflege. In A. Büscher & U. Bauer (Hrsg.), *Soziale Ungleichheit und Pflege. Beiträge sozialwissenschaftlich orientierter Pflegeforschung* (Gesundheit und Gesellschaft, S. 180–214). Wiesbaden: VS Verlag für Sozialwissenschaften / GWV Fachverlage GmbH Wiesbaden.

Bellebaum, A. & Barheier, K. (Hrsg.). (1994). *Lebensqualität. Ein Konzept für Praxis und Forschung*. Wiesbaden: VS Verlag für Sozialwissenschaften.

Bengel, J., Wirtz, M., Zwingmann, C. & Lyssenko, L. (Hrsg.). (2008). *Diagnostische Verfahren in der Rehabilitation* (Diagnostik für Klinik und Praxis, Bd. 5). Göttingen: Hogrefe.

Benko, E. M. (2009). *SAIL Studie über das Alter, das Internet und die Lebensqualität. Die Auswirkung der Internetnutzung von Seniorinnen und Senioren auf ihre Lebensqualität – Eine österreichische Pilotstudie*. Diplomarbeit, Karl-Franzens-Universität. Graz.

Berger, P. A. & Hradil, S. (Hrsg.). (1990). *Lebenslagen, Lebensläufe, Lebensstile* (Soziale Welt Sonderband, Bd. 7). Göttingen: Schwartz.

Berkman, L. F., Glass, T., Brissette, I. & Seeman, T. E. (2000). From social integration to health: Durkheim in the new millennium. *Social science & medicine (1982), 51* (6), 843–857.

Bernsdorf, W. (Hrsg.). (1969). *Wörterbuch der Soziologie* (2. neubearbeitete und erweiterte). Stuttgart: Ferdinand Enke.

Birren, J. E., Kenyon, G. M., Ruth, J.-E., Schroots, J. J. F. & Svensson, T. (Hrsg.). (1996). *Aging and Biography. Explorations in Adult Development.* New York: Springer.

Birren, J. E., Lubben, J. E., Rowe, J. C. & Deutchman, D. E. (Hrsg.). (1991). *The Concept and Measurement of Quality of Life in the Frail Elderly. San Diego.* San Diego: Academic Press.

Blazer, D. G. (1982). Social support and mortality in an elderly community population. *American journal of epidemiology, 115* (5), 684–694.

Blinkert, B. (2005). Pflege und soziale Ungleichheit – Pflege und "soziale Milieus". In K. R. Schroeter (Hrsg.), *Soziologie der Pflege. Grundlagen, Wissensbestände und Perspektiven* (Grundlagentexte Pflegewissenschaft, S. 141–156). Weinheim u. a.: Juventa.

Blinkert, B. & Klie, T. (2008). Die Versorgungssituation pflegebedürftiger Menschen vor dem Hintergrund von Bedarf und Chancen. In A. Büscher & U. Bauer (Hrsg.), *Soziale Ungleichheit und Pflege. Beiträge sozialwissenschaftlich orientierter Pflegeforschung* (Gesundheit und Gesellschaft, S. 238–258). Wiesbaden: VS Verlag für Sozialwissenschaften / GWV Fachverlage GmbH Wiesbaden.

Böhm, K., Tesch-Römer, C. & Ziese, T. (Hrsg.). (2009). *Gesundheit und Krankheit im Alter* (Beiträge zur Gesundheitsberichterstattung des Bundes). Berlin: Robert Koch-Inst. Verfügbar unter https://nbn-resolving.de/urn:nbn:de:0257-1002569

Bolte, K. M. (Hrsg.). (1967). *Deutsche Gesellschaft im Wandel* (2. überarbeitete, 1 Band). Opladen: Leske + Budrich.

Bolte, K. M., Kappe, D. & Neidhardt, F. (1967). Soziale Schichtung der Bundesrepublik Deutschland. In K. M. Bolte (Hrsg.), *Deutsche Gesellschaft im Wandel* (2. überarbeitete, S. 233–351). Opladen: Leske + Budrich.

Bolte, K. M., Kappe, D. & Neidhardt, F. (1975). *Soziale Ungleichheit* (Beiträge zur Sozialkunde). Wiesbaden: VS Verlag für Sozialwissenschaften.

Bortz, J. & Döring, N. (2006). *Forschungsmethoden und Evaluation. Für Human- und Sozialwissenschaftler; mit 87 Tabellen* (Springer-Lehrbuch Bachelor, Master, 4., überarb. Aufl., [Nachdr.]. Heidelberg: Springer-Medizin-Verl.

Bourdieu, P. (1970). *Zur Soziologie der symbolischen Formen.* Frankfurt am Main: Suhrkamp.

Bourdieu, P. (1982). *Die feinen Unterschiede. Kritik der gesellschaftlichen Urteilskraft.* Frankfurt am Main: Suhrkamp-Taschenbuch-Verl.

Bourdieu, P. (1983). Ökonomisches Kapital, kulturelles Kapital, soziales Kapital. In R. Kreckel (Hrsg.), *Soziale Ungleichheiten* (S. 183–198). Göttingen.

Bourdieu, P. (1985). *Sozialer Raum und "Klassen".* Frankfurt am Main: Suhrkamp.

Bourdieu, P. (1987). *Sozialer Sinn. Kritik der theoretischen Vernunft.* Frankfurt am Main: Suhrkamp.

Bourdieu, P. (1992). *Rede und Antwort.* Frankfurt am Main: Suhrkamp.

Bourdieu, P. & Wacquant, L. (1996). *Reflexive Anthropologie.* Frankfurt am Main: Suhrkamp.

Bourdieu, P. (1997). *Die verborgenen Mechanismen der Macht* (Schriften zu Politik & Kultur, / Pierre Bourdieu. Hrsg. von Margareta Steinrücke; 1). Hamburg: VSA-Verl.

Bourdieu, P. (1998a). *Praktische Vernunft. Zur Theorie des Handelns.* Frankfurt am Main: Suhrkamp.

Bourdieu, P. (1998b). *Vom Gebrauch der Wissenschaft. Für eine klinische Soziologie des wissenschaftlichen Feldes* (UVK Soziologie, Bd. 12). Konstanz: UVK Univ.-Verl.

Bourdieu, P. (2001). *Das politische Feld. Zur Kritik der politischen Vernunft* (Édition discours, Bd. 29). Konstanz: UVK-Verl.-Ges.

Bourdieu, P. (2003). Über einige Eigenschaften von Feldern. In J. Jurt (Hrsg.), *Absolute Pierre Bourdieu* (Absolute, S. 122–128). Freiburg: Orange Press.

Bowling, A., Banister, D., Sutton, S., Evans, O. & Windsor, J. (2002). A multidimensional model of quality of life in older age. *Ageing and Mental Health, 6* (4), 355–371.

Bowling, A., Farquhar, M. & Browne, P. (1991). Life satisfaction and associations with social network and support variables in three samples of elderly people. *International Journal of Geriatric Psychiatry, 6,* 549–566.

Bowling, A., Farquhar, M. & Grundy, E. (1996). Associations with changes in life satisfaction among three samples of elderly people living at home. *International Journal of Geriatric Psychiatry, 11,* 1077–1087.

Bowling, A. & Gabriel, Z. (2007). Lay theories of quality of life in older age. *Ageing & Society, 27,* 827–848.

Bowling, A., Gabriel, Z., Dykes, J., Dowing, L. M., Evans, O., Fleissig, A. et al. (2003). Let's ask them: a national survey of definitions of quality of life and its enhancement among people aged 65 and over. *The International Journal of Aging and Human Development, 56* (4), 269–306.

Bowling, A. & Stenner, P. (2011). Which measure of quality of life performs best in old age? A comparison of the QPOL CASP-19 and WHOQOL-OLD. *Journal of Epidemiology and Community Health, 65* (3), 273–280.

Bowling, A. & Windsor, J. (2001). Towards the good life. A population survey of dimensions of quality of life. *Journal of Happiness Studies, 2,* 55–81.

Boyle, C., Browne, J., Hickey, A., McGee, H. & Joyce, C. R. B. (1993). *The Schedule for the Evaluation of Individual Quality of Life (SEIQoL). a Direct Weighting procedure for Quality of Life Domains (SEIQoL-DW).* Zugriff am 04.01.2016. Verfügbar unter https://epubs.rcsi.ie/cgi/viewcontent.cgi?article=1042&context=psycholrep

Brandenburg, H. (Hrsg.). (2004). *Kooperation und Kommunikation in der Pflege. Ein praktischer Ratgeber für Pflegeberufe* (Pflegebibliothek Freiburger Schriften zu Pflegewissenschaft, Pflegemanagement und -pädagogik). Hannover: Schlüter.

Bremer, H. & Lange-Vester, A. (Hrsg.). (2006). *Soziale Milieus und Wandel der Sozialstruktur. Die gesellschaftlichen Herausforderungen und die Strategien der sozialen Gruppen.* Wiesbaden: VS Verl. für Sozialwiss. Verfügbar unter https://site.ebrary.com/lib/alltitles/docDetail.action?docID=10203916

Brown, J., Bowling, A. & Flynn, T. (2004). *Models of Quality of Life: A Taxonomy, Overview and Systematic Review of Literature:* European Forum on Population Ageing Research.

Browne, J. P., O'Boyle, C. A., McGee, H. M., Joyce, C. R. B., McDonald, N. J. & O'Malley, K. (1994). Individual Quality of Life in the Healthy Elderly. *Quality of Life Research* (3), 235–244.

Browne, J., O'Boyle, C. A., McGee, H., McDonald, N. J. & Joyce, C. R. B. (1997). Developement of a direct weighting procedure for quality of life domains. *Quality of Life Research, 6* (4), 301–309.

Brunnhuber, E.-M. (2010). *Eine Intervention zur Steigerung des subjektiven Wohlbefindens bei älteren Menschen.* Diplomarbeit, Universität Wien. Wien.

Bühner, M. (2004). *Einführung in die Test- und Fragebogenkonstruktion.* München: Paerson Studium.

Bullinger, M. & Kirchberger, M. (1998). *SF 36 Fragebogen zum Gesundheitszustand. Handanweisung.* Göttingen: Hofgrefe Verlag.

Bulmahn, T. (2002). *Lebenswerte Gesellschaft. Freiheit, Sicherheit und Gerechtigkeit im Urteil der Bürger.* Wiesbaden: Westdeutscher Verlag.

Bundesministerium für Arbeit, Soziales und Konsumentenschutz (Hrsg.). (2009). *Hochaltrigkeit in Österreich. Eine Bestandsaufnahme.* Zugriff am 02.01.2016. Verfügbar unter https://www.sozialministerium.at/cms/site/attachments/8/5/7/CH2233/CMS 1218112881779/hochaltrigen_kleine_datei.pdf

Bundesministerium für Arbeit, Soziales und Konsumentenschutz. (2010). *Lebensqualität im Alter. Befragung von Personen ab 60 Jahren.* Zugriff am 03.01.2016. Verfügbar unter https://www.sozialministerium.at/cms/site/attachments/3/7/6/CH2228/ CMS1323865896868/bericht_lebensqualitaet_im_alter._ifes_2010.pdf

Bundesministerium für Arbeit, Soziales und Konsumentenschutz (Hrsg.). (2012). *Soziale Lage älterer Menschen in Österreich* (Sozialpolitische Studienreihe, Bd. 11, 1. Aufl.). Wien: Bundesministerium für Arbeit Soziales und Konsumentenschutz.

Bundesministerium für Arbeit, Soziales und Konsumentenschutz. (2013). *Altern und Zukunft. Bundesplan für Seniorinnen und Senioren* (4., unveränd. Aufl.).

Bundesministerium für Arbeit, Soziales und Konsumentenschutz. (2015). *Österreichischer Pflegevorsorgebericht 2014.* Zugriff am 21.05.2016. Verfügbar unter https://www.soz ialministerium.at/cms/site/attachments/8/7/9/CH2094/CMS1314275538249/oesterreichi scher_pflegevorsorgebericht_2014.pdf

Bundesministerium für Arbeit, Soziales und Konsumentenschutz. (2016). *Zahlen, Daten, Fakten.* Zugriff am 23.12.2018. Verfügbar unter https://www.nqz-austria.at/nqz-haeuser/ zahlen-daten-fakten/

Bundesministerium für Arbeit, Soziales und Konsumentenschutz. (2017). *Österreichischer Pflegevorsorgebericht 2016.* Zugriff am 03.08.2018. Verfügbar unter https://broschuer enservice.sozialministerium.at/Home/Download?publicationId=449

Bundesministerium für Arbeit, Soziales, Gesundheit und Konsumentenschutz. (2018). *Zahlen, Daten, Fakten.* Zugriff am 17.12.2018. Verfügbar unter https://www.nqz-austria.at/ nqz-haeuser/zahlen-daten-fakten/

Bundesministerium für Digitalisierung und Wirtschaftsstandort. (2018a). *Höhe des Pflegegeldes.* Zugriff am 26.11.2018. Verfügbar unter https://www.help.gv.at/Portal.Node/ hlpd/public/content/36/Seite.360516.html

Bundesministerium für Familie, Senioren, Frauen und Jugend. (2002). *Vierter Bericht zur Lage der älteren Generation. Risiken, Lebensqualität und Versorgung Hochaltriger – unter besonderer Berücksichtigung demenzieller Erkrankungen.* Zugriff am 02.11.2018. Verfügbar unter https://www.bmfsfj.de/RedaktionBMFSFJ/Broschuerens telle/Pdf-Anlagen/PRM-21786-4.-Altenbericht-Teil-I,property=pdf,bereich=bmfsfj,spr ache=de,rwb=true.pdf

Bundesministerium für Gesundheit und Sozialministerium (Höfler, S., Bengough, T., Winkler, P. & Griebler, R., Hrsg.). (2015). *Österreichischer Demenzbericht 2014.* Zugriff am 30.06.2018. Verfügbar unter https://broschuerenservice.sozialministerium.at/Home/Download?publicationId=277

Bundesministerium Digitalisierung und Wirtschaftsstandort. (2018b). *Kosten für Alten- und Pflegeheime.* Zugriff am 26.11.2018. Verfügbar unter https://www.help.gv.at/Portal.Node/hlpd/public/content/36/Seite.360542.html

Bundesministerium Digitalisierung und Wirtschaftsstandort. (2018). *Allgemeines zu Pflegeheimen.* Zugriff am 12.10.2018. Verfügbar unter https://www.help.gv.at/Portal.Node/hlpd/public/content/36/Seite.360543.html

Burzan, N. (2011). *Soziale Ungleichheit. Eine Einführung in die zentralen Theorien* (Studientexte zur Soziologie, 4. Aufl.). Wiesbaden: VS Verlag für Sozialwissenschaften / Springer Fachmedien Wiesbaden GmbH Wiesbaden.

Burzan, N. (2015). *Quantitative Methoden kompakt* (UTB Sozialwissenschaften, Kultur- und Kommunikationswissenschaft, Bd. 3765). Konstanz: UVK-Verl.-Ges.

Büscher, A. & Bauer, U. (Hrsg.). (2008). *Soziale Ungleichheit und Pflege. Beiträge sozialwissenschaftlich orientierter Pflegeforschung* (Gesundheit und Gesellschaft). Wiesbaden: VS Verlag für Sozialwissenschaften / GWV Fachverlage GmbH Wiesbaden.

Büscher, A., Dorin, L., Renteln-Kruse, W. v. & Kuhlmey, A. (2014). *Pflegebedürftigkeit im Alter* (Praxiswissen Gerontologie und Geriatrie kompakt, v.3). Berlin: De Gruyter.

Campos, A. C. V., Ferreira, E. F., Vargas, A. M. D. & Albala, C. (2014). Ageing, Gender and Quality of Life (AGEQOL) study. factors associated with good quality of life in older Brazilian community-dwelling adults. *Health and Quality of Life Outcomes, 12,* 166–178.

Cappell, E. (2005). Neue Strukturen in der pflegerischen Versorgung: Auswirkungen auf Lebenslage und Lebensqualität pflegebedürftiger älterer Menschen. In K. R. Schroeter (Hrsg.), *Soziologie der Pflege. Grundlagen, Wissensbestände und Perspektiven* (Grundlagentexte Pflegewissenschaft, 193–209). Weinheim u. a.: Juventa.

Caserta, M., Lund, D. & Dimond, M. (1985). Assessing Interview Effects in a Longitudinal Study of Bereaved Elderly Adults. *Journal of Gerontology, 40* (5), 637–640.

Center for Research and Study of Aging. (2003). *OASIS Final Report. Old Age and Autonomy.* Zugriff am 21.05.2016. Verfügbar unter https://oasis.haifa.ac.il/downloads/oasis-final-report.pdf

Chassioti, W. (2014). *Verständnis und Definition von Pflegebedürftigkeit aus länderübergreifender Sicht. Probleme und Kritik zum Pflegebedürftigkeitsbegriff sowie Lösungsvorschläge.* Hamburg: Diplomica-Verl.

Cipher, D. J. & Clifford, P. A. (2004). Dementia, pain, depression, behavioral disturbances and ADLs. towards a comprehensive conceptualization of quality of life in long-term care. *International Journal of Geriatric Psychiatry, 19* (8), 741–748.

Clemens, W. (2008). Zur "ungleichheitsempirischen Selbstvergessenheit" der deutschsprachigen Alter(n)ssoziologie. In H. Künemund & K. R. Schroeter (Hrsg.), *Soziale Ungleichheiten und kulturelle Unterschiede in Lebenslauf und Alter. Fakten, Prognosen und Visionen* (Alter(n) und Gesellschaft, Bd. 15, S. 17–30). Wiesbaden: VS Verlag für Sozialwissenschaften | GWV Fachverlage GmbH Wiesbaden.

Cobo, C. M. S. (2014). The influence of institutionalization on the perception of autonomy and quality of life in old people. *Revista da Escola de Enfermagem da U S P, 48* (6), 1013–1019.

Cohen, S. (1988). Psychosocial models of the role of social support in the etiology of physical disease. *Health psychology: official journal of the Division of Health Psychology, American Psychological Association, 7* (3), 269–297.

Cohn, J. & Sugar, J. (1991). Determinants of Quality of Life in Institutions. Perceptions of Frail Older Residents, Staff and Families. In J. E. Birren, J. E. Lubben, J. C. Rowe & D. E. Deutchman (Hrsg.), *The Concept and Measurement of Quality of Life in the Frail Elderly. San Diego* (S. 28–50). San Diego: Academic Press.

Conrad, I., Matschinger, H., Kilian, R. & Riedel-Heller, S. (2016). *WHOQOL-OLD und WHOQOL-BREF. Handbuch für die deutschsprachigen Versionen der WHO-Instrumente zur Erfassung der Lebensqualität im Alter.* Göttingen: Hofgrefe Verlag.

Cooney, A., Dowling, M., Gannon, M. E., Dempsey, L. & Murphy, K. (2014). Exploration of the meaning of connectedness for older people in long-term care in context of their quality of life. A review and commentary. *International Journal of Older People Nursing, 9* (3), 192–199.

Danneberg, B. (2013). *Der Pflege-Ratgeber. Pflegeheim – 24-Stunden-Betreuung – Sachwalterschaft – Vorsorgevollmacht* (Linde populär). Wien: Linde.

Dannefer, D. (2014). On the conceptualization of context in developement course. Four meanings of context and their implications. In D. L. Featherman (Ed.), *Life-Span Development and Behavior. Volume 11* (pp. 83–110). s. l.: Psychology Press.

Denzin, N. K. (1978). *The research act. A theoretical introduction to sociological methods* (2. ed.). New York: McGraw-Hill.

Deutsches Institut für Medizinische Dokumentation und Information. (2016). *ICD-10-WHO Version 2016.* Zugriff am 30.06.2018. Verfügbar unter https://www.dimdi.de/sta tic/de/klassi/icd-10-who/kodesuche/onlinefassungen/htmlamtl2016/block-f00-f09.htm

Diekmann, A. (2011). *Empirische Sozialforschung. Grundlagen Methoden Anwendungen.* Reinbek bei Hamburg: Rowohlt Taschenbuch Verlag.

Diener, E., Lucas, R. E. & Oishi, S. (2002). Subjective Well-Being. In C. R. Snyder & S. J. Lopez (Hrsg.), *Handbook of Positive Psychology* (S. 63–73). Oxford, New York: Oxford University Press.

Diewald, M. & Lüdicke, J. (2007). Akzentuierung oder Kompensation? Zum Zusammenhang von sozialer Ungleichheit, Sozialkapital und subjektiver Lebensqualität. In J. Lüdicke & M. Diewald (Hrsg.), *Soziale Netzwerke und soziale Ungleichheit. Zur Rolle von Sozialkapital in modernen Gesellschaften* (S. 11–52). Wiesbaden: VS Verlag für Sozialwissenschaften | GWV Fachverlage GmbH Wiesbaden.

Dorner, T., Rieder, A. & Stein, V. (Competence Center Integrierte Versorgung & Wiener Gebietskrankenkasse, Hrsg.). (2011). *Besser Leben mit Demenz. Medizinische Leitlinie für die Integrierte Versorgung Demenzerkrankter.* Zugriff am 30.06.2018. Verfügbar unter https://www.hauptverband.at/cdscontent/load?contentid=10008.566534&version= 1391184725

Eder, K. (Hrsg.). (1989). *Klassenlage, Lebensstil und kulturelle Praxis. Theoretische und empirische Beiträge zur Auseinandersetzung mit Pierre Bourdieus Klassentheorie.* Frankfurt am Main: Suhrkamp.

Eder, K. (1989). Klassentheorie als Gesellschaftstheorie. Bourdieus dreifache kulturtheoretische Brechung der traditionellen Klassentheorie. In K. Eder (Hrsg.), *Klassenlage, Lebensstil und kulturelle Praxis. Theoretische und empirische Beiträge zur Auseinandersetzung mit Pierre Bourdieus Klassentheorie* (S. 27–60). Frankfurt am Main: Suhrkamp.

Eicher, S. (2014). *Quality of life in healthy old age: How it can be defined, measured and stabilized from a within-person perspective.* Dissertation. Zürich.

Eichner, G. (2015). *Grundlagen der Datenanalyse mit R.* Zugriff am 22.09.2018. Verfügbar unter https://www.uni-giessen.de/fbz/fb07/fachgebiete/mathematik/mathematik/ags/stoch/personen/wimis/eichner/skriptenfiles/r1sum15.r4win16

Eisen, R. & Mager, H.-C. (Hrsg.). (1999). *Pflegebedürftigkeit und Pflegesicherung in ausgewählten Ländern.* Wiesbaden: VS Verlag für Sozialwissenschaften.

Enders, C. K. & Tofighi, D. (2007). Centering predictor variables in cross-sectional multilevel models: a new look at an old issue. *Psychological methods, 12* (2), 121–138.

Esser, H. (2000). *Soziologie. Spezielle Grundlagen.* Frankfurt a.M.: Campus-Verl.

Eurofound. (2017). *European quality of life survey 2016. Quality of life, quality of public services, and quality of society.* Luxembourg: Publications Office of the European Union.

Europäisches Zentrum für Wohlfahrtspolitik und Sozialforschung. *Verbesserung messen. Ergebnisorientierte Qualitätsindikatoren für Alten- und Pflegeheime.* Zugriff am 08.04.2018. Verfügbar unter https://www.euro.centre.org/data/progress/PROGRESS_GERMAN.pdf

Eurostat – European Commission. *EHIS wave 1 guidelines,* Eurostat – European Commission. Zugriff am 04.01.2016. Verfügbar unter https://ec.europa.eu/eurostat/documents/203647/203710/EHIS_wave_1_guidelines.pdf/ffbeb62c-8f64-4151-938c-9ef171d148e0

Even-Zohar, A. (2014). Quality of life of older people in Israel. a comparison between older people living at home who are members of a 'supportive community' and nursing home residents. *European Journal of Social Work, 17* (5), 737–753.

Fang, J., Power, M., Lin, Y., Jinxin Zhang, J., Hao, Y. H. & Chatterji, S. (2011). Development of Short Versions for the WHOQOL-OLD Module. *The Gerontologist.*

Farquar, M. (1995). Elderly poeple's definitions of quality of life. *Social Science & Medicine, 41* (10), 1439–1446.

Featherman, D. L. (Ed.). (2014). *Life-Span Development and Behavior. Volume 11.* s. l.: Psychology Press.

Fernández-Mayoralas, G., Rojo-Pérez, F., Martínez-Martín, P., Prieto-Flores, M.-E., Rodríguez-Blázquez, C., Martín-García, S. et al. (2015). Active ageing and quality of life. Factors associated with participation in leisure activities among institutionalized older adults, with and without dementia. *Aging & Mental Health, 19* (11), 1031–1041.

Field, A., Miles, J. & Field, Z. (2013). *Discovering statistics using R* (Reprint). Los Angeles, Calif.: Sage.

Flick, U. (2011). *Triangulation* (Qualitative Sozialforschung). Wiesbaden: Springer Fachmedien. Verfügbar unter https://gbv.eblib.com/patron/FullRecord.aspx?p=748540

Forster, R. (Hrsg.). (2008). *Forschungs- und Anwendungsbereiche der Soziologie* (Manual, 1. Aufl.). Wien: facultas.wuv.

Fröhlich, G. & Rehbein, B. (Hrsg.). (2014). *Bourdieu-Handbuch. Leben – Werk – Wirkung* (Sonderausgabe). Stuttgart: Verlag J.B. Metzler.

Frühwald, T. (2004). *Der multimorbide Patient. Ernährungsassessment in der Geriatrie.* Zugriff am 04.01.2016. Verfügbar unter https://www.dgem.de/termine/ern2004/fruehw ald.pdf

Fuchs-Heinritz, W. & König, A. (2014). *Pierre Bourdieu. Eine Einführung* (UTB, Bd. 2649, 3., überarb. Aufl.). Konstanz: UVK-Verl.-Ges.

Fuhse, J. (2008). Netzwerke und soziale Ungleichheit. In C. Stegbauer (Hrsg.), *Netzwerkanalyse und Netzwerktheorie. Ein neues Paradigma in den Sozialwissenschaften* (Netzwerkforschung, Bd. 1, 1. Aufl., S. 79–90). Wiesbaden: VS Verlag für Sozialwissenschaften / GWV Fachverlage GmbH Wiesbaden.

Gabler, S., Hoffmeyer-Zlotnik, J. H. P. & Krebs, D. (1994). Einleitung. In S. Gabler, J. H. P. Hoffmeyer-Zlotnik & D. Krebs (Hrsg.), *Gewichtung in der Umfragepraxis* (ZUMA-Publikationen, S. 1–6). Wiesbaden: VS Verlag für Sozialwissenschaften.

Gabler, S., Hoffmeyer-Zlotnik, J. H. P. & Krebs, D. (Hrsg.). (1994). *Gewichtung in der Umfragepraxis* (ZUMA-Publikationen). Wiesbaden: VS Verlag für Sozialwissenschaften.

Ganner, M. (2000). *Das Heimrecht der österreichischen Bundesländer.* Zugriff am 23.12.2016. Verfügbar unter https://webcache.googleusercontent.com/search?q=cachee Xo2LnJ6dW0J::https://www.uibk.ac.at/zivilrecht/team/ganner/publikationen/vsp_hei mrecht_der_oesterreichischen_bundeslaender.doc+&cd=1&hl=de&ct=clnk&gl=at

Garger, E. (2012). *Vergleich von Messinstrumenten zur Beurteilung der Lebensqualität bei schwerer Demenz.* Disseration, Universität Wien. Wien.

Geiger, T. (1962). *Arbeiten zur Soziologie.* Neuwied: Luchterhand.

Geißler, R. (2008). *Die Sozialstruktur Deutschlands. Zur gesellschaftlichen Entwicklung mit einer Bilanz zur Vereinigung* (5., durchges. Aufl.). Wiesbaden: VS Verl. für Sozialwiss.

Gelman, A. & Hill, J. (2006). *Data Analysis Using Regression and Multilevel/Hierarchical Models* (EBL-Schweitzer). Cambridge: Cambridge University Press.

Genov, N. (Ed.). (2004). *Advances in sociological knowledge. Over half a century* (1. Aufl.). Wiesbaden: VS Verl. für Sozialwiss.

Gerstorf, D., Heckhausen, J., Ram, N., Infurna, F. J., Schupp, J. & Wagner, G. G. (2014). Perceived personal control buffers terminal decline in well-being. *Psychology and Aging, 29* (3), 612–625.

Gläser, J. & Laudel, G. (2010). *Experteninterviews und qualitative Inhaltsanalyse als Instrumente rekonstruierender Untersuchungen* (Lehrbuch, 4. Auflage). Wiesbaden: VS Verlag.

Glatzer, W., Berger, R. & Zapf, W. (Hrsg.). (1984). *Lebensqualität in der Bundesrepublik. Objektive Lebensbedingungen und subjektives Wohlbefinden* (Schriftenreihe / Sonderforschungsbereich 3 der Universitäten Frankfurt und Mannheim "Mikroanalytische Grundlagen der Gesellschaftspolitik", 10 i.e. 11). Frankfurt a.M.: Campus-Verl.

Glatzer, W. (2012). Lebensqualität. Eine über Wachstum und Wohlstand hinausgehende gesellschaftliche Leitidee. *Blätter der Wohlfahrtspflege, 159* (4), 123–129.

Gleichweit, S. & Rossa, M. (Wiener Gebietskrankenkasse, Hrsg.). (2009). *Erster Österreichischer Demenzbericht.* Zugriff am 30.06.2018. Verfügbar unter https://www.wgkk.at/ cdscontent/load?contentid=10008.595154

Goffman, E. (1973). *Asyle. Über die soziale Situation psychiatrischer Patienten und anderer Insassen.* Frankfurt a.M.: Suhrkamp.

Gonzalez-Salvador, T., Lyketsos, C., Baker, A., Hovanec, L., Roques, Carmel, Brandt, Jason & Steele, C. (2000). Quality of life in dementia patients in long-term care. *International Journal of Geriatric Psychiatry, 15* (2), 181–189.

Graeff, P. (2014). Aggregatdaten. In N. Baur & J. Blasius (Hrsg.), *Handbuch Methoden der empirischen Sozialforschung* (S. 915–924). Wiesbaden: Springer VS.

Gräske, J., Meyer, S., Worch, A. & Wolf-Ostermann, K. (2015). Family visits in shared-housing arrangements for residents with dementia – a cross-sectional study on the impact on residents' quality of life. *BMC Geriatrics, 15* (1), 14.

Great Place to Work. (2018). *Mitarbeiterbefragung.* Verfügbar unter https://www.greatplac etowork.at/zusammenarbeit/mitarbeiterbefragungen/

Greiffenhagen, M. (Hrsg.). (1982). *Handwörterbuch zur politischen Kultur der Bundesrepublik Deutschland. E. Lehr- u. Nachschlagewerk* (Studienbücher zur Sozialwissenschaft, Bd. 45). Wiesbaden: Westdeutscher Verlag.

Griggel, M., Grimmeißen, V., Hänsel, U., Hummel, M., Käß, S. & Kottmann, K. (1993). *Unternehmensqualität. Überblick über die Erfolgsfaktoren eines Unternehmens.* Wiesbaden: Vieweg+Teubner Verlag.

Guger, A. & Mayrhuber, C. (2009). Die ökonomische Situation der Hochbetagten in Österreich. In Bundesministerium für Arbeit, Soziales und Konsumentenschutz (Hrsg.), *Hochaltrigkeit in Österreich. Eine Bestandsaufnahme* (S. 105–128).

Güthlin, C. (2006). *Die Messung gesundheitsbezogener Lebensqualität. ausgewählte psychometrische Analysen und Anwendungsprobleme.* Disseration, Universität Freiburg. Freiburg.

Häder, M. (2015). *Empirische Sozialforschung. Eine Einführung* (3. Aufl.). Wiesbaden: Springer VS.

Häder, M. & Häder, S. (2014). Stichprobenziehung in der quantitativen Sozialforschung. In N. Baur & J. Blasius (Hrsg.), *Handbuch Methoden der empirischen Sozialforschung* (S. 283–297). Wiesbaden: Springer VS.

Hanisch-Berndt, J. & Göritz, M. (2005). *Gemeinschaft und Vereinsamung in Einrichtungen der stationären Altenhilfe.* Diplomarbeit, Freie Universität Berlin. Berlin.

Hartgerink, J. M., Cramm, J. M., Bakker, T. J., Mackenbach, J. P. & Nieboer, A. P. (2015). The importance of older patients' experiences with care delivery for their quality of life after hospitalization. *BMC health services research, 15,* 311.

Hartinger, G. (2009). Der chronisch Kranke zwischen Asylierung und Anstaltspflege. In G. Radner (Hrsg.), *Schmerztherapie in der Palliativmedizin und Sterbebegleitung – im europäischen Vergleich* (S. 117–215). Linz: Trauner Druck.

Hasseler, M. & Görres, S. (2005). *Was Pflegebedürftige wirklich brauchen. Zukünftige Herausforderungen an eine bedarfsgerechte ambulante und stationäre pflegerische Versorgung.* Hannover: Schlüter.

Hasselhorn, H.-M. (2005). *Berufsausstieg bei Pflegepersonal. Arbeitsbedingungen und beabsichtigter Berufsausstieg bei Pflegepersonal in Deutschland und Europa* (Schriftenreihe der Bundesanstalt für Arbeitsschutz und Arbeitsmedizin. Übersetzung, Bd. 15). Bremerhaven: Wirtschaftsverl. NW, Verl. für Neue Wiss.

Haug, S. (1997). *Soziales Kapital. Ein kritischer Überblick über den aktuellen Forschungsstand.* Zugriff am 04.01.2016. Verfügbar unter https://www.mzes.uni-mannheim.de/pub lications/wp/wp2-15.pdf

Heimerl, K. (2016). Pflegeheime als Caring Institution. In M. Kojer & M. Schmidl (Hrsg.), *Demenz und Palliative Geriatrie in der Praxis. Heilsame Betreuung unheilbar demenzkranker Menschen* (2. Auflage, S. 275–286). Wien: Springer-Verlag.

Heinzelmann, M. (2004). *Das Altenheim – immer noch eine „Totale Institution"? Eine Untersuchung des Binnenlebens zweier Altenheime.* Dissertation, Universität Göttingen. Göttingen.

Hellström, Y., Persson, G. & Hallberg, I. (2004). Quality of life and symptoms among older people living at home. *Journal of Advanced Nursing, 48* (6), 584–593.

Hellström, Y., Andersson, M. & Hallberg, I. (2004). Quality of life among older people in Sweden receiving help from informal and/or formal helpers at home or in special accomodations. *Health and Social Care in the Community, 12* (6), 504–516.

Herzog, A. & Rodgers, W. (1988). Age and Response Rates to Interview Sample Surveys. *Journal of Gerontology, 43* (6), 200–205.

Hetzel, C. (2012). *Arbeitsbedingungen und Gesundheit bei älteren Personen in Familienunternehmen. Eine clusteranalytische Betrachtung* (Schriften aus der Fakultät Humanwissenschaften der Otto-Friedrich-Universität Bamberg, Bd. 10). Zugl.: Bamberg, Univ., Diss., 2012. Bamberg: Univ. of Bamberg Press.

Heusinger, J. (2008). Der Zusammenhang von Milieuzugehörigkeit, Selbstbestimmungschancen und Pflegeorganisation in häuslichen Pflegearrangements älterer Menschen. In A. Büscher & U. Bauer (Hrsg.), *Soziale Ungleichheit und Pflege. Beiträge sozialwissenschaftlich orientierter Pflegeforschung* (Gesundheit und Gesellschaft, S. 301–314). Wiesbaden: VS Verlag für Sozialwissenschaften / GWV Fachverlage GmbH Wiesbaden.

Hodek, J. M., Ruhe, A. & Greiner, W. (2009). Gesundheitsbezogene Lebensqualität bei Multimorbidität im Alter. *Bundesgesundheitsblatt, Gesundheitsforschung, Gesundheitsschutz, 52* (12), 1188–1201.

Hoe, J., Hancock, G., Livingston, G., Woods, B., Challis, D. & Orrell, M. (2009). Changes in the Quality of Life of People With Dementia Living in Care Homes. *Alzheimer Disease & Associated Disorders, 23* (3), 285–290.

Höfler, S., Bengough, T., Winkler, P. & Griebler, R. (Bundesministerium für Gesundheit und Sozialministerium, Hrsg.). (2015). *Österreichischer Demenzbericht 2014.* Zugriff am 02.01.2016. Verfügbar unter https://www.bmg.gv.at/cms/home/attachments/6/4/5/CH1513/CMS1436868155908/demenzbericht2014.pdf

Hofmann, W. (1983). *Die "psychothérapie institutionelle". Theorie und Praxis einer psychiatrischen Bewegung in Frankreich.* Frankfurt a.M.: Campus-Verl.

Holzhausen, M. (2009). *Lebensqualität multimorbider älterer Menschen. Konstruktion eines neuen individualisierten Messverfahrens* (1. Aufl.). Bern: Verlag Hans Huber.

Holzhausen, M., Gaertner, B., Martus, P., Fuchs, J., Busch, M. & Scheidt-Nave, C. (2013). Operationalisierung von Multimorbidität und Autonomie für die Versorgungsforschung in alternden Populationen. Krankheitsmuster, Studienteilnahme und Lebensqualität. In A. Kuhlmey (Hrsg.), *Autonomie trotz Multimorbidität. Ressourcen für Selbstständigkeit und Selbstbestimmung im Alter* (Organisation und Medizin, S. 23–46). Göttingen u. a.: Hogrefe.

Holzhöfer, J. (2008). *Unterstützungs- und Belastungsnetzwerke von Menschen mit intellektueller Behinderung in Wien.* Diplomarbeit, Universität Wien. Wien.

Homburg, C. & Giering, A. (1996). Konzeptualisierung und Operationalisierung komplexer Konstrukte. Ein Leitfaden für die Marketingforschung. *Marketing ZFP, 18* (1), 5–24.

Hox, J. J. (2010). *Multilevel analysis. Techniques and applications* (Quantitative methodology series, 2. ed.). New York, NY: Routledge.

Hradil, S. (1987). *Sozialstrukturanalyse in einer fortgeschrittenen Gesellschaft. Von Klassen, Schichten zu Lagen und Milieus.* Opladen: Leske + Budrich.

Hradil, S. (2001). *Soziale Ungleichheit in Deutschland* (8. Auflage). Opladen: Leske + Budrich.

Huinink, J. & Schröder, T. (2008). *Sozialstruktur Deutschlands* (UTB basics, Bd. 3146). Konstanz: UVK.

Huschka, D. & Wagner, G. G. (2010). *Sind Indikatoren zur Lebensqualität und zur Lebenszufriedenheit als politische Zielgrößen sinnvoll?* Verfügbar unter https://www.diw.de/documents/publikationen/73/diw_01.c...de/diw_sp0275.pdf

Jurt, J. (Hrsg.). (2003). *Absolute Pierre Bourdieu* (Absolute). Freiburg: Orange Press.

Kaiser, H. J. (1995). Qualitative Forschung im Bereich der sozialen Gerontologie. In E. König & P. Zedler (Hrsg.), *Grundlagen qualitativer Forschung* (Bilanz qualitativer Forschung, Bd. 1, S. 241–282). Weinheim: Deutscher Studien Verlag.

Kallfaß, S. (Hrsg.). (2016). *Altern und Versorgung im nachbarschaftlichen Netz eines Wohnquartiers. Zur Konzeption eines Altenhilfeträgers und einer Wohnbaugenossenschaft bei der quartiersbezogenen Gemeinwesenarbeit.* Wiesbaden: Springer.

Kappel, I. (2003). *Wege zu höherer Lebensqualität im Alter. Eine empirische Studie in Wien und in der Steiermark.* Graz: Dbv-Verlag.

Kawachi, I. (1999). Social capital and community effects on population and individual health. *Annals of the New York Academy of Sciences, 896,* 120–130.

Kelle, U. & Niggemann, C. (2002). "Weil ich doch vor zwei Jahren schon einmal verhört worden bin...". Methodische Probleme bei der Befragung von Heimbewohnern. In A. Motel-Klingebiel & U. Kelle (Hrsg.), *Perspektiven der empirischen Alter(n)ssoziologie* (Reihe Alter(n) und Gesellschaft, Bd. 7, S. 99–131). Wiesbaden: VS Verlag für Sozialwissenschaften.

Kilian, R. (2008). WHOQOL. WHO-Instrumente zur Erfassung der Lebensqualität. In J. Bengel, M. Wirtz, C. Zwingmann & L. Lyssenko (Hrsg.), *Diagnostische Verfahren in der Rehabilitation* (Diagnostik für Klinik und Praxis, Bd. 5, S. 64–67). Göttingen: Hogrefe.

Kirchler, E. (2011). *Wirtschaftspsychologie. Individuen, Gruppen, Märkte, Staat* (4. vollständig überarbeitete und erweiterte Auflage). Göttingen: Hofgrefe Verlag.

Klein, T. (1998). Der Heimeintritt alter Menschen und Chancen seiner Vermeidung. Ergebnisse einer Repräsentativerhebung in den Einrichtungen der stationären Altenhilfe. *Zeitschrift für Gerontologie und Geriatrie, 31* (6), 407–416.

Klein, T. & Gabler, S. (1996). Der Altenheimsurvey: Durchführung und Repräsentativität einer Befragung in den Einrichtungen der stationären Altenhilfe. *ZUMA Nachrichten, 20* (38), 112–134.

Klimes, R. (2013). *Lebensqualität trotz Pflegebedürftigkeit.* Masterthesis, Universität Wien. Wien.

Knäuper, B., Schwarz, N. & Park, D. (2002). Selbstberichte im Alter. In A. Motel-Klingebiel & U. Kelle (Hrsg.), *Perspektiven der empirischen Alter(n)ssoziologie*

(Reihe Alter(n) und Gesellschaft, Bd. 7, S. 75–98). Wiesbaden: VS Verlag für Sozialwissenschaften.

Knecht, A. (2010). *Lebensqualität produzieren. Ressourcentheorie und Machtanalyse des Wohlfahrtsstaats* (1. Aufl.). Ludwig-Maximillians-Univ., Diss.--München, 2009. Wiesbaden: VS Verl. für Sozialwiss.

Kneubühler, H.-U. & Estermann, J. (2008). Warum Lebensqualität im Pflegeheim bedeutsam ist und wie sie gemessen werden kann. *Schweizerische Zeitschrift für Soziologie, 34* (1), 187–210.

Koch-Straube, U. (1997). *Fremde Welt Pflegeheim. Eine ethologische Studie.* Bern: Hans Huber.

Koch-Straube, U. (2005). Lebenswelt Pflegeheim. In K. R. Schroeter (Hrsg.), *Soziologie der Pflege. Grundlagen, Wissensbestände und Perspektiven* (Grundlagentexte Pflegewissenschaft, S. 211–226). Weinheim u. a.: Juventa.

Kohli, M. & Künemund, H. (Hrsg.). (2000). *Die zweite Lebenshälfte. Gesellschaftliche Lage und Partizipation im Spiegel des Alters-Survey.* Opladen: Leske + Budrich.

Kohli, M. (1990). Das Alter als Herausforderung für die Theorie sozialer Ungleichheit. In P. A. Berger & S. Hradil (Hrsg.), *Lebenslagen, Lebensläufe, Lebensstile* (Soziale Welt Sonderband, Bd. 7, S. 387–406). Göttingen: Schwartz.

Kohli, M. (1992). Altern in soziologischer Perspektive. In P. Baltes & J. Mittelstraß (Hrsg.), *Zukunft des Alterns und gesellschaftliche Entwicklung* (S. 231–259.). Berlin, New York: Walter de Gruyter.

Kohli, M., Künemund, H., Motel, A. & Szydlik, M. (2000). Soziale Ungleichheit. In M. Kohli & H. Künemund (Hrsg.), *Die zweite Lebenshälfte. Gesellschaftliche Lage und Partizipation im Spiegel des Alters-Survey* (S. 318–336). Opladen: Leske + Budrich.

Konietzka, D. (1995). *Lebensstile im sozialstrukturellen Kontext. Ein theoretischer und empirischer Beitrag zur Analyse soziokultureller Ungleichheiten.* Wiesbaden: VS Verlag für Sozialwissenschaften.

König, E. & Zedler, P. (Hrsg.). (1995). *Grundlagen qualitativer Forschung* (Bilanz qualitativer Forschung, Bd. 1). Weinheim: Deutscher Studien Verlag.

König, R. (Hrsg.). (1967). *Handbuch der Empirischen Sozialforschung* (2. Auflage, 1 Band). Stuttgart: Ferdinand Enke.

Konrad, K. (2010). *Mündliche und schriftliche Befragung. Ein Lehrbuch* (Forschung, Statistik & Methoden, Bd. 4, [6. Aufl.]. Landau in der Pfalz: Verl. Empirische Pädagogik.

Kottmann, A. (2008). Alter als Kategorie sozialer Ungleichheit. In H. Künemund & K. R. Schroeter (Hrsg.), *Soziale Ungleichheiten und kulturelle Unterschiede in Lebenslauf und Alter. Fakten, Prognosen und Visionen* (Alter(n) und Gesellschaft, Bd. 15, S. 31–70). Wiesbaden: VS Verlag für Sozialwissenschaften I GWV Fachverlage GmbH Wiesbaden.

Kratzer, M. (2011). *Lebensqualität im hohen und höchsten Alter im städtischen Bereich Wiens. Eine Untersuchung von 75- bis 95-jährigen WienerInnen in Privathaushalten und Altersheimen.* Dissertation, Universität Wien. Wien.

Krause, T. & Urban, D. (2013). *Panelanalyse mit Mehrebenenmodellen. Eine anwendungsorientierte Einführung* (Schriftreihe 1). Stuttgart: Institut für Sozialwissenschaften.

Krebs, D. & Menold, N. (2014). Gütekriterien quantitativer Sozialforschung. In N. Baur & J. Blasius (Hrsg.), *Handbuch Methoden der empirischen Sozialforschung* (S. 425–438). Wiesbaden: Springer VS.

Kreckel, R. (Hrsg.). (1983). *Soziale Ungleichheiten*. Göttingen.

Kreckel, R. (2004). *Politische Soziologie der sozialen Ungleichheit* (3. überarbeitete und erweiterte Auflage). Frankfurt am Main: Campus-Verl.

Kretschmann, A. (2010). Mit Recht regieren? Zur Verrechtlichung transmigrantischer 24-Stunden-Carearbeit in österreichischen Privathaushalten. In K. Scheiwe & J. Krawietz (Hrsg.), *Transnationale Sorgearbeit. Rechtliche Rahmenbedingungen und gesellschaftliche Praxis* (1. Aufl., S. 199–228). Wiesbaden: VS Verl. für Sozialwissenschaften.

Kromrey, H. (2002). *Empirische Sozialforschung. Modelle und Methoden der standardisierten Datenerhebung und Datenauswertung* (Uni-Taschenbücher, Bd. 1040, 10., vollständig überarbeitete Auflage). Wiesbaden: VS Verlag für Sozialwissenschaften.

Kuhlmey, A. (Hrsg.). (2013). *Autonomie trotz Multimorbidität. Ressourcen für Selbstständigkeit und Selbstbestimmung im Alter* (Organisation und Medizin). Göttingen u. a.: Hogrefe.

Kühn, K. & Porst, R. (1999). *Befragung alter und sehr alter Menschen. Besonderheiten, Schwierigkeiten und methodische Konsequenzen.* Zugriff am 03.01.2018. Verfügbar unter https://www.gesis.org/fileadmin/upload/forschung/publikationen/gesis_reihen/zuma_arbeitsberichte/99_03.pdf

Künemund, H. & Schroeter, K. R. (Hrsg.). (2008). *Soziale Ungleichheiten und kulturelle Unterschiede in Lebenslauf und Alter. Fakten, Prognosen und Visionen* (Alter(n) und Gesellschaft, Bd. 15). Wiesbaden: VS Verlag für Sozialwissenschaften | GWV Fachverlage GmbH Wiesbaden.

Lamnek, S. (2010). *Qualitative Sozialforschung*. Weinheim: Beltz.

Lampert, T. (2009). Soziale Ungleichheit und Gesundheit im höheren Lebensalter. In K. Böhm, C. Tesch-Römer & T. Ziese (Hrsg.), *Gesundheit und Krankheit im Alter* (Beiträge zur Gesundheitsberichterstattung des Bundes, S. 121–134). Berlin: Robert Koch-Inst.

Land Oberösterreich. (2015). *Altenbetreuung/pflege. Ausblick und Bilanz?* Zugriff am 14.07.2018. Verfügbar unter https://www.land-oberoesterreich.gv.at/Mediendateien/LK/PKJahn17092015Internet.pdf

Land Oberösterreich. (2016). *Alten- und Pflegeheime in Oberösterreich*. Zugriff am 15.12.2018. Verfügbar unter https://www.land-oberoesterreich.gv.at/files/publikationen/so_altenpflegeheime.pdf

Land Salzburg. (2017). *Sozialbericht 2017*. Zugriff am 13.07.2018. Verfügbar unter https://www.salzburg.gv.at/soziales_/Documents/Publikationen/Sozialbericht_2017.pdf

Land Tirol. (2016). *Wohn- und Pflegeheime in Tirol*. Zugriff am 15.12.2018. Verfügbar unter https://www.tirol.gv.at/gesellschaft-soziales/soziales/mindestsicherung-pflege heime/wohn-und-pflegeheime/

Landesverband Heim- und Pflegedienstleitungen Vorarlbergs. (2016). *Mitglieder/Pflegeheime.* Zugriff am 15.12.2018. Verfügbar unter https://www.lhpv.at/pages/vie wpage.action?pageId=3605039

Langer, W. (2009). *Mehrebenenanalyse. Eine Einführung für Forschung und Praxis* (Studienskripten zur Soziologie, 2. Auflage). Wiesbaden: VS Verlag für Sozialwissenschaften / GWV Fachverlage GmbH Wiesbaden.

Lawton, M. P. (1991). A multidimensional view of quality of life in frail elders. In J. E. Birren, J. E. Lubben, J. C. Rowe & D. E. Deutchman (Hrsg.), *The Concept and Measurement of Quality of Life in the Frail Elderly. San Diego* (S. 4–27). San Diego: Academic Press.

Leiter, M. P., Harvie, P. & Frizzell, C. (1998). The correspondence of patient satisfaction andnurse burnout. *Social Sciences Medicine, 47* (10), 1611–1617.

Lindenberger, U., Gilberg, R., Pötter, U., Todd, D. & Baltes, P. B. (1996). Stichprobenselektivität und Generalisierbarkeit der Ergebnisse der Berliner Altersstudie. In K. U. Mayer & P. B. Baltes (Hrsg.), *Die Berliner Altersstudie. Ein Projekt der Berlin-Brandenburgischen Akademie der Wissenschaften* (Forschungsberichte / Interdisziplinäre Arbeitsgruppen, Berlin-Brandenburgische Akademie der Wissenschaften, Bd. 3, 2., korrigierte Aufl., S. 85–108). Berlin: Akad.-Verl.

Liu, L.-F., Weng, R.-H. & Wu, J.-Y. (2014). Exploring factors influencing residents' health outcomes in long-term care facilities. 1-year follow-up using latent growth curve model. *Quality of Life Research, 23* (9), 2613–2627.

Lüdicke, J. & Diewald, M. (Hrsg.). (2007). *Soziale Netzwerke und soziale Ungleichheit. Zur Rolle von Sozialkapital in modernen Gesellschaften.* Wiesbaden: VS Verlag für Sozialwissenschaften | GWV Fachverlage GmbH Wiesbaden.

Maercker, A. (Hrsg.). (2002). *Alterspsychotherapie und klinische Gerontopsychologie.* Berlin: Springer.

Mager, H.-C. (1999). Pflegebedürftigkeit. Dimensionen und Determinanten. In R. Eisen & H.-C. Mager (Hrsg.), *Pflegebedürftigkeit und Pflegesicherung in ausgewählten Ländern* (S. 29–72). Wiesbaden: VS Verlag für Sozialwissenschaften.

Magistrat der Stadt Wien. (2015). *Das Geriatriekonzept.* Zugriff am 15.12.2018. Verfügbar unter https://www.wien.gv.at/stadtentwicklung/veranstaltungen/ausstellungen/ganzel eben/pdf/ausstellung-geriatriekonzept-03.pdf

Mahne, K., Tesch-Römer, C., Wolff, J. K. & Simonson, J. (2017). *Altern im Wandel: Zwei Jahrzehnte Deutscher Alterssurvey (DEAS).* s. l.: Springer.

Martinez-Martin, P., Prieto-Flores, M.-E., Forjaz, M. J., Fernandez-Mayoralas, G., Rojo-Perez, F., Rojo, J.-M. et al. (2012). Components and determinants of quality of life in community-dwelling older adults. *European Journal of Ageing, 9* (3), 255–263.

Marventano, S., Prieto-Flores, M.-E., Sanz-Barbero, B., Martín-García, S., Fernandez-Mayoralas, G., Rojo-Perez, F. et al. (2015). Quality of life in older people with dementia. A multilevel study of individual attributes and residential care center characteristics. *Geriatrics & Gerontology International, 15* (1), 104–110.

Maun, H. (2010). *Die Lebensqualität des vierten Alters in stationären Einrichtungen. theoretische und empirische Grundlagen für eine zielgruppenorientierte Evaluation.* Masterthesis. Linz.

Mayer, H. O. (2009). *Interview und schriftliche Befragung. Entwicklung, Durchführung und Auswertung* (5., überarb. Aufl.). München: Oldenbourg.

Mayer, K. U. & Baltes, P. B. (Hrsg.). (1996). *Die Berliner Altersstudie. Ein Projekt der Berlin-Brandenburgischen Akademie der Wissenschaften* (Forschungsberichte / Interdisziplinäre Arbeitsgruppen, Berlin-Brandenburgische Akademie der Wissenschaften, Bd. 3, 2., korrigierte Aufl.). Berlin: Akad.-Verl.

Mayer, K. U. & Wagner, M. (1996). Lebenslagen und soziale Ungleichheit im hohen Alter. In K. U. Mayer & P. B. Baltes (Hrsg.), *Die Berliner Altersstudie. Ein Projekt der*

Berlin-Brandenburgischen Akademie der Wissenschaften (Forschungsberichte / Interdisziplinäre Arbeitsgruppen, Berlin-Brandenburgische Akademie der Wissenschaften, Bd. 3, 2., korrigierte Aufl., S. 251–275). Berlin: Akad.-Verl.

Mayntz, R. (1969). Organisation. In W. Bernsdorf (Hrsg.), *Wörterbuch der Soziologie* (2. neubearbeitete und erweiterte). Stuttgart: Ferdinand Enke.

Mayr, M. (2010). Mindeststandards für Einrichtungen stationärer Pflege im Ländervergleich. *Österreichische Zeitschrift für Pflegerecht* (5), 155–158.

Mayring, P. (1991). Die Erfassung des subjektiven Wohlbefindens. In A. Abele & P. Becker (Hrsg.), *Wohlbefinden. Theorie, Empirie, Diagnostik* (S. 51–70). Weinheim: Juventa.

Mayring, P. (2001). Kombination und Integration qualitativer und quantitativer Analyse. *Forum Qualitative Sozialforschung / Forum Qualitative Social Research, 2* (1), Art. 6.

Mayring, P. (2002). *Einführung in die qualitative Sozialforschung*. Weinheim, Basel: Beltz.

Mayring, P. (2003). *Qualitative Inhaltsanalyse. Grundlagen und Techniken* (8. Auflage). Weinheim, Basel: Beltz.

Meier, D. (1995). *Lebensqualität im Alter. Eine Studie zur Erfassung der individuellen Lebensqualität von gesunden Älteren, von Patienten im Anfangsstadium einer Demenz und ihren Angehörigen* (Europäische Hochschulschriften Reihe 6, Psychologie, Bd. 532). Univ., Diss.-Basel, 1995. Bern, Berlin: Lang.

Menzi-Kuhn, C. (2006). *Lebensqualität von Menschen mit Demenz in stationären Langzeitpflegeeinrichtungen*. Master-Thesis. Maastricht.

Merk, C. (2011). *Erhebung der individuellen Lebensqualität von Patienten in der Strahlentherapie mit dem neu entwickelten und validierten Fragebogen SEIQoL-Q*. Dissertation. Freiburg.

Miklautz, M., Mayring, P. & Jenull-Schiefer, B. (2005). Datenerhebung bei hochaltrigen institutionalisierten Menschen. *Zeitschrift für Gerontopsychologie & Gerontopsychiatrie, 18* (2), 81–95.

Motel-Klingebiel, A. (2001). Lebensqualität und Ungleichheit im Alter. In G. M. Backes, W. Clemens & K. R. Schroeter (Hrsg.), *Zur Konstruktion sozialer Ordnungen des Alter(n)s* (Reihe Alter(n) und Gesellschaft, Bd. 5, S. 187–222). Wiesbaden: VS Verlag für Sozialwissenschaften.

Motel-Klingebiel, A. & Gilberg, R. (2002). Zielsetzungen, Perspektiven und Probleme bei Surveybefragungen mit alten Menschen. In A. Motel-Klingebiel & U. Kelle (Hrsg.), *Perspektiven der empirischen Alter(n)ssoziologie* (Reihe Alter(n) und Gesellschaft, Bd. 7, S. 133–154). Wiesbaden: VS Verlag für Sozialwissenschaften.

Motel-Klingebiel, A. & Kelle, U. (Hrsg.). (2002). *Perspektiven der empirischen Alter(n)ssoziologie* (Reihe Alter(n) und Gesellschaft, Bd. 7). Wiesbaden: VS Verlag für Sozialwissenschaften.

Motel-Klingebiel, A., Wurm, S., Huxhold, O. & Tesch-Römer, C. (2010). Wandel von Lebensqualität und Ungleichheit in der zweiten Lebenshälfte. In A. Motel-Klingebiel, S. Wurm & C. Tesch-Römer (Hrsg.), *Altern im Wandel. Befunde des Deutschen Alterssurveys (DEAS)* (Entwicklungspsychologie, 15–33). Stuttgart: W. Kohlhammer.

Motel-Klingebiel, A., Wurm, S. & Tesch-Römer, C. (Hrsg.). (2010). *Altern im Wandel. Befunde des Deutschen Alterssurveys (DEAS)* (Entwicklungspsychologie). Stuttgart: W. Kohlhammer.

Mozley, C., Huxley, P., Sutcliffe, C., Bagley, H., Burns, A., Challis, D. et al. (1999). Not knowing where I am doesn't mean I don't know what I like. cognitive impairment and quality of life respones in elderly people. *International Journal of Geriatric Psychiatry, 14,* 776–783.

Muckenhuber, J., Burkert, N., Großschädl, F. & Rasky, É. (2015). The Importance of Social Capital for Health among Older People: The Bourdieu Perspective. In F. Nyqvist & A. Forsman (Hrsg.), *Social Capital as a Health Resource in Later Lifes. The Relevance of Context* (S. 51–64). Dortrecht, Heidelberg, New York, London: Springer.

Mühlberger, U., Knittler, K. & Guger, A. (Österreichisches Institut für Wirtschaftsforschung, Hrsg.). (2008). *Mittel- und langfristige Finanzierung der Pflegevorsorge.* Zugriff am 07.11.2016. Verfügbar unter https://www.wifo.ac.at/jart/prj3/wifo/resour ces/person_dokument/person_dokument.jart?publikationsid=33621&mime_type=applic ation/pdf

Nakagawa, S., Schielzeth, H. & O'Hara, R. B. (2013). A general and simple method for obtaining R2 from generalized linear mixed-effects models. *Methods in Ecology and Evolution, 4* (2), 133–142.

Noll, H.-H. & Weick, S. (2004). Verluste an Lebensqualität im Alter vor allem immaterieller Art. Indikatoren zur Lebenssituation der älteren Bevölkerung. *Informationsdienst Soziale Indikatoren, 31,* 7–11.

Noll, H.-H. (1999). *Konzepte der Wohlfahrtsentwicklung. Lebensqualität und "neue" Wohlfahrtskonzepte.* Verfügbar unter www.gesis.org/fileadmin/upload/dienstleistung/daten/ soz_indikatoren/eusi/paper3.pdf

Noro, A. & Aro, S. (1996). Health-related quality of life among the least dependent institutional elderly compared with the non-institutional elderly population. *Quality of Life Research, 5* (3), 355–366.

Nuthmann, R. & Wahl, H.-W. (1996). Methodische Aspekte der Erhebung der Berliner Altersstudie. In K. U. Mayer & P. B. Baltes (Hrsg.), *Die Berliner Altersstudie. Ein Projekt der Berlin-Brandenburgischen Akademie der Wissenschaften* (Forschungsberichte / Interdisziplinäre Arbeitsgruppen, Berlin-Brandenburgische Akademie der Wissenschaften, Bd. 3, 2., korrigierte Aufl., S. 55–83). Berlin: Akad.-Verl.

Nyqvist, F. & Forsman, A. (Hrsg.). (2015). *Social Capital as a Health Resource in Later Lifes. The Relevance of Context.* Dortrecht, Heidelberg, New York, London: Springer.

O'Boyle, C. A., Browne, J., Hickey, A., McGee, H. & Joyce, C. R. B. (1993). *The Schedule for the Evaluation of Individual Quality of Life (SEIQoL). a Direct Wighting procedure for Quality of Life Domains (SEIQoL-DW).* Dublin: Royal College of Surgeons in Ireland.

Oppikofer, S., Albrecht, K., Schelling, H. R. & Wettstein, A. (2002). Die Auswirkungen sozialer Unterstützung auf das Wohlbefinden dementer Heimbewohnerinnen und Heimbewohner. Die Käferberg-Besucherstudie. *Zeitschrift für Gerontologie und Geriatrie, 35* (1), 39–48.

Österreichische Alzheimer Gesellschaft. (2018). *Zahlen und Statistik.* Zugriff am 30.06.2018. Verfügbar unter https://www.alzheimer-gesellschaft.at/informationen/zah len-statistik/

Österreichische Plattform für interdisziplinäre Altersfragen. (2013). *Hochaltrigkeit in Österreich.* Zugriff am 28.11.2018. Verfügbar unter https://www.oepia.at/hochaltri gkeit/?page_id=9

Österreichischer Nationalrat. (1993). Bundespflegegeldgesetz. BPGG. Zugriff am 04.01.2016. Verfügbar unter https://www.ris.bka.gv.at/GeltendeFassung.wxe?Abfrage=Bundesnormen&Gesetzesnummer=10008859

Österreichischer Nationalrat. (2016). Pflegefondsgesetz. PFG. Zugriff am 18.11.2016. Verfügbar unter https://www.ris.bka.gv.at/GeltendeFassung.wxe?Abfrage=Bundesnormen&Gesetzesnummer=20007381

Österreichischer Nationalrat. (2017). 125. Bundesgesetz, mit dem das Allgemeine Sozialversicherungsgesetz, das Gewerbliche Sozialversicherungsgesetz, das Bauern-Sozialversicherungsgesetz und das Einkommensteuergesetz 1988 geändert werden (Sozialversicherungs-Zuordnungsgesetz – SV-ZG). Zugriff am 26.11.2018. Verfügbar unter https://www.ris.bka.gv.at/Dokumente/BgblAuth/BGBLA_2017_I_125/BGBLA_2017_I_125.html

Österreichisches Institut für Wirtschaftsforschung, Matthias Firgo, Ulrike Famira-Mühlberger. (Mitarbeiter). (2014). *Ausbau der stationären Pflege in den Bundesländern. Quantitative und qualitative Effekte des Einsatzes öffentlicher Mittel im Vergleich zur mobilen Pflege.* Zugriff am 12.10.2018. Verfügbar unter https://www.sozialministerium.at/cms/site/attachments/6/5/2/CH3434/CMS1458570855580/ausbau_der_stationaeren_pflege_in_den_bundeslaendern.pdf

Österreichisches Komitee für soziale Arbeit. *Finanzierung der Pflege in Österreich. Bedarf – Modelle – Perspektiven.* Zugriff am 15.01.2016. Verfügbar unter https://www.oeksa.at/files/publikationen/OEKSA_BUCH_09_Online.pdf

Pfennig, C. (2009). *Controllerzufriedenheit. Messung – Wirkungen – Determinanten* (Gabler research Schriften des Center for Controlling & Management (CCM), Bd. 37, 1. Aufl.). Zugl.: Vallendar, Otto Beisheim School of Management, Diss., 2009. Wiesbaden: Gabler Verlag / GWV Fachverlage GmbH Wiesbaden.

Pluswert. (2018). *Mitarbeiterbefragungen 4.0.* Verfügbar unter https://www.pluswert.at/befragungen/mitarbeiterbefragungen/#toggle-id-6

Podsakoff, P. M., MacKenzie, S. B., Lee, J.-Y. & Podsakoff, N. P. (2003). Common method biases in behavioral research: a critical review of the literature and recommended remedies. *The Journal of applied psychology, 88* (5), 879–903.

Prahl. H.-W. & Schroeter. K. (1996). *Soziologie des Alterns. Eine Einführung.* Paderborn, Münschen, Wien: Verlag Ferdinand Schöningh.

Proske, D. (2004). *Katalog der Risiken. Risiken und Ihre Darstellung* (1. Aufl.). Dresden: Proske.

Rehbein, B. (2011). *Die Soziologie Pierre Bourdieus* (2. Auflage). Konstanz: UVK-Verl.-Ges.

Rehbein, B. & Saalmann, G. (2014). Feld (champ). In G. Fröhlich & B. Rehbein (Hrsg.), *Bourdieu-Handbuch. Leben – Werk – Wirkung* (Sonderausgabe, S. 99–103). Stuttgart: Verlag J.B. Metzler.

Rodgers, W. & Herzog, A. (1987). Interviewing Older Adults. The Accuracy of Factual Information. *Journal of Gerontology, 42* (4), 387–394.

Rooij, A., Luijkx, K., Declercq, A. & Schols, J. (2011). Quality of life of residents with dementia in long-term care settings in the Netherlands and Belgium. design of a longitudinal comparative study in traditional nursing homes and small-scale living facilities. *BCM Geriatrics, 11–20.*

Rosenmayr, L. (1996). *Altern im Lebenslauf. Soziale Position, Konflikte und Liebe in späten Jahren.* Göttingen: Vadenhofen & Ruprecht.

Rössel, J. (2009). *Sozialstrukturanalyse.* Wiesbaden: VS Verlag für Sozialwissenschaften.

Saks, K., Tiit, E.-M., Muurinen, S., Mukkila, S., Frommelt, M. & Hammond, M. (2008). Quality of Life in Institutional Care. In M. Vaarama, R. Pieper & A. Sixsmith (Hrsg.), *Care-Related Quality of Life in Old Age* (S. 196–216). New York, NY: Springer New York.

Saup, W. (1993). *Alter und Umwelt. Eine Einführung in die ökologische Gerontologie.* Stuttgart u. a.: Kohlhammer.

Schaeffer, D. & Ewers, M. (Hrsg.). (2002). *Ambulant vor stationär. Perspektiven für eine integrierte Pflege Schwerkranker.* Bern: Hans Huber.

Schäfers, B., Zapf, W. & Lehmann, B. (Hrsg.). (2001). *Handwörterbuch zur Gesellschaft Deutschlands* (2., erw. und aktualisierte Aufl.). Opladen: Leske + Budrich.

Scheiwe, K. & Krawietz, J. (Hrsg.). (2010). *Transnationale Sorgearbeit. Rechtliche Rahmenbedingungen und gesellschaftliche Praxis* (1. Aufl.). Wiesbaden: VS Verl. für Sozialwissenschaften.

Schenk, L., Meyer, R., Behr, A., Kuhlmey, A. & Holzhausen, M. (2013). Quality of life in nursing homes. results of a qualitative resident survey. *Quality of Life Research, 22,* 2929–2938.

Scherger, S., Brauer, K. & Künemund, H. (2004). Partizipation und Engagement älterer Menschen – Elemente der Lebensführung im Stadt-Land-Vergleich. In G. M. Backes, W. Clemens & H. Künemund (Hrsg.), *Lebensformen und Lebensführung im Alter* (S. 173–192). Wiesbaden: VS Verl. für Sozialwissenschaften.

Scheuch, E. (1967). Das Interview in der Sozialforschung. In R. König (Hrsg.), *Handbuch der Empirischen Sozialforschung* (2. Auflage, S. 136–196). Stuttgart: Ferdinand Enke.

Schirmer, D. & Blinkert, B. (2009). *Empirische Methoden der Sozialforschung. Grundlagen und Techniken* (Basiswissen Soziologie, Bd. 3175). Paderborn: Fink.

Schneider, U., Österle, A., Schober, D. & Schober, C. (2006). Die Kosten der Pflege in Österreich. Ausgabenstrukturen und Finanzierung. Zugriff am 04.01.2016. Verfügbar unter https://epub.wu.ac.at/1538/1/document.pdf

Schnell, R., Hill, P. B. & Esser, E. (2011). *Methoden der empirischen Sozialforschung* (9., aktualisierte Aufl.). München: Oldenbourg.

Schopper, A. (2003). *Die Heimpflege de lege lata et de lege ferenda.* Diplomarbeit, Karl-Franzens-Universität. Graz.

Schroeter, K. R. (2008). Alter(n). In H. Willems (Hrsg.), *Lehr(er)buch Soziologie. Für die pädagogischen und soziologischen Studiengänge.* (Bd. 2, S. 611–630). Wiesbaden: VS Verlag für Sozialwissenschaften.

Schroeter, K. R. & Prahl, H.-W. (Hrsg.). (1999). *Soziologisches Grundwissen für Altenhilfeberufe. Ein Lehrbuch für die Fach(hoch)schule.* Weinheim, Basel: Beltz.

Schroeter, K. R. (2005). Pflege als figuratives Feld. In K. R. Schroeter (Hrsg.), *Soziologie der Pflege. Grundlagen, Wissensbestände und Perspektiven* (Grundlagentexte Pflegewissenschaft, S. 86–105). Weinheim u. a.: Juventa.

Schroeter, K. R. (Hrsg.). (2005). *Soziologie der Pflege. Grundlagen, Wissensbestände und Perspektiven* (Grundlagentexte Pflegewissenschaft). Weinheim u. a.: Juventa.

Schulz, W. (2008). Lebensqualität. In R. Forster (Hrsg.), *Forschungs- und Anwendungsbereiche der Soziologie* (Manual, 1. Aufl., S. 121–136). Wien: facultas.wuv.

Schuhmacher, J., Klaiberg, A. & Brähler, E. (2003). Diagnostische Verfahren zu Lebensqualität und Wohlbefinden – Eine Einführung. In J. Schuhmacher, A. Klaiberg & E. Brähler (Hrsg.), *Diagnostische Verfahren zu Lebensqualität und Wohlbefinden* (S. 9–23). Göttingen u. a.: Hogrefe.

Schumacher, J., Klaiberg, A. & Brähler, E. (Hrsg.). (2003). *Diagnostische Verfahren zu Lebensqualität und Wohlbefinden* (Diagnostik für Klinik und Praxis, Band 2). Göttingen: Hogrefe Verlag für Psychologie.

Schupp, J. (2014). *40 Jahre Sozialberichterstattung und Lebensqualitätsforschung in Deutschland. Rückblick und Perspektiven.* Verfügbar unter www.diw.de/soeppapers

Schwingel, M. (2011). *Pierre Bourdieu zur Einführung* (7., erg. Aufl.). Hamburg: Junius.

SINUS-Institut. *Sinus Milieus Deutschland.* Zugriff am 28.01.2017. Verfügbar unter https://www.sinus-institut.de/sinus-loesungen/sinus-milieus-deutschland/

Sirgy, J. (2001). *Handbook of Quality-of-Life Research. An Ethical Marketing Perspective* (8. Auflage). Dordrecht: Kluwer Academic Publishers.

Smith, J., Fleeson, W., Geiselmann, B., Settersten, R. & Kunzmann, U. (1996). Wohlbefinden im hohen Alter. Vorhersagen aufgrund objektiver Lebensbedingungen und subjektiver Bewertung. In K. U. Mayer & P. B. Baltes (Hrsg.), *Die Berliner Altersstudie. Ein Projekt der Berlin-Brandenburgischen Akademie der Wissenschaften* (Forschungsberichte / Interdisziplinäre Arbeitsgruppen, Berlin-Brandenburgische Akademie der Wissenschaften, Bd. 3, 2., korrigierte Aufl., S. 497–523). Berlin: Akad.-Verl.

Snyder, C. R. & Lopez, S. J. (Hrsg.). (2002). *Handbook of Positive Psychology.* Oxford, New York: Oxford University Press.

Sonntag, P. T., Meyer, R., Drewniak, D. & Schenk, L. (2015). Fremde Lebenswelt Pflegeheim – Der Einfluss „externer" Faktoren auf die subjektive Lebensqualität der Pflegeheimbewohner/innen in Bayern. *Das Gesundheitswesen, 77* (08/09), 77–A124.

Spellerberg, A. (1996). *Soziale Differenzierung durch Lebensstile. Eine empirische Untersuchung zur Lebensqualität in West- und Ostdeutschland.* Zugl.: Berlin, Univ., Diss., 1995 u.d.T.: Spellerberg, Annette: Lebensstile und Lebensqualität. Berlin: Ed. Sigma.

Statistik Austria. (2018a). *Vorausberechnete Bevölkerungsstruktur für Österreich 20172100. Hauptszenario.* Zugriff am 17.12.2018. Verfügbar unter https://www.statistik.at/web_de/statistiken/menschen_und_gesellschaft/bevoelkerung/demographische_prognosen/bevoelkerungsprognosen/027308.html

Statistik Austria. (2018b). *Bevölkerungspyramide Österreich 1952–2100 – Prognose.* Zugriff am 09.01.2019. Verfügbar unter https://www.statistik.at/web_de/downloads/webkarto/bev_prognose_neu/#!y=2027&a=65,80&o=2017

Statistik Austria. (2018c). *Varianten der Lebenserwartung.* Zugriff am 17.12.2018. Verfügbar unter https://www.statistik.at/web_de/statistiken/menschen_und_gesellschaft/bevoelkerung/demographische_prognosen/bevoelkerungsprognosen/index.html

Statistik Austria. (2018d). *BundespflegegeldbezieherInnen sowie Ausgaben für das Bundespflegegeld.* Zugriff am 17.12.2018. Verfügbar unter https://www.statistik.at/web_de/statistiken/menschen_und_gesellschaft/soziales/sozialleistungen_auf_bundesebene/bundespflegegeld/052519.html

Statistik Austria. (2018e). *Stationäre Betreuungs- und Pflegedienste.* Zugriff am 09.01.2019. Verfügbar unter https://data.statistik.gv.at/web_de/statistiken/menschen_

und_gesellschaft/soziales/sozialleistungen_auf_landesebene/betreuungs_und_pflegedie nste/061951.html

Statistik Austria. (2018f). *Bundespflegegeldbezieherinnen und -bezieher nach Pflegegeldstufen 2006–2016.* Zugriff am 26.11.2018. Verfügbar unter https://www.statistik.at/web_de/statistiken/menschen_und_gesellschaft/soziales/sozialleistungen_auf_bundesebene/bundespflegegeld/020067.html

Statistik Austria. (2016a). *Jahresdurchschnittsbevölkerung seit 2002 nach fünfjährigen Altersgruppen und Geschlecht.* Zugriff am 09.02.2017. Verfügbar unter https://www.statistik.at/web_de/statistiken/menschen_und_gesellschaft/bevoelkerung/bevoelkerungsstruktur/bevoelkerung_nach_alter_geschlecht/023427.html

Statistik Austria. (2016b). *Betreute Personen nach Geschlecht 2015.* Zugriff am 09.02.2017. Verfügbar unter https://data.statistik.gv.at/web_de/statistiken/menschen_und_gesellschaft/soziales/sozialleistungen_auf_landesebene/betreuungs_und_pflegedie nste/061957.html

Statistik Austria. (2013). *Jahrbuch der Gesundheitsstatistik 2012.* Wien. Verlag Österreich GmbH.

Steiermärkischer Landtag. (2013). Leistungs- und Entgeltverordnung nach dem Steiermärkischen Sozialhilfegesetz Anlage 2. LEVO-SHG Anlage 2. Zugriff am 15.12.2016. Verfügbar unter https://www.gesundheit.steiermark.at/cms/dokumente/11650837_725 74980/d5fa83b0/Anlage_2_Z_3_ab_M%C3%A4rz_2016_SHG_Leistungs-_und_Entgel tverordnung_LGBl.pdf

Steiermärkischer Landtag. (2009). Personalausstattungsverordnung-StPHG. PVO-StPHG. Zugriff am 15.12.2016. Verfügbar unter https://www.ris.bka.gv.at/GeltendeFassung. wxe?Abfrage=LrStmk&Gesetzesnummer=20000043

Steiermärkischer Landtag. (2007). Leistungs- und Entgeltverordnung nach dem Steiermärkischen Sozialhilfegesetz Anlage 1. LEVO-SHG Anlage 1. Zugriff am 15.12.2016. Verfügbar unter https://www.gesundheit.steiermark.at/cms/dokumente/11650837_725 74980/45e658bf/Anlage_1_SHG_Leistungs-_und_Entgeltverordnung_LGBl.pdf

Steiermärkischer Landtag. (2004). Steiermärkische Pflegeheimverordnung. StPHVO. Zugriff am 15.12.2016. Verfügbar unter https://www.ris.bka.gv.at/GeltendeFassung. wxe?Abfrage=LrStmk&Gesetzesnummer=20000041

Steiermärkischer Landtag. (2003). Steiermärkisches Pflegeheimgesetz. StPHG. Verfügbar unter https://www.ris.bka.gv.at/GeltendeFassung.wxe?Abfrage=LrStmk&Gesetzesn ummer=20000292

Steiermärkischer Landtag. (1998). Steiermärkisches Sozialhilfegesetz. StSHG. Zugriff am 15.12.2016. Verfügbar unter https://www.ris.bka.gv.at/GeltendeFassung.wxe?Abfrage= LrStmk&Gesetzesnummer=20000360

Steinbüchel-Rheinwall, N. & Backhaus, J. (2015). Erhebung gesundheitsbezogener Lebensqualität. *Zeitschrift für Epileptologie, 4,* 1–9.

Steiner, M. (2011). *Wohnen und Pflege für ältere Menschen in Österreich.* Zugriff am 10.12.2017. Verfügbar unter https://www.immac.at/fileadmin/user_upload/PDF_Ananly sen_Berichte_zum_Download/Studie_Wohnen_und_Pflege_Oesterreich.pdf

Stosberg, M. (1994). Lebensqualität als Ziel und Problem moderner Medizin. In A. Bellebaum & K. Barheier (Hrsg.), *Lebensqualität. Ein Konzept für Praxis und Forschung* (S. 101–106). Wiesbaden: VS Verlag für Sozialwissenschaften.

Stracke-Mertes, A. (2003). *Soziologie. Der Blick auf soziale Beziehungen* (3. überarbeitete Auflage). Hannover: Vincenetz Verlag.

Svensson, T. (1996). Competence and Quality of Life: Theoretical Views on Biography. In J. E. Birren, G. M. Kenyon, J.-E. Ruth, J. J. F. Schroots & T. Svensson (Hrsg.), *Aging and Biography. Explorations in Adult Development* (S. 100–116). New York: Springer.

Taillefer, M.-C., Dupuis, G., Roberge, M.-A. & Le May, S. (2003). Health-related quality of life models: systematic review of the literature. *Social Indicators Research, 64,* 293–323.

Tesch-Römer, C., Motel-Klingebiel, A. & Kondratowitz, H.-J. von. (2003). Quality of life. In *Center for Research and Study of Ageing* (S. 257–280). Verfügbar unter https://oasis.haifa.ac.il/downloads/oasis-final-report.pdf

Tesch-Römer, C., Motel-Klingebiel, A. & Wurm, S. (2010). Die zweite Lebenshälfte. Befunde des Deutschen Alterssurveys und ihre Bedeutung für Politik und Gesellschaft. In A. Motel-Klingebiel, S. Wurm & C. Tesch-Römer (Hrsg.), *Altern im Wandel. Befunde des Deutschen Alterssurveys (DEAS)* (Entwicklungspsychologie, S. 284–302). Stuttgart: W. Kohlhammer.

Tesch-Römer, C., Wiest, M. & Wurm, S. (2010). Subjektives Wohlbefinden. In A. Motel-Klingebiel, S. Wurm & C. Tesch-Römer (Hrsg.), *Altern im Wandel. Befunde des Deutschen Alterssurveys (DEAS)* (Entwicklungspsychologie, S. 263–284). Stuttgart: W. Kohlhammer.

Urban, D. & Mayerl, J. (2008). *Regressionsanalyse: Theorie, Technik und Anwendung* (Studienskripten zur Soziologie, 3., überarb. und erw. Aufl.). Wiesbaden: VS Verl. für Sozialwiss.

Van Dyk, S. (2015). *Soziologie des Alters* (Einsichten Themen der Soziologie). Bielefeld: transcript-Verlag.

Veenhoven, R. (2000). The Four Qualities of life. Ordering Concepts and Measures of the Good Life. *Journal of Happiness Studies, 1,* 1–39.

Voges, W. (2008). *Soziologie des höheren Lebensalters. Ein Studienbuch zur Gerontologie* (Vollst. überarb. und erw. Neuausg., 1. Aufl.). Augsburg: Maro.

Voges, W. & Borchert, L. (2008). Soziale Ungleichheit und Heimkarrieren bei Älteren. In H. Künemund & K. R. Schroeter (Hrsg.), *Soziale Ungleichheiten und kulturelle Unterschiede in Lebenslauf und Alter. Fakten, Prognosen und Visionen* (Alter(n) und Gesellschaft, Bd. 15, S. 195–220). Wiesbaden: VS Verlag für Sozialwissenschaften | GWV Fachverlage GmbH Wiesbaden.

Volksanwaltschaft. (2018). *Bericht der Volksanwaltschaft an den Nationalrat und an den Bundesrat 2017. Präventive Menschenrechtskontrolle.* Zugriff am 06.12.2018. Verfügbar unter https://volksanwaltschaft.gv.at/downloads/9l6jq/parlamentsbericht-2017-praeventive-menschenrechtskontrolle.pdf

Von dem Knesebeck, Olaf von & Hüfken, V. (2001). Soziale Ungleichheit, soziale Kontakte und soziale Partizipation im Alter. In G. M. Backes, W. Clemens & K. R. Schroeter (Hrsg.), *Zur Konstruktion sozialer Ordnungen des Alter(n)s* (Reihe Alter(n) und Gesellschaft, Bd. 5, S. 169–186). Wiesbaden: VS Verlag für Sozialwissenschaften.

Wagner, M., Schütze, Y. & Lang, F. R. (1996). Soziale Beziehungen alter Menschen. In K. U. Mayer & P. B. Baltes (Hrsg.), *Die Berliner Altersstudie. Ein Projekt der*

Berlin-Brandenburgischen Akademie der Wissenschaften (Forschungsberichte / Interdisziplinäre Arbeitsgruppen, Berlin-Brandenburgische Akademie der Wissenschaften, Bd. 3, 2., korrigierte Aufl., S. 301–319). Berlin: Akad.-Verl.

Walker, A. (1981). Towards a Political Economy of Old Age. *Ageing & Society, 1,* 73–94.

Walker, A. (2006). Extending Quality of Life. Policy Prescriptions from the Growing Older Programme. *Journal of Social Policy, 35* (3), 437–454.

Weinberger, M., Hiner, S. L. & Tierney, W. M. (1987). Assessing social support in elderly adults. *Social science & medicine (1982), 25* (9), 1049–1055.

Werner, B. (2004). Der Begriff der Pflegebedürftigkeit im Kontext der Medizin und der Pflegewissenschaft. In H. Brandenburg (Hrsg.), *Kooperation und Kommunikation in der Pflege. Ein praktischer Ratgeber für Pflegeberufe* (Pflegebibliothek Freiburger Schriften zu Pflegewissenschaft, Pflegemanagement und -pädagogik, S. 33–82). Hannover: Schlüter.

Wettergren, L., Bjorkholm, M. & Langius-Eklof, A. (2005). Validation of an extended version of the SEIQoL-DW in a cohort of Hodgkin lymphoma' survivors. *Quality of life research: an international journal of quality of life aspects of treatment, care and rehabilitation, 14* (10), 2329–2333.

Wettergren, L., Kettis-Lindblad, A., Sprangers, M. & Ring, L. (2009). The use, feasibility and psychometric properties of an individualised quality-of-life instrument: a systematic review of the SEIQoL-DW. *Quality of life research: an international journal of quality of life aspects of treatment, care and rehabilitation, 18* (6), 737–746.

Weyerer, Ding-Greiner, Marwedel & Kaufeler. (2008). *Epidemiologie körperlicher Erkrankungen und Einschränkungen im Alter.* Stuttgart: Kohlhammer.

WHO: WHOQOL. (1997). *Measuring Quality of life.* Zugriff am 28.11.2105. Verfügbar unter https://www.who.int/mental_health/media/68.pdf

Wieden, K. (2008). *Erfolgsfaktoren bei der Entwicklung von Pflegeheimen* (Medizin). Hamburg: Diplom.de. Verfügbar unter https://www.diplom.de

Wild, F. (2010). *Die Pflegefinanzierung und die Pflegeausgaben im internationalen Vergleich.* Zugriff am 07.11.2016. Verfügbar unter https://www.wip-pkv.de/uploads/tx_npp resscenter/Pflegeausgaben_im_internationalen_Vergleich.pdf

Wunner, K. (1994). *Die Zukunft der Altenpflege. Entwicklungsperspektiven der Leistungsnachfrage im stationären Bereich* (Gabler Edition Wissenschaft). Wiesbaden: Deutscher Universitätsverlag.

Yan, T. & Curtin, R. (2010). The Relation between Unit Nonresponse and Item Nonresponse. A Response Continuum Perspective. *International Journal of Public Opinion Research, 22* (4), 535–551.

Zapf, W. (1984). Individuelle Wohlfahrt. Lebensbedingungen und wahrgenommene Lebensqualität. In W. Glatzer, R. Berger & W. Zapf (Hrsg.), *Lebensqualität in der Bundesrepublik. Objektive Lebensbedingungen und subjektives Wohlbefinden.* Frankfurt a.M.: Campus-Verl.